马继红　女，1962 年 4 月出生，硕士学位，主任护师。

1989 年在中国人民解放军白求恩国际和平医院创建了北京军区第一个 ICU，为首任护士长。历任医院质量考核办公室主任、医务部副主任、护理部主任、医院教学办主任等职。曾被授予大校军衔，现为专业技术 4 级、文职 2 级。先后担任全军护理专业委员会委员、原北京军区护理专业委员会副主任委员、河北省急重症专业委员会主任委员、原北京军区卫生系列高职考评委等。

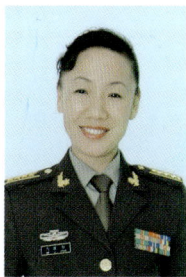

从业 40 年来，在重症监护及护理管理岗位上不断探讨研究，100 余篇论文分别被《中华医院管理杂志》《中华护理杂志》《解放军护理杂志》等国家核心杂志刊登录用。主研的课题获军队科技进步和医疗成果二等奖 2 项、三等奖 15 项；主编专著 12 部。四次荣立三等功、一次荣立二等功；被原北京军区授予"优秀护士""三八先进个人"和"巾帼建功"优秀女军人等称号；被原总后勤部授予"全军模范护士"称号。

● 总主编 马继红

护理一本通丛书

临床护理应用知识与技能解答
一本通

主编 白永菊 余明莲

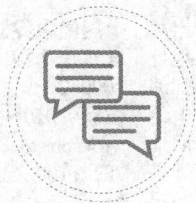

中国健康传媒集团
中国医药科技出版社

内容提要

　　本书针对护理人员在临床工作中常遇到的问题及其解决的方法而编写。全书共八章，分别从基本理论、基本技能、基本操作、内科护理、外科护理、专科护理、急危重症护理和护理管理中，精选出临床工作中亟须掌握的1300余个常见问题，采用问答形式，化繁为简地进行解析答疑。本书内容针对性、实用性强，是临床护理人员实用、够用的一本有价值的参考书。

图书在版编目（CIP）数据

临床护理应用知识与技能解答一本通 /白永菊，余明莲主编. —北京：中国医药科技出版社，2017.8
（护理一本通丛书）
ISBN 978 – 7 – 5067 – 9406 – 0

Ⅰ. ①临⋯　Ⅱ. ①白⋯ ②余⋯　Ⅲ. ①护理学 – 问题解答　Ⅳ. ①R47 – 44

中国版本图书馆 CIP 数据核字（2017）第 155658 号

美术编辑　　陈君杞
版式设计　　麦和文化

出版　**中国健康传媒集团** | 中国医药科技出版社
地址　北京市海淀区文慧园北路甲 22 号
邮编　100082
电话　发行：010 – 62227427　邮购：010 – 62236938
网址　www. cmstp. com
规格　787 × 1092mm $^1/_{32}$
印张　21 $^3/_8$
字数　438 千字
版次　2017 年 8 月第 1 版
印次　2019 年 9 月第 2 次印刷
印刷　三河市国英印务有限公司
经销　全国各地新华书店
书号　ISBN 978 – 7 – 5067 – 9406 – 0
定价　**49.00 元**

获取新书信息、投稿、为图书纠错，请扫码联系我们。

编 委 会

前言

　　随着科技的进步与发展，医疗高新技术在临床得到广泛的应用，使护理工作的内涵不断丰富和延伸，给临床现代护理发展带来机遇。由于护理新理论、新技术、新业务的不断更新，对临床护理工作提出更高要求，也带来挑战。为了帮助广大临床护理人员掌握临床护理理论、技术与知识，满足广大患者对护理工作日益增长的需求，我们组织中国人民解放军白求恩国际和平医院、中国人民解放军陆军总医院、中国人民解放军第二军医大学第二附属医院、中国人民解放军第二五一医院、中国人民解放军第二六一医院、中国人民解放军第二六三医院、中国人民解放军第二八五医院、中国人民解放军第二五三医院、中国人民解放军第二五四医院、中国人民解放军第三一三医院、沈阳军区兴城疗养院等单位的医疗护理专家，编写了"护理一本通丛书"。

　　本丛书主要以广大护理人员在临床基本理论、基本技能、基本操作、专病护理、急危重症护理、现代护理操作技术和护理管理科研中常见问题为出发点，以提高护理综合技术水平和实际工作能力为目标，精选出临床工作中急需掌握的重点基础、薄弱部位、关键环节、前沿知识、规章制度等问题，并以指导流程、问题解析等形式进行系统规范。本丛书共6个分册，即《护士长管理一本通》《ICU监护一本通》《护理科研与论文写作一本通》《临床专病护理指导流程一本通》《临床护理技术指导流程一本通》《临床护理应用知识与技能解答一本通》。本丛书收集了近年来国内权威医疗护理专著及法律法规知识，内容丰富，涉及面广，具体规范了现代护理中专病专护技术、系列知识与技能、护理管理与科研等工作流程，简明扼要，针对性强，是一套非常实用的工具书。

　　本丛书在编写过程中得到许多前辈和同行的支持和帮助，在此表示衷心的感谢！

　　由于我们学识有限，时间紧迫，定有疏漏和不足之处，恳请广大读者批评指正。

马继红

2017年1月

目录

第四节 神经系统疾病护理知识 / 215

第六节　血液系统疾病护理知识 / 273

第八章　现代护理管理知识 / 585

第一章 基础理论知识

第一节 医院环境与护理安全知识

1. 良好的医院环境特点有哪些

医院是对特定的人群进行防病治病的场所，是专业人员在以治疗为目的的前提下创造的一个适合病人恢复身心健康的环境。因此，为病人提供一个安全、舒适、优美的适合健康恢复的治疗性环境是十分必要的。应具备以下特点：

(1)服务的专业性 医院中医护技术人员在专业分工越来越精细，同时也体现出相互的协作，以提供高质量的医学综合服务。由于护理人员在提高医疗服务质量中起相对独立的作用，因此，现代医院环境对其专业素质要求也不断提高，要求护理人员应具有全面的专业理论知识、熟练的操作能力和丰富的临床经验，科学地照顾病人的生活，提供专业的生活护理、精神护理、营养指导等服务，并在新技术、新专业不断发展的同时，进一步满足病人多方位的健康需求。

(2)安全舒适性 医院是病人治疗病痛、恢复健康的场所，首先应满足病人的安全需要。一是治疗性安全，包括空间、温度、湿度、空气、光线、噪声的适量控制、清洁卫生的维持等，医院的建筑设计、设备配置、布局应符合有关标准，安全设施齐备完好，治疗护理过程中避免病人发生损伤。二是生物环境安全，在治疗性医疗环境中，致病菌及感染源的密度相对较高，应建立院内感染监控系统，健全有关制度并严格执行，避免发生院内感染和疾病的传播，保证生物环境的安全性。三是医患、护患关系要和谐，医护人员应为病人营造一个良好的人际关系氛围，耐心热情地对待病人，建立和睦的人际关系，重视病人的心理支持，满足其被尊重的需要及爱与归属的需要，以增加其心理安全感。

（3）管理统一性　医院医疗服务面广，分工协作部门复杂多样，在"一切以病人为中心"的思想指导下，医院根据具体情况制定院规，统一管理，保护病人及医院工作人员的安全，提高工作效率和质量。例如在病区护理单元中，应具体做到病室整齐，规格统一，物品摆放以根据需求及使用方便为原则；病人的皮肤、头发、口腔等要保持清洁，被服摆放以根据需求及使用方便为原则；工作人员应仪表端庄、服装整洁大方，遵守有关的工作制度，尽量减少噪声的产生，给病人提供一个安静的休养空间；治疗后用物及时撤去，排泄物、污染物及时清除等。

2. 医院环境分哪几类

医院环境是医务人员为病人提供医疗服务的场所，可分为物理环境和社会环境两大类。社会环境又包括医疗服务环境及医院管理环境。

（1）物理环境　指医院的建筑设计、基本设施以及院容院貌等为主的物质环境，属于硬环境。它是表层的、具体的、有形的，包括视听环境、嗅觉环境、仪器设备、工作场所等，是医院存在和发展的基础。

（2）社会环境　一是医疗服务环境，指以医疗护理技术、人际关系、精神面貌及服务态度等为主的人文社会环境，属于软环境。它是深层次的、抽象的、无形的，包括学术氛围、服务理念、人际关系、文化价值等。医疗服务环境的好坏可促进或制约医院的发展。二是医院管理环境，包括医院的规章制度、监督机制及各部门协作的人际关系等，也属于软环境。医院管理环境应以人为本，体现医院文化，旨在提高工作效率，满足病人需求。

3. 医院健康的物理环境应考虑哪些因素

（1）空间　为病人安排空间时，必须考虑在医院条件许可的情况下，尽可能满足病人的需要，让他们对其周围环境拥有某些控制力。同时为方便治疗和护理操作以及为了保证病人有适当的活动空间，病床之间的距离不得少于1m。

（2）温度　在适宜的室温下，病人可感到舒适、安宁，能减少消耗，利于散热，并可降低肾脏负担。一般室温保持在18~22℃较为适宜。新生儿及老年病人，室温以保持在22~24℃为佳。病室应备有室温计，以便随时评估室内的温度并加以调节，满足病人身体舒适的需要。此外，还应注意根据气温变化适当增减病人的盖被及衣服。在执行护理活动时，应尽量避免不必要的暴露，以防病人受凉。

（3）湿度　湿度为空气中含水分的程度。即在单位体积的空气中，一定温度的条件下，所含水蒸气的量与其达到饱和时含量的百分比。湿度会影响皮肤蒸发散热的速度，从而造成人对环境舒适感的差异。人体对湿度的需要随温度不同而不同，温度越高，对湿度的需要越小。病室的湿度以50%~60%为宜。病室应备有湿度计，护士可根据评估情况对病室的湿度进行适当的调节。当室内湿度大于室外时，使用空气调节器是调整湿度的最好方法。无条件时，可通过打开门窗使空气流通。室内湿度过低时，可在地面上洒水，冬天可在暖气或火炉上安放水槽、水壶等蒸发水汽，以达到提高湿度的目的。

(4)通风　通风换气可变换室内的温度和湿度，从而刺激皮肤的血液循环，刺激汗液蒸发及热量散失，增加病人的舒适感。一般通风30分钟即可达到置换室内空气的目的。污浊的空气中氧气不足，可以干扰人的正常生理及心理状况，常使人出现烦躁、倦怠、头晕、食欲减退等表现，有碍病人的康复。若室内的空气能不断流动，与外界空气持续交换，不仅可保持空气的新鲜，调节室内的温度和湿度，而且能使病人精神振奋、心情愉快。

(5)噪声　凡是不悦耳、不想听的声音，或足以引起人们心理上或生理上不愉快的声音，均称为噪声。噪声不仅使人不愉快，且对健康有影响，严重的噪声甚至会造成听力丧失。噪声的单位是分贝(dB)，根据世界卫生组织规定的噪声标准，白天病室较理想的强度是35～40dB。护士应尽可能地为病人创造安静的环境。工作人员在说话、行动与工作时应尽可能做到说话轻、走路轻、操作轻、关门轻。

(6)光线　病室采光有自然光源和人工光源。日光是维持人类健康的要素之一。因此，病室内经常开启门窗，让阳光直接射入，或协助病人到户外接受阳光照射，但应避免光线直接照射病人的面部。夜间照明是保证特殊检查和治疗护理的需要，病室必须备妥人工光源。楼梯、药柜、抢救室、监护室内的灯光要明亮，普通病室除一般吊灯外，还应有地灯装置，可保证夜间巡视工作的进行。病室内还应设置立式鹅颈灯，为特殊诊疗提供方便。床头灯开关应设置在病人易于触及的地方。

(7)装饰　优美的环境让人感觉舒适愉快。病室应布置简单，整洁美观，优美悦目。这样不但可以增进病人身体的舒适感，而且可使病人精神愉快。

4. 环境污染对人群健康影响的特点有哪些

(1) 广泛性　即影响地区广、人口多、作用面大。

(2) 长期性　即剂量往往较低，需长期作用才能造成危害。因此，对人群健康影响时间长，需要长期观察。

(3) 复杂性　既有多种因素影响，又可能又多种污染物的联合作用的影响。

(4) 多样性　环境污染物对人体的危害可有远期作用，又有全身作用，既可有近期作用，又可有远期作用。

5. 护理人员与病人之间沟通的主要影响力有哪几方面

(1) 语言　护患之间的语言是特别敏感的刺激物。它能影响人的心理及整个机体状况，乃至人的健康。在护理活动中，护士应善于运用语言，通过恰当的交谈，发挥语言的积极作用，帮助病人正确认识和对待自身的疾病，减轻消极情绪。正确使用语言的目的是建立良好的护患关系，让病人感到护士的诚恳、友善与好意，赢得对方的信任。

(2) 行为举止　行为举止所传递的信息在对病情判断及确定处理措施等方面具有重要意义。在医疗护理活动中，医护人员的技术操作及其行为，受到病人的关注，是病人对自身疾病和预后认识的主要信息。因此医护人员的仪表和神态应该庄重、沉着、热情、关切、机敏、果断，操作时要稳、准、轻、快，从行为举止上消除病人的疑虑，带给病人心理上的安慰。

(3) 情绪　护理人员在工作中的情绪对病人有很大的感染力，护士的积极情绪可使病人乐观开朗，消极的情绪会使病人变得悲观焦虑。因此，护理人员要学会控制自己的情绪，时刻以积极的情绪去感染病人，为病人提供一个舒适、安全、优美、令人愉悦的心理环境。

（4）工作态度　严肃认真、一丝不苟的工作态度可使病人获得安全感、信赖感。治疗和护理的效果好坏与病人对医护人员的信任程度有很大的关系，在进行护理活动时，病人的年龄、信仰、文化背景、过去的经历、价值观等都应受到尊重。

6. 如何帮助病人熟悉医院规定

（1）耐心解释，取得理解　向病人和家属耐心解释每一项院规的内容和执行各项院规的必要性，以取得病人的主动配合，使其自觉地遵守医院的各项规章制度。

（2）让病人对其周围的环境具有一定的自主权　病人较难适应的是不能按照自己的意志进行活动，凡事都需要遵守医院规则，服从医生护士的安排，处于服从地位，容易产生压抑感。因此，要在维护院规的前提下，尽可能让病人拥有其个人的环境，并对病人的居住空间表示尊重，包括在进入病室时应先敲门；帮助病人整理床单位或衣物时，应先取得病人的同意等。

（3）满足病人需求，尊重探视人员　病人的家属或亲朋好友可帮助病人满足其安全感、归属感和自尊的需要，带给病人支持与舒适，并可减少病人的寂寞与社交隔离。因此，要尊重前来探视的病人亲属和朋友。但如果探视者不受病人欢迎，或探视时间不恰当，影响医疗护理工作，则要适当地加以劝阻和限制。

（4）提供有关信息与健康教育　在做各种检查、治疗或护理工作之前或过程中，应给予病人适当的解释与心理支持，使病人了解医护人员实施这些措施的目的。同时还应允许并鼓励病人参与决策，以增进其自我价值感和控制能力。这样可以减少病人对治疗、手术、检查等的恐惧心理，使病人能主动、积极地配合，早日康复。

（5）尊重病人的隐私权　为病人做治疗护理时，应该适当地遮挡病人，避免不必要的暴露；对病人的个案讨论、诊断鉴定、检查结果、治疗记录，护士有义务为病人保密。

（6）鼓励病人自我照顾　因病生活自理能力下降或被限制了活动，生活需依赖他人照顾的病人，当家属的陪护受到限制时往往存在较重的思想负担。在病情允许的情况下，护士应创造条件并鼓励病人参与自我照顾，可以恢复其自信心与自护能力，有利于康复。

7. 在医院中病人本身影响安全的因素有哪些

（1）感觉功能　良好的感觉功能是帮助人们了解周围环境，识别和判断自身行动安全性的必要条件。任何一种感觉障碍，均会妨碍个体辨别周围环境中存在的或潜在的危险因素而易受到伤害。

（2）年龄　年龄会影响个体对周围环境的感知和理解能力，因而也影响个体采取相应的自我保护行为。如新生儿与婴幼儿均需依赖他人的保护；儿童正处于生长期，好奇心强，喜欢探索新事物，容易发生意外事件；老年人各种器官功能逐渐衰退，也容易受到伤害。

（3）目前的健康状况　健康状况不佳，容易使人发生意外和受到伤害。如疾病可致身体虚弱、行动受限而发生跌伤，严重时影响人的意识，使之失去自我保护能力而更易受伤；免疫功能低下者易发生感染；焦虑或其他情绪障碍时，因注意力不集中而无法预警环境中的危险，也易发生伤害。

(4)对环境的熟悉程度 熟悉的环境能使人较好地与他人进行交流和沟通，从而获得各种信息与帮助，增加安全感；反之，陌生的环境易使人产生焦虑、害怕、恐惧等心理反应，因而缺乏安全感。

(5)诊疗手段 一些特殊的诊疗手段，在发挥协助诊断、治疗疾病与促进康复作用的同时，也可能会给病人带来一些不安全的因素，如各种侵入性的诊断检查与治疗、外科手术等造成的皮肤损伤及潜在的感染等。

8. 医院常见的不安全因素及防范措施有哪些

(1)机械性损伤 常见有跌倒、撞伤等。其防范措施为：躁动不安、意识不清及婴幼儿病人易发生坠床等意外，应根据病人情况使用床挡或其他保护具加以保护；年老虚弱、偏瘫或长期卧病人初次下床时应给予协助，可用辅助器具或扶助行走，以保持病人身体的平衡稳定；病人常用物品应放于容易获取处，以防取放物品时失去平衡而跌倒；为防止行走时跌倒，地面应保持整洁、干燥，移开暂时不需要的器械，减少障碍物。通道和楼梯等进出口处应避免堆放杂物，防止发生撞伤、跌倒；病室的走廊、浴室、厕所应设置扶手，供病人行走不稳时扶持；浴室和厕所应设置呼叫系统，以利病人需要时寻求援助；在精神科病房，应注意将剪刀等器械放置妥当，避免病人接触发生危险。

(2)温度性损伤 常见有热水袋、热水瓶所致的烫伤；冰袋、制冷袋等所致的冻伤；各种电器如烤灯、高频电刀等所致的灼伤；易燃易爆品如氧气、乙醚及其他液化气体所致的各种烧伤等。其防范措施为：护士在应用冷、热疗法时，应严格按操作规程进行，注意听取病人的主诉及观察局部皮肤的变化，如有不适及时处理；对于易燃易爆品应强化管理，并加强防火教育，制定防火措施，护士应熟练掌握各类灭火器的使用方法；医院内的电路及各种电器设备应定期进行检查维修。对病人自带的电器设备，如收音机、电剃须刀等，使用前应进行安全检查，并对病人进行安全用电的知识教育。

(3)压力性损伤　常见有因长期受压所致的压疮、因高压氧舱治疗不当所致的气压伤等。其防范措施按照压疮护理。

(4)放射性损伤　主要由放射性诊断和治疗过程中处理不当所致，常见有放射性皮炎、皮肤溃疡坏死，严重者可致死亡。其防范措施为：在使用 X 线或其他放射性物质进行诊断或治疗时，工作人员应穿铅衣外套、戴手套等，做好自我保护；正确掌握照射剂量和时间；尽量减少病人不必要的身体暴露，保持照射野的标记；教育病人要保持接受放射部位皮肤的清洁、干燥，避免用力擦拭、肥皂擦洗及搔抓局部皮肤。

(5)化学性损伤　通常是由于药物使用不当或错用引起。因此，护理人员应具备一定的药理知识，严格执行药物管理制度；进行药疗时，严格执行"三查七对"，注意药物的配伍禁忌，观察病人用药后的反应，同时还应向病人及家属讲解安全用药的有关知识。

(6)生物性损伤　包括微生物及昆虫对人体的伤害。病原微生物侵入人体后会诱发各种疾病，将直接威胁病人的安全。护士应严格执行消毒隔离制度，严格遵守无菌技术操作原则，加强和完善各项护理措施。昆虫叮咬不仅严重影响病人的休息，还可致过敏性损伤，甚至传播疾病，故应采取措施予以消灭，并加强防范。

(7)心理性损伤　病人对疾病的认识和态度及医护人员对病人的行为和态度等均可影响病人的心理，

甚至会导致病人心理损伤的发生。护士应以高质量的护理行为取得病人的信任，与病人建立良好的关系，并帮助病人与周围人群建立和谐的人际关系；注意对病人进行有关疾病知识的健康教育，并引导病人采取积极乐观的态度对待疾病。

（8）医源性损伤　医源性损伤是指由于医务人员言谈或行为的不慎而造成病人心理或生理损伤。如个别医务人员在言语或行动上对病人不够尊重，缺乏耐心，在交谈时用语不当，造成病人对疾病、治疗等误解而产生情绪波动，加重病情；还有个别医务人员责任心差、工作疏忽，导致医疗、护理差错事故的发生，给病人心理及生理上造成痛苦，严重者甚至危及生命；或因工作方法不当，造成医院内感染等。因此，医院应加强医务人员的思想道德教育，全面提升医务人员的素质，使其保持良好的服务态度，并制定相应的措施以杜绝差错事故，做到有效防范，保障病人的安全。

9. 保护病人安全的器具有哪些

（1）保护具的应用　是用来限制病人身体或身体某部位的活动，以达到维护病人安全与治疗效果的各种器具。目的是防止小儿、高热、谵妄、昏迷、躁动及危重病人因虚弱、意识不清或其他原因而发生坠床、撞伤、抓伤等意外，确保病人安全。常用保护具有床挡、约束带、支被架等。

（2）辅助器的使用　辅助器是为病人提供保持身体平衡与身体支持物的器材，是维护病人安全的护理措施之一。目的是辅助身体残障或因疾病、高龄而行动不便者进行活动，以保障病人的安全。常用辅助器有拐杖、手杖等。

第二节　预防与控制医院感染知识

1. 简述医院感染的定义，其流行病学特点有哪些

（1）WHO 对医院感染的定义　"凡病人因住院，陪员因陪诊或医院工作人员因医护工作被感染而出现具有临床症状的微生物性疾病，不管受累者在住院期间是否出现症状"。从广义讲，是指病人、陪护人员或医院工作人员在院内环境中发生由微生物引起的感染性疾病。从狭义讲，是指住院病人在住院期间发生的由微生物所致的感染性疾病。

（2）其流行病学特点　①医院感染的发生以散发为主——在大多数情况下，医院感染主要以散发形式存在。②凡机体免疫功能低下的病人易发生医院感染——机体免疫功能低下的病人，既易受体内条件致病菌侵袭，又易受外源性致病菌感染，因此易发生医院感染。③医院感染与病人住院时间长短有关——病人住院时间越长，受感染的概率越高，也就更容易发生医院感染。

2. 简述医院感染的分类有哪些

（1）根据感染发生的部位分类，全身各个系统、各个部位都可能发生医院感染。

（2）根据病原体的来源分类，可将医院感染分为内源性感染和外源性感染。内源性感染又称自身感染，是指各种原因引起的病人在医院内遭受自身固有病原体侵袭而发生的医院感染。病原体通常为寄居在病人体表或体内的正常菌群，通常是不致病的，但当个体的免疫功能受损、健康状况不佳或抵抗力下降时则会成为条件致病菌发生感染。外源性感染又称交叉感染，是指各种原因引起的病人在医院内遭受非自身固有病原体侵袭而发生的医院感染。病原体来自病人身体以外的个体、环境等。包括从个体到个体的直接感染和通过物品、环境而引起的间接感染。

（3）根据病原体的种类进行分类，可将医院感染分为细菌感染、病毒感染、真菌感染、支原体感染、衣原体感染及原虫感染等，其中细菌感染最常见。每一类感染又可根据病原体的具体名称分类，如柯萨奇病毒感染、爱柯病毒感染、铜绿假单胞菌感染、金黄色葡萄球菌感染等。

3. 医院感染发生的原因是什么

医院中许多因素均可能导致医院感染的发生，归纳起来，主要有以下几个方面。

（1）个体抵抗力下降，免疫功能受损　在医院活动的个体，发生医院感染通常与其抵抗力下降、免疫功能受损有关。影响个体抵抗力、免疫功能的主要因素有生理因素、病理因素、心理因素。

（2）侵入性诊疗机会的增加　现代诊疗技术尤其是各种侵入性诊疗的增加，如器官移植、中心静脉插管、气管插管、血液净化、机械通气等破坏了机体皮肤和黏膜的屏障功能，损害了机体的防御系统，把致病微生物带入机体或为致病微生物侵入机体创造了条件，而导致医院感染。

（3）抗生素滥用　许多感染性疾病治疗期间，由于大量抗生素的滥用，如无适应证的预防性用药、术前用药时间过早、术后停药过晚、用药剂量过大或联合用药过多等，均易致耐药菌株增加、菌群失调和二重感染。

（4）医院管理机制不完善　医院是各类病人聚集的场所，加上某些医院建筑布局不合理、卫生设施不良等使医院的空气中含有许多病原微生物微粒，医院的设备、器械等物品容易受细菌、病毒、真菌等各种病原微生物的污染，适合病原体的生长繁殖和变异。因此，居留愈久的病原体，由于其耐药、变异，病原微生物的毒力和侵袭性愈强，常成为医院感染的共同来源或成为持续存在的流行菌株。另外有些医院感染管理制度不健全，或者虽然建立了医院感染管理组织，但只是流于形式；医院感染管理工作资源不够，投入缺乏；医院领导和医务人员对医院感染的严重性认识不足、重视不够等都会影响医院感染的发生、发展。

4. 影响个体抵抗力、免疫功能的主要因素有哪些

（1）生理因素　包括年龄、性别等。由于3岁以下的小儿自身免疫系统发育尚不完善、60岁以上的老年人脏器功能衰退，导致儿童和老年人的防御功能低下，抵抗力下降。个体的抵抗力是否因性别不同而存在差异，目前尚无定论。但在女性特殊生理状况期间如月经、妊娠、哺乳期时，个体比较敏感，抵抗力下降，是发生医院感染的高危时期。

（2）病理因素　病人本身对病原微生物的抵抗力降低。如恶性肿瘤、血液病、糖尿病、肝脏疾病等造成个体本身抵抗力下降；放疗、化疗、皮质激素的应用等对个体的免疫系统功能产生抑制甚至是破坏作用；皮肤或黏膜的损伤，局部缺血，伤口内有坏死组织、异物、血肿、渗出液积聚等均有利于病原微生物的生长繁殖，易诱发感染。个体的意识状态也会影响医院感染的发生，如昏迷或半昏迷病人易发生误吸而引起吸入性肺炎。

（3）心理因素　个体的情绪、主观能动性、暗示作用等在一定程度上可影响其免疫功能和抵抗力。如病人情绪乐观、心情愉快、充分调动自己的主观能动

性可以提高个体的免疫功能，降低医院感染的机会。

5. 医院感染发生的条件有哪些

医院感染的发生必须具备三个基本条件：感染源、传播途径、易感宿主。三者同时存在并互相联系，就构成了感染链，导致医院感染的发生。

(1)感染源　又称病原微生物贮源，是指病原微生物自然生存、繁殖并排出的宿主(人或动物)或场所。在医院感染中，主要的感染源有：已感染的病人及病原携带者、自身感染病人、动物感染源、医院环境等。

(2)传播途径　指病原微生物从感染源排出后侵入易感宿主的途径和方式。医院感染的传播途径可以由单一因素组成，如金黄色葡萄球菌通常经接触传播；也可以由多个因素组成，如鼠伤寒沙门菌可经接触、生物媒介等传播。医院感染的主要传播途径有：接触传播是医院感染中最常见也是最重要的传播方式之一，有直接接触传播和间接接触传播两种；空气传播是指悬浮在空气中的病原微生物微粒以空气为媒介，随气流流动而进行的感染传播方式。根据病原微生物微粒的类型可将空气传播分为三种形式：空气传播，消化道传播，注射、输液、输血传播方式。

(3)易感宿主　指对感染性疾病缺乏免疫力而易感染的人。医院是易感人群相对集中的地方，易发生感染且感染容易流行。病原体传播到宿主后是否引起感染主要取决于病原体的毒力和宿主的易患性。病原体的毒力取决于其种类和数量；而宿主的易患性取决于病原体的定植部位和宿主的防御功能。

6. 简述空气传播、消化道传播，注射、输液、输血传播的过程

(1)空气传播　包括三种。①飞沫传播：当病人咳嗽、打喷嚏、谈笑时可从口、鼻腔喷出许多小液滴；医务人员进行某些诊疗操作如吸痰时也可产生许多液体微粒，这些液体微粒称为飞沫。飞沫含有呼吸道黏膜的分泌物及病原体，液滴较大，在空气中悬浮时间不长，只能近距离地传播给周围的密切接触者。其本质是一种特殊形式的接触传播。②飞沫核传播：从感染源排出的飞沫，在降落前，表层水分蒸发，形成含有病原体的飞沫核，能在空气中长时间浮游，远距离传播。③菌尘传播：物体表面上的感染性物质干燥后形成带菌尘埃，通过吸入或菌尘降落，引起局部的直接感染；或菌尘降落于室内物体表面，引起间接感染。

（2）消化道传播　各种原因导致医院水源或食物被病原微生物污染，尤其是各种条件致病菌，如铜绿假单孢菌及大肠埃希菌等可在病人肠道定植，增加感染机会。病原体通过饮水源、食物进行传播常可导致医院感染暴发流行。

（3）注射、输液、输血传播　通过污染的药液、血制品、注射或输液器械等途径传播感染，如输液、输血中的发热反应，输血导致的丙型病毒性肝炎等。

7. 影响宿主防御能力的因素及易感人群有哪些

（1）影响宿主防御能力的因素　①年龄、性别、种族及遗传；②正常的防卫机制（包括良好的生理、心理状态）是否健全；③疾病与治疗情况；④营养状态；⑤生活形态；⑥精神面貌；⑦持续压力等。

（2）医院感染常见的易感人群主要有：①婴幼儿及老年人；②机体免疫功能严重受损者；③营养不良者；④接受各种免疫抑制剂治疗者；⑤长期使用抗生素者；⑥接受各种侵入性诊疗操作者；⑦手术时间长者；⑧住院时间长者；⑨精神状态差，缺乏主观能动性者。

8. 如何对医院感染进行预防与控制

(1)建立医院感染管理机构,加强三级监控。通常设置三级管理组织,即医院感染管理委员会、医院感染管理科、各科室医院感染管理小组。医院感染管理委员会由医院感染管理科、医务处、护理部、临床相关科室、辅助科室、后勤部门等的主要负责人和抗感染药物临床应用专家等组成,在院长或业务副院长的指导下开展工作。在医院感染管理委员会的领导下,建立层次分明的三级护理管理体系(一级管理——病区护士长和兼职监控护士;二级管理——科护士长;三级管理——护理部副主任,为医院感染管理委员会的副主任)加强医院感染管理,做到以预防为主,及时发现、及时汇报、及时处理。

(2)健全各项规章制度,依法管理医院感染。依照国家卫生行政部门的法律、法规来健全医院感染各项管理制度,并依照法律的规定做好医院感染的预防、日常管理和处理。与医院感染管理有关的法律法规有:《医院感染管理规范》《消毒技术规范》《医院消毒卫生标准》和《医疗废物管理条例》,此外,还有《中华人民共和国传染病防治法》和《突发公共卫生事件应急条例》等。

(3)落实医院感染管理措施,切实做到控制感染源、切断传播途径、保护易感人群,加强对重点部门、重点环节、高危人群与主要感染部位的感染管理。

(4)加强教育,督促各级人员自觉采取行动预防与控制医院感染。对各级各类医务人员、工勤人员、病人、探陪人员不断加强医院感染知识的教育,增加预防与控制医院感染的自觉性,在各个环节上把好关,并督促医务人员履行在医院感染管理中的职责。

9. 预防医院感染的具体措施有哪些

(1)布局合理,严格制度,加强监控　主要包括:

建立规范合格的感染病病房，布局合理；加强 ICU、手术室、母婴同室病房；消毒供应室、导管室、门诊和急诊等重点部门的消毒隔离；做好清洁、消毒、灭菌及其效果监测；合理使用抗生素；无菌技术、洗手技术、隔离技术的监督监测；加强重点环节的监测如各种内镜、牙钻、接触血及血制品的医疗器械、医院污水、污物的处理等；严格探视与陪护制度、对易感人群实施保护性隔离，加强主要感染部位如呼吸道、手术切口等的感染管理。

(2)加强培训，责任到人　医务人员在医院感染管理中应履行职责，定期参加预防与控制医院感染的知识培训；掌握医院感染诊断标准；加强手的清洁与消毒，严格执行各项诊疗技术操作规程；掌握抗感染药物的临床合理应用原则，做到合理使用；加强自我防护；发现医院感染病例或疑似病例，及时进行病原学检查及药敏试验，查找感染源、感染途径，控制蔓延，积极治疗病人，隔离其他病人，并及时准确地报告感染管理科，协助调查。发现法定传染病，按《传染病防治法》中有关规定报告。

10. 抗生素的不良反应和过敏反应各有哪些

(1)抗生素的不良反应　①神经系统损害，包括视觉障碍、感觉异常、周围神经病、神经－肌肉接头阻滞、惊厥、幻觉、精神错乱、眩晕、假脑瘤、维生素缺乏症、二重感染、幼儿牙釉质发育不全、灰婴综合征等；②造血系统损害；③肝脏功能损害；④肾脏功能损害；⑤胃肠道反应。

(2)过敏反应　①青霉素类可引起过敏性休克；②有许多种抗生素可引起药物热、药物疹、紫癜、剥脱性皮炎、光感性皮炎、血管神经性水肿等。

11. 内科及儿科预防性应用抗生素药物的基本原则是什么

(1)用于预防一种或两种特定病原菌入侵体内引起的感染，可能有效；如目的在于防止任何细菌入侵，则往往无效。

(2)预防在一段时间内发生的感染可能有效；长期预防用药，常不能达到目的。

(3)病人原发疾病可以治愈或缓解者，预防用药可能有效。原发疾病不能治愈或缓解者(如免疫缺陷者)，预防用药应尽量不用或少用。对免疫缺陷病人，宜严密观察其病情，一旦出现感染征兆时，在送检有关标本做培养同时，首先给予经验治疗。

(4)通常不宜常规预防性应用抗生素药物的情况普通感冒、麻疹、水痘等病毒性疾病，昏迷、休克、中毒、心力衰竭、肿瘤、应用糖皮质激素等病人。

12. 简述导管相关性感染的概念和危险因素及预防

(1)导管相关性感染的定义　发生在病人的血管内放置导管，并除外由其他部位的感染所致，其导管的尖端采用半定量法在血琼脂培养基上有 >15个菌落数，临床表现为发热、寒战、红肿，导管周围有脓性分泌物。

(2)危险因素　高危因素为年龄 <1 岁或 >60 岁、宿主的免疫功能改变、基础疾病、感染的部位、皮肤细菌定植、因疾病皮肤改变；感染的可能性随导管留置的时间延长而增加，>2~3 周常发生；一般在 1 周后更换导管；多腔导管较单腔导管更易发生导管相关性感染。

(3)预防　插管时严格无菌技术，常规更换敷料。真菌感染常见于接受完全肠道营养的病人，应用静脉过滤器可能减少真菌感染的机会，应用涂抗生素的导管较少发生感染。

13. 简述血管内留置导管的感染监测和护理

(1)监测血管导管相关性血液感染时通过完整透明的敷料检查，当有发热、局部和血液感染时检查插管部位，每日更换敷料时检查，在插管部位记录插管日期和时间。

(2)严格无菌操作和洗手，插管时用屏障防护。

(3)插管部位皮肤保持干燥，充分消毒，消毒后勿触摸；如果敷料变化和移动、出汗需及时更换敷料，避免插入部位的污染。

(4)观察插管穿入皮肤处有无红肿热痛的现象或血流动力学不稳定要考虑更换中心静脉插管，同时做2次血液培养及导管尖端和皮下段培养。

14. 简述洗手与手消毒应遵循的原则。何种情况选择洗手或使用速干手消毒剂？洗手方法是什么

(1)原则 ①当手部有血液或其他体液等肉眼可见的污染时，应用肥皂(皂液)和流动水洗手。②手部没有肉眼可见污染时，宜使用速干手消毒剂消毒双手代替洗手。

(2)在下列情况下洗手或使用速干手消毒剂：①直接接触每个病人前后，从同一病人身体的污染部位移动到清洁部位时。②接触病人黏膜、破损皮肤或伤口前后，接触病人的血液、体液、分泌物、排泄物、伤口敷料等之后。③穿脱隔离衣前后，摘手套后。④进行无菌操作、接触清洁、无菌物品之前。⑤接触病人周围环境及物品后。⑥处理药物或配餐前。

(3)洗手方法：取适量的速干手消毒剂于掌心。严格按照六步洗手方法步骤进行揉搓，揉搓时保证手消毒剂完全覆盖手部皮肤，直至手部干燥。

15. 理想的化学消毒剂应具备哪些条件？常用的化学消毒剂有哪些

(1)理想的化学消毒剂应具备以下条件：①杀菌谱广，有效浓度低。②作用速度快、时间长。③性质稳定，易溶于水。④可在低温下使用。⑤不易受有机物、酸碱及其他物理化学因素的影响。⑥无刺激性和腐蚀性，不引起过敏反应。⑦毒性低。⑧不易燃烧和爆炸。⑨价格低廉、用法简便。

(2)常用的高效化学消毒剂有 2% 碘酊、过氧乙酸、2% 戊二醛、含氯消毒剂和甲醛等；中效化学消毒剂有 70% ~75% 的乙醇、0.5% 的碘伏、氯己定(洗必泰)、苯扎溴铵酊等；低效化学消毒剂有苯扎溴铵等。

16. 护理职业暴露的防护方法有哪些

(1)洗手　接触病人前后、脱手套后、手或身体其他部位被病人血液、体液或人体组织污染后，立即用肥皂和流动水清洗。

(2)戴手套　接触血液或体液污染物时，手上有伤口时，在进行抽血、静脉穿刺、伤口换药、处理污染器械、持血标本等护理操作时必须戴手套操作；手套破损立即更换。

(3)其他防护措施　包括护目镜、帽子、隔离衣、鞋套、口罩、面罩等。离开工作场所时应将防护用物脱去，并存放在指定位置。

17. 简述国家卫生部门颁发的医院消毒管理规范对灭菌物品包装的要求

(1)包括装配、包装、封包、注明标识等步骤。器械与敷料应分室包装。

(2)包装前依据器械装配的技术规程或图示，核对器械的种类、规格和数量，拆卸的器械应进行组装。

（3）手术器械应摆放在篮筐或有孔的盘中进行配套包装。

（4）盘、盆、碗等器皿，宜单独包装。

（5）剪刀和血管钳等轴节类器械不应完全锁扣，有盖的器皿应开盖，摆放的器皿间应用吸湿布、纱布或医用吸水纸隔开；管腔类物品应盘绕放置，保持管腔通畅；精细器械、锐器等应采取保护措施。

（6）器械包重量不宜超过7kg，敷料包重量不宜超过5kg。

（7）灭菌包体积要求下排气压力蒸汽灭菌器不宜超过30cm×30cm×25cm；脉动预真空压力蒸汽灭菌器不宜超过30cm×30cm×50cm。

18. 灭菌物品存放要求有哪些

（1）灭菌物品存放区应由专人管理，按规定着装，并注意手部卫生，其他无关人员不得入内。

（2）所有灭菌物品均应仔细检查，符合要求后，方可进入灭菌物品存放区储存，一次性使用无菌医疗器械用品须拆除外包装后方能进入灭菌物品存放区。

（3）灭菌物品存放区应保持清洁，干燥。温度应在20～25℃，相对湿度应小于60%。

（4）灭菌物品应存放于洁净的橱柜内或存放架上，存放架（橱）必须离地20cm，离墙5～10cm，距天花板50cm。

（5）灭菌物品应分类放置、位置固定、标识清楚，并按有效期顺序排列，严禁过期。

（6）已灭菌物品不得与未灭菌物品混放。

19. 常用的物理消毒灭菌法有哪几种

（1）热力消毒灭菌法 是利用热力使微生物的蛋白质及酶变性凝固而达到消毒灭菌目的的方法。包括燃烧法、干烤法、煮沸法和高压蒸汽灭菌法。

(2)光照消毒(辐射消毒)法　主要是利用紫外线、臭氧及高能射线,使菌体蛋白发生光解、变性,菌体内的核酸和酶遭到破坏而致微生物死亡。包括日光曝晒法、紫外线灯管消毒法、臭氧灭菌灯消毒法以及电离辐射灭菌法。

(3)微波消毒灭菌法　微波是一种高频电磁波,可使物品中的极性分子发生高速运动并引起互相摩擦碰撞,使温度迅速升高达到消毒灭菌的目的。

(4)生物净化法　采用生物洁净技术消除微生物及一切致病菌。

(5)电离辐射灭菌　利用其穿透性杀死有害微生物的低温灭菌方法。

(6)等离子体灭菌　用氧化氮气或氧氮氩混合气体进行辉光放电产生低温等离子进行灭菌。

20. 简述环氧乙烷灭菌物品准备与包装的注意事项

(1)需灭菌的物品必须彻底清洗干净。

(2)准备灭菌物品上不能有水滴,以免影响灭菌效果。

(3)环氧乙烷灭菌不适于食品、液体、油脂类和滑石的灭菌。

(4)不能用于环氧乙烷灭菌的包装材料有金属布箔、聚氯乙烯、玻璃纸、尼龙、聚酯、聚偏二氯乙烯、聚丙烯。

(5)环氧乙烷灭菌适用的包装材料有医用绉纹纸、纸塑袋、通气型硬质容器、聚乙烯等。

(6)灭菌物品使用篮筐装载,物品之间留有空隙。灭菌量不能超过灭菌器总体积的80%。

21. 简述 B‐D 试验的操作方法

每日灭菌前进行一次 B‐D 试验,以检测灭菌器空气排除效果。将专用化学指示图放入标准试验包内，试验包大小为 25cm × 25cm × 30cm，重量为 4 ~ 5kg，将包装完毕的试验包置于灭菌器柜室前门靠近排气口处，调整灭菌时间为 4 分钟进行灭菌处理，试验完毕取出 B – D 试纸，观察指示图变色情况，若由黄色变为均匀一致的黑色，说明灭菌器排除冷空气性能良好，可进行每日的物品灭菌处理，否则，应停止灭菌器的使用，检查试验不合格原因，排除故障，试验合格后，方可进行灭菌使用。

22. 简述需灭菌的物品放置灭菌器柜室的要求

将待灭菌物品按要求分类放入灭菌器柜室内，放入柜室的物品装填量不得超过柜室容积的 90% ，又不得小于柜室容积的 10% ，以防止发生小装量效应。物品包均应竖立摆放，不可以平放或压在其他待消物品之上，各包间排列不可过紧，应留少许缝隙，以便于蒸汽流通，待灭菌物品不可直接接触柜壁，以免被柜壁冷凝水沾湿(敷料贮槽在灭菌前应打开四周盖板，露出通气孔)。

23. 对确定或高度疑似特殊感染病人的预防措施有哪些

(1)在标准预防的基础上，实施接触隔离措施，尽量选择单间隔离。

(2)与病人直接接触的相关医疗器械、器具及物品要专人专用，并做好终末消毒。

(3)不能专人专用的医疗器械、器具及物品在每次使用后，用含氯消毒液擦拭消毒。

(4)对护理人员和病人频繁接触的物体表面，如心电监护仪、听诊器、计算机键盘、病人床栏杆、开关等，每日使用含氯消毒剂进行擦拭。

(5)被病人血液、体液污染时应当立即消毒。

（6）每日病室开窗通风，必要时每日紫外线消毒处置。

24. 何谓医疗垃圾？简述医院污物收集的要求及医疗锐器的处理原则

（1）医疗垃圾　在诊疗、卫生处理过程中产生的废弃物，包括感染性废物、病理性废物、损伤性废物、药物性废物和化学性废物等五类。

（2）医院污物的收集　通常设置黑、黄、红三种颜色的污物袋，要求黑色袋装生活垃圾，黄色袋装医用垃圾，红色袋装放射垃圾，损伤性废物置于医疗废物专用的黄色锐器盒内。

（3）处理原则　①用过的锐器或注射器避免进行分离、浸泡、清洗；②针头使用后切勿套上针帽；③血液避免从一个容器转到另一个容器；④用后的锐器及时弃于专用的一次性锐器盒内。

25. 何为负压病区？简述其隔离要求

（1）负压病区　指在特殊装置之下，病区内的气压低于病区外的气压，只能是外面的新鲜空气可以流进病区，病区内被病人污染过的空气通过专门的通道处理后排放。适用于经空气传播疾病病人的隔离。

（2）隔离要求　送风应经过初、中效过滤，排风应经过高效过滤处理，每小时换气 6 次以上。应保障通风系统正常运转，做好设备日常保养。病室的气压宜为 -30Pa，缓冲间的气压宜为 -15Pa。一间负压病室宜安排一个病人，无条件时可安排同种呼吸道感染疾病病人，并限制病人到本病室外活动。病人出院所带物品应消毒处理。

26. 腔镜类内镜的消毒或灭菌方法及要点是什么

（1）适用于压力蒸汽灭菌的内镜或者内镜部件，应当采用压力蒸汽灭菌，注意按内镜说明书要求选择温度和时间。

（2）低温等离子消毒器或环氧乙烷灭菌方法适用于各种内镜及附件的灭菌。

（3）不能采用压力蒸汽灭菌的内镜及附件可以使用2%碱性戊二醛浸泡10小时灭菌。

（4）不需要达到灭菌的腔镜内镜，如喉镜、阴道镜等，可采用煮沸消毒或者2%戊二醛浸泡20分钟消毒等方法。

（5）进行消毒、灭菌时，有轴节的器械应当充分打开轴节，带管腔的器械腔内应充分注入消毒液。

（6）采用其他消毒剂、消毒器械必须符合有关部门的规定和具体操作流程。

27. 何谓隐性感染和潜伏性感染

（1）隐性感染　指病原体侵入人体后，仅引起机体发生特异性免疫应答，而不引起或只引起轻微的组织损伤，因而在临床上无明显症状、体征，甚至生化改变，只有通过免疫学检查才能检出特异性抗体。

（2）潜伏性感染　指病原体感染人体后，寄生在机体中的某些部位，由于机体免疫能力足以将病原体局限化而不引起显性感染，但又不足以将病原体清除时，病原体便可长期潜伏起来，但当机体防御功能减低时，原已潜伏在人体内的病原体并乘机繁殖，才引起发病。

第三节 饮食与营养知识

1. 护理人员掌握饮食与营养的理论知识的意义是什么

饮食与营养和健康与疾病有非常重要的关系。合理的饮食与营养可以保证机体正常生长发育，维持机体各种生理功能，促进组织修复，提高机体免疫力。而不良的饮食与营养可以引起人体各种营养物质失衡，甚至易导致各种疾病的产生。此外，当机体患病时，通过适当的途径给予病人均衡的饮食以及充足的营养也是促进病人康复的有效手段。因此，护理人员只有掌握人体对营养的需要，饮食、营养与健康的关系及与疾病痊愈的关系，才能够正确评估病人的营养需要、饮食习惯等，制定科学合理的饮食治疗计划，并采取适宜的供给途径实施饮食治疗计划和措施，满足病人在疾病康复过程中的营养需求，从而达到恢复健康和促进健康的目的。

2. 人体对营养的需要有哪些

（1）热能 是一切生物维持生命和生长发育及从事各种活动所必需的能量，由食物内的化学潜能转化而来。人体的主要热能来源是糖类，其次是脂肪、蛋白质，因此，这些物质又称为"热能营养素"。它们的产热量分别为：糖类 16.7kJ/g（4kcal/g），脂肪 37.6kJ/g（9kcal/g），蛋白质 16.7kJ/g（4kcal/g）。人体对热能的需要量受年龄、性别、生理特点及劳动强度等因素的影响。我国成年男子的热能供给量为 10.0 ～ 17.5MJ/d，成年女子为 9.2 ～ 14.2MJ/d。

（2）营养素 是能够在生物体内被利用，具有供给能量、构成机体及调节和维持生理功能的作用物质。人体所需的营养素有六大类：蛋白质、脂肪、糖类、矿物质和微量元素、维生素和水。①蛋白质是一切生命的物质基础，由多种氨基酸组成，并含有碳、氢、氧、氮及少量的硫和磷。②脂肪也称为脂类或脂质，在体内分解可产生大量热量，分为中性脂肪和类脂质。中性脂肪是由甘油和脂肪酸所组成，也称为甘油三酯。类脂质是溶于脂肪或脂肪溶剂的物质。根据化学结构的不同，脂肪中的脂肪酸又可分为饱和脂肪酸和不饱和脂肪酸。③糖类，由碳、氢、氧三种元素组成。根据分子结构的不同，可分为单糖(如葡萄糖、果糖)、双糖(如麦芽糖、蔗糖、乳糖)及多糖(如淀粉、糖原、不能被人体吸收的纤维素与果胶等)。④矿物质也称无机盐，包括除碳、氢、氧、氮以外的体内各种元素。其中含量较多的有钙、镁、钾、钠、磷、氯、硫7种元素，称为常量元素。其他的元素含量甚微，称为微量元素。⑤维生素是维护人体健康、促进生长发育和调节生理功能所必需的有机化合物。每一种维生素的生理功能因其化学结构不同而不同。维生素的种类很多，通常按溶解性将其分为水溶性和脂溶性两大类。⑥水是人类生存所必需的物质，是人体组织中不可缺少的成分，有帮助血液流动、促进营养物质消化吸收等多种功能。

3. 简述饮食、营养与健康的关系

食物是人类赖以生存的物质基础，合理的饮食及均衡的营养是维持健康的基本条件之一，不合理的饮食不利于健康。

(1)合理饮食与健康　可促进生长发育，构成机体组织，提供能量糖、蛋白质、脂肪在体内氧化可提供能量，调节机体功能。

（2）不合理饮食与健康　某些营养素的过多、过少或饮食不当都可能损害健康，并导致营养不足、营养过剩，饮食不当如食品处理不当、食品搁置过久、生熟食品交叉污染、暴饮暴食等均可引起一些食源性疾病，如胃肠炎。不卫生的饮食或食入有毒食物时可引起食物中毒。某些人对特定食物还可发生过敏反应。

（3）合理日常膳食　人们可通过平衡膳食、合理摄入营养物质来减少与膳食有关的疾病。在日常生活中应做到：食物多样，饥饱适当，油脂适量，粗细搭配，食盐限量，甜食少吃，饮食节制，三餐合理，活动与饮食平衡。

4. 饮食、营养与疾病痊愈的关系是什么

人体患病时常伴有不同程度的代谢变化，需要特定的饮食及营养来辅助治疗疾病，促进康复。

（1）补充额外损失及消耗的营养素　疾病和创伤可引起代谢的改变、热能的过度消耗以及某些特定营养素的损失。若能及时、合理地调整营养素的摄入，补充足够的营养，则可减少机体内糖原分解及蛋白质的消耗，从而提高病人的抵抗力、促进创伤组织的修复及疾病的痊愈。

（2）辅助诊断及治疗疾病　特定的饮食能够辅助诊断或治疗某些疾病，促进疾病的痊愈，如隐血试验饮食可辅助诊断怀疑有消化道出血的疾病。对于某些疾病，饮食治疗已经成为重要的治疗手段之一。控制热量的摄入可使肥胖病人体重减轻；增加营养可以纠正营养不良。调整食物组成，减少某种营养素的摄入量可以减轻特定脏器的负荷，如肾衰竭时控制钠盐的摄入可减轻肾脏的负担。控制某些营养成分的摄取可以控制某些疾病的发展，如 1 型糖尿病、高血压等。某些情况下需要特殊的饮食营养支持，如胃肠内营养、

胃肠外营养。根据疾病的病理生理特点，相应的饮食治疗方案和特定的饮食配方，可以增强机体抵抗力，促进组织修复和恢复代谢功能。

5. 肠内营养管饲途径有哪几种

（1）经鼻胃管途径　用于无意识障碍、胃肠功能正常、管饲时间在 30 日以内的病人。优点是简单、易行、经济；缺点是易发生反流、误吸、鼻窦炎、上呼吸道感染等并发症。

（2）经鼻十二指肠或空肠置管喂养　适用于胃轻瘫或胃排空障碍、食管反流的病人。优点在于因导管通过幽门进入十二指肠或空肠，不会因胃功能障碍而影响喂养的早期实施，且反流与误吸的发生率低于鼻胃管。

（3）胃造口　指通过手术或在纤维胃镜引导下行经皮胃造口（PEG），将营养管置入胃腔的方法。适用于昏迷、口腔进食和咀嚼功能受损、吞咽功能障碍、无食管反流等需要长期营养支持且胃排空正常的病人。优点是导管不通过鼻咽部，减少了鼻咽部与上呼吸道感染的并发症，可长期留置营养管，导管口径大，不易堵塞，方便喂养。

（4）空肠造口　指通过手术（腹部手术时顺便置管）或在纤维内镜引导下行经皮空肠造口（PEJ），将营养管置入空肠上段的方法。适用于误吸风险大、胃排空障碍、十二指肠淤滞等需要胃、十二指肠减压的重症病人。优点是可降低鼻咽与上呼吸道的感染并发症，减少反流与误吸的风险，伤后可立即实施喂养，并可长期留置；在喂养的同时还能行胃、十二指肠减压。

6. 何谓肠外营养液配制术？配制操作的注意事项有哪些

（1）肠外营养液配制术　是按照科学的方法和程

序，在无菌层流药物配制室，遵医嘱将人体所需的氨基酸、脂肪、碳水化合物、维生素及矿物质在内的营养素按一定比例配制成混合营养液，以供静脉安全输入的技术。

（2）注意事项　①每次配制前和配制后均应按规定对配制室进行清洁消毒，并定时对配制室内进行无菌监测，确保无菌程度的可靠性。②配制营养液期间应减少人员出入。③需按照正确的配液顺序配制液体。④对易发生配伍反应的药物勿用同一支注射器抽吸，如安达镁和格里福斯，防止发生配伍反应。⑤钙剂和磷酸盐应分别加入不同的溶液内稀释，以免发生磷酸钙沉淀，在加入氨基酸和葡萄糖混合液后，检查无沉淀生成，方可再加入脂肪乳液体。⑥不得加入没有经过实验验证的其他药物。⑦加入液体体积总量应等于或大于1500ml，混合液中葡萄糖的最终浓度为5%～23%，有利于混合液的稳定。⑧混合液应现用现配。配制好的静脉营养液应在4～25℃环境内24小时输完，因室温过高，易发生沉淀。若配制后暂时不用，应保存在4℃的冰箱内，最长不超过48小时，以免导致混合物中多种物质分解，使营养素的生物利用度下降。⑨配制过程中如发现浑浊、沉淀、结晶、变色等异常现象时，应立即停止操作，待查明原因并解决后方可继续，或与医师联系修改处方后再进行配制。

7. 静脉营养输注途径的选择和注意事项有哪些

静脉营养输注主要通过两大途径，即周围静脉导管（PVC）与中心静脉导管（CVC）。需根据病人静脉条件、既往静脉置管史、出凝血功能、预计肠外营养持续时间、护理水平等，选择适当的输注途径。

（1）周围静脉输注途径　适用于营养支持不超过10～14日，常规能量的TPN混合液。如果输注肠外营养超过 14 日，周围静脉较难耐受；浓度超过 10% 葡萄糖和(或)5% 蛋白质的肠胃外营养液；pH 低于 5 或大于 9 的液体/药物；渗透压大于 500mOsm/L 的液体/药物，均不适合经周围静脉输注。成人病人周围静脉穿刺常规首选上肢远端部位。

(2) 中心静脉输注途径　肠外营养支持时间预计超过 10～14 日，宜采用 CVC 或 PICC 置管。中心静脉置管穿刺部位首选锁骨下静脉，股静脉置管的感染发生率和静脉栓塞发生率高于其他部位，因此不推荐作为肠外营养支持途径。PICC 穿刺常规首选肘窝区，避免选择接受乳房切除术和(或)腋窝淋巴结清扫、接受放射治疗的患侧上肢；中心静脉置管(包括 PICC)后应常规行影像学检查，确定导管尖端部位，并排除气胸；PICC 导管尖端必须位于腔静脉内。

8. 简述外周导入中心静脉置管(PICC)的优点及适应证。常见并发症的原因和预防要点是什么？日常生活指导有哪些

(1) 优点及适应证　①优点：创伤小、并发症少、成功率高、导管留置时间长(6 个月到 1 年)。②适应证：5 日以上的静脉输液治疗；刺激性药物、高渗性或黏稠性液体输入；需要反复输血或血制品，或反复采血；输液泵或压力输液者；婴儿及儿童。

(2) 并发症的原因和预防　①外周静脉炎：原因是穿刺插管时的机械性损伤、局部感染。预防是插管动作要轻柔，争取一次穿刺成功，保持敷料清洁、干燥，观察穿刺点周围皮肤情况。②穿刺点渗血：原因是穿刺针过粗，凝血功能较差。预防是选择合适的穿刺针，术前常规检查血小板、出凝血时间等，穿刺完毕按压穿刺点 3～5 分钟，必要时局部加压包扎。③导管阻塞：多为血块、药物沉淀、脂质沉淀等阻塞所致。

预防是置管后每日定时回抽导管内凝块、缓慢注入抗凝剂。

（3）生活指导　保持局部清洁干燥，不要擅自撕下贴膜；带 PICC 侧手臂不要提重物；儿童带管者不要玩弄 PICC 导管体外部分；带管病人可以淋浴，但应避免盆浴、泡浴；注意观察针眼周围有无发红、疼痛、肿胀、渗血；如对贴膜过敏时必须使用通透性更高的贴膜。

9. 肠内营养支持的优点、营养液的种类和并发症各有哪些

（1）肠内营养支持的优点　①简单、价廉、安全。②有助于维持肠道的机械、生物、免疫屏障功能，防止细菌移位，减少感染发生率。③摄入营养素后，刺激消化液和胃肠激素的分泌，促进胆囊收缩、胃肠蠕动及增加内脏血流，使代谢更符合生理过程，减少了肝、胆系统并发症及应激性溃疡的发生率。

（2）营养液的种类　①要素饮食。②聚合物膳。③匀浆膳。④混合奶。

（3）肠内营养支持的并发症　①机械性并发症，如黏膜损伤、营养管堵塞、导管移位等。②呼吸道并发症，如误吸与肺部感染等。③胃肠道并发症，如恶心、呕吐、腹胀、肠痉挛等。

10. 肠外营养的并发症有哪些？代谢性并发症常见的表现是什么

（1）并发症　机械性并发症（置管操作相关并发症、导管堵塞和空气栓塞）、感染性并发症、代谢性并发症。

（2）代谢性并发症的表现　①电解质紊乱：如低钾血症、低镁血症等；②低血糖：持续输入高渗葡萄

糖,可刺激胰岛素分泌增加,若突然停止输注含糖溶液,可致血糖下降,甚至出现低血糖性昏迷;③高血糖:开始输注营养液时速度过快,超过机体的耐受限度,如不及时进行调整和控制高血糖,可因大量利尿而出现脱水甚至引起昏迷而危及生命。因此,接受 PN 的病人,应严密监测电解质及血糖与尿糖变化,及早发现代谢紊乱,配合医生实施有效处理。

11. 低蛋白饮食、低嘌呤饮食的适应对象和饮食要点是什么

(1)低蛋白饮食 ①适应对象是急性肾炎、急慢性肾功能不全、肝性脑病或昏迷前期的病人;②饮食要点是蛋白质含量根据病情确定。一般按每日每千克体重 $0.26 \sim 0.6g$ 供给。对于急性肾炎、急慢性肾功能不全的病人,在蛋白质限制范围内尽力选择含必需氨基酸的食物(即优质蛋白质)如鸡蛋、牛奶、瘦肉,降低含植物蛋白质食品的量,可采用麦淀粉、粉丝、藕粉等作为主要热量来源以代替大米和面粉。对于肝性脑病或昏迷前期病人,选用产氨少的食物如豆制品、牛奶、鸡蛋等。

(2)低嘌呤饮食 适应对象是痛风病人。饮食要点是长期控制嘌呤的摄入量,每日限制在 $100 \sim 150mg$ 以内。病情发作时忌用嘌呤高的食物,如动物内脏、浓肉汤、鱼子等。病情稳定者可选用不含或少含嘌呤的奶类、蛋类、精白米、白面、蔬菜、水果等。

12. 肠外营养治疗的监测方法有哪些

(1)肠外营养的常规检测指标 每日的出入水量、体温、脉率及呼吸的变化,尿糖和血糖、血清电解质浓度、血液常规检查、肝肾功能、血脂浓度、体重、氮平衡、血清蛋白质浓度及血气分析等。

（2）肠外营养的特殊监测指标　血清渗透压，24小时尿钠、尿钾定量，胆囊 B 型超声波检查，肌酐、身高指数、血清氨基酸谱分析、血清微量元素和维生素浓度、尿 3－甲基组氨酸含量，迟发型皮肤超敏试验，微生物污染监测等。

13. 如何观察中心静脉置管后发生的不良反应和并发症

（1）静脉穿刺置管时可并发气胸、血胸及血管神经损伤，其症状、体征可在置管后即刻或 24 小时内发生。因此，置管后 24 小时内要严密观察病人的生命体征和穿刺局部的情况，注意有无胸闷、呼吸困难、肢体活动障碍等异常情况，及时发现并处理。

（2）输液瓶内的药液输完后未及时更换、输液管接头松脱及静脉导管损裂均可引起气栓。在护理病人时，应勤巡视，反复检查，严密观察。输注管道接头处要妥善固定，输液完毕及时更换。

（3）因受劣质导管和输入高渗营养液的刺激或并发感染，均可导致留置导管的静脉发生血栓性静脉炎。病人可有局部肿痛，上肢、颈部、面部皮肤发绀及颈静脉怒张等表现。经导管造影可确诊。发现后应及时抽血送细菌培养，拔除导管，并给予抗凝治疗。

（4）置管时未严格遵循无菌操作规程，可遭细菌污染。例如，静脉导管皮肤入口护理不当，营养液和输液管道被微生物污染后仍继续使用，这些情况均可引起导管败血症。因此，护理病人时，每个环节均须严格无菌操作，避免污染。当病人有不明原因的发热，疑有导管败血症时，应及时做积极的检查和治疗。

（5）不适当的肠外营养治疗可并发水及电解质紊乱、酸碱平衡失调、低血糖、高渗性非酮体昏迷、高血脂等代谢性并发症及对氨基酸和脂肪乳剂的过敏反应。医护人员须了解这些并发症的原因和临床表现，密切观察病人有无异常反应，积极主动地配合处理。

14. 判断喂养管位置的方法有哪些

(1)一般喂养管上有刻度提示插入深度，如进入 50～60cm 在胃内，超过 65cm，若不是盘曲在胃内，则可能已经进入十二指肠。

(2)用注射器抽吸内容物，观察有无胃肠液吸出并作 pH 测定，如 pH < 5，提示是胃液；如 pH 逐渐增高偏碱性，则提示进入十二指肠或空肠。

(3)将听诊器置于胃体表投影部位，向喂养管内注入空气，如导管在胃内则听到水泡音或注气声，如在食管内则病人可出现打嗝。

(4)喂养管末端置于水中有较多气体逸出，表明误入气管。

(5)置管过程中病人出现呛咳、呼吸困难，表明误入气管。

(6)目前许多喂养管含有不透 X 线成分，可在透视下判断导管的位置。

15. 肠内营养的护理要点是什么

(1)心理护理　①行肠内营养前，应提前告知病人，使其有一定的心理适应准备时间。②向病人讲明拟采用的置管途径、应用的营养膳食种类、灌注方法及可能出现的并发症，回答和详细解释病人提出的有关问题。③向病人介绍肠内营养的优点及治疗原发病的益处。必要时介绍治疗成功的典型病例，以增强病人的信心。④在应用过程中及时处理出现的问题，提高病人的安全感。⑤长期应用者，可向其介绍具体应用方法，使病人能掌握一定的应用技术，以便参与到实施过程中。如条件允许也可让其自我施行。

（2）喂养管的护理　①妥善固定导管，这是防止导管移位、脱出的重要措施。②置胃管时，注意观察导管穿出鼻孔的标记变化。③连续输注营养液时，每4～6小时用无菌水冲洗喂养管1次，以防止营养物沉积于管腔内堵塞导管，应用高浓度营养液时更应如此。④应用细的喂养管时，禁止经该导管输注颗粒性或粉末性药物，以防止导管阻塞。⑤喂养管阻塞时，先查明原因，排除导管本身的因素后，可先用热水加压冲洗导管，有利于排除阻塞。如此法失败，可用细的导丝插入导管内，疏通管腔大都能成功。

（3）营养液的配置　①在配制过程中应注意无菌操作。一般每日仅配制一日的用量，分装于250ml或500ml的容器中，在0～4℃下放置备用。也可将一日的用量分4～6次随配随用。②分装营养液的容器上标明病人的姓名、床号、膳食名称、营养液浓度、配制日期及时间。

（4）营养液的输注护理　①输注导管和膳食容器应每日更换1次。②输注速度的控制：对于持续输注的病人，开始行肠内营养时，速度一般为25～50ml/min，以后每12～24小时增加125～150ml/min。严格控制输注速度十分重要。③营养液温度控制：输入体内的营养液的温度应保持在37℃左右，过凉容易引起胃肠道并发症。④胃内输注：病人应取头高30°～45°卧位，以减少误吸发生率。

16. 食物对药物的影响有哪些

（1）高糖食物对药物的影响　会将某些药物的颗粒吸附，增加胃液的黏滞性而减慢药物分布到胃液内的速率，延缓药物的吸收。

（2）高脂食物对药物的影响　与某些抗真菌药物一起服用，可增进该药的溶解度而增加吸收。高脂食物会延迟安眠药的起效时间，使病人误为剂量不足重复使用而导致服药超过剂量，造成危险。

（3）高蛋白食物对药物的影响　会使肠内产生多量氨基酸，竞争性地抑制左旋多巴在肠道的吸收而使其到达脑中的有效浓度降低，致使对帕金森病的疗效减低。

（4）水果类食物对药物的影响　橘子汁会使乳液变为碱性，增加某些药物，如奎尼丁在肾小管内的再吸收量，出现视听障碍、呼吸困难、血压降低等中毒症状。

17. 维生素按溶解性分为哪几类？各种脂溶性维生素的生理功能是什么

（1）分类　水溶性和脂溶性两大类。脂溶性维生素包括 A、维生素 D、维生素 E、维生素 K 四种。

（2）生理功能　①维生素 A：能维持正常的视紫红质合成速度，从而维持正常夜视功能。此外，还能维护上皮细胞的完整性，增进机体免疫功能，促进生长发育，参与糖蛋白的合成以及抑癌作用。②维生素 D：促进钙、磷吸收，调节钙、磷代谢，在骨质形成中有重要作用。③维生素 E：又称生育酚，具有抗氧化作用，从而保护细胞膜及多元不饱和脂肪酸不被氧化而保持红细胞的完整性，对肝脏、脑组织以及肌肉也都有保护作用。参与 DNA、辅酶 Q 的合成。④维生素 K：维持体内 II、VII、IX、X 凝血因子的正常水平而参与血液凝固，促进骨的重建和钙的动员，是 γ - 羟化酶的辅助因子。

18. 简述蛋白质的主要生理功能

（1）构成和修补人体细胞组织　蛋白质是构成和修补人体组织细胞的建筑材料，是生命的物质基础，体内所有组织均含有蛋白质。

(2)构成酶和激素的成分　酶广泛参与各种生命活动，具有各种特异作用的酶均为蛋白质；蛋白质类激素参与调节机体的物质代谢，如胰岛素调节糖代谢，使血糖降低。

(3)构成抗体　各种抗体的成分主要是丙种球蛋白。

(4)维持血浆胶体渗透压　血浆胶体渗透压主要靠血浆白蛋白维持，在调节人体血浆与组织间水分的动态平衡中起主要作用。

(5)供给热能　由于蛋白质中含碳、氢、氧元素，当机体需要时可以被分解而释放能量。

19. 何谓碳水化合物？简述其主要生理功能

(1)碳水化合物又称糖类，是一类由碳、氢和氧三种元素组成的多羟基的醛或酮及其衍生物。

(2)糖类的主要生理功能　①供给能量：人体最主要的供能物质，主要依靠粮食作物中的淀粉提供生命活动的基本能量；②构成神经组织和细胞生物膜：糖类和脂类形成的糖脂与糖蛋白都是构成神经组织及各种生物膜的主要成分；③参与结缔组织的构成：氨基多糖及其与蛋白质的结合物是构成结缔组织的基本成分；④参与核酸及许多酶的组成：核糖是核酸、体内许多重要的单核苷酸、辅酶Ⅰ等的组成成分；⑤参与许多重要的活性物质的组成：血浆球蛋白(包括抗体)几乎都是糖蛋白，许多激素也含有糖类物质；⑥保肝解毒：糖原贮备充足时，肝脏对化学毒物如四氯化碳、乙醇、砷等有较强的解毒作用。

20. 钙、磷的主要生理功能有哪些

(1)钙的主要生理功能　①降低毛细血管和细胞

膜的通透性，当过敏反应使之通透性增高时，可用钙剂治疗；②降低神经－肌肉的兴奋性，当低血钙使肌肉兴奋性升高而引起抽搐时，也可用钙剂治疗；③作为凝血系统的第Ⅳ因子参与血液凝固；④参与肌肉收缩和细胞的分泌作用。

(2)磷的主要生理功能　①以磷脂形式与蛋白质一起构成细胞膜的成分以维持细胞的正常结构和功能；②参与能量代谢，如在糖氧化中以磷酸的形式参与氧化磷酸化、ATP 的形成；③是构成核酸(DNA、RNA)和许多辅酶(辅酶Ⅰ、辅酶Ⅱ、磷酸吡哆醛等)的成分；④以磷酸盐的形式在维持体液酸碱平衡中起缓冲作用。

21. 何谓 PIVAS? 其优越性有哪些

(1)概念　PIVAS 是指在符合国际标准的情况下，依据药物特性设计的操作环境。在这种环境里，由受过培训的药剂人员严格按照操作程序对包括全静脉营养液、组织毒性药物和抗生素等药物进行科学配置。

(2)PIVAS 的优越性　①扩展了药学服务的内涵，提高了医院药学服务的水平；②保证了静脉药物配置的洁净，减少了输液反应；③规范了用药程序，减少了用药错误；④降低了配制成本，避免了药物浪费，节约了社会医疗资源；⑤解决了护士被困于药的状况，解放了护士，把护士还给病人，促进了整体护理水平的提高；⑥优化了医院人力资源的分配。

22. 何谓皮褶厚度? 常用的测量部位及消耗程度的测量方法是什么

(1)皮褶厚度　又称皮下脂肪厚度，反映身体脂肪含量，对判断消瘦或肥胖有重要意义。

（2）WHO 推荐的常用测量部位　①肱三头肌部，即左上臂背侧中点上 2cm 处；②肩胛下部，即左肩胛下角下方 2cm 处；③腹部，即距脐左侧 1cm 处。

（3）测量方法　选用准确的皮褶计，测定 3 次取平均值。三头肌皮褶厚度最常用，其正常参考值为男性 12.5mm，女性 16.5mm。所测数据可与同年龄的正常值比较，较正常值少 35% ~40% 为重度消耗，25% ~34% 为中度消耗，24% 以下为轻度消耗。

第四节　护理文书的记录和管理

1. 简述护理文书的种类

护理文书包括医疗文书和护理文书两部分，是医院和病人重要的档案资料，也是教学、科研、管理以及法律上的重要资料。医疗文件记录了病人疾病发生、诊断、治疗、发展及转归的全过程，其中一部分由护士负责书写。护理记录是护士对病人进行病情观察和实施护理措施的原始文字记载，是临床护理工作的重要组成部分。因此，医疗和护理文件必须书写规范并妥善保管，以保证其正确性、完整性和原始性。目前全国各医院医疗与护理文件记录的方式不尽相同，但遵循的原则是一致的。医疗与护理文书包括病历、医嘱单、体温单、护理记录单、病室交班报告、特别护理记录单等内容。护士在医疗与护理文件的记录和管理中必须明确准确记录的重要意义，做到认真、细致、负责，并遵守专业技术规范。

2. 护理记录的意义是什么

（1）提供信息　医疗与护理文件是关于病人病情变化、诊疗护理以及疾病转归全过程的客观全面、及时动态的记录，是医护人员进行正确诊疗、护理的依据，同时也是加强各级医护人员之间交流与合作的纽带。护理记录内容如体温、脉搏、呼吸、血压、出入量、重危病人观察记录等，常是医生了解病人的病情进展、进行明确诊断并制定和调整治疗方案的重要参考依据。

（2）提供教学与科研资料　标准、完整的医疗护理记录体现出理论在实践中的具体应用，是最好的教学资料。一些特殊病例还可以作为进行个案教学分析与讨论的良好素材。完整的医疗护理记录也是科研的重要资料，尤其是对回顾性研究具有重要的参考价值。同时，它也为流行病学研究、传染病管理、防病调查等提供了统计学方面的资料，是卫生管理机构制定和调整政策的重要依据。

（3）提供评价依据　各项医疗与护理记录，如护理记录单、危重病人护理观察记录等的书写可在一定程度上反映出一个医院的医疗护理服务质量，医院管理、学术及技术水平，它既是医院护理管理的重要信息资料，又是医院进行等级评定及对护理人员考核的参考资料。

（4）提供法律依据　医疗与护理记录是具有法律效应的文件，是为法律所认可的证据。其内容反映了病人在住院期间接受治疗与护理的具体情形，在法律上可作为医疗纠纷、人身伤害、保险索赔、犯罪刑事案件及遗嘱查验的证明。凡涉及以上诉讼案件，调查处理时都要将病案、护理记录作为依据加以判断，以明确医院及医护人员有无法律责任。因此，只有认真对待各项记录的书写，对病人住院期间的病情、治疗、护理做好及时、完整、准确的记录，才能为法律提供有效的依据并保护医务人员自身的合法权益。

3. 护理记录的原则是什么

（1）及时　医疗与护理记录必须及时，不得拖延或提早，更不能漏记、错记，以保证记录的时效性，维持最新资料。如因抢救急重症病人未能及时记录的，有关医护人员应当在抢救结束后 6 小时内据实补记，并注明抢救完成时间和补记时间。

（2）准确　指记录的内容必须在时间、内容及可靠程度上真实、无误，尤其对病人的主诉和行为应进行详细、真实、客观的描述，不应是护理人员的主观解释和有偏见的资料，而应是临床病人病情进展的科学记录，必要时可成为重要的法律依据。记录者必须是执行者。记录的时间应为实际给药、治疗、护理的时间，而不是事先安排的时间。有书写错误时应在错误处用所书写的钢笔在错误字词上画线删除或修改，并在上面签名。

（3）完整　眉栏、页码须填写完整。各项记录，尤其是护理表格应按要求逐项填写，避免遗漏。记录应连续，不留空白。每项记录后签全名，以示负责。如病人出现病情恶化、拒绝接受治疗护理或有自杀倾向、意外、请假外出、并发症先兆等特殊情况，应详细记录并及时汇报、交接班等。

（4）简要　记录内容应重点突出、简洁、流畅。应使用医学术语和公认的缩写，避免笼统、含糊不清或过多修辞，以方便医护人员快速获取所需信息，节约时间。

（5）清晰　按要求分别使用红、蓝钢笔书写。一般白班用蓝钢笔，夜班用红钢笔记录。字迹清楚，字体端正，保持表格整洁，不得涂改、剪贴和滥用简化字。

4. 医疗与护理文书应如何管理

(1)管理内容　门诊病历包括首页、副页和各种检查报告书；住院病历包括医疗记录、护理记录、检查记录和各种证明文件等。

(2)管理要求　①各种医疗与护理文件按规定放置，记录和使用后必须放回原处。②必须保持医疗与护理文件的清洁、整齐、完整，防止污染、破损、拆散、丢失。③病人及家属不得随意翻阅医疗与护理文件，不得擅自将医疗护理文件带出病区；因医疗活动或复印、复制等需要带离病区时，应当由病区指定专门人员负责携带和保管。④医疗与护理文件应妥善保存。各种记录保存期限为：体温单、医嘱单、特别护理记录单作为病历的一部分随病历放置，病人出院后送病案室长期保存；门(急)诊病历档案的保存时间自病人最后一次就诊之日起不少于15年；病区交班报告本由病室保存1年，以备需要时查阅。⑤病人本人或其代理人、死亡病人近亲属或其代理人、保险机构有权复印或复制病人的门(急)诊病历、住院志、体温单、医嘱单、化验单(检验报告)、医学影像检查资料、特殊检查(治疗)同意书、手术同意书、手术及麻醉记录单、病理报告、护理记录、出院记录以及国务院卫生行政部门规定的其他病历资料。⑥发生医疗事故纠纷时，应于医患双方同时在场的情况下封存或启封死亡病例讨论记录、疑难病例讨论记录、上级医师查房记录、会诊记录、病程记录、各种检查报告单、医嘱单等，封存的病历资料可以是复印件，封存的病历由医疗机构负责医疗服务质量监控的部门或者专(兼)职人员保管。

5. 简述病历排列的顺序

(1)住院期间病历排列顺序　①体温单(按时间先

后倒排)。②医嘱单(按时间先后倒排)。③入院记录。④病史及体格检查。⑤病程记录(手术、分娩记录单等)。⑥会诊记录。⑦各种检验和检查报告。⑧护理记录单。⑨长期医嘱执行单。⑩住院病历首页。⑪门诊和(或)急诊病历。

(2)出院(转院、死亡)后病历排列顺序 ①住院病历首页。②出院或死亡记录。③入院记录。④病史及体格检查。⑤病程记录。⑥各种检验及检查报告单。⑦护理记录单。⑧医嘱单(按时间先后顺排)。⑨长期医嘱执行单。⑩体温单(按时间先后顺排)。

(3)门诊病历一般由病人自行保管。

6. 护理病历的书写项目有哪些?护理记录的主要内容是什么

(1)书写项目 ①入院评估表:用于对新入院病人进行的初步护理评估,找出病人的健康问题;②住院评估表:及时、全面掌握病人病情的动态变化;③护理记录单:运用护理程序的方法为病人解决问题的记录;④健康教育计划单:制定和实施帮助病人掌握健康知识的学习计划与技能训练计划。

(2)护理记录内容 包括:病人的健康问题,采取的护理措施,实施后病人和家属的反应及护士观察到的效果,病人出现新的健康问题和病情变化,所采取的临时性治疗、护理措施,病人身心需要及其满足情况等。

7. 危重病人护理记录的内容及要求

(1)病情及专科护理要点每日记录1次,有变化随时记录;出入量小结每班记录1次;交接班书写正规、签字齐全。

(2)心电监护者,每小时记录1次生命体征;无心电监护，体温、脉搏、呼吸至少每日记录 4 次；血压根据病情进行记录；病情有变化时随时记录。

(3)药疗、护理医嘱执行后及效果观察及时记录。

(4)手术病人于术前、术日分别记录护理及病情，病情变化处理结果随时记录。

8. 何谓电子病历？其特征有哪些？发展电子病历的意义有哪些

(1)电子病历　指以电子化方式管理的有关个人终生健康状态和医疗保健的信息。

(2)电子病历的特征　①信息的覆盖范围从时间上要跨越整个人的一生，从内容上既要包含医疗信息，也要包含免疫、查体等健康记录。②从功能上要满足所有纸张病历的功能并且能提供超越纸张病历的服务功能。

(3)发展电子病历的意义　①可在医疗中作为主要的信息源取代纸张病历，满足所有的医疗、法律和管理需求。②是医院信息化发展到一定阶段的必然要求和产物。③有助于改进医院管理和提高医疗工作效率和质量。④为国家医疗宏观管理提供了丰富的原始数据。⑤可为宏观管理提供基础信息源。上级管理部门可根据需要，从中提取数据进行统计、分析和利用。

9. 整体护理中，收集资料的范围包括哪些方面？制定护理措施的要求有哪些

(1)收集资料的范围　①一般资料：病人姓名、性别、年龄、婚姻状况、文化程度等；②现在健康状况：包括此次发病情况、主要病情、日常生活规律及自理程度、护理体检情况等；③既往健康状况：既往病史、过敏史、创伤史、家族史等；④心理状态：一般心理状态、对疾病和健康的认识、应激水平与应对

能力、个性倾向性、性格特征等；⑤社会文化状况：主要社会关系及密切程度、社会组织关系与支持程度、工作学习情况、经济状况与医疗条件等。

（2）措施要求　①措施应与医疗协调一致，与其他医护人员相互配合；②针对护理目标，一个目标可通过几项措施来实现，按主次、承启关系排列；③必须切实可行；④应明确、具体、全面；⑤应保证病人的安全，乐于接受；⑥应以科学的理论为依据。

10. 护理诊断的排列顺序与原则是什么

（1）护理诊断的排列顺序　应该按照轻、重、缓、急确定先后顺序，以保证护理工作高效、有序进行。护理诊断的排列顺序如下。①首优问题：指威胁病人生命需立即解决的问题。②中优问题：指不直接威胁病人生命但能导致身心不健康的问题。③次优问题：指那些人们在应对发展和生活中变化时所产生的问题。这些问题往往不很急迫或需要较少帮助即可解决。

（2）护理诊断的排列原则　①优先解决危及生命的问题。②先解决低层次问题，后解决高层次问题。③病人主观与迫切需要解决的问题，可优先解决。④潜在性问题，根据性质决定其排列。

第二章　基本技术知识

第一节　体温的评估与护理

1. 何谓体温？如何形成

（1）体温的定义　也称体核温度，是指身体内部胸腔、腹腔和中枢神经的温度。其特点是相对稳定且较皮肤温度高。皮肤温度也称体表温度，可受环境温度和衣着情况的影响且低于体核温度。

（2）体温的形成　体温是由三大营养物质糖、脂肪、蛋白质氧化分解而产生。三大营养物质在体内氧化时释放能量，其总能量的 50% 以上迅速转化为热能，以维持体温，并不断地散发到体外；其余不足50% 的能量贮存于三磷腺苷（ATP）内，供机体利用，最终仍转化为热能散发到体外。

2. 简述人体产热与散热的过程

（1）产热过程　机体的产热过程是细胞新陈代谢的过程，人体以化学方式产热。人体主要的产热部位是肝脏和骨骼肌，产热方式成年人以战栗产热为主，而非战栗产热对新生儿尤为重要。体液因素和神经因素参与产热调节过程。

（2）散热过程　人体以物理方式散热。人体最主要的散热部位是皮肤，呼吸、排尿、排粪也能散发部分热量。人体的散热方式有辐射、传导、对流和蒸发四种。①辐射是指热由一个物体表面通过电磁波的形式传至另一个与它不接触物体表面的一种方式。它是人体安静状态下处于气温较低环境中主要的散热形式。辐射散热量同皮肤与外界环境的温差及机体有效辐射面积等有关。②传导是机体的热量直接传给同它接触的温度较低的物体的一种散热方式。传导散热量与物体接触面积、温差大小及导热性有关。由于水的导热性能好，临床上常采用的冰袋、冰帽、冰(凉)水湿敷为高热病人物理降温，就是利用传导散热的原理。③对流是传导散热的一种特殊形式，是指通过气体或液体的流动来交换热量的一种散热方式。对流散热受气体或液体流动速度、温差大小的影响，它们之间呈正比关系。④蒸发是由液态转变为气态，同时带走大量热量(1g 水蒸发可带走 2.43kJ 的热量)的一种散热方式。蒸发散热可有不感蒸发(不显汗)、发汗两种形式。临床上对高热病人采用酒精拭浴方法，通过酒精的蒸发，起到降温作用。

3. 人体体温如何进行调节

(1)自主性(生理性)体温调节　指在下丘脑体温调节中枢控制下，机体受内、外环境温度刺激，通过一系列生理反应，调节机体的产热和散热，使体温保持相对恒定。其方式是：①温度感受器：外周温度感受器为游离神经末梢，分布于皮肤、黏膜、内脏中，包括冷感受器和热感受器，它们分别可将冷或热的信息传向中枢；中枢温度感受器指存在于中枢神经系统内的对温度变化敏感的神经元。分布于下丘脑、脑干网状结构、脊髓等部位，包括热敏神经元和冷敏神经元，可将热或冷的刺激传入中枢。②体温调节中枢：位于下丘脑，视前区－下丘脑前部是体温调节中枢整合的关键部位。来自各方面的温度变化信息在下丘脑得到整合后，分别通过交感神经系统控制皮肤血管舒缩反应或汗腺的分泌，影响散热过程；通过躯体运动神经改变骨骼肌的活动(如战栗、肌紧张)及通过甲状腺和肾上腺髓质分泌活动的改变影响产热过程，从而维持体温的相对恒定。

(2)行为性体温调节　是人类有意识的行为活动，通过机体在不同环境中的姿势和行为改变而达到调节体温的目的。因此，行为性体温调节是以自主性体温调节为基础，是对自主性体温调节的补充。

4. 简述正常体温的生理变化

体温可随昼夜、年龄、性别、活动、药物等出现生理性变化，但其变化的范围很小，一般不超过0.5~1.0℃。

(1)昼夜　正常人体温在 24 小时内呈周期性波动，2：00~6：00 最低，13：00~18：00 最高。体温的这种昼夜周期性波动称为昼夜节律，与下丘脑的生物钟功能有关，是由内在的生物节律决定的。

(2)年龄　由于基础代谢水平不同，体温也不同。儿童、青少年的体温高于成年人，而老年人的体温低于青、壮年。新生儿尤其是早产儿，由于体温调节功能尚未发育完善，调节功能差，因而其体温易受环境温度的影响而变化，因此对新生儿应加强护理，做好防寒保暖措施。

(3)性别　成年女性的体温平均比男性高 0.3℃，可能与女性皮下脂肪层较厚，散热减少有关。女性的基础体温随月经周期呈现规律性的变化，在排卵前体温较低，排卵日最低，排卵后体温升高，这与体内孕激素水平周期性变化有关，孕激素具有升高体温的作用，因此在临床上可通过连续测量基础体温了解月经周期中有无排卵和确定排卵日期。

(4)肌肉活动　剧烈肌肉活动(劳动或运动)可使

骨骼肌紧张并强烈收缩，产热增加，导致体温升高。临床上测量体温应在病人安静状态下测量，小儿测温时应防止哭闹。

（5）药物　麻醉药物可抑制体温调节中枢或影响传入路径的活动并能扩张血管，增加散热，降低机体对寒冷环境的适应能力。因此对手术病人术中、术后应注意保暖。

此外，情绪激动、紧张、进食、环境温度的变化等都会对体温产生影响，在测量体温时，应加以考虑。

5. 体温过高的定义和发生原因是什么

（1）体温过高是指任何原因引起产热过多、散热减少、体温调节障碍、致热原作用于体温调节中枢使调定点上移而引起的体温升高，并超过正常范围，称体温过高。一般而言，当腋下温度超过37℃或口腔温度超过37.5℃，一昼夜体温波动在1℃以上可称为体温过高。以口腔温度为例，发热程度可划分为：低热37.5～37.9℃；中等热38.0～38.9℃；高热39.0～40.9℃；超高热41°以上。

（2）原因　根据致热原的性质和来源不同，可以分为感染性发热和非感染性发热两大类。感染性发热较多见，主要由病原体引起；非感染性发热由病原体以外的各种物质引起，目前已引起重视。

6. 简述发热的过程及表现

（1）体温上升期　此期特点是产热大于散热。主要表现为疲乏无力、肤色苍白、干燥无汗、畏寒，甚至寒战。体温上升可有骤升和渐升两种方式，骤升是体温突然升高，在数小时内升至高峰，见于肺炎球菌肺炎、疟疾等。渐升是指体温逐渐上升，数日内达高峰，见于伤寒等。

（2）高热持续期　此期特点是产热和散热在较高水平趋于平衡。主要表现为面色潮红、皮肤灼热、口唇干燥、呼吸脉搏加快、头痛头晕、食欲减退、全身不适、软弱无力。

（3）退热期　此期特点是散热大于产热，体温恢复至正常水平。主要表现为大量出汗、皮肤潮湿。体温下降可有骤退和渐退两种方式。体温骤退者由于大量出汗，体液大量丧失，易出现血压下降、脉搏细速、四肢厥冷等虚脱或休克现象，护理中应加强观察。

7. 发热常见的热型有哪些

各种体温曲线的形态称为热型。某些发热性疾病具有独特的热型，加强观察有助于对疾病的诊断。但须注意，由于目前抗生素的广泛使用（包括滥用）或由于应用（包括不适当使用）解热药、糖皮质激素等，使热型变为不典型。

（1）稽留热　体温持续在 $39 \sim 40℃$，达数日或数周，24 小时波动范围不超过 $1℃$。见于肺炎球菌肺炎、伤寒等。

（2）弛张热　体温在 $39℃$ 以上，24 小时内温差达 $1℃$ 以上，体温最低时仍高于正常水平。见于败血症、风湿热、化脓性疾病等。

（3）间歇热　体温骤然升高至 $39℃$ 以上，持续数小时或更长，然后下降至正常或正常以下，经过一个间歇，体温又升高，并反复发作，即高热期和无热期交替出现。见于疟疾等。

（4）不规则热　发热无一定规律，且持续时间不定。见于流行性感冒、癌性发热等。

8. 发热的护理措施有哪些

（1）降低体温　可选用物理降温或药物降温方法，

实施降温措施 30 分钟后应测量体温，并做好记录和交班。

(2)加强病情观察　①观察生命体征，一般每日测量 4 次，高热时应每 4 小时测量 1 次，待体温恢复正常 3 天后，改为每日 1 ~ 2 次。注意发热类型、程度及经过，及时注意呼吸、脉搏和血压的变化。②观察是否出现寒战、淋巴结肿大、出血、肝、脾大、结膜充血、单纯疱疹、关节肿痛及意识障碍等伴随症。③观察发热的原因及诱因有无解除，发热的诱因可有受寒、饮食不洁、过度疲劳；服用某些药物(如抗肿瘤药物、免疫抑制剂、抗生素等)；老人、婴幼儿、术后病人等。④观察治疗效果，比较治疗前后全身症状及实验室检查结果。⑤观察饮水量、饮食摄取量、尿量及体重变化。

(3)补充营养和水分　给予高热量、高蛋白、高维生素、易消化的流质或半流质食物。

(4)促进病人舒适　①适当休息：为病人提供室温适宜、环境安静、空气流通等合适的休息环境。②口腔护理：应在晨起、餐后、睡前协助病人漱口，保持口腔清洁。③皮肤护理：更换衣服和床单，防止受凉，保持皮肤的清洁、干燥。

(5)心理护理　①体温上升期：应经常探视病人，耐心解答问题，给予精神安慰。②高热持续期，应注意尽量解除高热带给病人的身心不适，合理处理病人的要求。③退热期，满足病人舒适的心理，注意清洁卫生，及时补充营养。

9. 体温过低的定义及发生原因

(1)定义　体温低于正常范围称为体温过低。若体温低于 35℃ 称为体温不升。临床分级为：轻度 32 ~ 35℃；中度 30 ~ 32℃；重度 < 30℃，瞳孔散大，

对光反射消失；致死温度 23 ~ 25℃。

(2)原因　①散热过多：长时间暴露在低温环境中，使机体散热过多、过快；在寒冷环境中大量饮酒，使血管过度扩张热量散失。②产热减少：重度营养不良、极度衰竭，使机体产热减少。③体温调节中枢受损：中枢神经系统功能不良，如颅脑外伤、脊髓受损；药物中毒，如麻醉药、镇静药；重症疾病，如败血症、大出血等。

10. 简述体温过低的临床表现和护理措施

(1)临床表现　发抖、血压降低、心跳及呼吸减慢、肤色苍白、冰冷、躁动不安、嗜睡、意识障碍，甚至出现昏迷。

(2)护理措施　①环境温度：提供合适的环境温度，维持室温在 22 ~ 24℃。②保暖措施：给予毛毯、棉被、电热毯、热水袋，添加衣服，防止体热散失。给予热饮，提高机体温度。③加强监测：观察生命体征，持续监测体温的变化，至少每小时测量 1 次，直至体温回复至正常且稳定。同时注意呼吸、脉搏、血压的变化。④病因治疗：去除引起体温过低的原因，使体温恢复正常。⑤积极指导：教会病人避免导致体温过低的因素，如营养不良、衣服穿着过少、供暖设施不足等。

11. 如何对体温计进行消毒与检查

(1)体温计的消毒　为防止交叉感染，对测量体温后的体温计，应采用化学消毒灭菌法中的浸泡消毒法。①水银体温计消毒法：将使用后的体温计放入盛有消毒液的容器中浸泡，5 分钟后取出，清水冲洗，用离心机将体温计的水银柱甩至 35℃ 以下，再放入另一消毒容器中浸　泡 30 分钟，取出后用冷开水冲洗，擦干后放入清洁容器中备用。消毒液每日更换 1 次，容器、离心机每周消毒一次。②电子体温计消毒法：仅消毒电子感温探头部分，消毒方法应根据制作材料的性质选用不同的消毒方法，如浸泡、熏蒸等。

（2）体温计的计量检查，应在使用新体温计前进行检查计量，正在使用状态下的体温计，应每季度进行检查计量至少 1 次，保证其准确性。方法为：将全部体温计的水银柱甩至 35℃ 以下；于同一时间放入已测好的 40℃ 以下的水中，3 分钟后取出检查；若误差在 0.2℃ 以上、玻璃管有裂痕、水银柱自行下降，则不能使用；合格体温计用纱布擦干，放入清洁容器内备用。

12. 为病人测量体温的方法是什么

（1）操作前准备　①评估病人年龄、病情、意识、治疗情况，心理状态及合作程度；向病人解释体温测量的目的、方法、注意事项及配合要点。告知病人了解体温测量的目的、方法、注意事项及配合要点，体位舒适，情绪稳定，测温前 20～30 分钟若有运动、进食、冷热饮、冷热敷、洗澡、坐浴、灌肠等，应休息 30 分钟后再测量。②护士衣帽整洁，修剪指甲，洗手，戴口罩。③用物准备：治疗盘内备容器 2 个（一个为清洁容器盛放已消毒的体温计，另一个为盛放测温后体温计）、含消毒液纱布、表（有秒针）、记录本、笔；若测肛温，另备润滑油、棉签、卫生纸、室温适宜、光线充足、环境安静。

（2）测量方法　①口温：部位是口表水银端斜放于舌下热窝，闭紧口唇，用鼻呼吸，勿咬体温计，时间为 3 分钟；②腋温：部位是体温计水银端放腋窝处，擦干汗液，体温计紧贴皮肤，屈臂过胸，夹紧，时间为 10 分钟；③肛温：体位是侧卧、俯卧、屈膝仰卧位，暴露测温部位，润滑肛表水银端，插入肛门 3~4cm；婴幼儿可取仰卧位，护士一手握住病儿双踝，提起双腿；另一手将已润滑的肛表插入肛门（婴儿 1.25cm，幼儿 2.5cm）并握住肛表用手掌根部和手指将双臂轻轻捏拢固定，时间为 3 分钟。

（3）测量完毕后取出体温计，用消毒纱布擦拭，评估体温是否正常，若与病情不符应重新测量，有异常及时处理。将体温值记录在记录本上，协助病人穿衣、裤、取舒适体位。

13. 简述体温测量的注意事项

（1）测量体温前，应清点体温计的数量，并检查体温计是否完好，水银柱是否在 35℃ 以下。

（2）婴幼儿、精神异常、昏迷、口腔疾患、口鼻手术、张口呼吸者禁忌口温测量；腋下有创伤、手术、炎症，腋下出汗较多者，肩关节受伤或消瘦夹不紧体温计者禁忌腋温测量；直肠或肛门手术及腹泻者禁忌肛温测量；心肌梗死病人不宜测肛温，以免刺激肛门引起迷走神经反射，导致心动过缓。

（3）婴幼儿、危重病人、躁动病人，应设专人守护，防止意外。

（4）若病人不慎咬破体温计时，首先应及时清除玻璃碎屑，以免损伤唇、舌、口腔、食管、胃肠道黏膜，再口服蛋清或牛奶，以延缓汞的吸收。若病情允许，可食用粗纤维食物，加速汞的排出。

（5）避免影响体温测量的各种因素。如运动、进食、冷热饮、冷热敷、洗澡、坐浴、灌肠等。

（6）新入院病人每日测量体温 4 次，连续测量 3 日，3 日后体温正常者改为每日测量 2 次。

（7）手术病人，术前 1 日 20：00 测量体温，术后每天测量 4 次，连续测量 3 日，体温恢复正常改为每日测量2次。

(8)向病人及家属解释体温监测的重要性，学会正确测量体温的方法，以保证测量结果的准确性；介绍体温的正常值及测量过程中的注意事项；教会对体温的动态观察，提供体温过高、体温过低的护理指导，增强自我护理能力。

第二节　脉搏的评估与护理

1. 简述脉搏的定义。正常脉搏的生理变化是什么

(1)定义　在每个心动周期中，由于心脏的收缩和舒张，动脉内的压力和容积也发生周期性的变化，导致动脉管壁产生有节律的搏动，称为动脉脉搏，简称脉搏。

(2)正常脉搏的生理变化

脉率：①脉率是每分钟脉搏搏动数(频率)。正常成人在安静状态下脉率为60～100次/分。脉率受诸多因素影响而引起变化。②年龄：脉率随年龄的增长而逐渐减低，到老年时轻度增加。③性别：女性脉率比男性稍快，通常相差5次/分。④体型：身材细高者常比矮壮者的脉率慢。因体表面积越大，脉搏越慢。⑤活动、情绪：运动、兴奋、恐惧、愤怒、焦虑使脉率快；休息、睡眠则使脉率减慢。⑥饮食、药物：进食、使用兴奋药、饮浓茶或咖啡能使脉率增快；禁食、使用镇静药、洋地黄类药物能使脉率减慢。正常情况下，脉率和心率是一致的，脉率是心的指示，当脉率微弱得难以测定时，应测心率。

脉律：是指脉搏的节律性。它反映了左心室的收缩情况，正常脉率跳动均匀规则，间隔时间相等。但正常小儿、青年和一部分成年人中，可出现吸气时增快，呼气时减慢，称为窦性心律不齐，一般无临床意义。

脉搏的强弱是触诊时血液流经血管的一种感觉。正常情况下每搏强弱相同。脉搏的强弱取决于动脉充盈度和周围血管的阻力，即与心搏量和脉压大小有关，也与动脉壁的弹性有关。

动脉壁的情况：触诊时可感觉到的动脉壁性质。正常动脉管壁光滑、柔软、富有弹性。

2. 何谓脉率异常和节律异常

（1）脉率异常　①心动过速：成人脉率超过 100次/分，称为心动过速（速脉）。常见于发热、甲状腺功能亢进、心力衰竭、血容量不足等，以增加心排血量、满足机体新陈代谢的需要。一般体温每升高 1℃，成人脉率约增加 10 次/分，儿童则增加 15 次/分。②心动过缓：成人脉率少于 60 次/分，称为心动过缓（缓脉）。常见于颅内压增高、房室传导阻滞、甲状腺功能减退、阻塞性黄疸等。

（2）节律异常　①间歇脉：在一系列正常规则的脉搏中，出现 1 次提前而较弱的脉搏，其后有一较正常延长的间歇（代偿间歇），称间歇脉。如每隔 1 个或2 个正常搏动后出现一次期前收缩，则前者称二联律，后者称三联律。常见于各种器质性心脏病。发生机制是心脏异位起搏点过早地发生冲动而引起的心脏搏动提早出现。②脉搏短绌：在单位时间内脉率少于心率，称为脉搏短绌，简称绌脉。其特点是心律完全不规则，心率快慢不一，心音强弱不等。发生机制是由于心肌收缩力强弱不等，有些心排血量少的搏动可发生心音，但不能引起周围血管的搏动，造成脉率低于心率。常见于心房纤颤的病人。绌脉越多，心律失常越严重，病情好转，绌脉可以消失。

3. 脉搏的强弱异常有哪几种

(1)洪脉　当心排血量增加，周围动脉阻力较小，动脉充盈度和脉压较大时，则脉搏强而大，称为洪脉。常见于高热、甲状腺功能亢进、主动脉瓣关闭不全等。

(2)细脉或丝脉　当心排血量减少，周围动脉阻力较大，动脉充盈度降低时，脉搏弱而小，扪之如细丝，称细脉。常见于心功能不全、大出血、休克、主动脉瓣狭窄等。

(3)交替脉　指节律正常，而强弱交替出现的脉搏。主要由于心室收缩强弱交替出现而引起。为心肌损害的一种表现，常见于高血压心脏病、冠状动脉粥样硬化性心脏病等。

(4)水冲脉　脉搏骤起骤降，急促而有力。主要由于收缩压偏高，舒张压偏低使脉压增大所致。常见于主动脉瓣关闭不全，甲状腺功能亢进等。触诊时，如将病人手臂抬高过头并紧握其手腕掌面，就可感到急促有力的冲击。

(5)重搏脉　正常脉搏波在其下降支中有一重复上升的脉搏波(降中波)，但比脉搏波的上升支低，不能触及。在某些病理情况下，此波增高可触及，称重搏脉。发生机制可能与血管紧张度降低有关，当心室舒张早期，主动脉瓣关闭，主动脉内的一部分血液向后冲击已关闭的主动脉瓣，由此产生的冲动使重复上升的脉波增高而被触及。常见于伤寒、一些长期热性病和肥厚性梗阻性心肌病。

(6)奇脉　吸气时脉搏明显减弱或消失称为奇脉。常见于心包积液和缩窄性心包炎，是心脏压塞的重要体征之一。奇脉的产生主要与左心室排出量减少有关。正常人吸气时肺循环血容量增加，使循环血液向右心的灌注量亦相应地增加，因此肺循环向左心回流的血液量无明显改变。在病理情况下，由于心脏受束缚，体循环向右心回流的血量不能随肺循环血量的增加而相应地增加，结果使肺静脉血液流入左心室的量较正常时减少，左心室排出量减少，所以脉搏变弱甚至不能触及。

4. 简述异常脉搏的护理措施

（1）休息与活动　指导病人增加卧床休息的时间，适当活动，以减少心肌耗氧量。必要时给予氧疗。

（2）加强观察　观察脉搏的脉率、节律、强弱等；观察药物的治疗效果和不良反应；有起搏器者应做好相应的护理。

（3）准备急救物品和急救仪器　备抗心律失常的药物，除颤器处于完好状态。

（4）心理护理　稳定情绪，消除紧张、恐惧情绪。

（5）健康教育　指导病人进清淡易消化的饮食；戒烟限酒；善于控制情绪；勿用力排便；学会自我监测脉搏及观察药物的不良反应。

5. 简述脉搏的测量方法（以桡动脉为例）

（1）脉搏测量的部位　浅表、靠近骨骼的大动脉均可作为测量脉搏的部位。临床上最常选择的诊脉部位是桡动脉。

（2）测量前的准备　①评估病人：年龄、病情、治疗情况，心理状态及合作程度，向病人解释脉搏测量的目的、方法、注意事项及配合要点，取舒适体位，测温前若有剧烈运动、紧张、恐惧、哭闹等，应休息20~30分钟后再测量。护士自身衣帽整洁，修剪指甲，洗手，戴口罩。②用物准备　治疗盘内备表（有秒针）、记录本、笔，必要时备听诊器。

（3）操作步骤　①携用物至病人床旁，核对病人床号、姓名。②取卧位或坐位；手腕伸展，手臂放舒适位置。③护士以食指、中指、无名指的指端按压在桡动脉处，按压力量适中，以能清楚测得脉搏搏动为宜。④正常脉搏测 30 秒，乘以 2。若发现病人脉搏短绌，应由 2 名护士同时测量，一人听心率，另一人测脉率，由听心率者发出"起"或"停"口令，计时 1 分钟。⑤将脉率数记录在记录本上，脉搏短绌以分数式记录，记录方式为心率/脉率。如心率 200 次/分，脉率为 60 次/分，则应写成 200/60 次/分。⑥洗手后绘制体温单。

(4)测量的注意事项　勿用拇指诊脉，因拇指小动脉的搏动较强，易与病人的脉搏相混淆。异常脉搏应测量 1 分钟；脉搏细弱难以触诊时，应测心尖冲动 1 分钟。

第三节　血压的评估与护理

1. 何谓血压？成人血压的正常值是多少

(1)血压　是血管内流动着的血液对单位面积血管壁的侧压力(压强)。在不同血管内，血压被分别称为动脉血压、毛细血管压和静脉血压，而一般所说的血压是指动脉血压。在一个心动周期中，动脉血压随着心室的收缩和舒张而发生规律性的波动。在心室收缩时，动脉血压上升达到的最高值称为收缩压。在心室舒张末期，动脉血压下降达到的最低值称为舒张压。收缩压与舒张压的差值称为脉压。在一个心动周期中，动脉血压的平均值称为平均动脉压，约等于舒张压 +1/3 脉压。

(2)血压正常值　测量血压，一般以肱动脉为标准。正常成人安静状态下的血压范围比较稳定，其正常范围为收缩压 90 ~ 139mmHg, 舒张压 60 ~ 89mmHg, 脉压 30 ~ 40mmHg。按照国际标准计量单位规定, 压强的单位是帕(Pa), 即牛顿/米²(N/m²), 但帕的单位较小, 故血压的单位通常用千帕(kPa), 由于人们长期以来使用水银血压计测量血压, 因此习惯上用水银柱的高度即毫米汞柱(mmHg)来表示血压数值。其换算公式为 1mmHg = 0.133kPa; 1kPa = 7.5mmHg。

2. 血压是如何形成的

　　心血管系统是一个封闭的管道系统, 在这个系统中足够量的血液充盈是形成血压的前提, 心脏射血与外周阻力是形成血压的基本因素, 同时大动脉的弹性贮器作用对血压的形成也有重要的作用。产生动脉血压的前提条件是心血管内有足够量的血液充盈, 血液的充盈度可用循环系统平均充盈压表示, 在成人约为 0.93kPa(7mmHg)。在心动周期中, 心室肌收缩所释放的能量分为两部分: 一部分是动能, 用于推动血液在血管中流动, 另一部分是势能, 形成对血管壁的侧压, 并使血管壁扩张。如果只有心室肌收缩而无外周阻力, 心室收缩释放的能量将全部表现为动能, 迅速向外周流失, 动脉血压不能形成, 只有在存在外周阻力的情况下, 左心室射出的血量(60 ~ 80 毫升/次)仅 1/3 流向外周, 其余 2/3 暂时贮存于主动脉和大动脉内, 形成较高的收缩压。心室舒张, 主动脉和大动脉管壁弹性回缩, 将贮存的势能转化为动能, 推动血液继续流动, 维持一定的舒张压高度。大动脉的弹性对动脉血压的变化有缓冲作用。因此心脏射血与外周阻力两者的相互作用是形成血压的关键, 主动脉和大动脉的弹性贮器作用, 可缓冲血压的大幅度波动, 并将间断的心脏射血变为动脉内持续的血液流动。

3. 影响血压的因素有哪些

(1)每搏排出量　每搏排出量增大，心缩期射入主动脉的血量增多，收缩压明显升高。由于动脉血压升高，血流速度加快，如果外周阻力和心率变化不大，则大动脉内增多的血量仍可在心舒期内流向外周，到舒张末期滞留在动脉内的血量增加并不多，舒张压虽有所升高，但程度不大，因而脉压增大。因此，收缩压的高低主要反映每搏排出量的多少。

(2)心率　心率增快，而每搏排出量和外周阻力相对不变时，由于心舒期缩短，心舒期内流向外周的血量减少，则心舒末期主动脉内存留的血量增多，舒张压明显升高。由于动脉血压升高可使血流速度加快，因此心缩期内仍有较多的血液从主动脉流向外周，但收缩压升高不如舒张压明显，因而脉压减小。因此，心率主要影响舒张压。

(3)外周阻力　在心排血量不变而外周阻力增大时，心舒期中血液向外周流动的速度减慢，心舒末期存留在主动脉中血量增多，舒张压明显升高。在心缩期，由于动脉血压升高使血流速度加快，收缩压的升高不如舒张压明显，脉压减小。因此，舒张压的高低主要反映外周阻力的大小。外周阻力的大小受阻力血管(小动脉和微动脉)口径和血液黏稠度的影响，阻力血管口径变小，血液黏滞度增高，外周阻力则增大。

(4)主动脉和大动脉管壁的弹性　大动脉管壁的弹性对血压起缓冲作用。随着年龄的增长，血管中的胶原纤维增生，逐渐取代平滑肌与弹性纤维，以致血管的顺应性降低。收缩压升高，舒张压降低，脉压增大。

(5)循环血量与血管容量　循环血量和血管容量相适应，才能使血管系统足够地充盈，产生循环系统平均充盈压。正常情况下，循环血量与血管容量是相适应的。如果循环血量减少或血管容量扩大，血压便会下降。

4. 简述动脉血压保持相对稳定的生理意义

　　动脉血压是推动血液流动的驱动力，它必须达到一定的高度，并且保持相对稳定，才能保证全身各器官有足够的血液供应，各器官的代谢和功能活动才能正常进行。若动脉血压过低，则不能满足机体组织代谢的需要，导致组织缺血、缺氧，造成严重后果。若动脉血压过高，则心室射血所遇阻力过大，心肌后负荷加重，长期持续的高血压可致组织器官的一系列病理生理改变，是脑卒中、冠心病的主要危险因素之一，是人类健康与生命的无形"杀手"。

5. 简述血压的生理变化

　　(1)年龄　随年龄的增长，收缩压和舒张压均有逐渐增高的趋势，但收缩压的升高比舒张压的升高更为显著。

　　(2)性别　女性在更年期前，血压低于男性，更年期后，血压升高，差别较小。

　　(3)昼夜和睡眠　通常清晨血压最低，然后逐渐升高，至傍晚血压最高。睡眠不佳时血压也可略有升高。

　　(4)环境　寒冷环境，由于末梢血管收缩，血压可略有升高；高温环境，由于皮肤血管扩张，血压可略下降。

　　(5)体型　高大、肥胖者血压较高。

　　(6)体位　立位血压高于坐位血压，坐位血压高于卧位血压，这与重力引起的代偿机制有关。对于长期卧床或使用某些降压药物的病人，若由卧位改为立位时，可出现头晕、心慌、站立不稳甚至晕厥等直立性低血压的表现。

（7）身体不同部位 一般右上肢高于左上肢，其原因是右侧肱动脉来自主动脉弓的第一大分支无名动脉，而左侧肱动脉来自主动脉的第三大分支左锁骨下动脉，由于能量消耗，右侧血压比左侧高 10 ~ 20mmHg。下肢血压高于上肢 20 ~ 40mmHg，其原因与股动脉的管径较肱动脉粗，血流量大有关。

（8）运动 运动时血压的变化与肌肉运动的方式有关，以等长收缩为主的运动，如持续握拳时，血压升高；以等张收缩为主的运动，如步行、骑自行车，在运动开始时血压有所升高，继而由于血流量重新分配和血浆量的改变，血压可逐渐恢复正常。此外情绪激动、紧张、恐惧、兴奋、吸烟等可使血压升高。饮酒、摄盐过多、药物对血压也有影响。

6. 如何对异常血压进行评估

（1）高血压 指 18 岁以上成年人收缩压 ≥ 140mmHg 和（或）舒张压≥90mmHg。根据引起高血压的原因不同，将高血压分为原发性高血压与继发性高血压两大类。95% 病人的高血压的病因不明称为原发性高血压，约 5% 病人血压升高是某种疾病的一种临床表现，称为继发性高血压。由于高血压患病率高，且常引起心、脑、肾等重要脏器的损害，是医学界重点防治的疾病之一。

（2）低血压 血压低于 90/60mmHg 称为低血压（hypotension）。常见于大量失血、休克、急性心力衰竭等。

（3）脉压异常 脉压增大常见于主动脉硬化、主动脉瓣关闭不全、动静脉瘘、甲状腺功能亢进。脉压减小：常见于心包积液、缩窄性心包炎、末梢循环衰竭。

7. 简述异常血压的护理措施

(1)良好环境 提供适宜温度、湿度、通风良好、合理照明的整洁安静舒适环境。

(2)合理饮食 选择易消化、低脂、低胆固醇、低盐、高维生素、富含纤维素的食物，控制烟、酒、浓茶、咖啡等的摄入。

(3)生活规律 良好的生活习惯是保持健康、维持血压正常的重要条件。如保证足够的睡眠、养成定时排便的习惯、注意保暖，避免冷热刺激等。

(4)控制情绪 精神紧张、情绪激动、烦躁、焦虑、忧愁等都是诱发高血压的精神因素，因此高血压病人，应加强自我修养，随时调整情绪，保持心情舒畅。

(5)坚持运动 积极参加力所能及的体力劳动和适当的体育运动，以改善血液循环，增强心血管功能。

(6)加强监测 对需密切观察血压者应做到"四定"，即定时间、定部位、定体位、定血压计；合理用药，注意药物治疗效果和不良反应的监测；观察有无并发症的发生。

(7)健康教育 教会病人测量和判断异常血压的方法；生活有度、作息有时、修身养性、合理营养、戒烟限酒。

8. 血压的测量方法有哪几种

血压测量可分为直接测量和间接测量两种方法。直接测量法是将溶有抗凝药的长导管经皮插入动脉内（常为肱动脉），导管与压力传感器连接，显示实时的血压数据，可连续监测动脉血压的动态变化，数值精确、可靠，但它属于一种创伤性检查，临床仅限于急危重病人、特大手术及严重休克病人的血压监测。间接测量法是应用血压计间接测量血压，它是根据血液通过狭窄的血管形成涡流时发出响声而设计的，也是目前临床上广泛应用的方法。

9. 简述血压测量的方法、步骤

(1)操作前准备　评估病人：年龄、病情、治疗情况，心理状态及合作程度；向病人解释血压测量的目的、方法、注意事项及配合要点。让病人了解血压测量的目的、方法、注意事项及配合要点，取舒适体位，测量前有吸烟、运动、情绪变化等，应休息15～30分钟后再测量。护士自身衣帽整洁，修剪指甲，洗手，戴口罩。治疗盘内备血压计、听诊器、记录本(体温单)、笔。

(2)操作步骤　①携用物至病人床旁，核对病人床号、姓名。②肱动脉坐位平第四肋，卧位平腋中线，手臂位置(肱动脉)与心脏同一水平。打开血压计垂直放妥，开启水银槽开关缠袖带，驱尽袖带内空气，平整置于上臂中部，下缘距肘窝2～3cm，松紧以能插入一指为宜，注气后听诊器放肱动脉搏动最明显处，加压气球并关气门，注气至肱动脉搏动消失再升高20～30mmHg放气，而后缓慢放气，速度以水银柱下降4mmHg/s为宜，注意水银柱刻度和肱动脉声音的变化。③判断：听诊器出现的第一声搏动音，此时水银柱所指的刻度，即为收缩压；当搏动音突然变弱或消失，水银柱所指的刻度即为舒张压。

(3)整理血压计，排尽袖带内余气，扣紧压力活门，整理后放入盒内；血压计盒盖右倾45℃，使水银全部流回槽内，关闭水银槽开关，盖上合盖，平稳放置。恢复病人体位，将所测血压值按收缩压/舒张压mmHg(kPa)记录在记录本上。

10. 血压测量的注意事项有哪些

(1)定期检测、校对血压计。测量前，需检查血压计，包括玻璃管有无裂损，水银有无漏出，加压气球和橡胶管有无老化、漏气，听诊器是否完好等。

(2)对需密切观察血压者，应做到四定，即定时间、定部位、定体位、定血压计，有助于测定的准确性和对照的可比性。

(3)发现血压听不清或异常，应重测。重测时，待水银柱降至"0"点，稍等片刻后再测量。必要时，作双侧对照。

(4)注意测压装置(血压计、听诊器)、测量者、受检者、测量环境等因素引起血压测量的误差，以保证测量血压的准确性。

(5)向病人及家属解释血压的正常值及测量过程中的注意事项。

(6)教会病人正确使用血压计和测量血压，帮助病人创造在家中自测血压的条件，以便病人能够及时掌握自己血压的动态变化。

(7)教会病人正确判断降压效果，及时调整用药。指导病人采用合理的生活方式，提高自我保健能力。

第四节 呼吸的评估与护理

1. 呼吸过程是由哪几个环节构成

呼吸的全过程由三个互相关联的环节组成。

(1)外呼吸 即肺呼吸，指外界环境与血液之间在肺部进行的气体交换，包括肺通气和肺换气两个过程。肺通气指通过呼吸运动使肺与外界之间进行的气体交换。实现肺通气的相关结构包括呼吸道、肺泡和胸廓等。呼吸道是气体进出的通道,肺泡是气体交换的场所,胸廓的节律性运动则是实现肺通气的原动力。肺换气指肺泡与肺毛细血管之间的气体交换。其交换方式通过分压差扩散进行,即气体从高分压处向低分压处扩散。如肺泡内氧分压高于静脉血氧分压,而二氧化碳分压则低于静脉血的二氧化碳分压。交换的结果使静脉血变成动脉血,肺循环毛细血管的血液不断地从肺泡中获得氧,释放出二氧化碳。

(2)气体运输　通过血液循环将氧由肺运送到组织细胞,同时将二氧化碳由组织细胞运送至肺。

(3)内呼吸　即组织换气。指血液与组织、细胞之间的气体交换。交换方式同肺换气,交换的结果使动脉血变成静脉血,体循环毛细血管的血液不断地从组织中获得二氧化碳,释放出氧气。

2. 简述呼吸的化学性调节过程

动脉血氧分压(PaO_2)、二氧化碳分压($PaCO_2$)和氢离子浓度($[H^+]$)的改变对呼吸运动的影响,称化学性调节。$PaCO_2$是调节呼吸中最重要的生理性化学因素。$PaCO_2$下降,出现呼吸运动减弱或暂停;$PaCO_2$升高,使呼吸加深加快,肺通气增加;若$PaCO_2$超过一定水平,则抑制中枢神经系统活动,包括呼吸中枢,出现呼吸困难、头痛头晕甚至昏迷,即二氧化碳麻醉。$PaCO_2$对呼吸的调节是通过中枢及外周化学感受器两条途径实现的。$[H^+]$对呼吸的调节同$PaCO_2$。$[H^+]$升高,导致呼吸加深加快,肺通气增加;$[H^+]$降低,呼吸受到抑制。PaO_2降低时,引起呼吸加深加快,肺通气增加,它是通过外周化学感受器对呼吸运动进行调节。

3. 简述呼吸的生理变化

正常成人安静状态下呼吸频率为 16～20 次/分,

节律规则，呼吸运动均匀无声且不费力。呼吸与脉搏的比例为1∶4。男性及儿童以腹式呼吸为主，女性以胸式呼吸为主。

（1）年龄　年龄越小，呼吸频率越快。如新生儿呼吸约为44次/分。

（2）性别　同年龄的女性呼吸比男性稍快。

（3）活动　剧烈运动可使呼吸加深加快；休息和睡眠时呼吸减慢。

（4）情绪　强烈的情绪变化，如紧张、恐惧、愤怒、悲伤、害怕等可刺激呼吸中枢，引起呼吸加快或屏气。

（5）血压　血压大幅度变动时，可以反射性地影响呼吸，血压升高，呼吸减慢减弱；血压降低，呼吸加快、加强。

（6）其他　如环境温度升高，可使呼吸加深加快。

4. 何谓防御性呼吸反射

防御性呼吸反射包括咳嗽反射和喷嚏反射。喉、气管和支气管黏膜上皮的感觉器官受到机械或化学刺激时，可引起咳嗽反射；鼻黏膜受到刺激时，可引起喷嚏反射。它们是对机体有保护作用的呼吸反射，其目的是排出呼吸道刺激物和异物。

5. 异常呼吸的频率异常和深度异常有哪些表现

（1）频率异常　①呼吸过速：呼吸频率超过24次/分，称为呼吸过速，也称气促。见于发热、疼痛、甲状腺功能亢进等。一般体温每升高1℃，呼吸频率增加3次/分或4次/分。②呼吸过缓：呼吸频率低于12次/分，称为呼吸过缓。见于颅内压增高、巴比妥类药物中毒等。

（2）深度异常　①深度呼吸：又称库斯莫呼吸。

是一种深而规则的大呼吸。见于糖尿病酮症酸中毒和尿毒症酸中毒等,以便机体排出较多的二氧化碳,调节血中的酸碱平衡。②浅快呼吸:是一种浅表而不规则的呼吸,有时呈叹息样。可见于呼吸肌麻痹、某些肺与胸膜疾病,也可见于濒死的病人。

6. 简述异常呼吸的种类

(1)频率异常 ①呼吸过速;②呼吸过缓。

(2)深度异常 ①深度呼吸;②浅快呼吸。

(3)节律异常 ①潮式呼吸又称陈 - 施呼吸;②间断呼吸又称毕奥呼吸。

(4)声音异常 ①蝉鸣样呼吸;②鼾声呼吸。

(5)形态异常 ①胸式呼吸减弱,腹式呼吸增强;②腹式呼吸减弱,胸式呼吸增强。

(6)呼吸困难 ①吸气性呼吸困难;②呼气性呼吸困难;③混合性呼吸困难。

7. 何谓呼吸困难? 其临床分级是什么

(1)呼吸困难是一个常见的症状及体征,病人主观上呼吸道感染到空气不足,客观上表现为呼吸费力,可出现发绀、鼻翼扇动、端坐呼吸,辅助呼吸肌参与呼吸活动,造成呼吸频率、深度、节律的异常。

(2)临床上可分为 ①吸气性呼吸困难:其特点是吸气显著困难,吸气时间延长,有明显的三凹征(吸气时胸骨上窝、锁骨上窝、肋间隙出现凹陷)。由于上呼吸道部分梗阻,气流不能顺利进入肺,吸气时呼吸肌收缩,肺内负压极度增高所致。常见于气管阻塞、气管异物、喉头水肿等。②呼气性呼吸困难:其特点是呼气费力,呼气时间延长。由于下呼吸道部分梗阻,气流呼出不畅所致。常见于支气管哮喘、阻塞性肺气肿。③混合性呼吸困难:其特点是吸气、呼气均感费力，呼吸频率增加。由于广泛性肺部病变使呼吸面积减少，影响换气功能所致。常见于重症肺炎、广泛性肺纤维化、大面积肺不张、大量胸腔积液等。

8. 简述异常呼吸的护理措施

（1）保持环境整洁、安静、舒适，室内空气流通、清新，温度、湿度适宜，有利于病人放松和休息。

（2）加强观察呼吸的频率、深度、节律、声音、形态有无异常；有无咳嗽、咳痰、咯血、发绀、呼吸困难及胸痛表现。观察药物的治疗效果和不良反应。

（3）选择营养丰富、易于咀嚼和吞咽的食物，注意水分的供给，避免过饱及食用产气食物，以免膈肌上升影响呼吸。

（4）必要时给予氧气吸入。

（5）维持良好的护患关系，稳定病人情绪，保持良好心态。

（6）戒烟限酒，减少对呼吸道黏膜的刺激；培养良好的生活方式；教会病人呼吸训练的方法，如缩唇呼吸、腹式呼吸等。

9. 简述呼吸的测量方法及流程

（1）操作前准备　评估病人的年龄、病情、治疗情况、心理状态及合作程度；向病人解释呼吸测量的目的、方法、注意事项；告知病人了解呼吸测量的目的、方法、注意事项；取体位舒适，保持自然呼吸状态；测量前如有剧烈运动、情绪激动等，应休息20～30分钟后再测量；护士自身衣帽整洁，修剪指甲，洗手，戴口罩。备好表（有秒针）、记录本、笔，必要时备棉花。

（2）操作步骤　携用物至病人床旁，核对病人床号姓名；体位舒适，精神放松，避免引起病人的紧张；

护士将手放在病人的诊脉部位似诊脉状，眼睛观察病人胸部或腹部的起伏，女性以胸式呼吸为主；男性和儿童以腹式呼吸为主；观察呼吸频率（一起一伏为一次呼吸）、深度、节律、音响、形态及有无呼吸困难，协助诊断，为预防、治疗、康复、护理提供依据；正常呼吸测 30 秒并乘以 2，异常呼吸病人或婴儿应测 1 分钟；将所测呼吸值记录在记录本上，洗手后将呼吸值转记到体温单上。

（3）注意事项　呼吸受意识控制，因此测量呼吸前不必解释，在测量过程中不使病人察觉，以免紧张，影响测量的准确性。危重病人呼吸微弱，可用少许棉花置于病人鼻孔前，观察棉花被吹动的次数，计时应 1 分钟。

10. 促进有效咳嗽的主要措施有哪些

咳嗽是一种防御性呼吸反射，可排出呼吸道内的异物、分泌物，具有清洁、保护和维持呼吸道通畅的作用。护理人员应对病人进行指导，帮助病人学会有效咳嗽的方法。促进有效咳嗽的主要措施包括：

（1）改变病人姿势，使分泌物流入大气道内便于咳出；

（2）鼓励病人做缩唇呼吸，即鼻吸气，口缩唇呼气，以引发咳嗽反射；

（3）在病情许可情况下，增加病人活动量，有利于痰液的松动；

（4）双手稳定地按压胸壁下侧，提供一个坚实的力量，有助于咳嗽。有效咳嗽的步骤为：病人取坐位或半卧位，屈膝，上身前倾，双手抱膝或在胸部和膝盖上置一枕头并用两肋夹紧，深吸气后屏气 3 秒（有伤口者，护理人员应将双手压在切口的两侧），然后病人腹肌用力及两手抓紧支持物（脚和枕），用力做爆破性咳嗽，将痰咳出。

11. 何谓肺部体位引流？简述其引流实施方法

（1）肺部体位引流　置病人于特殊体位，将肺与支气管所存积的分泌物借助重力使其流入大气管并咳出体外。适用于痰多、呼吸功能尚好的支气管扩张、肺脓肿等病人。对严重高血压、心力衰竭、高龄、极度衰弱、意识不清等病人应禁忌。

（2）实施方法　①患肺处于高位，其引流的支气管开口向下，便于分泌物顺体位引流而咳出；②嘱病人间歇深呼吸并尽力咳痰，护士轻叩相应部位；③痰液黏稠不易引流时，可给予蒸汽吸入、超声雾化吸入、祛痰药，有利排出痰液；④宜选择空腹时体位引流，每日 2～4 次，每次 15～30 分钟；⑤体位引流时应监测病人的反应，如出现头晕、面色苍白、出冷汗、血压下降等，应停止引流，观察引流液的色、质、量，并记录。如引流液大量涌出，应注意防止窒息。引流液每日小于 30ml 可停止引流。

12. 简述吸痰的方法与注意事项

吸痰法是指经口、鼻腔、人工气道将呼吸道的分泌物吸出，以保持呼吸道通畅，预防吸入性肺炎、肺不张、窒息等并发症的一种方法。临床上主要用于年老体弱、危重、昏迷、麻醉未清醒前等各种原因引起的不能有效咳嗽、排痰者。

（1）携用物至病人床旁，核对病人床号姓名。

（2）接通电源，打开开关，检查吸引器性能，调节负压，一般成人 40.0～53.3kPa（300～400mmHg）；儿童 <40.0kPa。

（3）检查病人口、鼻腔，取下活动义齿，若口腔吸痰有困难，可由鼻腔吸引；昏迷病人可用压舌板或张口器帮助张口。

（4）病人头部转向一侧，面向操作者，连接吸痰管，试吸少量生理盐水，检查吸痰管是否通畅，同时润滑导管前端。

（5）吸痰一手返折吸痰导管末端，另一手用无菌血管钳（镊）持吸痰管前端，插入口咽部（10～15cm），然后放松导管末端，先吸口咽部分泌物，再吸气管内分泌物。

（6）吸痰管退出时，用生理盐水抽吸，以免分泌物堵塞吸痰导管。

（7）观察气道是否通畅；病人的反应，如面色、呼吸、心率、血压等；吸出液的色、质、量。

（8）安置病人，拭净脸部分泌物，体位舒适，整理床单位，吸痰管重新消毒或按一次性用物处理，吸痰的玻璃接管插入盛有消毒液的试管中浸泡。

（9）注意事项　吸痰前，检查电动吸引器性能是否良好，连接是否正确；严格执行无菌操作，每吸痰一次应更换吸痰管；吸痰动作轻柔，防止呼吸道黏膜损伤；痰液黏稠时，可配合叩击、蒸气吸入、雾化吸入，提高吸痰效果；每次吸痰时间＜15秒，以免造成缺氧；插管时不可有负压，以免引起呼吸道黏膜损伤；若气管切开吸痰，注意无菌操作，先吸气管切开处，再吸口（鼻）部；采取左右旋转并向上提管的手法，以利于呼吸道分泌物的充分吸引；贮液瓶内吸出液应及时倾倒，不得超过2/3。

13. 对缺氧如何进行分类

（1）低张性缺氧　主要特点为动脉血氧分压降低，动脉血氧含量减少，组织供氧不足。由于吸入氧分压过低，外呼吸功能障碍，静脉血分流入动脉血引起。常见于高山病、慢性阻塞性肺部疾病、先天性心脏病等。

(2)血液性缺氧　由于血红蛋白数量减少或性质改变，造成血氧含量降低或血红蛋白结合的氧不易释放所致。常见于贫血、一氧化碳中毒、高铁血红蛋白血症等。

(3)循环性缺氧　由于组织血流量减少使组织供氧量减少所致。其原因为全身性循环性缺氧和局部性循环性缺氧。常见于休克、心力衰竭、大动脉栓塞等。

(4)组织性缺氧　由于组织细胞利用氧异常所致。其原因为组织中毒、细胞损伤、呼吸酶合成障碍。常见于氰化物中毒、大量放射线照射等。

以上四类缺氧中，低张性缺氧(除静脉血分流入动脉外)由于病人PaO_2和SaO_2明显低于正常，吸氧能提高PaO_2、SaO_2、CaO_2，使组织供氧增加，因而疗效最好。氧疗对于心功能不全、心排血量严重下降、大量失血、严重贫血及一氧化碳中毒，也有一定的治疗作用。

14. 如何判断缺氧的程度

对缺氧程度的判断，除临床表现外，主要根据PaO_2和SaO_2做出，其不足之处是不能正确地反映组织缺氧状态。混合静脉血氧分压(PvO_2)可反映组织缺氧状态，其正常值为$(5.18 \pm 0.45)kPa[(39 \pm 3.4)mmHg]$，若低于$4.66kPa(35mmHg)$，可视为组织氧合障碍。

(1)轻度低氧血症　$PaO_2 > 6.67kPa(50mmHg)$，$SaO_2 > 80\%$，无发绀，一般不需氧疗。如有呼吸困难，可给予低流量低浓度(氧流量$1 \sim 2L/min$)氧气。

(2)中度低氧血症　$PaO_2 4 \sim 6.67kPa(30 \sim 50mmHg)$，$SaO_2 60\% \sim 80\%$，有发绀、呼吸困难，需氧疗。

(3)重度低氧血症　$PaO_2 < 4kPa(30mmHg)$，$SaO_2 < 60\%$，显著发绀、呼吸极度困难、出现三凹征，是

氧疗的绝对适应证。

15. 简述鼻导管给氧法的种类

（1）单侧鼻导管给氧法　是将一根细氧气鼻导管插入一侧鼻孔，经鼻腔到达鼻咽部，末端连接氧气的供氧方法。鼻导管插入长度为鼻尖至耳垂的 2/3。此法病人不易耐受，且导管对鼻腔产生压力而易被分泌物堵塞。因而目前不常用。

（2）双侧鼻导管给氧法　是将双侧鼻导管插入鼻孔内约 1cm，导管环固定稳妥即可。此法比较简单，病人感觉比较舒适，容易接受，因而是目前临床上常用的给氧方法之一。

16. 简述鼻导管给氧操作的注意事项

（1）用氧前，检查氧气装置有无漏气，是否通畅。

（2）严格遵守操作规程，注意用氧安全，切实做好"四防"，即防震、防火、防热、防油。氧气瓶搬运时要避免倾倒撞击。氧气筒应放阴凉处，周围严禁烟火及易燃品，至少距明火 5m，距暖气 1m，以防引起燃烧。氧气表及螺旋口勿上油，也不用带油的手装卸。

（3）使用氧气时，应先调节流量后应用。停用氧气时，应先拔出导管，再关闭氧气开关。中途改变流量，先分离鼻导管与湿化瓶连接处，调节好流量再接上。以免一旦开关出错，大量氧气进入呼吸道而损伤肺部组织。

（4）常用湿化液有冷开水、蒸馏水。急性肺水肿用 20%～30% 乙醇，具有降低肺泡内泡沫的表面张力，使肺泡泡沫破裂、消散，改善肺部气体交换，减轻缺氧症状的作用。

（5）氧气筒内氧勿用尽，压力表至少要保留 0.5mPa（5kg/cm²），以免灰尘进入筒内，再充气时引起爆炸。

(6)对未用完或已用尽的氧气筒,应分别悬挂"满"或"空"的标志,既便于及时调换,也便于急用时搬运,提高抢救速度。

(7)用氧过程中,应加强监测。

17. 氧浓度过高可能出现的副作用有哪些

当氧浓度高于 60%、持续时间超过 24 小时,可能出现氧疗副作用。常见的副作用有:

(1)氧中毒 其特点是肺实质的改变,表现为胸骨下不适、疼痛、灼热感,继而出现呼吸增快、恶心、呕吐、烦躁、断续的干咳。预防措施是避免长时间、高浓度氧疗,经常做血气分析,动态观察氧疗的治疗效果。

(2)肺不张 吸入高浓度氧气后,肺泡内氮气被大量置换,一旦支气管有阻塞时,其所属肺泡内的氧气被肺循环血液迅速吸收,引起吸入性肺不张。表现为烦躁,呼吸、心率增快,血压上升,继而出现呼吸困难、发绀、昏迷。预防措施是鼓励病人做深呼吸,多咳嗽和经常改变卧位、姿势,防止分泌物阻塞。

(3)呼吸道分泌物干燥 应加强湿化和雾化吸入。氧气是一种干燥气体,吸入后可导致呼吸道黏膜干燥,分泌物黏稠,不易咳出,且有损纤毛运动。因此,氧气吸入前一定要先湿化再吸入,以此减轻刺激作用。

(4)晶状体后纤维组织增生 仅见于新生儿,以早产儿多见。由于视网膜血管收缩、视网膜纤维化,最后出现不可逆转的失明,因此应控制氧浓度和吸氧时间。

(5)呼吸抑制 见于 II 型呼吸衰竭者(PaO_2 降低、$PaCO_2$ 增高),由于 $PaCO_2$ 长期处于高水平,呼吸中枢失去了对二氧化碳的敏感性,呼吸的调节主要依靠缺氧对外周化学感受器的刺激来维持，吸入高浓度氧，解除缺氧对呼吸的刺激作用，使呼吸中枢抑制加重，甚至呼吸停止。因此对Ⅱ型呼吸衰竭病人应给予低浓度、低流量(1~2L/min)吸氧，维持 PaO_2 在 8kPa 即可。

第五节　给药技术知识

1. 简述药物的种类和领取方法

(1)药物的种类　常用药物的种类依据给药的不同途径可分为：内服药、注射药、外用药，新型制剂中的粘贴敷片、胰岛素泵、植入慢溶药片等。

(2)药物的领取方法　药物的领取方法各医院的规定不一，大致包括：①病室内常用药物：由指定人员负责领取一定数量的药物，存放在病室备用，并按期由专人根据消耗量填写领药本，经护士长签名后到药房领取补充。②病人使用的贵重药物和特殊药物：凭医生的处方领取。③剧毒药和麻醉药(如吗啡、哌替啶等)：病室有固定基数，凭医生的处方领取补充。

2. 简述药物的保管要求

对药物应采取合理保管、正确存放，具体做法如下：

(1)药柜　放在通风、干燥、光线明亮处，避免阳光直射，保持整洁，专人负责，定期检查药品质量，若发现有变质或过期的药物，要及时退回药房处理。

(2)药品放置　药品应按内服、外用、注射、剧毒等分类放置。先领先用、以防失效。贵重药、麻醉药、剧毒药应有明显标记，加锁保管，专人负责，使用专本登记，并实行严格交班制度。

(3)药瓶应有明显标签　标签使用按内服药为蓝

色边、外用药为红色边、剧毒药为黑色边配置，标签脱落或辨认不清应及时处理。此外，标签上应标明药名(中、英文对照)、浓度、剂量。

(4)药物如有沉淀、混浊、异味、潮解、霉变等现象，应立即停止使用。

(5)根据药物的不同性质，采用相应的保管方法。①对易挥发、潮解或风化的药物，应装瓶、盖紧。如乙醇、过氧乙酸、碘酊、糖衣片等。②对易氧化和遇光易变质的药物应装在有色密闭瓶中，或放在黑纸遮光的纸盒内，放于阴凉处，如维生素 C、氨茶碱、盐酸肾上腺素等。③对易被热破坏的某些生物制品和抗生素等，如抗毒血清、疫苗、胎盘球蛋白、青霉素皮肤敏感试验液等根据其性质和对贮藏条件的要求，分别置于干燥阴凉(约20℃)处或冷藏于 2~10℃处保存。④对有使用期限的药物，如各种抗生素、胰岛素等，应视有效期先后，有计划地使用，以免因药物过期造成浪费。⑤对易燃易爆的药物，如乙醇、乙醚、环氧乙烷等，应单独存放，密闭瓶盖置于阴凉处，远离明火。

3. 给药的原则有哪些

(1)按医嘱要求准确给药　医嘱必须清楚、准确，护士对医嘱有疑问时，应及时向医生提出，切不可盲目执行，也不可擅自更改医嘱。

(2)严格执行查对制度　护理人员在执行药疗时，务求做到给药的"五个准确"，即将准确的药物、准确的剂量、准确的途径、准确的时间、给予准确的病人。因此，应做好"三查七对"。此外，还应检查药物的质量，对疑有变质或已超过有效期的药物，应立即停止使用。

(3)安全正确用药　准确掌握给药时间、方法，

药物备好后及时分发使用，避免久置后引起药物污染
或药效降低。给药前应向病人解释，以取得合作，并
给予相应的用药指导，提高病人自我合理用药能力。
对易发生过敏反应的药物，使用前应了解过敏史，按
要求做过敏试验，结果阴性方可使用。

（4）观察用药反应　给药后要注意观察药物疗效
和不良反应，并做好记录。护士要监测病人的病情变
化，动态评价药物疗效。如用硝苯地平治疗心绞痛时，
应观察心绞痛发作的次数、强度、心电图等情况。在
药疗过程中，应密切观察药物的不良反应，及时调整
用药方案，保证病人安全用药。如对服强心苷类药物
的病人要密切监测心率、节律情况，当脉率低于每分
钟 60 次或节律不齐时提示可能发生中毒反应，应告知
医师并暂停服用。

4. 简述给药途径及给药次数与时间的意义

（1）给药途径　通常根据药物的性质、剂型，机体
组织对药物的吸收情况和治疗需要而定。常用的给药
途径有口服、舌下含服、吸入、外敷、直肠给药以及注
射（皮内、皮下、肌内、静脉注射）等。除动、静脉注
射药液直接进入血液循环外，其他药物均有一个吸收
过程，吸收顺序依次为：吸入＞舌下含服＞直肠＞肌内
注射＞皮下注射＞口服＞皮肤。

（2）给药的次数与时间　给药次数与时间取决于
药物的半衰期，以能维持药物在血液中的有效浓度为
最佳选择，同时考虑药物的特性及人体的生理节奏。

5. 从药物本身来讲影响药物作用的因素有哪些

（1）药物用量　药物的剂量大小与效应强弱之间
呈一定关系，药物必须达到一定的剂量才能产生效应。
在一定范围内，药物剂量增加，其效应相应增加；

剂量减少，药效减弱。当剂量超过一定限度时则会产生中毒反应。使用安全范围小的药物时，如洋地黄类药物，护士应特别注意观察其中毒反应情况。有些药物，如氯化钾溶液，还必须注意单位时间内进入机体的药量，特别要控制静脉滴注时的速度，过快时会造成单位时间内进入体内的药量过大，引起毒性反应。

（2）药物剂型　不同剂型的药物吸收量与速度不同，从而影响药物作用的快慢和强弱。以注射剂为例，水溶液比混悬液、油剂吸收快，因而产生作用也较快。

（3）给药途径与时间　不同的给药途径能影响药效的强弱和起效快慢，在某些情况下还会产生质的不同，如硫酸镁口服产生导泻和利胆作用，而注射给药却产生镇静和降压作用。合理安排用药时间对药疗起重要的影响，为了提高疗效和降低不良反应，不同药物各自有不同的用药时间，如抗生素药物给药的次数与间隔时间取决于药物的半衰期，应以维持药物在血中的有效浓度为最佳选择。

（4）联合用药　其目的是增强疗效，减少副作用。多种药物合用可产生药物之间或机体与药物之间的相互作用，导致药物的吸收、分布、生物转化、排泄及作用效应等各方面的相互干扰，从而改变药物的效应和毒性。合理联合用药可以增加疗效，降低毒性。如异烟肼和乙胺丁醇合用能增强抗结核作用，乙胺丁醇还可以延缓异烟肼耐药性的产生。不合理的联合用药会降低疗效，加大毒性，应予以注意。如庆大霉素若与依他尼酸、呋塞米配伍，可致永久性耳聋；若与阿米卡星、链霉素配伍可导致肾功能损害、神经性耳聋等。又如维生素 C 若与磺胺类合用，会使药效降低。另如静脉滴注青霉素的病人不能同时口服利君沙，因为后者可干扰青霉素的杀菌效能。因此药物的相互作用已成为合理用药内容的组成部分，护士应根据用药情况，从药效学、药动学及机体情况等方面分析，判断联合用药是否合理，并指导病人安全用药。

6. 从病人机体方面来讲影响药物作用的因素有哪些

(1)生理因素　①年龄与体重：一般来说，药物用量与体重呈正比。但儿童和老人对药物的反应与成人不同，除体重因素外，还与生长发育和机体的功能状态有关。小儿的神经系统、内分泌系统以及许多脏器发育尚未完善，新陈代谢又特别旺盛，因而某些药物的应用尚有其特殊性。例如小儿对影响水盐代谢和酸碱平衡的药物较为敏感，使用利尿药后容易出现严重的血钾和血钠降低。老年人器官，尤其是肝、肾功能的减退也影响到药物的代谢、排泄，因而对药物的耐受性降低。②性别：男女性别不同对药物的反应一般无明显的差异。值得注意的是女性在月经期和妊娠期，子宫对泻药、子宫收缩药及刺激性较强的药物较敏感，容易造成月经量过多、早产或流产。妊娠期用药需特别注意，禁用某些致畸胎的药物，如甲氨蝶呤易引起流产、胎儿畸形(无脑儿、腭裂)，白消安可引起多发性畸形，苯妥英钠、苯巴比妥可能会引起兔唇等。某些药物可通过乳腺排泌进入婴儿体内引起中毒。因此妇女在妊娠期和哺乳期应用药物要特别谨慎。

(2)病理状态　疾病可影响机体对药物的敏感性，也可改变药物的体内代谢过程，从而影响药物的效应。在病理因素中，应特别注意肝肾功能受损程度。肝功能不良时肝药酶活性降低，使药物代谢速度变慢，造成药物作用延长或增强，半衰期延长。如地西泮的正常半衰期为46.6小时，肝硬化病人可使该药半衰期延长达105.6小时，因此，如地西泮、苯巴比妥、洋地黄毒苷等主要在肝脏代谢的药物要减量、慎用或禁用。同样，肾功能不良时，药物排泄减慢、半衰期也会延长，某些主要经肾脏排泄的药物如氨基糖苷类抗生素、头孢唑啉等应减少剂量或适当延长给药间隔时间，避免引起蓄积中毒。

（3）心理行为因素　心理行为因素在一定程度上可影响药物的效应，其中以病人的情绪、对药物的信赖程度、对药疗的配合程度、医护人员的语言及暗示作用等最为重要。病人情绪愉快、乐观，则药物较易发挥治疗效果。病人对药物的信赖程度也可影响药物疗效。病人如认为某药对他不起作用，会觉得疗效不高，可能会采取不配合态度，以致将该药拣出后偷偷扔掉。相反病人对药物信赖，可提高疗效，甚至使某些本无活性的药物起到一定的"治疗作用"，如安慰剂的疗效正是心理因素影响的结果。

7. 何谓注射药物的配伍禁忌？简述其分型

（1）概念　两种以上注射剂混合后而发生物理或化学变化，致使混合液出现变色、沉淀、变质或失效，称为注射液的配伍禁忌。

（2）这些变化有些是外观可见到的，但有些则是不可见的，因此把配伍禁忌分为"可见的"与"不可见的"两种类型。①可见的配伍禁忌：主要指产生沉淀或引起变色，肉眼可以观察到的配伍禁忌。产生沉淀的原因是：混合后溶液的 pH 改变、溶媒的改变、盐析、发生化学变化而生成新的物质。产生变色的原因：主要是氧化反应，不少因素可以加速氧化反应的进行，如光线、酸碱度、温度、重金属离子等。②不可见的配伍禁忌：指有些药物彼此配伍后并无外观变化，但可引起药效下降甚至毒性增加的配伍禁忌。

8. 病区重点观察的药品有哪些？简述重点药物的观察要点

（1）重点药物 高浓度电解制剂、急救药、抗生素药物、心血管系统药物、细胞毒药物、抗精神失常药、中枢镇静止痛及降温药物、溶栓药物等。

（2）观察要点 ①密切观察药品使用说明书的不良反应。②严格查对制度和无菌操作原则。③两种药物同时静脉应用或注射时，注意配伍禁忌。④输注有刺激性的药物时要确认在静脉内后方可给药，并严密观察有无溶液外溢，穿刺局部有无肿胀或疼痛，以免药液外溢导致组织坏死。如发现立即停止液体并通知医生处理。⑤输注血管活性药要严密观察血压，根据血压调节滴速，按使用说明避光，现配现用。⑥嘱病人不要自己调节滴速，体位改变时动作宜缓慢。⑦用药过程中老年人易出现精神症状，应注意观察。

9. 简述病区护士在给病人应用重点药物时的注意事项

（1）用药前 护士应询问病人的用药情况，并告知病人和家属将要使用的药品名称、用法、用量、可能存在的不良反应、注意事项等。

（2）用药后 及时向病人和家属询问用药后有无不适感，密切观察不良反应。

（3）病人初次静脉给药时 护士必须按药品说明书规定调节好滴速并密切观察，及时巡视。其他方式注射给药时，在注射完成后，护士也应密切观察，在确认病人无异常时方可离开。口服用药应由护士在场指导病人服用，并交代注意事项后方可离开。当班护士及时巡视病房，重点观察并询问病人用药后情况。

（4）护士交班时 交班护士应向接班护士介绍病房内使用重点药物病人的情况，以利于接班护士继续执行用药后观察。

(5)出现不良反应时　及时报告当班医师，并安抚病人、家属，使配合治疗。

10. 何谓精神药品？如何分类？有何使用要求

(1)定义　精神药品是指直接作用于中枢神经系统，使之兴奋或抑制，连续使用能产生依赖性的药品。

(2)分类　依据精神药品使人体产生的依赖性和危害人体健康的程度分为两类。

(3)使用要求　①医师应根据医疗需要合理使用精神药品，严禁滥用。除特殊需要外，第一类精神药品的处方，每次不超过 3 日常用量；第二类精神药品的处方，每次不超过 7 日常用量。处方留存 2 年备查。②精神药品的处方必须载明病人的姓名、年龄、性别、药品名称、剂量、用法等。③精神药品的经营单位和医疗单位对精神药品的购买证明、处方不得涂改；建立精神药品收支账目，按季度盘点，做到账物相符，发现问题应立即报告当地卫生行政部门，及时查处。

11. 在医院安全管理中，病房与门诊药物管理规定有哪些

(1)病房药柜内的药品存放、使用、限额等要定期核查，有相应的规范；存放毒、剧、麻醉药有管理和登记制度。

(2)对存放的高浓度电解质制剂(包括氯化钾、磷化钾及超过 0.9% 的氯化钠等)、肌肉松弛剂与细胞毒化等均为高危药品，必须单独存放，有醒目标志。

(3)注射药、内服药与外用药严格分开放置。

(4)处方或用药医嘱在转抄和执行时严格核对。

(5)在开具与执行注射剂的医嘱(或处方)时要注

意配伍禁忌。

（6）建立重点药物用药后的观察制度和程序，医师、护士知晓观察制度和程序，并能执行。

（7）药师应为门诊病人提供合理用药的方法及用药不良反应的指导。

（8）完善输液安全管理，控制静脉滴注流速、预防输液反应。

12. 何谓药物的副作用、毒性反应、变态反应、特异质反应

（1）副作用　某些药物由于选择性低，药理效应涉及多个器官，当某一效应作为治疗目的时，其他效应称为副作用。

（2）毒性反应　在药物剂量过大或在体内蓄积过多时发生的危害性反应称为毒性反应，一般比较严重。

（3）变态反应　非肽类药物作为半抗原与机体蛋白结合为抗原后，经过接触 10 日左右的敏感化过程而发生的反应称为变态反应，也称过敏反应。

（4）特异质反应　少数特异体质病人因对某些药物反应特别敏感而出现的反应性质可能与常人不同，但与药物固有的药理作用基本一致的反应称特异质反应。此种反应的严重程度与剂量成比例。

第三章　基本技能知识

第一节　基础护理技能知识

1. 口腔护理的操作方法与注意事项有哪些？常用溶液有哪些

(1) 口腔护理的操作方法　携带用物至病人床旁，核对病人姓名并做好解释，以取得合作；协助病人侧卧或平卧，头偏向一侧，面向护士；评估病人口腔情况；将大毛巾围于颏下，置弯盘于病人颏下。注意防止污染病人衣服和枕头；协助病人用清水漱口后，观察有无出血，口角干裂时先给予润湿；用压舌板轻轻撑开颊部，血管钳夹紧含漱口液的棉球清洁口腔及牙的各面(包括牙内外侧面、咬合面、牙龈、上腭、颊部、舌面、舌底、口腔底等)；协助病人用吸管吸清水漱口；擦净口周围及口唇。必要时口腔用药；撤去毛巾及用物，协助病人恢复舒适的姿势；整理用物及床单位，用物按消毒原则处理。

(2) 注意事项　擦洗过程中，动作应轻柔，特别是对有凝血功能障碍的病人，应防止碰伤黏膜及牙龈；昏迷病人需用开口器时，应从臼齿处放入。牙关紧闭者不可使用暴力使其张口，以免造成损伤。擦洗时须用血管钳夹紧棉球，每次 1 个，防止棉球遗留在口腔内。棉球不可过温，以防病人将溶液吸入呼吸道；有义齿者，应取下，用冷水刷洗干净，病人漱口后戴好。暂时不用时，可浸泡于清水中，每日更换清水。义齿禁用热水或消毒液浸泡。

(3) 口腔护理常用溶液　①生理盐水：清洁口腔，预防感染。②1%~3%过氧化氢溶液：防腐防臭，适用于口腔感染有糜烂、坏死组织。③1%~4%碳酸氢钠：适用于真菌感染。④0.02%洗必泰溶液、0.02%呋喃西林：清洁口腔，广谱抗菌。⑤0.1%乙酸溶液：适用于绿脓菌感染。⑥2%~3%硼酸溶液：酸性防腐溶液，有抑制细菌作用。⑦0.08%甲硝唑溶液：适用于厌氧菌感染。

2. 简述鼻饲的操作方法与注意事项

(1) 插管方法　备齐用物至病人床旁，核对病人姓名，做好解释；协助病人取舒适卧位，颏下铺治疗巾，清洁鼻腔；测量插管长度(成人为45~55cm，婴幼儿为14~18cm)，即从鼻尖到耳垂从耳垂到剑突的距离，做好标记，用液状石蜡润滑胃管前端；左手持纱布托住胃管，右手持镊子夹住胃管前端沿一侧鼻孔轻轻插入，到咽喉部(插入14~15cm)时，嘱病人做吞咽动作，随后迅速将胃管插入。插管时出现恶心不适应休息片刻，嘱病人深呼吸，随后再插入。插入不畅时应检查胃管是否盘在口中。插管过程中如发现呛咳、呼吸困难、发绀等情况，表示误入气管应立即拔出，休息后重插；证实胃管在胃内后，用胶布固定于一侧鼻翼及颊部；以一手折起胃管末端加以固定，另一手以灌食注射器或注洗器抽吸50~60ml流质食物，接于管口上，缓缓将液体推入，注食完毕后再注入20~50ml的温开水，冲净胃管。用营养泵持续滴入时，将流质饮食放在专用容器内，滴注端接胃管。可连续滴注；注食毕将胃管末端反折，用纱布包好，夹子夹紧，用别针固定于病人枕旁或衣服上；协助病人取舒适卧位，整理用物，所有用物每日消毒1次。

（2）拔管方法　携拔管用物至病人床旁；弯盘置于病人颌下，胃管末端用血管钳夹紧放于弯盘内，轻轻揭去固定的胶布。用纱布包裹近鼻孔处的胃管，边拔边用纱布擦胃管，拔到咽喉处时快速拔出，以免液体滴入气管；将拔出的胃管盘放在弯盘中。清洁病人口、鼻、面部，擦净胶布痕迹，协助病人取舒适体位。

（3）鼻饲注意事项　①插管动作轻稳，通过食管3个狭窄处（环状软骨水平处、平气管分叉处、食管通过膈肌处）时尤需注意，避免损伤食管黏膜。②鉴别胃管是否在胃内的方法：胃管末端接注射器抽吸，有胃液抽出；置听诊器于胃部，用注射器从胃管注入10ml空气，听到气过水声；当病人呼气时，将胃管末端置于水杯液体中，无气泡逸出。③昏迷病人因吞咽和咳嗽反射消失，不能合作，为提高插管的成功率，在插管前将病人头后仰，当插至15cm（会厌部）时，以左手将病人头部托起，使下颌靠近胸骨柄以增大咽喉部通道的弧度，便于胃管顺利通过会厌部。④每次灌食前应先检查胃管是否在胃内，确实无误，方可灌食。每次灌注量不超过200ml，间隔时间不少于2小时。⑤长期鼻饲者，胃管应每周更换1次（晚上最后一次灌食后拔出，次日再由另一鼻孔插入）。

3. 简述灌肠常用的药物及设置温度。插管的注意事项是什么

（1）常用的药物及设置温度　①大量不保留灌肠法：常用灌肠液为生理盐水或0.2%～0.5%肥皂水500～1000ml，温度39～41℃，降温时用32℃温水或4℃冰盐水。②常用灌肠液有"1.2.3"溶液（50%硫酸镁30ml、甘油60ml、温开水90ml，温度39℃）和油剂（甘油与温开水各60～90ml）。③小量不保留灌肠法：常用溶液为2%小檗碱、0.5%～1%新霉素、10%水

合氯醛及其他抗生素，药液量不超过 200ml，温度 39~41℃。

（2）插管注意事项　注意病人保暖，防止受凉；掌握好灌肠溶液的量、温度、浓度、流速和压力；大量不保留灌肠禁忌证为急腹症、妊娠早期、消化道出血。肝性脑病病人禁用肥皂水灌肠，以减少氨的产生和吸收；伤寒病人灌肠溶液量不得超过 500ml，液面距肛门不得超过 30cm；降温灌肠后保留 30 分钟再排便，排便后 30 分钟测体温并记录；保留灌肠要根据灌肠目的和病变部位，采取合适的卧位；肠道疾患病人在晚间睡眠前灌入药液为宜；肛门、直肠、结肠手术后及大便失禁者不宜做保留灌肠；灌肠前应将药液摇匀。

4. 简述肛管排气的操作方法和注意事项

（1）用物准备　治疗盘内放弯盘、肛管（24~26号）、玻璃接管、橡胶管、小口瓶子（内盛水3/4）、润滑剂、棉签、胶布、别针、卫生纸，并备好屏风。

（2）操作方法　携用物至病人床旁，向病人做好解释，以取得合作。用屏风遮挡病人，协助病人侧卧位或平卧位。将盛水瓶系于床沿，橡胶管一端连接玻璃接管和肛管，另一端插入瓶中水面以下。润滑肛管前端，自肛门插入 15~18cm，胶布固定肛管于一侧肛门旁，别针固定橡胶管于大单上。观察排气情况，如排气不畅，可在病人腹部按结肠的解剖位置做离心按摩或帮助病人转换体位，以助气体排出。保留肛管约 20 分钟。腹胀减轻，拔出肛管，清洁肛门，做好记录。

（3）注意事项　观察排气情况，保留肛管时间不宜超过 20 分钟。必要时可隔几小时后重复插管排气。

5. 简述给予病人导尿消毒的方法

(1)女性病人　①初步消毒：将橡胶单、垫巾垫于臀下，弯盘置于病人外阴旁，进行初步消毒，顺序为大腿内侧 1/3 处、阴阜、大阴唇、小阴唇、尿道口至肛门，由外向内，自上而下。每个消毒棉球只用 1 次。②进一步消毒：在病人两腿之间打开导尿包，按无菌技术操作打开内层治疗巾，倒消毒液于弯盘内，倒液状石蜡于小药杯内；戴无菌手套，铺孔巾，使之形成一无菌区；润滑尿管前端；将弯盘移近外阴处，以左手分开并固定小阴唇，再次消毒，顺序是尿道口、小阴唇、尿道口，自上而下，由内向外分别消毒。每个棉球限用 1 次。

(2)男性病人　①清洁会阴：能自理的病人，嘱其自行洗净会阴，不能自理者，应给予协助。协助病人取仰卧屈膝位，双腿略外展，露出外阴，垫巾垫于臀下，用肥皂水棉球依次擦洗左右腹股沟、阴阜、阴茎、阴囊。用无菌纱布裹住阴茎，将包皮向后推以暴露尿道口，自尿道口向外旋转擦拭数次，每个棉球只用 1 次。垫无菌纱布于阴囊与阴茎之间。②初步消毒：将橡胶单、垫巾垫于臀下，弯盘置于病人外阴旁，进行初步消毒，顺序是阴阜、阴茎、阴囊，用纱布裹住阴茎将包皮向后推，从尿道口螺旋擦拭龟头至冠状沟数次，由外向内，自上而下。每个消毒棉球只用 1 次。③进一步消毒：在病人两腿之间打开导尿包，按无菌技术操作打开内层治疗巾，倒消毒液于弯盘内，倒液状石蜡于小药杯内。将弯盘移近外阴处，左手用纱布包裹阴茎，提起阴茎使与腹壁成 60° 角，将包皮后推露出尿道口，以血管钳夹消毒棉球螺旋擦拭尿道口、龟头至冠状沟。

6. 留置导尿管固定的方法有哪些

(1)普通导尿管胶布固定法　①女性病人导尿固定法：取宽4cm、长12cm胶布1块，将长度2/3处撕成3条，另1/3完整部分贴在阴阜上，撕开的3条中居中的一条胶布以螺旋形缠贴在导尿管上，其余两条分别交叉贴在对侧大阴唇上。再用一条胶布将尿管固定于一侧大腿内侧。②男性病人导尿管固定法：取长12cm，宽2cm的胶布，在一端的1/3处两侧各剪一个小口，折叠成无胶面，制成单翼蝶形胶布。将两条蝶形胶布分别固定在阴茎两侧，再用细长胶布螺旋形固定在阴茎上，开口向上，勿使两端重叠，以免影响血液循环致阴茎水肿，在距尿道口1cm处用胶布将折叠的两条胶布贴在导尿管上。再用一条胶布将尿管固定于大腿内侧。

(2)双腔气囊导尿管固定法　①插入导尿管见尿后，再插入5~7cm。②向气囊内注入适量无菌生理盐水，轻拉导尿管有阻力感，即证实导尿管已固定于膀胱内。

7. 留置导尿管的注意事项有哪些

(1)保持尿液引流通畅　防止管道受压、扭曲、堵塞；鼓励病人多饮水、勤翻身，以利排尿，避免感染与结石；经常观察尿液有无异常。如发现尿液混浊、沉淀或结晶，应及时送检并行膀胱冲洗。

(2)防止逆行感染　定时排放引流袋尿液，测量尿量并记录。倾倒时尿管末端须低于耻骨联合高度。如为一次性贮尿袋，可打开袋下端的调节器放出尿液；每日更换引流管及引流袋，每1~2周更换尿管；每日清洁消毒尿道口及外阴1~2次，保持局部干燥、清洁。

（3）恢复膀胱张力　长期留置导尿管者，在拔管前应先锻炼膀胱的反射功能。可定期开放尿管引流，训练膀胱充盈和排空。

（4）合理固定尿管　如用普通导尿管，应剃去阴毛，以便于粘贴胶布固定导尿管；如用双腔气囊导尿管，插入前检查气囊有无漏气；固定时，膨胀的气囊不宜卡在尿道内，避免损伤尿道黏膜。

8. 简述冰袋、冰囊、冰枕、冰帽的使用注意事项

（1）冰袋、冰囊　注意随时观察冰袋、冰囊有无漏水，布套湿后应立即更换。冰融化后，应及时更换；如病人局部皮肤色苍白、青紫或有麻木感，须立即停止使用；使用时间一般为 10 ~ 30 分钟或遵医嘱执行；冰袋压力不宜过大，以免影响血液循环；如用以降温，冰袋使用后 30 分钟需测体温，并做好记录；禁用部位为枕后、耳郭、心前区、腹部、阴囊及足底处。

（2）冰枕、冰帽　注意随时观察冰帽、冰枕有无漏水，布套湿后应立即更换。冰融化后，应及时更换；如病人局部皮肤肤色苍白、青紫或有麻木感，须立即停止使用；如用以降温，冰帽使用后 30 分钟需测体温，并做好记录。如为防止脑水肿应对体温进行监测，体温维持在 33℃，不能低于 30℃。

9. 简述乙醇擦浴的方法及注意事项

（1）用物准备　治疗盘内放治疗碗（内盛 25% ~35% 乙醇 100 ~ 200ml，温度 27 ~ 37℃）、小毛巾 2 块、大毛巾、冰袋(套布套)、热水袋(套布套)、清洁衣裤、便器及屏风。

（2）操作方法　将用物携至床旁，向病人解释，以取得合作。用屏风遮挡，松开被，按需给予便器；置冰袋于病人头部、热水袋于病人足底部；协助病人

脱去近侧衣袖，松开腰带，露出一上肢，下垫大毛巾，将浸有乙醇的小毛巾拧至半干呈手套式缠在手上，以离心方向进行拍拭，两块小毛巾交替使用；拍拭顺序为自颈部侧面沿上臂外侧拍拭至手背，再自侧胸经腋窝沿上臂内侧经肘窝至手掌心。擦拭毕，用大毛巾拭干皮肤。同法拍拭对侧，每侧各拍拭3分钟；嘱病人侧卧，露出背部，下垫大毛巾。用同样手法自颈下至背、臀部拍拭。再用大毛巾拭干，更换上衣，协助病人脱去近侧裤子，露出一侧下肢，下垫大毛巾。拍拭顺序为自髂前上棘沿大腿外侧拍拭至足背；自腹股沟沿大腿内侧拍拭至内踝；自腰经大腿后侧，再经腘窝至足跟；操作毕，用大毛巾拭干皮肤，盖好盖被。同法拍拭对侧，每侧下肢各拍拭3分钟，更换裤子，取下热水袋；撤去屏风，整理床单位及用物。

(3)注意事项　乙醇温度应接近体温，避免过冷刺激；擦浴时，以拍拭方式进行，不用摩擦方式。擦拭腋窝、肘窝、腹股沟、腘窝等血管丰富处，应适当延长时间，以利增加散热；禁擦拭后项、胸前区、腹部和足底等处，以免引起不良反应；擦浴过程中，应随时观察病人情况，如出现寒战、面色苍白、脉搏及呼吸异常时，应立即停止，并及时与医生联系；拭浴后30分钟测量体温并记录，如体温降至39℃以下，可取下头部冰袋。

10. 简述冰毯使用的方法及注意事项

(1)用物准备　降温毯、稳压电源。

(2)操作方法　将贮水槽内加满蒸馏水；接通电源及传感器；选择并调节降温毯预置温度；接通电源，打开降温毯开关，进入工作状态；检查降温毯工作状态正常后，将降温毯面上覆盖一中单及床垫，并置于病人身下；关机时先关闭总电源开关，后拔下传感器插头；卸下降温毯，按规定进行消毒。

（3）注意事项　开机 30 分钟后，应检查降温毯贮水槽的水温是否在设定范围，并检查毯面温度；护士要经常观察降温毯工作情况，如出现报警或异常情况，应立即撤下降温毯；每班护士接班时，要检查病人背部皮肤情况，以防冻伤，必要时予以理疗，以改善局部血液循环；定期清洁降温毯。

11. 简述热水袋的使用方法和热湿敷的应用

（1）热水袋的使用　了解病情，检查热水袋是否破损，测量水温，调节至 60～70℃；热水袋去塞，将水灌入 1/2～2/3 满，逐渐放平，排尽袋内空气，旋紧塞子，擦干后倒提热水袋，轻抖检查无漏水后装入布套，系紧带子；将用物携至床旁，向病人解释，检查用热部位皮肤情况，将热水袋置于病人所需部位。用热时间每次 30 分钟或遵医嘱执行；热水袋使用结束，将水倒净，清洁后倒挂，晾干后吹气，旋紧塞子，存放于阴凉处备用。热水袋布套放入污物袋内送洗。对婴幼儿、老年人、麻醉未清醒、末梢循环不良、昏迷等病人，热水袋水温应调节在 50℃ 以内，热水袋套外包大毛巾，不可直接接触皮肤，以免烫伤。使用热水袋的过程中，应定时检查局部皮肤，如发现皮肤潮红，应立即停止使用，并在局部涂凡士林，以保护皮肤，如需要持续使用热水袋，当水温降低后应及时更换热水。软组织损伤或扭伤后，48 小时内禁用热水袋；严格执行交接班制度。

（2）热湿敷的应用　备齐用物，携至病人床旁，核对并解释操作目的，必要时用屏风遮挡；敷布放于药物盆内，水温一般为 50～60℃；暴露治疗部位，将橡胶单、治疗巾垫于热敷部位下面，局部涂凡士林，盖单层纱布，以保护皮肤。用敷钳拧干敷布至不滴水为止。抖开敷布以手腕部掌侧试温，如不烫手，将敷布折叠敷于局部，上置塑料纸，盖上棉垫，以维持温度；每 3～5 分钟更换 1 次敷布，可用热源维持水温或及时更换盆内热水。一般热敷时间为 15～20 分钟；如患部不忌压，可将热水袋放置在敷布上以保温，再盖一大毛巾进行热湿敷。热敷毕，揭开纱布擦去凡士林；记录热敷部位、时间、效果、反应。应用中要注意观察局部皮肤的颜色，防止烫伤；若对伤口部位做湿热敷，应按无菌操作进行，热敷结束后，按换药法处理伤口；热湿敷者，敷后 30 分钟方能外出，以防感冒。

12. 简述铺麻醉床的规范方法

（1）用物准备　床单位固定用物，包括床、床垫、床褥、棉胎或毛毯、枕芯。铺床用物，包括被套、大单、枕套，橡胶单和中单各 2 条。麻醉护理盘：无菌盘内置张口器、压舌板、舌钳、治疗碗、镊子、输氧导管、吸痰导管和纱布数块；血压计、听诊器、护理记录单及笔、弯盘、棉签、胶布和电筒等。另备输液架，必要时备吸痰器、氧气筒、胃肠减压器，按需要备热水袋及布套、毛毯。

（2）操作方法　按使用顺序备齐用物，携至床旁，移椅至床尾，用物放椅上；拆污单，按内侧折叠法拆除原污单、被套、枕套，放入衣袋内。翻转床褥，检查床设备；铺大单；可根据病情和手术部位，将橡胶单和中单距床头 45～55cm 处铺好，中线对齐，床单边缘塞于床垫下。铺第 2 块橡胶单、中单齐床头；绕至对侧，逐层铺好各单；套被套，被头充实并齐床头或距床头 15cm，铺成被筒，被尾向上折叠，齐床尾，近侧盖被向远侧扇形折叠，置于床边，开口处向门；将枕套套于枕芯上，四角充实，横立于床头，开口背门放置；将床旁桌椅移回原处，根据病情备齐麻醉护理盘，使病人能得到及时抢救和护理，保证术后病人清洁、舒适。

13. 简述无菌持物钳的使用方法

（1）持物钳应浸泡在盛有消毒液的大口带盖容器内，液面以浸没钳轴节以上 2～3cm 或镊子的 1/2 处为宜，每个容器只能放置 1 把无菌持物钳（镊）。

（2）取放无菌持物钳（镊）时，应钳端闭合向下，不可触及容器口边缘及液面以上容器内壁，用后立即放回容器内。

（3）取远处物品，应连同容器一并转移，就地取用。

（4）使用持物钳时不可低于腰部，应在视线之中，不能随意甩动。

（5）无菌持物钳不可夹取油纱布，不可用于换药及消毒皮肤，不可夹取有色消毒棉球。污染或可疑污染的无菌持物钳应重新灭菌。

（6）持物钳及其浸泡容器，应每周清洁、灭菌 1 次，并更换消毒液。使用频繁的科室应每日消毒 1 次。使用干燥的持物钳及容器应每 8 小时更换 1 次。

14. 简述严密隔离、呼吸道隔离、消化道隔离、接触隔离的方法

（1）严密隔离　病人住单人病室，关闭通向走廊的门窗；接触病人必须戴口罩、帽子，穿隔离衣裤和隔离鞋，必要时戴橡胶手套，接触病人后消毒双手；病人的分泌物、呕吐物、排泄物及一切用物应严格消毒处理，无使用价值的物品、污染敷料装袋标记后焚烧处理；病室每日用消毒液喷雾消毒 1 次，也可用紫外线进行空气消毒。

（2）呼吸道隔离　同种疾病的病人可安置在一室，

病室通向走廊的门窗须关闭。接触病人必须戴口罩，病人外出检查或治疗时须戴口罩；病人的口鼻分泌物及痰需消毒后倾倒。接触过分泌物的用物(痰杯、饮食用具)须定期消毒；病室内每日用紫外线进行空气消毒1次。

(3)消化道隔离　不同病种的病人应分室收住，条件不许可时同居一室必须做好床边隔离，每一病床应加隔离标志。病人不可互相接触，以防交叉感染；病人应使用专用食具和便器，用后消毒处理，病人的排泄物、呕吐物和剩余食物均须消毒后倒掉；接触病人时须按病种分别穿隔离衣，接触污染物时须戴手套，接触病人及病人的用物后必须消毒双手；病室应有防蝇设备，保持无蝇、无蟑螂。

(4)接触隔离　病人住单间病室，条件不许可时同种疾病病人合住一室；密切接触病人时需穿隔离衣，接触伤口分泌物时应戴手套；工作人员手有破损时应避免做伤口换药等操作，治疗操作后应严格消毒双手；被伤口分泌物污染的用物、被服等应严格消毒；用过的器械应先单独灭菌，再清洗，然后再灭菌备用；污染敷料应焚烧。

15. 简述血液体液隔离、保护性隔离、昆虫隔离的方法

(1)血液、体液隔离　同种病原体感染者同住一室；血液、体液可能污染工作服时需穿隔离衣，接触血液、体液时应戴手套；血液、体液污染的物品应装袋，病人用过的针头应放入锐器针头盒内焚烧，按医用垃圾处理；工作人员被病人血液污染处应立即用消毒液清洗并采取相应措施。

(2)保护性隔离　设专用隔离室，病人住单间病室隔离；凡进入室内应穿戴无菌的隔离衣、帽子、口

罩、手套和拖鞋；接触病人前后及护理另一位病人前应洗手，更换隔离衣、帽子、口罩、手套和拖鞋；凡患呼吸道疾病或咽部带菌者，均应避免接触病人；未经消毒处理的物品不能带入隔离区；病室每日用紫外线消毒，并通风换气；探视者应采取相应的隔离措施。

（3）昆虫隔离　流行性乙型脑炎、疟疾由蚊子传播，故病室应有防蚊设备、灭蚊措施；斑疹伤寒、回归热由虱传播，病人需经灭虱、沐浴更衣后进入病室，衣服也需灭虱处理；流行性出血热其传染源的中间宿主是野鼠，通过寄生在鼠身上的螨叮咬而传播，故病人需淋浴更衣后入病室，其衣服用煮沸或高压蒸汽消毒灭螨。病人的被褥需勤晒；做好防鼠、灭鼠工作。

16. 简述穿脱隔离衣的方法

（1）穿隔离衣　洗手，戴口罩帽子，取下手表，卷袖过肘；手持衣领取下隔离衣，两手将衣领的两端向外折，使内面向着操作者，并露出袖子内口；将左臂入袖，举起手臂，使衣袖上抖；用左手持衣领，同法穿右臂衣袖；两手持领子中央，沿着领边向后将领扣扣好，再扣好袖扣；解开腰带，将隔离衣的一边渐向前拉，直至触到边缘后用手捏住，同法捏住另一侧，两手在背后将两侧边缘对齐，向一侧折叠，以一手按住，另一手将腰带拉至背后压住折叠处，将腰带在背后交叉，再回到前面打一活结；双手置胸前。

（2）脱隔离衣　解开腰带，在前面打一活结；解开两袖扣，在肘部将部分袖子塞入工作服衣袖下，使两手露出；刷手，消毒双手，擦干；解开领扣，左手伸入右侧袖口内拉下衣袖过手，再用衣袖遮住的右手在衣袖外面拉下左手衣袖过手，双手轮换握住袖子，手臂逐渐退出；用右手自衣内握住肩缝，随即用左手拉住衣领，使隔离衣外面向外两边对齐，挂在衣架上；

不再穿的隔离衣将清洁面向外卷好，投入污衣桶。

（3）注意事项　穿着隔离衣不得进入其他病区；保持衣领清洁，扣领扣时袖口不可触及衣领、面部和帽子；隔离衣每日更换。如有潮湿或污染，应立即更换；隔离衣长短合适，有破损及时修补；隔离衣挂在半污染区，清洁面向外；挂在污染区，则污染面向外。

17. 简述皮内注射的方法

（1）用物准备　基础消毒盘、1ml 注射器 1 支、4～5号针头，按医嘱备好药液放无菌盘内。

（2）操作方法　核对医嘱，洗手、戴口罩；携物品至病床旁，核对床号、姓名，向病人解释；做过敏试验者询问有无过敏史；选择部位。预防接种在上臂三角肌下缘，过敏试验在前臂掌侧下 1/3 处；以 75% 乙醇消毒皮肤，待干。核对药物，驱尽注射器内气体，左手绷紧注射部位皮肤，右手持注射器，针头斜面向上与皮肤成5°角刺入皮内。待针尖斜面全部进入皮内后以左手拇指固定针栓，右手推注药液 0.1ml 可见圆形隆起的皮丘，并显露毛孔；注射完毕拔出针头，切勿按压；向病人解释注意事项，清理用物，记录时间，按规定时间观察结果。

（3）注意事项　勿用碘酊消毒皮肤，嘱病人勿揉擦、覆盖注射部位，以免影响结果的观察；药液要现用现配，剂量要准确；要时药敏试验需作对照。即在另一前臂相同部位，注入 0.1ml 生理盐水，20 分钟后，对照观察结果。

18. 简述体表静脉留置针应用的注意事项

（1）严格无菌操作。

（2）留置针保留时间一般参照使用说明，注意保持穿刺部位清洁干燥。

（3）每日肝素封管，并正确使用正压封管法。

（4）注意保护使用留置针的肢体，不输液时，也尽量避免肢体下垂姿势，以免由于重力作用造成回血堵塞导管。

（5）注意观察穿刺部位变化及病人主诉，若穿刺部位有红肿、疼痛等异常情况，及时拔除导管，给予处理。

（6）更换穿刺点应选用对侧手臂或不同的静脉。

（7）及时做好记录。

19. 简述密闭式静脉输血法的注意事项

（1）输血前必须经两人核对无误，方可输入。

（2）认真检查库存血质量。如血浆变红、血细胞呈暗紫色界限不清，提示可能有溶血，不能使用。

（3）血液内不得加入其他药物。

（4）注意滴速，开始时速度应慢，如无反应可根据需要调节滴速。一般成人 40～60 滴/分，对年老、体弱、严重贫血、心力衰竭的病人输血应谨慎，输血量应酌情减少，速度宜慢。

（5）大量出血时应尽快补充血容量，防止休克发生，为此常需加压快速输血，要求护士在输血过程中守护病人。

（6）输入两个以上供血者的血液时，两份血液之间输入生理盐水，以免发生反应。

（7）贮血袋需保留至输血完毕 2 小时后方可处理。

（8）输血过程中应听取病人主诉并密切观察有无局部疼痛，有无输血反应，一旦出现输血反应，立即终止输血，并通知医生，保留全血以备查明原因。

（9）血液最好在从血库领出后 30 分钟内输入，并要求在 3～4 小时内输完(200～300ml)，凡事先估计静脉穿刺有困难者，待静脉穿刺成功后再到血库取血。

20. 简述微量输液泵的使用方法

(1)洗手，戴口罩。

(2)配置药液，用注射器抽吸准备好，注明药液名称及药物浓度。

(3)连接注射器与输液泵泵管，排尽空气。

(4)将注射器安装在输液泵上。

(5)连接电源，打开泵开关。

(6)携用物至病人床旁，核对姓名、床号。

(7)根据医嘱要求，设定输液液量、速度。

(8)连接输液泵及常规输液管。

(9)整理用物，做好记录。

(10)注意事项　经常巡视，注意输液泵的工作是否正常，及时发现和处理输液泵的故障；严密观察液体输注情况，防止空气栓塞的发生；应规范使用输液泵，做好输液泵的维护和保养。

21. 输液泵的控制原理及优越性有哪些

(1)输液泵的控制原理　可分为活塞型和蠕动滚压型输液泵两类，后者又可分为容积控制型和滴数控制型。

(2)输液泵的优越性　①输液精确平稳　输液泵能预先设置液体输入的量和速度(ml/h)，能保证在单位时间内均匀恒定地输入所需的药量。流量控制范围大，从 0.1~900ml/h。②调节简便快捷　只需调节速率钮即可达到精确微调的目的。③安全持久、便于携带　输液泵设有故障报警装置，能及时提示医护人员准确排除故障。输液泵带有蓄电池，便于急救和运送中使用。

22. 与传统注射器采血方式相比，真空采血系统的优点有哪些

（1）无菌安全　①真空采血系统采用钴 60 照射，灭菌效果可靠；②全封闭系统给病人、护士和检验师以最大限度的保护。

（2）简单快捷　①缩短止血带的使用时间；②针头更锐利；③无须自己配制各种抗凝剂。

（3）准确可靠　①血、抗凝剂比例准确；②真空度准确；③减少非正常凝血和溶血，检验结果准确；④应用国际通用标记，标记准确。

（4）经济有效　①可减少因溶血和非正常凝血造成的误检、再检；②真空采血系统可直接上机，减少不必要的操作；③标本中微血块减少，从而减少了微血块堵机情况的发生。

23. 简述采集静脉血标本的注意事项

（1）采取血生化标本，应在空腹时采取，应事先通知病人，避免因进食而影响检验结果。

（2）根据不同的检验项目选择标本容器。

（3）严禁在输血、输液的针头处抽取血标本，以免影响检验结果，应在对侧肢体采血。

（4）同时抽取几个项目的血标本，一般应先注入血培养瓶，其次注入抗凝管，最后注入干燥试管，动作需迅速准确，均不能将泡沫注入标本容器中。

（5）严格查对制度及无菌操作。

24. 何谓骨髓内输液？其适应证及穿刺部位是什么

（1）概念　骨髓内输液是指使用骨髓穿刺针经骨皮质进入骨髓腔进行输液或输血。骨髓具有丰富的静脉窦，引流到中央静脉窦，中央静脉窦通过骨的营养静脉进入体循环，骨髓内输液就是利用骨的丰富血管

网把液体和药物转送到血流中。

（2）适应证　　通常骨髓内输液适用于 6 岁以下儿童，但紧急情况下也可用于成人，主要用于静脉途径给药或输液发生困难时。

（3）穿刺部位　　儿童的理想穿刺部位为胫骨近端粗隆下 1～3cm，胫骨远端、股骨远端和肱骨远端亦可。成人可选择髂骨、锁骨等部位进行穿刺。穿刺时使用骨穿针或骨髓腔内注射装置，操作简单，可在 30 秒内完成。通常在 1～2 小时内建立常规血管通路后，就停止骨髓内输液，以免增加感染机会。留置时间最多不能超过 24 小时。

25. 简述超声雾化的使用方法和注意事项

（1）使用方法　　检查雾化器部件完好；水槽内放入蒸馏水 250ml，浸没罐底雾化膜。雾化罐内加入所需药液 30～50ml；携用物到病人床前，核对病人姓名、床号，向病人解释治疗目的及使用方法；病人颌下放置治疗巾或毛巾；先开电源开关，再开雾化开关；调节雾量，定好时间(15～20 分钟)；将面罩罩在病人鼻部，病人做均匀深呼吸；治疗完毕，擦干面部和颈部；先关雾化开关，后关电源开关。

（2）注意事项　　使用雾化器前检查各部分有无松动、脱落等异常，注意仪器的保养；保护水槽底部的晶体换能器和雾化罐底部的超声膜，防损坏；水槽和雾化罐内切忌加热水。使用中水温超过 60℃ 应停机换冷蒸馏水；水槽内无足够的冷水及雾化罐内无液体的情况下不能开机；水槽内的蒸馏水要适量。太少则气雾不足，太多则溢出容器，损坏仪器；治疗鼻腔疾病病人用鼻呼吸；治疗咽、喉或下呼吸道疾病病人用口呼吸；气管切开者，对准气管套管自然呼吸。

26. 应用简易呼吸器囊的注意事项有哪些

(1) 面罩宽窄部分使用正确，操作中注意面罩与面部衔接紧密。操作中要使气道开放，见病人胸廓起伏。若病人有自主呼吸，应与之同步。

(2) 当机械通气病人突遇停电或转运时，应将呼吸囊连接人工气道，用单手或双手有规律地挤压呼吸囊，挤压呼吸囊时不可用力过大，见胸廓起伏即可。每次挤压时间为1秒，不可过快。

(3) 面罩大小适宜，与病人面部衔接紧密，使用中应防止与面部密闭不好导致低通气或通气无效。使用时最好在简易呼吸器前端连接细菌过滤器。

(4) 未建立人工气道者，建议双人使用呼吸皮囊，以保证有效通气；无咳嗽或咽喉反射的病人尽快置入口咽导管以保持气道通畅。

(5) 气道压力过大或潮气量过大可导致胃胀气、气胸等后果。

27. 肌内注射的注意事项是什么? 长期肌内注射, 如何减少局部硬结的发生

(1) 注意事项　需要两种药物同时注射时，应注意配伍禁忌。选择合适的注射部位，避免刺伤神经和血管，无回血时方可注射。注射部位应当避开炎症、硬结、瘢痕等部位。对经常注射的病人，应当更换注射部位。注射时切勿将针梗全部刺入，以防针梗从根部折断。

(2) 长期肌内注射减少局部硬结的方法　长期肌内注射的病人，其注射部位应交替更换，并用细长针头，可避免或减少硬结的发生。药物浓度过高，刺激性大，药物相互作用会产生沉淀、结晶，刺激组织产生炎性反应。均会导致硬结的发生，都应尽量避免。

28. 如何做到无痛注射？发生断针后的紧急处理措施是什么

（1）无痛注射方法　①耐心解释，解除病人思想顾虑，以取得合作。②选择合适针头，包括型号合适、锐利、无钩、无弯曲的针头。③选择合适体位，使病人肌肉放松。④注射部位应避免硬结、瘢痕、骨突出部位。⑤做到"两快一慢"，即进针快、拔针快、推药慢且均匀。⑥同时注射多种药液时，应先注射刺激性较弱的药液，然后注射刺激较强的药液。⑦注射过程中密切观察病人反应，应用沟通技巧分散病人注意力，以减轻疼痛。

（2）发生断针后的紧急处理措施　若发生针头折断，应先稳定病人情绪，嘱病人保持原位不动，固定局部组织，以防断针移位，同时尽快用无菌血管钳夹住断端取出；如断端全部埋入肌肉，应速请外科医师处理。

第二节　内科护理技能知识

1. 简述腹腔穿刺术的护理配合要点

（1）查对床号、姓名，向病人解释操作目的，以取得合作。

（2）嘱病人排尿，垫中单，取半卧位或平卧位，腹水少量者取左侧卧位，腰背部铺好腹带，测腹围并记录。

（3）协助术者配合定位，常规消毒皮肤，铺无菌孔巾，配合局部麻醉。

（4）术中协助留取标本，注意观察病人生命体征。

（5）操作完毕，术者取出穿刺针，按压穿刺点，用无菌纱布覆盖后固定，测腹围，束腹带。术后嘱病人卧床休息，有不适及时报告。

(6)注意事项　严格无菌操作，防止腹腔感染；放液速度不宜过快，放液量不宜过多，一次放腹水不宜超过3000ml。观察腹水颜色、性状和量并记录；术中病人如出现面色苍白、心慌、头晕、出汗、血压下降、腹痛等症状，应停止放液，安静平卧，并予输液、扩容等对症处理；如放液流出不畅，可嘱病人变换体位，以助液体流出通畅；腹带不宜过紧，以防造成呼吸困难；术后穿刺处如有腹水外渗，及时更换敷料，防止穿刺处感染。

2. 简述肝脏穿刺术护理配合的注意事项，肝穿刺后的观察要点有哪些

(1)术者进针时嘱病人深吸气后屏气。

(2)穿刺过程中，注意观察病人面色、血压、脉搏的变化，如有异常通知医生立即停止操作。

(3)术后绝对卧床休息6~8小时，定时测量血压、脉搏、呼吸，如发现头晕、脉搏细弱、血压下降、面色苍白、出冷汗、烦躁不安、呼吸困难等失血征象时，及时报告医师，积极抢救。

(4)穿刺后如病人主诉疼痛，应报告医师，遵医嘱应用止痛药，同时密切观察生命体征。

(5)观察伤口有无渗血。如敷料有渗血，及时更换，防止穿刺部位感染。

(6)观察要点　肝穿刺后应卧床24小时，4小时内每隔15分钟测脉搏1次，每半小时测血压1次，严密观察病人。若发现病人脉搏细弱，血压下降，出冷汗，烦躁不安，面色苍白，则为内出血征象，应准备输血，给止血剂。必要时请外科考虑剖腹探察，手术止血。穿刺后如局部疼痛，应仔细检查原因。若为一般组织创伤性疼痛，可给予止痛剂；若发生气胸、胸

膜休克或胆汁性腹膜炎时，则应及时处理。

3. 肾穿刺活检术后如何观察

（1）穿刺后，去掉腹部垫枕，整理病人衣服，采用3人搬运病人的方法，协助病人翻身平卧于病床上，臀下垫垫巾，送病人回病房。

（2）测量呼吸、脉搏、血压，每30分钟测1次，共测4次。

（3）嘱病人多饮水，留取术后前3次尿液，观察有无肉眼血尿。

（4）术后绝对平卧4小时，24小时内尽可能卧床。

（5）每30分钟巡视1次病人，满足病人生理、生活需要。

（6）询问病人有无腰痛、腹痛、心慌、恶心等不适。

（7）术后1周内避免腰部、背部受力运动，1个月内不进行剧烈运动，半年内不从事重体力劳动。

4. 胸腔穿刺术后应注意哪些问题

（1）严格执行无菌操作，避免胸腔感染。

（2）术中病人应避免咳嗽、深呼吸及转动身体，有咳嗽症状者可遵医嘱在术前口服止咳药。术中如发生连续咳嗽或出现头晕、胸闷、面色苍白、出汗、晕厥等症状，应立即停止抽液，拔除穿刺针，让病人平卧，遵医嘱给予吸氧及对症处理。

（3）抽液或抽气速度不宜过快，量不宜过多，一般第1次抽液不超过800ml，以后每次不超过1200ml。

（4）需要向胸腔内注入药物者，抽液后接上备有药物的注射器，将药液注入。

（5）术后协助病人卧床休息，注意观察生命体征，告知病人如有不适及时报告，有病情变化及时通知医师给予处理。

（6）标本及时送检。

5. 心包穿刺过程中如何做好护理配合

（1）严格无菌操作。

（2）术中严密心电图、血压监护。

（3）抽液速度宜缓慢，防止空气进入心包内。

（4）首次抽液量以 100ml 左右为妥，以后每次抽液 300～500ml，以免抽液过多引起心脏急性扩张。

（5）若抽出液体为血性积液，应先抽出 3～5ml，如放置 5～10 分钟不凝固，再行抽液。

（6）术中若病人感到不适，如心跳加快、出冷汗、头晕、气短等，应立即停止操作，做好急救准备。

（7）术后静卧 4 小时，测脉搏、血压，每 30 分钟测量 1 次，共 4 次，以后 24 小时内，每 2～4 小时测量 1 次。

（8）观察穿刺部位有无渗血，保护伤口，防止感染。

（9）冲洗导管，每日 1 次，以防导管堵塞。

6. 简述膀胱穿刺术护理配合的方法

（1）查对床号、姓名，向病人解释操作目的，以取得合作。

（2）嘱病人最大限度地憋尿。

（3）携用物至病人床旁或检查室，嘱病人平卧，臀下垫垫巾，叩诊其耻骨联合上为浊音，触诊此处病人有明显尿意时，方可进行穿刺。

（4）选择穿刺点为耻骨联合上缘 1cm 正中部，触诊尿意最明显处，以 2% 碘酊、75% 乙醇消毒皮肤，消毒直径为 8～10cm，点燃酒精灯。

（5）打开无菌盘，戴无菌手套，铺孔巾，暴露穿刺部位，将心内注射针头与注射器连接。

（6）右手持注射器，左手持无菌纱布固定针头，将针与皮肤成 90°角缓慢进针，到产生落空感时，表明针已进入膀胱，抽取尿液 10ml 左右。

（7）拔出针头，按压针眼处 2～3 分钟。

（8）取无菌培养瓶，瓶口及瓶塞在酒精灯火焰上方烧灼消毒，留取标本，送检。整理用物，嘱病人如厕排空尿液。

7. 简述腰椎穿刺术护理的配合方法

（1）查对床号、姓名，向病人解释操作目的，术后注意事项，以取得合作，协助病人排大小便。

（2）病人取侧卧位，躯体及下肢向前弯曲，使腰椎后凸。

（3）打开腰穿包，协助医生定位及配合常规消毒腰椎第 3～4 或第 4～5 椎间隙。

（4）协助医生戴无菌手套，抽取麻醉药进行局部麻醉。

（5）穿刺成功后，嘱病人全身放松，头略伸，双下肢半屈曲，平静呼吸；为医师打开压力管，协助医生测脑脊液压力。

（6）需测初压、终压或做压力试验时配合医生完成。

（7）穿刺后局部盖以无菌纱布，协助病人去枕平卧休息。

（8）术中观察病人的意识及生命体征的变化，如出现脑疝症状或病情突变，立即停止操作；对于躁动病人应进行四肢及体位固定或遵医嘱使用镇静药，防止穿刺针折断；穿刺注药过程中，观察意识、瞳孔、呼吸、脉搏、面色，发现异常立即停止操作，并协助抢救；穿刺结束后嘱病人去枕平卧 6 小时。

8. 简述双囊三腔管操作护理配合的注意要点

（1）使用双囊三腔管前应检查管和囊的质量，橡胶老化或充盈的气囊形状偏移不成球形者不宜使用。

（2）压管期间注意观察病人鼻子部位双囊三腔管的刻度，一般成人置管深度为 55~65cm，但一般进口管上标记的刻度自胃囊部位开始，则病人鼻子部位刻度应为 40~50cm 因此，插管前务必检查双囊三腔管上的刻度标记，并记录好插管深度。

（3）气囊压迫期间须密切观察脉搏、呼吸、血压的变化，胃囊充气不足、漏气或牵拉过大，会出现双囊三腔管向外滑脱，气囊压迫咽喉部，会导致病人呼吸困难甚至窒息，应紧急处理。

9. 肺部叩拍的方法是什么

病人取坐位或侧卧位，操作者将手固定成背隆掌空状，即手背隆起，手掌中空，手指弯曲，拇指紧靠示指，叩背的顺序是沿着脊柱两侧支气管大致走向、由上到下向心性的叩击，根据病人情况叩拍每次 1~5 分钟。避免叩拍锁骨，前胸及脊椎部。用手叩打胸背部，借助振动，使分泌物松脱而排出体外。注意边扣边鼓励病人咳嗽，不可在裸露的皮肤、肋骨上下、脊柱、乳房等部位扣打。

10. 根据卧位的自主性可将卧位分几种？如何摆放头低足高位？简述适用范围和禁忌证

（1）卧位分类 ①主动卧位：病人身体活动自如，能根据意愿和习惯随意改变。见于轻症病人，术前及恢复期病人。②被动卧位：病人自身物理变换卧位，躺卧于他人安置的卧位。见于极度衰弱、昏迷、瘫痪的病人。③被迫卧位：病人意识清晰，有变换卧位的能力，但由于治疗需要，被迫采取的卧位，如支气管哮喘急性发作的呼吸极度困难被迫采取端坐位。

(2)摆放姿势　病人仰卧，枕横立于床头，以防碰伤头部。床位用支托物垫高 15～30cm。

(3)适用范围和禁忌证　①肺部引流使痰易于咳出；②十二指肠引流术，有利于胆汁引流；③妊娠时胎膜早破，防止脐带脱垂；④跟骨或胫骨结节牵引时，利用人体重力作为反牵引力，防止下滑；⑤此卧位不可长时间使用，颅内高压者禁用。

11. 漂浮导管插入成功后如何做好监测

(1)协助测量肺动脉压及中心静脉压时　将测压系统连接于所需测压的管腔上，打开压力传感器的三通开关通大气，校正零点后测压。

(2)协助测肺毛细血管嵌压时　先将气囊注入1.5ml 气体后，再按上述步骤进行测压。

(3)协助测心排血量时　需两人同时进行，即一人操作机器，一人快速推注 0～5℃的冰盐水 5ml，以液体与血液的温度差来测定心排血量。

(4)严格无菌操作，应严密监测心电、血压变化。

(5)注意保持导管通畅，防止血栓形成，持续用肝素生理盐水冲洗，滴速 5～10 滴/分，每隔 1～2 小时用 1∶1000 肝素生理盐水冲洗导管 1 次，每次2～3ml，当冲管时遇有阻力，切忌用力推注液体，以防栓子脱落造成栓塞。

(6)嘱病人插管肢体保持伸直位，不能过度弯曲，移动体位时，动作应慢，不可过度牵拉管道，以防管道脱落移位。如有脱落移位，切忌用手直接将导管向内推送。

(7)注入冰水的速度应快而匀，一般 5ml 液体应在 3 秒内注射完毕，此操作应重复 3 次，取其平均值并记录。测量肺毛细血管嵌压后应及时放出气体,以免因气囊充盈将肺小动脉嵌入时间过长,而引起局部肺组织损伤。

(8)导管保留期间(一般1周左右),应每日消毒并更换穿刺部位敷料。

12. 简述三向瓣膜式 PICC 导管置入术的操作程序

(1)洗手、戴口罩、戴帽,推车至病人床旁,查对床号、姓名,向病人解释操作目的,以取得合作。

(2)常选择贵要静脉、肘正中静脉、头静脉用以输注液体。

(3)病人预穿刺侧手臂与身体成90°角,测量自穿刺点至右胸锁关节,然后向下至第3肋间。

(4)在治疗车上铺无菌治疗中,打开 PICC 套件、注射器,戴无菌手套,抽取生理盐水,在病人手臂下铺无菌治疗巾。

(5)将注射器连接到导管支撑导丝的路厄孔头,预冲导管连接器、肝素帽并连接穿刺针、排气,备用。

(6)用碘伏、乙醇各3次对皮肤进行消毒,待干2分钟。范围是穿刺点上下各10cm(直径20cm),两侧到臂缘。

(7)扎止血带,打开无菌穿刺包,术者戴无菌手套,铺孔巾。静脉穿刺见回血后,保持针芯位置,向前推进插管鞘,松开止血带,轻压入点处血管的上方以止血,从插管鞘内撤出穿刺针。

(8)以左手固定插管鞘,右手将导管插入插管鞘,缓慢、匀速地推进导管。当导管头到达病人肩部时,嘱病人将头向穿刺侧转90°并低头(用下颌贴近肩部,以避免将导管误插至颈静脉)。当插入预测长度后,从静脉内撤出插管鞘,在穿刺点的远端轻压住静脉以保持导管的位置,缓慢地将支撑导丝撤出。

(9)保留体外5cm导管,同时使用无菌剪,以90°角剪断导管,并检查导管断端是否乎整。

(10)将减压套筒上的沟槽与连接器的翼形部分的倒钩对齐锁定。

(11)用注射器抽吸至有回血,再用20ml生理盐水以脉冲方式冲管,正压封管,最后连接肝素帽。

(12)将导管出皮肤处逆血管方向盘绕一流畅的S弯,在穿刺点处垫以纱布,其上用透明贴膜固定。透明贴膜覆盖到连接器的翼形部分的一半,然后用胶布以蝶形交叉固定连接器和肝素帽。

13. 三向瓣膜式 PICC 导管置入术应注意哪些问题

(1)严格无菌操作,防止穿刺部位感染。

(2)操作中保持病人穿刺侧手臂与身体成90°角。

(3)当导管在推进过程中遇有阻力时,可冲一些生理盐水,使导管末端漂浮起来,易于推进,禁止用暴力。

(4)术后24小时内更换贴膜,并观察局部出血情况,以后酌情每周更换1~2次。

(5)定期检查导管位置,导管头部定位,流通性能及固定情况。

(6)每周用生理盐水10ml冲管,并以脉冲方式进行,在注射最后0.5ml时,边推活塞边撤注射器,以达正压封管。在使用和维护导管的过程中,请勿使用小于10ml的注射器。

(7)当导管发生阻塞时,可试用尿激酶边推边拉的方式溶解导管内的血凝块,严禁将血块推入血管。

(8)病人置入PICC导管侧手臂不提重物、不做引体向上、托举哑铃等持重锻炼,并需避免游泳等会浸泡到无菌区的活动。

(9)治疗间歇期每7日对PICC导管进行冲洗,更换贴膜、肝素帽等，注意不要遗忘。

（10）嘱病人注意针眼周围有无发红、疼痛、肿胀、渗出。如有异常应及时联系医师。

14. 实施腹膜透析术时护理要注意哪些事项

（1）腹膜透析应严格无菌操作，最好在专门的房间进行，病室内操作应每日紫外线消毒。

（2）腹透液悬挂不宜过高，以防压力过大损伤腹膜。

（3）灌注时速度应慢，透析液温度适宜。

（4）详细记录每一次入液量和出液量及尿量，以观察腹透效果。

（5）如发现流出液浑浊或同时伴有发热、腹痛应及时与医师联系，留取透析液标本送检，按医嘱进行相应处理。

（6）发现引流液中有絮状物或血块阻塞引流不畅时及时汇报医师，遵医嘱给予肝素或尿激酶入腹透液，并保留2小时。切不可抽吸，以免将大网膜吸入腹透管微孔。

（7）观察导管出口处有无感染，如有红、肿、热、分泌物，应及时留取分泌物培养并做药敏试验，及时应用抗生素。

（8）排液不畅时，应检查管路有无打折、堵塞、漂浮。

（9）胸、腹部大手术3日内，妊娠、肿瘤晚期的病人不宜做此项治疗。

15. 简述血液透析术的操作流程

（1）查对床号、姓名，向病人解释操作目的，以取得合作，测体重。

（2）开机，连接A、B透析液，调试机器至准备状态。

(3)连接透析器及管路,用生理盐水预冲透析管路每个环节,排尽空气;连接空气、静脉压等监测器。

(4)病人仰卧位,选择内瘘及静脉穿刺点,铺治疗巾,常规消毒,穿刺、固定,静脉推注首剂肝素。

(5)连接动脉穿刺针,固定。打开夹子,开泵,将血引至静脉壶时关泵。以止血钳夹住静脉管,排尽空气,并接静脉穿刺针,打开夹子,钳固定,打开静脉压监测夹子,开泵,将血流速由小到大逐渐调至100~200ml/min,遵医嘱设置治疗数据。

(6)每小时测血压、脉搏,观察病情变化并记录。

(7)治疗时间遵医嘱,通常为3~5小时。

(8)治疗结束,消毒穿刺点,拔出穿刺针,动静脉穿刺点以创可贴敷盖,上置纱球,并以弹力绷带加压固定30分钟。测体重。

16. 简述口服葡萄糖耐量试验的方法及注意事项

(1)方法 查对床号、姓名,向病人解释操作目的,以取得合作。24:00后禁食、水。次日晨口服葡萄糖75g,于服糖前及服糖后1小时、2小时分别抽取静脉血,同时查血糖和胰岛素、C肽。

(2)注意事项 试验结束后方可进食、水。试验过程中停服一切药物;75g葡萄糖粉溶解于300ml开水中(水温以20~30℃为宜),从喝第1口糖水开始计时间,于3~5分钟内饮完;饮糖水后诱发呕吐应终止试验;试验过程中避免剧烈活动,保持情绪稳定,禁吸烟;100g口服葡萄糖耐量试验原理、方法、注意事项同上。

第三节　外科护理技能知识

1. 简述备皮的方法及注意事项

（1）方法　核对医嘱，评估病人及手术区皮肤状况；核对病人姓名、床号、诊断、手术部位；遮挡病人，于病人身下铺垫巾，暴露备皮部位，涂肥皂水，绷紧皮肤，手持备皮刀分区剃净毛发；检查备皮部位毛发是否剃净，皮肤有无损伤；去除局部毛发和皂液，整理用物及床单位；嘱病人沐浴，卧床病人应床上擦浴。

（2）注意事项　剃刀的刀片应锐利；剃刀刀架用后应严格消毒，防止交叉感染；检查手术区皮肤如有割痕、发红等异常情况，应通知医师并记录；动作轻柔，注意病人的保暖。

2. 简述 T 形管引流的护理要点

（1）妥善固定 T 形管，防止因翻身、起床等活动时牵拉脱出。

（2）观察、记录引流液的颜色、性质和量。正常胆汁颜色呈深黄色澄明液体，如有异常及时与医生联系。

（3）更换引流袋时，常规消毒接口，严格无菌操作。

（4）T 形管引流时间 7～14 日。拔管前应先根据医嘱夹闭 T 形管，夹管期间观察有无腹痛、发热、黄疸。

（5）注意观察及保护 T 形管周围皮肤，如有胆汁侵蚀可用氧化锌软膏保护。

（6）注意病人生命体征及腹部体征的变化，如有发热、腹痛，提示有感染或胆汁渗漏可能，应及时报告医师。

3. 胸腔闭式引流的目的是什么？如何保证引流有效？拔管的指征是什么

（1）目的　①引流胸腔内积气、积血和积液；②重建负压，保持纵隔的正常位置；③促进肺膨胀。

（2）引流有效　①确保引流装置安全；②观察引流管通畅情况；③防止胸腔积液或渗出物堵塞引流管；④防止意外。

（3）拔管指征　①一般置管 48～72 小时后，临床观察引流瓶中无气体溢出且引流液颜色变浅；②24 小时引流量 <50ml；脓液 <10ml；③胸部 X 线摄片显示肺复张良好无漏气、病人无呼吸困难或气促，可考虑拔管。

4. 简述封闭式膀胱冲洗术的操作方法

（1）核对病人姓名，向病人解释冲洗的目的。

（2）遮挡病人并协助采取适当姿势，露出导尿管。

（3）将冲洗用生理盐水挂于输液架上，连接输液管，输液管夹闭。

（4）协助医师戴好无菌手套。

（5）用75%乙醇棉球消毒导尿管（三叉）的输入口。

（6）打开输液管道，将针头处接在三叉导尿管的输入端。

（7）使冲洗液缓缓流入膀胱，观察尿流速度、色泽及浑浊度。

（8）各班记录输入输出量，并检查冲洗情况。

5. 简述骨牵引术后护理观察要点及注意事项

（1）术后护理观察　骨牵引穿针时，如果进针部位定位不准、进针深浅、方向不合适及过度牵引均可导致相关血管、神经损伤，出现相应的临床征象。如颅骨牵引钻孔太深，钻透颅骨内板时，可损伤血管，甚至形成颅内血肿。故牵引期间应加强观察；四肢骨牵引针若仅通过骨前方密质，牵引后可撕脱骨密质；若颅骨牵引钻孔太浅，未钻透颅骨外板，螺母未拧紧可引起颅骨牵引弓脱落。故应每日检查，防止其松脱；发现牵引针偏移时，局部经消毒后再调整至对称位或及时通知医师，切不可随手将牵引针推回。

(2)注意事项　在牵引前，先换木板床或骨科床以利牵引。需抬高床尾或颅骨牵引者，做好棉花圈，避免颅底枕部受压；针眼处使用无菌纱条包绕，2～3日更换1次。嘱病人勿触摸局部，如有分泌物用棉签擦去。如拔针后应以无菌纱布封盖该处；保持牵引有效。牵引重量应根据病情需要调节，不可随意增减，不可随意改变体位。

6. 简述关节腔闭合式连续冲洗术的注意点

(1)患肢抬高，保持冲洗管道的通畅，以防管道扭曲而影响疗效。

(2)冲洗液瓶应有明显标记，避免误为静脉补液。

(3)准确记录出入量，根据病情决定入量，持续24小时冲洗。

(4)观察引流液的色、性质、量，术后24小时可有较多渗血，应较快滴入冲洗液，每隔2～3小时宜加快滴注30秒，也可在第1～2日加快滴速达80～100滴/分，以免渗血凝固或脱落的坏死组织堵塞管腔。

(5)加强生命体征和局部切口观察，如体温正常，切口局部无炎症，吸出液清澈无浑浊，可根据医嘱拔管，拔管时先拔去进水管，继续吸引1～3日后切口内无渗出物可行拔引流管。

(6)保持切口局部清洁、干燥，如有渗出及时更换敷料。

(7)应积极让病人进行关节的主动和被动功能锻炼。

7. 简述外科换药的方法及注意事项

(1)方法 洗手、戴口罩。核对医嘱，评估伤口，选择敷料，洗手，准备用物；遮挡病人，暴露伤口，铺垫巾于伤口下；揭开绷带或外层敷料；以镊予取下内层敷料，若敷料粘连则以生理盐水沾湿后再取下；取另一把持物钳，以酒精棉球擦拭伤口周围皮肤，再用生理盐水棉球，由内往外清洗。若为污染伤口，由外往内清洗，再取酒精棉球消毒伤口周围皮肤；用无菌纱布覆盖伤口，并妥善固定；进行卫生宣教，并讲解注意事项；协助病人整理衣物及床单位，正确处理用物，洗手并记录。

(2)注意事项 注意保持敷料干燥，敷料潮湿时，必须立即予更换；包扎伤口时，要保持良好血液循环，不可固定太紧，包扎肢体时从身体远端到近端，促进静脉回流；手术后遗留于皮肤的消毒药水可用温水毛巾擦拭；胶布留下的痕迹可用汽油或松节油擦拭；保持双手持镊法，左手镊相对无菌，右手镊接触伤口。接触病人的镊子不得直接接触敷料，敷料不能过湿；换药时，应按照从清洁、污染、感染、特殊感染的原则进行，避免交叉感染。

第四章　内科系统疾病护理知识

第一节　呼吸系统疾病护理知识

1. 何谓上呼吸道和下呼吸道

呼吸系统包括鼻腔、咽、喉、气管、各级支气管和肺脏，此外还有它的辅助装置：胸膜和胸膜腔、膈肌等。

(1)上呼吸道　上下呼吸道的分界线为环状软骨，即喉结稍偏下的部位。上呼吸道包括鼻部、口咽部和喉部，如果这一部分器官出现毛病，我们称之为上呼吸道病变。

(2)下呼吸道　包括具有软骨支架的气管、支气管和不含有软骨的细支气管和终末细支气管，另外还有主管气体交换的呼吸细支气管、肺泡管、肺泡囊和肺泡。如果这一部分出现了毛病，我们称之为下呼吸道病变。

2. 简述肺血管的生理特点

肺血管有双重血液来源，一种是肺血管，一种是支气管血管。

(1)肺血管　是由肺动脉、肺静脉和毛细血管组成，是肺的功能血管，完成人体肺循环也称小循环的功能。它的走行途径为：回到心脏的静脉血，经过肺动脉到达肺内有巨大面积的毛细血管网，在此血液从肺泡中吸收氧气，排出二氧化碳，成为具有饱和氧气的动脉血，进入肺静脉，流回左心房。肺循环主要是完成气体交换的作用。

（2）支气管血管　属于体循环或大循环。它包括支气管动脉和静脉，是供应支气管肺组织和胸膜等的营养血管。

3. 引起上呼吸道感染的病原有哪些

急性上呼吸道感染大多由病毒引起，占70%～80%。引起此病的病毒主要为流感病毒、副流感病毒、呼吸道合胞病毒、鼻病毒、冠状病毒、风疹病毒、一些肠道病毒以及麻疹病毒等。引起此病的细菌主要是溶血性链球菌、肺炎球菌、流感嗜血杆菌和葡萄球菌等。这些病毒或细菌平时就可能存在于上呼吸道，但并不引起发病，而在人体全身或呼吸道的抵抗力下降时，如受凉、淋雨、过度疲劳等，它们可迅速繁殖而致此病。

4. 急性气管、支气管炎的临床表现有哪些

临床主要表现为咳嗽、咳痰，常见于寒冷季节或气候突变时。常先有上呼吸道感染的症状如流涕、鼻塞、咽痛、声嘶。全身症状较轻，可有畏寒、低热、乏力，并有咽喉发痒、刺激性咳嗽及胸骨后疼痛。早期为干咳或有少量痰，以后可转为黄脓痰，偶尔痰中带血。可为终日咳嗽，也可为阵发性，可在受凉、吸入冷空气、晨起和睡下时加剧。此病全身症状一般在4～5日内消退，咳嗽有时会延长数周。体检时可发现两肺呼吸音增粗，有散在的湿啰音，咳嗽后减少或消失。胸部 X 线检查无异常，细胞计数亦正常。

5. 慢性支气管炎临床上都有哪些表现

主要表现为咳嗽、咳痰、喘息。在早期，咳嗽声

音有力清朗，白天多于晚上。继发肺气肿时，咳嗽声音低沉无力，夜间多于白天，特别在睡前和清晨起床时为重。咳痰以清晨较多，这是因为在夜间睡眠后支气管腔内痰液蓄积，同时副交感神经兴奋，支气管分泌物增多。起床后或体位变化可引起刺激性排痰。痰液一般为白色泡沫样，以后继发细菌感染可变为黄脓痰。如果咳嗽剧烈，支气管黏膜微血管破裂，则可见痰中带血。喘息多由支气管痉挛引起，也可由支气管黏膜水肿、管壁肥厚、痰液阻塞所致。早期，检查可无异常发现。急性发作时，在胸部可听到散在的干湿啰音，多在肺底部和肺部，咳嗽后可减轻或消失。啰音的多少或部位不恒定。喘息时可听到哮鸣音。

6. 慢性支气管炎的护理观察重点有哪些

（1）入院评估时，应重点询问病人有无咳嗽、咳痰、喘息症状及其持续时间，是否在冬季加重。

（2）观察发作的诱因，如气候变化或受凉感冒、接触有害气体、过度劳累等，是否吸烟及其吸烟支数；咳嗽频度及严重程度；痰量及痰的性状；喘息或气急与活动的关系。护理查体时，早期检查可无异常发现。

（3）急性发作时，在胸部可听到散在的湿啰音，多在肺底部和背部，咳嗽后可减轻或消失。啰音的多少或部位不恒定。喘息时可听到哮鸣音及呼气延长。

（4）经控制感染、祛痰、镇咳、解痉、平喘治疗后，要观察病人咳嗽、咳痰症状有无好转，如无好转，甚至恶化，应首先考虑支气管感染未控制或伴肺部感染，应结合痰菌药敏试验结果和临床经验选择有效抗生素治疗。

7. 简述阻塞性肺气肿的临床表现，病情观察重点有哪些

（1）肺气肿是指终末细支气管远端的气道弹性减

退，过度膨胀，充气和肺容积增大或同时伴有肺泡壁破坏的病理状态。阻塞性肺气肿的表现主要为在原有慢性支气管炎基础上出现了逐渐加重的呼吸困难，最初仅在劳动、上楼或登山、爬坡时有气促，以后在平地活动时，甚至在静息时也感气短。体检时可发现桶状胸，呼吸运动减弱，叩诊呈过清音，肝浊音界下移，听诊呼吸音普遍降低，呼气延长。

（2）病情观察重点　每天观察病人的痰量及痰的性状，咳嗽、咳痰及活动后呼吸困难的程度。咳嗽减轻，痰量少、白色、易咳出，肺部啰音减少或消失等，均提示感染控制较好。

8. 什么是急、慢性肺源性心脏病

（1）急性肺源性心脏病　（急性肺心病）其发病的原因是来自静脉系统或右心的血栓、癌栓、气栓或羊水等进入肺循环，造成肺动脉主干及其大的分支广泛栓塞，同时并发广泛肺细小动脉痉挛，使肺循环受阻，肺动脉压力骤然升高，造成右心室后负荷的剧增和右心室扩大，从而发生急性右心功能衰竭。如果栓子很大，将肺动脉完全堵塞，肺血管发生广泛性痉挛，病人可猝死。

（2）慢性肺源性心脏病（慢性肺心病）是由于肺、胸廓或肺动脉血管慢性病变所致的肺组织结构和功能异常，产生肺循环阻力增加、肺动脉压力增高，使右心肥厚、扩大，伴或不伴右心衰竭的心脏病。其原因有：慢性支气管炎和阻塞性肺气肿，占 80% ~85%。

9. 如何观察急性肺栓塞的临床症状

当大块或多发肺栓塞时，病人常突然感到呼吸困难、胸闷、心悸和窒息，可有剧烈咳嗽，咳暗红色或鲜血痰。可有中度发热、胸闷，刺激膈肌时胸痛可放射到肩部，有时胸痛可类似心绞痛，可能因冠状动脉痉挛引起供血不足。严重时，病人烦躁、焦虑、出冷汗、恶心、呕吐、晕厥、血压急剧下降甚至休克，大小便失禁，甚至死亡。尤其是长期卧床、手术或分娩后及心力衰竭病人，如果出现上述症状，要高度警惕。

10. 简述慢性肺源性心脏病急性发作期的临床表现

慢性肺源性心脏病病情急性发作期，临床主要表现以呼吸衰竭为主，有或无心力衰竭。有时合并肺性脑病、DIC、下消化道出血、酸碱平衡失调或休克。绝大多数是由于下呼吸道感染而诱发。中年病人多有发热，痰由白色变为黄色，且黏稠不易咳出。呼吸困难、憋气、发绀，肺部啰音增多，颈静脉怒张，肝大、肝可触及且有压痛、双下肢可见凹性水肿等。老年体弱病人由于机体反应能力降低，常无发热和白细胞增多的表现。

11. 如何观察肺源性心脏病(肺心病)合并肺性脑病的早期表现

对于肺源性心脏病病情严重、痰液黏稠不能咳出者，常出现二氧化碳明显潴留，出现各种神经精神症状，可有球结膜水肿、颜面多汗、皮肤潮湿。严重者，可出现嗜睡、昏迷、头痛、烦躁不安、多语、语无伦次，无意识动作增多，四肢有小的抽动，记忆力、判断力均减退，嗜睡与高兴交替出现，常提示合并了肺性脑病。

12. 呼吸衰竭的处理措施有哪些

(1)抗生素的应用　要根据感染的环境、痰涂片、痰培养和药敏选用有效安全的抗生素。

(2)祛痰平喘治疗　肺源性心脏病人急性发作

时，常给予病人支气管扩张药物，例如氨茶碱和特布他林(博利康尼)等以及祛痰药物，例如稀化黏素、急支糖浆等。

(3)控制性氧疗　即控制吸入氧的浓度，给予持续低流量吸氧。可根据每分钟纯氧吸入流量来计算，流量与氧浓度的关系按以下公式，即 $21 + 4 \times$ 流量 (L/min) 计算。空气中的氧浓度为21%。肺源性心脏病病人吸氧最佳浓度应为30%左右，即吸入纯氧浓度应控制在每分钟 $1 \sim 2L$ 左右，不能超过 $3.5L/min$，即吸入氧浓度不宜超过35%。肺源性心脏病病人的氧疗在病情加重时应持续应用，注意吸氧的湿度与温度，氧气应该经过加温、加湿以后再行吸入。

(4)呼吸兴奋剂的应用　常使用的呼吸兴奋剂有尼可刹米(可拉明)，它可以直接兴奋呼吸中枢，使呼吸加深加快，常用剂量每次 $1 \sim 3$ 支，溶在5%葡萄糖中静脉滴注。另外山梗菜碱(洛贝林)，可以刺激主动脉和颈动脉化学感受器，间接刺激呼吸中枢，使呼吸加深。多沙普仑(佳苏仑)的作用更强，安全范围大，可改善通气功能，提高血氧分压，纠正缺氧状态。

(5)人工机械通气　如果经过上述治疗病情不见好转，则应经口或鼻气管插管，或做气管切开再行机械通气。

13. 肺源性心脏病病人为何必须严格限制吸入氧的浓度

肺源性心脏病病人常常存在"Ⅱ型呼吸衰竭"，既有缺氧又有二氧化碳潴留。病人维持呼吸的关键在于缺氧刺激人体的颈动脉和主动脉的呼吸化学感受器。如果使用高浓度的吸氧会较快解除缺氧对这些化学感受器的刺激，使得呼吸受到抑制，二氧化碳潴留更加严重，病人开始嗜睡、神志不清，严重者可昏迷。通过动脉血气分析，会发现二氧化碳分压迅速上升，高达 80mmHg 以上，病人处于肺性脑病的危险状态。

14. 肺源性心脏病心力衰竭病人小剂量、缓慢、短时间使用利尿剂的机制是什么

这主要是由肺源性心脏病本身的病理生理改变所决定的。肺源性心脏病在急性发作期缺氧、酸中毒，使得血液黏稠性增加，痰变得黏稠，常常有电解质紊乱。如果使用大剂量、快速利尿剂，会使尿量增加，而血液变得更加黏稠，痰更加黏稠不易咳出，通气阻力增加，肺泡有效通气量明显下降，缺氧和二氧化碳潴留更加严重，右心后负荷加重，致右心衰竭加重。另外，由于大量利尿，从尿中丢失了大量的电解质，更造成低钾、低氯性碱中毒。碱中毒对机体有许多危害，一方面造成水、电解质紊乱，另一方面可以使氧解离曲线左移，最后的结果导致机体组织缺氧更加严重。所以对于肺源性心脏病病人长期使用大剂量、快速利尿剂是禁止的。

15. 何谓急性呼吸窘迫综合征？其临床表现及治疗措施有哪些

（1）急性呼吸窘迫综合征（ARDS）多发生于原心肺功能正常的病人，由于肺外或肺内的严重疾病引起毛细血管炎症性损伤，通透性增加，继发急性高通透性肺水肿和进行性缺氧性呼吸衰竭（Ⅰ型）。虽其病因各异，但有共同的生理学、病理学和影像学特征。临床表现为急性呼吸窘迫、难治性低氧血症。

（2）临床表现　呼吸窘迫综合征除原发病的症状、体征外，主要表现为突发性、进行性呼吸窘迫、气促、发绀，常伴有烦躁、焦虑、出汗等。其呼吸窘迫的特点是呼吸深快、用力，伴明显的发绀，且不能用通常

的吸氧疗法改善，亦不能用其他的原发心肺疾病（如气胸、肺气肿、肺不张、肺炎、心力衰竭）解释。早期体征可无异常，或仅闻双肺少量细湿啰音；后期多可闻及水泡音，可有管状呼吸音。

（3）急性呼吸窘迫综合征是一种急性危重病，宜在严密监护下治疗。治疗的目标包括：改善肺氧合功能，纠正缺氧，生命支持，保护器官功能，防治并发症和基础病的治疗。常规的治疗包括：进行特别监护，氧疗，机械通气，应用呼气末气道内正压（PEEP）或持续气道内正压（CPAP）以及合理的液体平衡等。

16. 支气管扩张的主要临床表现有哪些

（1）慢性咳嗽、咳大量脓性痰、反复咯血、反复肺部感染临床症状轻重与支气管病变轻重、感染程度有关。

（2）痰量与体位改变有关，晨起或夜间卧床转动体位时咳嗽、咳痰量增多。感染急性发作时，黄绿色脓痰量每日可达数百毫升（100～400ml）。痰液收集于玻璃瓶中经放置数小时后可分三层，上层为泡沫，下悬脓性黏液，中层为混浊黏液，底层为脓性物和坏死组织沉淀物。若呼气与痰有恶臭味，提示伴有厌氧菌感染。

（3）约50%～70%支气管扩张病人有反复咯血症状，其咯血量差异较大，可为血痰，也可大咯血（量大于每次500ml）。支气管扩张合并大咯血约占25%，是由于压力较高的支气管小动脉破裂所致，表现为血液急骤喷出，一次超过数百至数千毫升。出血后血管压力降低而致血管收缩，出血可自行停止。咯血量与支气管病变范围及严重程度可不一致。

17. 痰液黏稠排出不畅时如何护理

（1）由于痰液黏稠，不能顺利将痰液排出者，应定时服用抗感染、化痰、止咳平喘的药物，并多饮水然后深吸气，用爆发力将痰液咳出。并注意保证每日的液体入量，对降低痰液的黏稠度甚为重要。

（2）做超声雾化吸入时可选用庆大霉素 8 万 U + 地塞米松 5mg + 生理盐水 20ml 或 α - 糜蛋白酶 5mg + 生理盐水 20ml 等药物，每次雾化时间为 20 分钟，也可化痰、解痉，使分泌物稀释易于咳出。

（3）对年老体弱卧床病人，用翻身拍背，定时更换体位的办法来诱发病人咳嗽，从而辅助病人排痰，也可获得较好的效果。具体方法：手指微曲呈覆碗状，自肺底从外向内、从下向上振动气道，边拍边鼓励病人咳嗽，以达到排痰的目的。

（4）气管插管排痰时，首先应注意无菌操作，湿化气道，稀释痰液及吸出气管内的分泌物，防止感染。具体方法：每隔 15～30 分钟用无菌注射器抽吸 2～3ml 的药液（庆大霉素 8 万 U + 生理盐水 100ml 和 α - 糜蛋白酶 10mg + 盐水 100ml）交替使用，当病人吸气时，滴入气管内，24 小时滴入可达 200～250ml，每次滴完药液后接呼吸机 2～3 分钟，再充分吸痰，尽量将痰液分泌物吸尽。

18. 咯血病人应观察的要点及采取的措施是什么

（1）观察咯血的量　小量咯血尤其是持续痰中带血，可能是肺癌的早期症状；若大量咯血，应注意观察面色、神志、心率，并注意有无胸闷、气短、咯血不畅、情绪紧张、面色灰暗、喉痰鸣音、喷射性大咯血突然终止等窒息先兆表现。若出现表情恐怖、张口瞪眼、两手乱抓、抽搐、大汗淋漓、牙关紧闭或神志突然丧失时，提示血液堵塞气道而发生窒息，应紧急处理。

（2）取适宜体位　大咯血时应让病人俯卧，头低脚高位，必要时将病人头朝下倒立起来，以便于血液排出呼吸道，保持呼吸道通畅。若为肺结核咯血应卧向患侧，防止病灶向对侧播散和利于健侧通气。咯血时应避免移动，可就近就医。

（3）心理安慰　病人咯血时往往非常紧张、恐惧，尤其是大咯血时更为恐慌。有的病人甚至想屏气而减少咯血，这样会造成喉头痉挛，使咯血不畅，导致呼吸道阻塞而窒息。此时应安慰病人，积极配合治疗。不要屏气，要将血液轻轻咯出。嘱病人应卧床休息，尽量少活动，大咯血时应绝对卧床。

（4）备好急救用品　咯血的病人应将咯出的血液吐在痰杯中，以便观察咯血量及颜色，向医生提供准确的标本。床边备好吸痰器等抢救用物，如果发生大咯血，及时吸出呼吸道内的血液，以免阻塞气道发生窒息。

（5）保持静脉输液通畅　以保证止血药的顺利应用。一般在临床上，护士会给此类病人用静脉留置针，以便迅速建立输液通道。

（6）咯血病人大咯血时要禁食。咯血停止后可进食温凉的流质食物。咯血后口腔中常因存有血液而有血腥味，并且因血液是很好的细菌培养基，存留时间长会发生口腔感染，而且还会影响病人食欲。故每次咯血后应漱口，除去口腔中血液，保持口腔清洁。咯血病人还要保持大便通畅，因为大便用力过大也会诱发咯血。

19. 何谓支气管哮喘？其典型症状有哪些

（1）哮喘　是由嗜酸粒细胞、肥大细胞和T淋巴细胞等多种炎症细胞参与的气道慢性炎症。在敏感个体中，这种炎症导致反复发作的咳嗽、喘息、胸闷和呼气性呼吸困难等，常在夜间和（或）清晨发作加剧。

同时还使气道对各种刺激敏感，如变应原、化学品、烟草烟雾、冷空气或运动等。当暴露于这些刺激的时候，气道可能发生水肿、收缩、充满黏液和对刺激的高反应性。由此而产生的气流受限是可逆的，它可以自行或经过治疗后恢复。当哮喘治疗合理时，炎症可以长时间减轻，症状通常能被控制。

（2）典型症状　为发作性伴有哮鸣音的呼气性呼吸困难或发作性胸闷和咳嗽，严重者被迫采取坐位或呈端坐呼吸，干咳或咳大量白色泡沫痰，甚至出现发绀等，有时咳嗽为惟一的症状。哮喘的症状时隐时现，可以持续几分钟或几天，可能是轻度或重度的，有时可能是危及生命的，对于重度发作通常需要药物治疗。

20. 哮喘按病情严重程度分几级

哮喘按病情严重程度共分 4 级。

第 1 级：间歇有症状，每周 1 次，短期发作（从数小时至数天），夜间哮喘症状发作 ≤ 每月 2 次。发作间期无症状，且肺功能正常，呼气流量峰值（PEF）≥ 80% 预计值。此阶段只按需间歇使用快速缓解药，吸入短效 β_2 受体激动剂。

第 2 级：症状发作 ≥ 每周 1 次，但每日 < 1 次，发作可能影响活动和睡眠，夜间哮喘症状发作 > 每月 2 次，PEF > 80% 预计值。此阶段应用一种长期预防药物，在用抗炎药物时可以加用一种长效支气管扩张剂。

第 3 级：每日有症状，发作影响活动和睡眠，夜间哮喘症状发作 > 每周 1 次，每天需要吸入短效 β_2 受体激动剂。PEF 在 60% ~ 80% 预计值。此阶段病人每日用长期预防药物，吸入皮质激素和长效支气管扩张剂。

第 4 级：症状持续、频繁发作，频繁的夜间哮喘症状，因哮喘症状体力活动受限，PEF ≤ 60% 预计值。

此阶段需大剂量吸入皮质激素，使用长效支气管扩张剂和长期口服皮质激素。

21. 控制哮喘除使用药物外还要注意什么

（1）避免接触使气道致敏、发炎以及使哮喘恶化的刺激物。这些原因称哮喘触发因素，每个哮喘病人都必须知道自己应该避免的触发因素。

（2）哮喘病人为使自身的疾病一直处于被控制的状态，需要固定一位有经验的呼吸专科医师或从事哮喘专业的医师，并和他结为伙伴，以长期管理哮喘。他们将制定一个可行的、有针对性的计划，包括使用特殊药物和怎样避免触发因素，并根据病情需要还可以不断修改完善它。

22. 简述预防和治疗哮喘的糖皮质激素的作用机制及应用

（1）糖皮质激素的作用机制　糖皮质激素是最有效的抗炎药物，目前为治疗哮喘的首选用药。主要作用机制包括干扰碳四烯酸代谢，白三烯及前列腺素合成；减少微血管渗漏；抑制细胞因子生成；抑制炎症细胞迁移和活化；增加气道平滑肌对 β_2 受体激动剂的反应性。

（2）应用　目前用于吸入治疗的皮质激素有：必可酮、安得新、普米克气雾剂及普米克都保（干粉剂）。一般根据病情轻重剂量为 $400 \sim 1600\mu g/d$，有较强的呼吸道局部抗炎作用，通常需要连续、规则吸入1周后方能奏效。①在哮喘急性发作时应与激动剂及茶碱类合用。先吸入激动剂，然后吸入皮质激素。②中度以上哮喘需要长期吸入糖皮质激素用于哮喘的预防治疗。③对于季节性哮喘发作者，可在预计发作前2周开始连续、规则吸入皮质激素。④对于已经产生皮质激素依赖而需长期口服皮质激素的病人，吸入治疗也可减少所需口服剂量，甚至代替口服治疗。⑤局部作用为口和咽部念珠菌感染、失音或上呼吸道不适，每次喷药后用清水漱口可避免并减轻局部反应。

23. 为什么哮喘治疗首选吸入用药

由于吸入用药主要作用于呼吸道局部，可以较高浓度迅速到达病变部位，起效迅速，且因所需药物剂量较小，药物进入血液循环后在肝脏迅速被灭活，全身性副作用较小，故应大力提倡。实践中医护人员要训练指导病人正确掌握吸入技术，以期发挥更大的药效。定量雾化吸入器（MDI）便于携带，使用方便。但部分体弱或重症病人，尤其是老年人和幼儿难以正确吸入，对此可应用各种类型的储气罐使 MDI 释放的药雾暂时停留于储气瓶内，然后病人从容地吸入药雾。采用碟式或胶囊干粉吸入器更易为病人掌握，且可避免 MDI 中所含氟利昂对呼吸道的刺激和对大气环境的影响，此外亦可应用空气压缩机（或高流量氧气）通过雾化吸入装置进行治疗，适用于病情较重或无法正确使用 MDI 的病人。病情严重需进行机械通气的病人，也可通过呼吸机上的雾化吸入装置进行治疗。

24. 支气管哮喘治疗过程中护理观察重点是什么

（1）神态及精神状态　神情自如，能平卧，为病情缓解的表现；烦躁不安、焦虑、呼吸困难，是重度哮喘常见症状。若出现嗜睡、意识模糊、不能讲话或谵妄，则表明病情危重，宜立即作动脉血气分析并作相应处理。

（2）喘鸣音　一般情况下，哮喘音强弱与气道阻塞程度具有可变性相关。病人的气急、发绀较前加重，且哮鸣音由强转弱，甚至消失（出现所谓"沉闷胸"）

时，多属有严重并发症的危险征兆，应考虑：黏液痰栓广泛堵塞外周气道、张力性气胸或纵隔气胸、呼吸肌衰竭。需立即查明原因，对症处理。

（3）心率　随着病情加重，心率多逐渐加快。若出现心动过缓，多提示严重低氧血症和代谢性酸中毒对心脏的损害，有因心脏停搏而致死的危险。

（4）奇脉　肺源奇脉是气道严重阻塞的征象之一。但未出现奇脉者，不能排除哮喘病情的严重性，因为呼吸肌衰竭的病人不会出现奇脉。

（5）胸腹矛盾运动　是哮喘病情十分危险的标志之一。

25. 肺炎的诱因有哪些？主要临床特征是什么

（1）诱因　正常情况下，由于人体呼吸道防御机制，病原体进入体内不一定引起发病，有些因素可使其防御功能下降，病原体乘虚而入，导致机体发病。这些诱因包括：①上呼吸道病毒感染。病毒感染能破坏支气管黏膜的完整性，影响黏液－纤毛活动，从而导致细菌的感染。②突然受寒、饥饿、疲劳、醉酒等，削弱全身抵抗力，使细胞吞噬作用减退，免疫功能减弱，导致发病。③昏迷、麻醉、镇静剂过量，发生异物吸入，引起细菌感染。④患有基础疾病，如免疫缺陷、糖尿病、肾衰竭等，也是易感因素。

（2）临床特征　当多种因素损伤免疫防御功能和人体免疫力时，病原菌直接抵达下呼吸道，滋生繁殖，引起肺泡毛细血管充血、水肿，肺泡内纤维蛋白渗出及细菌浸润。临床上出现发热、咳嗽、气促、肺浸润、炎症体征及 X 线改变等。病情严重者气体交换亦有不同程度的障碍。除某些由葡萄球菌或革兰染色阴性菌所致的坏死性病变外，肺炎治愈后多不遗留瘢痕，肺的结构与功能均可恢复如前。

26. 肺炎的易感人群有哪些

(1)一些疾病损害了机体的防御功能而使其易发生肺炎，这些疾病包括严重的急慢性疾病、昏迷、晚期癌症、糖尿病、肾衰竭、呼吸衰竭等。白血病、艾滋病病人也易患肺炎。

(2)长期应用呼吸器治疗者，也可以通过医务人员传播。

(3)气管插管可以损害气道黏液纤毛系统和下呼吸道的清除功能。

(4)长期使用镇静剂的病人，可减弱中枢神经系统的功能，造成误吸机会增加。

(5)长期应用糖皮质激素、免疫抑制剂、抗肿瘤药物，这些药物可以使机体免疫功能低下，也使病人易发生肺炎。

(6)长期使用和滥用抗生素，也可增加耐药细菌的繁殖，而增加患肺炎的机会。

27. 老年人最易患哪种肺炎

老年人肺炎多为支气管肺炎，也称为小叶性肺炎，多继发于某些原发疾病，其中最常见的是急性脑血管疾病，其次是心脏病、慢性阻塞性肺疾病。肿瘤和其他感染性疾病，病原体主要是细菌，除肺炎双球菌外，更多见的是革兰阴性杆菌，如流感嗜血杆菌、铜绿假单胞菌、大肠埃希菌、变形杆菌等。目前在老年人中，嗜肺军团菌引起的肺炎也比较常见，长期应用广谱抗生素或老年肿瘤病人应用抗肿瘤药物，也易发生真菌性肺炎。

28. 如何正确留取痰标本

留取痰液标本的方法有：可通过病人咳嗽将痰咳

出；用针从环甲膜处穿刺，将痰液吸出；将气管镜插入气道，吸引出深部的痰液。

（1）首先准备好一个无菌容器（无菌痰盒），必须有盖。

（2）晨起留取痰标本之前，先用盐水或其他漱口水充分漱口，目的是减少咽部细菌混入痰液中。少痰者可先行热蒸汽吸入或高张盐水雾化导痰，鼓励病人咳嗽，从下呼吸道咳出痰标本。

（3）深吸一口气，然后用力咳嗽，咳出深部的痰，盖好盖。弃去第一口痰，因为其中常含有许多咽部的杂菌，不能真实反映肺部感染菌种。

（4）咳出的痰液放在预先准备好的无菌标本盒或瓶内，与检验报告单一起，尽快送去检查。

29. 如何根据痰的颜色、性质、气味、黏稠度来观察病情

（1）颜色　①绿痰：多见于铜绿假单胞菌感染。②粉红色泡沫痰：多见于急性左心力衰竭。③巧克力色痰：多见于阿米巴肺脓肿。④果酱色痰：多见于肺吸虫病。⑤铁锈色痰：表示肺炎球菌性肺炎。⑥黄痰：表示气管及肺部感染较重。

（2）性质　①黏稠的痰：表示体液不足、感染加重或伴有真菌感染。②稀薄的痰：表示感染轻。稀而多的泡沫痰说明体液过多或有肺水肿、心力衰竭的可能。③痰液自然分层：上层为泡沫、中层为浆液、下层为脓性，多见于支气管扩张或肺脓肿等疾病。

（3）气味　痰液一般无特殊气味，恶臭痰是由于梭形杆菌、螺旋体或厌氧菌感染所致，多见于肺脓肿。

（4）黏稠度　痰液由原来的黄脓痰转为稀薄的白痰，表示感染控制，病情好转。相反，则说明病情加重。

30. 肺炎病人应用抗菌药物时应注意哪些问题

（1）对于轻症肺炎，可选用口服抗生素，如大环内酯类及氟喹诺酮类抗生素等。

（2）对于中、重症肺炎可采用肌内注射或静脉滴注，应用某种抗生素至少要观察 3~5 日，无效后考虑更换其他抗菌药物。

（3）选用抗菌药物时要注意药物的相互作用，如大环内酯类和喹诺酮类药物均可影响茶碱代谢，引起血中茶碱浓度升高而产生中毒反应，所以当这两类抗生素与茶碱类药物并用时，应适当调整剂量。

（4）重症肺炎时，常两种抗生素联合应用，在注意其正效应的同时也应注意药物副作用的叠加。肺炎病人应用抗菌药物的疗程，应视病情轻重程度而定，一般应用 1~2 周，在应用抗生素的同时，可配合其他药物，如祛痰止咳药、退热剂等。

31. 肺结核的临床表现是什么？并发症有哪些

（1）表现　肺结核病起病较缓慢，病人可以无明显的症状，但是大多数病人可以有低热、盗汗、乏力、食欲不振、消瘦、咳嗽、吐痰或咯血。也有少数病人起病很急，高热、胸痛、咯血、体重明显下降、妇女月经不调等。体格检查时，轻的病人肺部检查可无异常，但是肺结核的病变广泛或严重时，肺部的体格检查可以发现阳性体征。实验室检查可见血沉增快，结核菌素试验为阳性或强阳性。胸部透视或 X 线胸片显示肺部有阴影。

（2）并发症　血行播散型肺结核并发全身脏器的结核，如结核性脑膜炎、骨结核、泌尿生殖器结核等；慢性纤维空洞型肺结核可并发肺气肿、气胸、继发慢性肺源性心脏病；慢性肺结核可引起肺纤维化，并发支气管扩张；肺结核空洞可导致大咯血，可并发脓气胸。

32. 特发性肺纤维化的临床表现和特征是什么

（1）突出的表现　隐匿性进行性呼吸困难。开始可能仅是运动时呼吸困难，尔后出现静息时呼吸快而浅，可有发绀，一般没有端坐呼吸。另一表现是干咳，发病早期不重，晚期有严重的刺激性干咳，可因劳动或用力呼吸而诱发。继发感染时有脓痰，少数病人有血痰。最后是无特异性的全身表现：如消瘦乏力、食欲不振、关节疼痛等。大多数病人没有发热，除非病人继发感染。

（2）常见的体征　包括：呼吸浅快及肺部啰音。这种啰音具有表浅、细、高调及均匀一致的特点，称之为爆裂样啰音，它和慢性支气管炎以及支气管扩张等较粗的啰音不同，来自气道的末梢，而且分布广泛，但以中下肺和肺底多见。另外杵状指的发生率也很高，可达40%～80%，出现早且程度重。

33. 何谓结节病？其主要表现有哪些

（1）结节病是一种病因不明的肺间质病，是一种多系统多器官受累的肉芽肿性疾病。常常侵犯肺、双侧肺门淋巴结，其次是皮肤和眼改变，浅表淋巴结、肝、脾、肾、骨髓、神经系统、心脏等几乎全身每个器官均可受累。本病多见于中老年人，是一种自限性疾病。大多数预后良好，有自然缓解的趋势。

（2）大多数病人早期可无临床症状和体征。起病缓慢，有时有乏力、低热、咳嗽、气短等表现，病变广泛时可有胸闷、气急甚至发绀。如累及其他器官可有相应的表现。皮肤最常见为结节性红斑，多见于面颈都、肩部和四肢。也有斑疹、丘疹、皮下结节等。

34. 什么是胸腔积液？其分类及形成原因是什么

（1）健康人胸膜腔中有少量浆液（3～15ml）以减少

呼吸运动时两层胸膜之间的摩擦。在病理状态下，胸膜毛细血管的液体渗出和胸膜小静脉、淋巴管的再吸收三者之间平衡失调，发生液体潴留，称为胸腔积液。

（2）胸腔积液分为漏出液和渗出液两类。漏出液：①肾病、肾小球肾炎能够产生周身性钠和水分潴留的情况；②心脏病：本身或肺循环中毛细血管高压；③血管堵塞：如上腔静脉阻塞；④腹水形成：如肝硬化、肝癌。渗出液：①感染：如结核性胸膜炎、肺炎；②恶性肿瘤；③结缔组织病。

35. 胸腔积液病人的临床症状和体征有哪些

（1）症状　可因病因和积液的量、性质、形成的速度不同而异。炎性病变产生渗出液，病人呼吸时胸痛。等量或大量积液时出现呼吸困难及发绀。炎性病变所致渗出液或脓胸时，常伴有发热和中毒症状。漏出液除气短和呼吸困难外常有原发病的症状。

（2）体征　少量积液听诊可闻胸膜摩擦音。液体量多时，呼吸浅而快，患侧胸部饱满，肋间隙增宽，呼吸运动减弱，触诊语颤减弱或消失，叩诊呈浊音或实音，心尖冲动向健侧移位，气管移向健侧，听诊呼吸音减弱或消失。积液上方有时可听到管状呼吸音。

36. 何谓乳糜胸？如何治疗、护理

（1）每100ml胸水中脂肪浓度超过400mg时，称为乳糜胸。主要因外伤造成胸导管损伤破裂，或因淋巴瘤、恶性肿瘤、纵隔淋巴结转移性、结核以及丝虫病肉芽肿等压迫或损伤胸导管，致乳糜液渗出并积聚于胸腔内而形成。第5胸椎水平以下的胸导管损害可出现有右侧胸腔积液，第5胸椎水平以上的胸导管损害，可引起左侧胸腔积液。

（2）治疗护理　去除原发病；针对出现的不同症

状，采取相应医护措施；一般不主张反复抽液，因为可丢失大量脂肪和蛋白质；因创伤所致乳糜胸，创口较小者可自愈，创口较大者应考虑作胸导管结扎术。

37. 脓胸的发病原因有哪些？如何观察脓胸的临床表现

(1)原因　胸膜腔因化脓性感染造成积脓称为脓胸。脓胸分急性与慢性两种。脓胸病程超过3个月，脓胸壁硬结，脓腔容量已固定不变者，称为慢性脓胸。脓胸多继发于胸廓、肺及其邻近组织的感染。最常见由肺部感染蔓延而来，如肺脓肿破溃、化脓性支气管扩张、支气管肺炎。少数是败血症迁移病灶所致；另外病因有肝脓肿、膈下脓肿、化脓性心包炎、纵隔脓肿、胸部外伤、手术或穿刺继发感染，细菌可为金黄色葡萄球菌、链球菌、厌氧菌、铜绿假单胞菌、克雷伯杆菌、大肠埃希菌，偶见阿米巴、放线菌。胸腔与支气管相通则形成支气管胸膜瘘，出现脓气胸。

(2)临床表现　急性脓胸表现为高热、胸痛、全身感染中毒症状，伴有呼吸困难、咳嗽、咳痰。严重时可出现发绀，合并支气管胸膜瘘则有大量脓性痰咳出。慢性期则表现为消瘦、气短或发绀。体征是胸水体征，纵隔被推向健侧。脓气胸者上胸部叩鼓音。慢性脓胸可见胸廓塌陷，纵隔和气管移向患侧，可有杵状指。X线可见胸腔积液征或包裹性胸腔积液影像，合并脓气胸则可见液平面。

38. 什么是气胸？分为几类

(1)气胸　是肺组织及脏层胸膜破裂，空气进入胸膜腔而引起的疾病。

(2)气胸可分为　①人工气胸；系用人工方法在胸膜腔内注入气体，然后做X线检查以鉴别胸膜或肺内病变, 过去也用于治疗肺结核。②创伤性气胸: 由于胸部的穿透伤、钝伤、外科手术或针刺治疗引起。③自发性气胸: 系指在无外伤或人为因素的情况下, 肺组织及脏层胸膜自发破裂, 肺或气管内的空气进入胸膜腔引起的疾病。又分为两类: 特发性气胸是常规X线检查胸部未发现明显病变。继发性气胸是多发生于慢性支气管炎、肺气肿、支气管哮喘、肺结核、肺化脓症、弥漫性肺间质病, 胸膜恶性肿瘤也可引起。

39. 胸腔穿刺术的临床意义及并发症是什么

(1)意义　胸腔穿刺术是诊断和治疗胸膜疾病及一些肺疾病的重要手段, 如气胸、脓胸、结核性渗出性胸膜炎、恶性胸腔积液、肺脓肿及肺癌等。

(2)并发症　包括气胸、血胸、复张性肺水肿和空气栓塞。气胸多因进针过深、划破脏层胸膜所致。轻者可自愈, 重者引起呼吸困难时, 应行胸腔穿刺抽气或胸腔闭式引流术。血胸多由损伤肋间血管引起, 有凝血异常者亦可因渗血引起血胸。故有严重出血倾向者, 诊断性穿刺应从严掌握; 但大量胸腔积液或气胸急需解除压迫时, 仍可慎重进行。抽液过快过多, 可发生复张性肺水肿, 故一次抽液量不得超过1000ml。

40. 气管镜检查有何临床意义? 术前、术后护理注意事项有哪些

(1)临床应用意义　①引导气管插管; ②取气管或支气管内的异物; ③治疗大咯血; ④吸引下呼吸道分泌物; ⑤支气管局部给予抗菌或抗结核药物; ⑥支气管肺泡灌洗治疗; ⑦治疗气道狭窄; ⑧支气管癌治疗。

(2)术前护理　①阅读胸部X线片, 查出血和凝

血时间。②向病人讲解操作过程及注意事项，解除病人顾虑，以取得病人的充分合作。③术前禁食 4～6 小时，以免术中呕吐。④术前半小时肌内注射地西泮 10mg，唾液多时加用阿托品 0.5mg，以减少气管内分泌物。⑤备好药品及器械，例如喉头镜、支气管镜、活检钳、细胞检查用具、培养管、标本瓶，急救用品有氧气、麻醉机，急救药品有止血剂、强心针、呼吸兴奋剂和支气管舒张剂等。

（3）术后护理　应用复方硼砂溶液含漱及镇咳剂，缓解咽喉和气道的刺激症状。通常术后 2 小时局部麻醉作用可消失，再进温软食物，并给予 2～3 日的消炎药预防继发感染。

41. 血气分析有何意义？如何进行血气分析标本的采集

（1）意义　血气是指血液中所含的 O_2 和 CO_2 气体。血气分析是评价病人呼吸、氧化及酸碱平衡状态的必要指标。其中血液的 pH、PO_2、PCO_2 三项指标为仪器直接测定值，二氧化碳总量（TCO_2）、氧饱和度（SaO_2）、实际碳酸氢根（AB）和标准碳酸氢根（SB）、缓冲碱（BB）、剩余碱（BE）等参数为计算求得值。

（2）标本采集　常取动脉血（肱动脉、股动脉、前臂动脉等）或动脉化毛细血管血，用肝素抗凝（最好为肝素锂，浓度以 500～1000U/ml）。让病人安静舒适，卧床 5 分钟后采血。如进行辅助或人工呼吸时，至少等待 20 分钟后，让其完全处于控制自如的人工呼吸状态。若病人进行吸氧时应注意氧流量，以扣除吸入的氧含量。若是体外循环病人应待血液得到混匀后再采血。血样注意隔绝空气。不能及时测定者标本应存放 4℃冰箱保存，最好在 30 分钟内检测。

42. 采集血气分析标本有哪些注意事项

(1)采得的血液样品必须严格隔绝空气。因为空气中的氧分压高于动脉血，二氧化碳分压低于动脉血。一旦接触空气，可使血液中 PO_2 及 PCO_2 改变而无测定价值。

(2)血液样品采集后必须立即检测。如因故不能及时检测，样品必须置冰水浴或冰箱内，但最长不能超过 1 小时，因为血细胞在体外仍有糖酵解作用，不断消耗 O_2 产生 CO_2 和乳酸，使 PO_2 和 pH 下降而 PCO_2 上升。在冰箱中仅使其反应缓慢而已。

(3)血液必须抗凝，以防止血气分析仪中毛细管道被阻塞。抗凝剂应选用肝素钠和肝素锂，其浓度为 1000U/ml 或 10mg/ml，溶于生理盐水。

(4)采血时应测量病人体温。因为仪器是在 37℃ 恒温下测量 PO_2、pH 和 PCO_2。病人体温若不是 37℃，应按病人实际体温加以校正，校正后的数据才符合病人的真实情况。

43. 收集细菌培养标本应注意的事项有哪些？微生物检验标本采集和运送的要求有哪些

(1)收集细菌培养标本首先应注意无菌的原则；细菌培养标本应在抗生素治疗前收集，并及时送检；血培养成人抽血 5～10ml。儿童 3～5ml，注入规定培养瓶；尿标本收集前应清洁外阴部，留中段尿 2～3ml 于无菌小瓶中；胸腹水、脓、分泌物应收集于无菌小瓶或无菌试管内；厌氧培养的标本应避免与氧接触，并及时送检。

(2)微生物检验标本的采集和运送的要求　应在病程早期、急性期、症状典型时或用药之前采集标本；根据不同目的采用不同的采集方法；除痰、大便、肛拭子、咽拭子等标本外，其他标本采集时均应无菌操作并盛于无菌容器内，采集量不得过少；最好是床边采集；必须传送时，可根据不同情况作保温、冷藏、厌氧运送或将标本种入运送培养基内送检；采集和运送标本时必须注意安全、防止污染及交叉感染。

44. 简述常见的异常呼吸类型。哮喘性呼吸的典型特征是什么

（1）类型　哮喘性呼吸、紧促式呼吸、深浅不规则呼吸、叹息式呼吸、蝉鸣样呼吸、鼾音呼吸、点头式呼吸、潮式呼吸。

（2）典型特征　发生在哮喘、肺气肿及其他喉部以下有阻塞者，其呼气时间较吸气时间明显延长，并有哮鸣。心源性哮喘是哮喘性呼吸困难的一种，以左心室病变引起者为多，表现为阵发性端坐呼吸，呼吸困难常在夜间及劳累后出现，可持续数分钟到数小时之久。

45. 简述呼吸道湿化的工作原理及注意事项

（1）工作原理　通过加热湿化器将无菌蒸馏水或灭菌注射用水加热，产生饱和水蒸气的大气压，吸入气体通过加温水的表面，从而达到对吸入气体加温、加湿的目的。无论是否应用呼吸机病人都可使用。为保证温化和湿化效果，应提高加热蒸发器的温度或在吸气管道中置入加热导丝以保持吸入气温度。

（2）注意事项　①吸入气体温度以 32～37℃ 为宜。不应超过 40℃，否则影响纤毛活动，出现体温升高、出汗，严重者出现呼吸道灼伤；吸入温低于30℃，则失去湿化、温化效果，导致支气管纤毛活动减弱，呼吸道高反应性者可诱发哮喘发作。②保持适当水位，及时添加湿化液，避免加入过多，导致多余的液体吸入呼吸道内。

46. 简述引起呼吸衰竭的原因

(1)肺通气功能障碍 ①限制性通气不足:呼吸肌活动障碍、胸廓和肺的顺应性降低、胸腔积液、气胸等原因可引起吸气时肺泡的扩张受限制,导致肺泡通气不足;②阻塞性通气不足:常因气道狭窄或阻塞引起通气不足。

(2)气体交换障碍 ①弥散障碍:可因肺泡膜厚度增加造成气体弥散障碍;②肺泡通气与血流比例失调:肺的总通气量虽正常,但肺通气和(或)血流不均匀,造成肺泡通气与血流比例失调,也可引起气体交换障碍,导致呼吸衰竭。这是肺部疾患引起呼吸衰竭最常见和最主要的原因。

47. 简述呼吸机相关性肺炎(VAP)的预防原则

(1)应用口泰液清洗口腔,降低口咽部和上消化道细菌定植。

(2)通气时间较长的病人避免鼻腔插管,防止口咽部分泌物吸入。

(3)取半卧位,预防与胃管给食有关的吸入,如果无禁忌证,将头部摇高 30° ~ 45°(仰卧位与半坐卧位 VAP 的发病率分别为 23% 和 5%)。

(4)定期检查校正鼻饲管的位置,观察肠道动力,以听肠鸣音来判断胃内容物残留情况,调整进食量和速度,以免反流,可使用超过幽门的鼻饲管如鼻十二指肠或空肠管。

(5)使用特殊的 ETT 管,能进行声门下吸引。

(6)保护胃黏膜的特性,使用硫糖铝,胃黏膜保护药,尽可能用肠内营养。

(7)治疗休克和低血容量。

（8）减少外源性污染。

48. 重症肺炎按病因可分为几类？如何判断？常见的护理问题及相关因素是什么

（1）分类　细菌性肺炎、病毒性肺炎、真菌性肺炎、非典型肺炎、其他病原体所致肺炎、理化因素所致肺炎。

（2）判断　意识障碍；呼吸频率大于 30 次/分；血压小于 90/60mmHg；氧分压小于 60mmHg。

（3）常见的护理问题及相关因素　①体温过高：与肺部感染有关；②清理呼吸道无效：与气道分泌物多、痰液黏稠、咳嗽无力有关；③气体交换受损：与肺实质炎症、呼吸面积减少有关；④潜在并发症：感染性休克、呼吸衰竭。

49. 气管内吸痰的要求有哪些

（1）气管内吸引时按操作程序进行，由 2 人操作，吸引前可给予复苏气囊加压纯氧辅助呼吸 6～10 次。

（2）吸痰管必须小于插管内经的 1/2，吸引时间不得超过 15 秒。

（3）如果痰液黏稠，可注入生理盐水 0.5ml 稀释痰液 3～5 分钟。

（4）吸痰时严格无菌操作，手法轻柔，动作迅速，边吸边旋转上提。

（5）观察病人有无烦躁、突发青紫、经皮血氧饱和度下降、胸廓不对称、不随呼吸机节律呼吸、呼吸音降低、心音遥远或移位等气胸症状，如有上述症状出现及时通知医师。

（6）吸痰后加压给氧，保证氧饱和度 >90%，同时监测呼吸机参数。

50. 何谓支气管哮喘？何谓心源性哮喘？引起哮喘持续状态的原因有哪些

（1）支气管哮喘是因过敏原或其他非过敏因素引起的一种支气管反应性过度增高的疾病，通过神经体液而导致气道可逆性的痉挛、狭窄。临床上表现为发作性带有哮鸣音的呼气性呼吸困难，可自行或经治疗后缓解。一般会反复发作。

（2）心源性哮喘是因左心功能不全，常于夜间发生的阵发性呼吸困难，亦可伴哮鸣音，但多有高血压、冠心病、二尖瓣狭窄等病史和体征，可咳血性泡沫痰。

（3）引起哮喘持续状态的原因　感染未控制；过敏原未消除；因脱水而致痰液黏稠阻塞细支气管；治疗不当；心肺功能不全；精神紧张，进食不足，体力不支；肾上腺皮质功能不全；并发酸中毒、肺不张、自发性气胸等。

51. 简述自发性气胸的三种类型及其特点，护士应做哪些抢救工作

（1）类型　①闭合性：肺脏萎缩时，裂口自行闭合，胸膜腔的气体可逐渐吸收。胸腔内压力为低度正压，抽出少量气体后，其压力减低不再增加。②开放性：胸膜裂口较大，或因胸膜粘连的牵引妨碍肺脏萎陷，使裂口张开，或因裂口与支气管相通形成支气管胸膜瘘，使胸膜腔与大气相通。胸腔内压随呼吸在"0"上下波动，抽气后压力不变，易发生化脓性胸腔感染。③张力高压性：胸膜裂口呈活瓣样，吸气时裂口开放，气体进入胸膜腔；呼气时裂口关闭，气体不能排出，使胸腔内压力逐渐增高，压缩肺脏，并将纵隔推向健侧，危及生命。

（2）抢救　①备好胸腔排气物品。②做普鲁卡因皮肤敏感试验。③必要时在患侧锁骨中线第二肋间穿刺

排气。④若为张力性气胸立即配合进行胸腔插管引流排气。⑤应用人工气胸器排气者做好配合工作。

52. 吸气性、呼气性、混合性呼吸困难各有什么特点

(1)吸气性呼吸困难　为上呼吸道狭窄或梗阻所致,特点为呼吸深而慢,吸气时特别困难,严重者可出现三凹征(吸气时胸骨上窝、锁骨上窝,肋间隙及腹上角明显凹陷),可伴有干咳及高调的吸气性哮鸣音。

(2)呼气性呼吸困难　为肺组织弹性减弱及小支气管痉挛性狭窄所致,特点为呼气时相延长和特别费力,常伴有哮鸣音。

(3)混合性呼吸困难　由于广泛性肺部病变或气胸、胸腔积液等致肺受压使呼吸面积减少所致,特点为吸气和呼气均感费力,呼吸频率亦增加。

53. 简述大咯血窒息的临床表现及紧急护理措施

(1)窒息发生在咯血过程中,如果咯血骤然减少或中止,同时出现胸闷、气憋、烦躁、恐怖、大汗淋漓、皮肤发绀、呼吸减弱或消失,这是窒息的表现。

(2)紧急护理措施　立即使病人处于头低脚高俯卧头,头稍后仰,经叩背部将血咯出。如果效果不明显,用开口器张开口腔,吸清咽部血液后立即行气管插管或气管切开以吸出血块,缓解气道梗阻并给予高浓度氧吸入,必要时使用呼吸兴奋剂。

54. 简述咳嗽的分类及常见的疾病。咳嗽咳痰评估的内容？如何给予病人健康指导

(1)分类　干性咳嗽、湿性咳嗽。干咳常见于咽炎、急性支气管炎、早期肺癌;湿咳常见于急性支气

管炎、支气管扩张。

（2）评估内容 ①咳嗽：发生的急缓、性质、出现及持续时间，有无咳嗽无效及不能咳嗽。②咳痰：痰液颜色、性质、量、气味，有无肉眼可见的异物。③大量：24小时痰量超过100ml。

（3）健康指导 ①预防：上呼吸道感染诱发因素。②运动：增强体质、充足睡眠。③饮食：清淡、易消化。④耐寒训练：冷水洗脸。⑤按时服药。

55. 根据血气分析将呼吸衰竭分为几型？各类型的判断标准是什么？如何判断缺氧程度

（1）分型 分为两种类型，即Ⅰ型和Ⅱ型。

（2）判断标准 ①Ⅰ型呼吸衰竭：PaO_2降低，$PaCO_2$降低或正常，pH增高或正常；②Ⅱ型呼吸衰竭：PaO_2降低，pH降低，$PaCO_2$升高并大于50mmHg。

（3）缺氧程度判定 ①轻度低氧血症：PaO_2 > 6.67kPa，SaO_2 > 80%，无发绀，一般不需氧疗。如有呼吸困难，可给予低流量低浓度（氧流量1~2L/min）氧气。②中度低氧血症：PaO_2 4~6.67kPa（30~50mmHg），SaO_2 60%~80%，有发绀、呼吸困难，需氧疗。③重度低氧血症：PaO_2 < 4kPa（30mmHg），SaO_2 60%，显著发绀、呼吸极度困难，出现三凹征，是氧疗的绝对适应证。血气分析检查是监测用氧效果的客观指标，当病人PaO_2低于50mmHg（6.6kPa）时，应给予吸氧。

56. 何谓肺栓塞？主要临床表现是什么？分为哪几型？简述肺部空气栓塞的紧急处理

（1）概念 空气、脂肪、羊水、异物或血栓等物质经静脉途径至右心，再进入肺动脉并使其部分或完全阻塞，从而引起急性的呼吸和循环障碍。主要为血栓，其来源多是下肢深静脉。

（2）表现　三大症状为呼吸困难、胸痛和咳嗽、咯血；三大体征为肺部啰音、肺动脉瓣听诊区第二心音亢进和奔马律。

（3）两型四类　小型无休克和有休克；大型无休克和大有休克。

（4）处理　①立即将病人置于左侧卧位，保持头低足高位。该体位有助于气体浮向右心室尖部，避免阻塞肺动脉入口。随心脏的舒缩，空气被血液打成泡沫，分次小量进入肺动脉内，最后逐渐被吸收。②给予高流量吸氧，纠正缺氧状态。③有条件时可用中心静脉导管抽出空气。④严密观察病情，如有异常及时处理。

第二节　循环系统疾病护理知识

1. 循环系统由哪几部分组成？血液循环主要有哪些功能

（1）循环系统包括：心脏、血管和调节血液循环的神经体液结构。

（2）主要功能　①为全身组织器官输送血液，将氧、营养物质和激素等供给组织，并将组织代谢废物运走，以保证机体进行正常新陈代谢。近年发现心肌细胞和血管内皮细胞能分泌心钠素、内皮素、内皮舒张因子等活性物质，说明循环系统也具有内分泌功能。循环系统疾病包括心脏病和血管病，合称心血管病，是危害人们健康和社会劳动力较大的疾病。②完成体内的物质运输，保障新陈代谢能不断进行。体内各内分泌腺分泌的激素，通过血液运输实现机体的体液调节，机体内环境的相对稳定和血液防卫功能的实现也依赖于血液不断循环流动。

2. 先天性心脏病发病的相关因素有哪些

先天性心脏病是指胚胎时期心脏和大血管发育异常，又称先天性畸形。其病因和发病机制尚未完全明了，一般认为主要由于胚胎早期(妊娠5~8周)，即胚胎心脏发育的最重要时期，母体内存在某些有害因素(如病毒感染等)影响心脏正常发育所致。有些先天性心脏病可能与遗传因素有关系。

(1)胎儿周围环境因素　妊娠早期宫内病毒感染，以风疹病毒感染多见，其次为柯萨奇病毒感染、母体营养障碍、维生素缺乏及代谢病、母体用细胞毒类药物或较长时间放射线照射，均可能与本病发生有关。

(2)遗传因素　5%先天性心脏病病人发生于同一家族，其病种相同或近似，可能是基因异常或染色体畸变所致。

(3)其他　在高原地区动脉导管未闭及房间隔缺损发病率较高，可能与缺氧有关。有些先天性心脏病有性别倾向性。

3. 决定心肌氧消耗的主要因素有哪些

决定心肌氧消耗的主要因素是心肌的基本代谢、心室壁肌张力、射血时间、心率和收缩力。

(1)基本代谢的氧耗用于细胞膜转运功能及蛋白质合成较为稳定，较少受药物影响。

(2)心室壁肌张力则影响较大，它与心室容积和心室腔内压力成正比，张力愈大耗氧量愈多。

(3)分钟射血时间是每搏射血时间与心率的乘积。射血时室壁肌张力最高，射血时间愈久耗氧量愈大。

(4)心率快慢或收缩力强弱明显影响氧耗量，心率加快、收缩力增强耗氧量增多；反之，耗氧量减少。测定心肌实际耗氧量较困难，临床上，影响耗氧量的主要因素简化为"三项乘积"(收缩压×心率×左心室射血时间)或"二项乘积"(收缩压×心率)作为估计心肌耗氧量的指标。

4. 从病理生理角度如何防治心力衰竭

(1)防治基本病因,消除诱因 采取积极措施防治心力衰竭病因,如维生素 B_1 严重缺乏引起心力衰竭时,及时补充维生素 B_1,即可恢复正常的心肌代谢,心力衰竭得以控制。同时,及时消除各种诱因(如发热、感染等)也可起到减轻症状、控制病情的作用。

(2)改善心脏舒缩功能 ①增强心肌收缩功能:针对心肌收缩性减弱,可采用各类强心药物,如洋地黄制剂(地高辛)、拟交感胺类(多巴胺),以增强心肌的收缩性。②改善心肌舒张性能:改善心肌舒张不良的药物有钙拮抗剂、β受体阻断剂、硝酸酯类等。

(3)减轻心脏前、后负荷 ①降低心脏后负荷:心力衰竭时交感神经兴奋,大量缩血管物质的分泌导致周围血管强烈收缩,外周阻力上升,心脏后负荷加大。合理使用血管扩张剂,如动脉血管扩张剂(肼苯达嗪)、血管紧张素转化酶抑制剂(ACEI)、钙拮抗剂等,可降低周围阻力,减轻心脏后负荷。②调整心脏前负荷:适度的前负荷是维持心功能稳态的条件之一。前负荷过高可引起或加剧心力衰竭,前负荷过低会导致心排血量下降。心力衰竭时,前负荷可出现过高或过低的情况,在血容量扩大、回心血量增多时,前负荷会增大,使用静脉血管扩张剂(如硝酸甘油),可减少回心血量,减轻心脏前负荷。前负荷过低时,在中心静脉压或肺毛细血管楔压的严密监测下,适当补充血容量则有利于心排血量增加。

(4)控制水肿 水、钠潴留是心力衰竭,特别是慢性心力衰竭代偿过度或代偿失调的后果,使用利尿剂可排出多余的水、钠，降低血容量，并能适当控制钠盐摄入。

5. 左心衰竭时呼吸困难表现有哪些

首先发生于体力活动时，休息即可缓解。因体力活动时，回心血量增加，左房压增高，肺瘀血加重。病人为了减轻呼吸困难常取半坐位或坐位（端坐呼吸）。坐位时回心血量减少，膈下降而肺活量增加。病人采取的坐位愈高提示左心衰竭程度愈严重，故据此可估计左心衰竭的严重程度。常于夜间入睡 1～2 小时后突感胸闷、气急而被迫坐起（阵发性夜间呼吸困难）；有时伴咳嗽，咳泡沫样痰；有的伴支气管痉挛，两肺有明显的哮鸣音，类似支气管哮喘，故又称"心源性哮喘"。

6. 急性左心衰竭的典型临床特点有哪些

急性左心衰竭主要表现为急性肺水肿。病人常突发重度呼吸困难，呼吸达 30～40 次/分，鼻孔扩张，吸气时肋间隙和锁骨上窝内陷。病人常取坐位，两腿下垂，两手抓住床沿协助呼吸，频频咳嗽，咳粉红色泡沫痰。常见病人极度烦躁不安，大汗淋漓，皮肤湿冷，面色灰白、发绀。急性心肌梗死引起者常有剧烈胸痛。听诊时两肺满布湿啰音和哮鸣音。心脏听诊有心尖部舒张期奔马律、肺动脉第二心音亢进，心率增快，但常被啰音遮盖而导致听诊困难。由于病人激动，交感神经激活致血管收缩、动脉血压常升高，偶被误诊为高血压性心脏病引起的肺水肿。随着病情进展，血压常下降，严重者出现心源性休克。

7. 简述心功能的分级

主要根据病人自觉的体力划分为 4 级：

Ⅰ级：患有心脏病但活动量不受限制，平时一般活动不引起疲乏、心悸、呼吸困难或心绞痛。

Ⅱ级：病人体力活动受到轻度限制，休息时无自觉症状，但平时一般活动可出现疲乏、心悸、呼吸困难或心绞痛。

Ⅲ级：病人体力活动明显受限，小于平时一般活动即引起上述症状。

Ⅳ级：病人不能从事任何体力活动。休息状态下出现心力衰竭症状，体力活动后加重。

8. 何谓心源性哮喘？慢性心力衰竭的休息原则是什么

(1)夜间阵发性呼吸困难，病人入睡后突然因憋气而惊醒，被迫采取坐位，呼吸深快，重者可有哮鸣音，称为心源性哮喘，大多端坐休息后可自行缓解。其发生机制除因睡眠平卧血液重新分配使肺血量增加外，夜间迷走神经张力增加，小支气管收缩，膈肌升高或肺活量减少等也是促发因素。

(2)休息的原则是体力活动应予以限制，但不强调完全卧床休息。长期卧床休息易导致形成静脉血栓和肺栓塞以及直立性低血压、虚弱等，此症多见于老年病人。在病情恢复期应鼓励病人活动，应予以心理治疗或兼药物辅助。

9. 对慢性心力衰竭病人的典型症状如何进行护理观察

(1)咳嗽、咳痰　系肺泡和支气管黏膜淤血所致。咳嗽是较早发生的症状，常发生在夜间，坐位或立位时咳嗽可减轻或停止。痰通常为浆液性，呈白色泡沫状。有时痰内带血丝。如肺毛细血管压很高或肺水肿时，血浆外渗进入肺泡，可有粉红色泡沫状痰。

(2)心力衰竭的水肿　主要由于钠、水潴留和静脉淤血而毛细血管压增高所致。前者决定水肿的程度，后者决定水肿的部位。由于下垂部的流体静压较高，故首先出现于身体下垂部(重力性水肿)。经常卧位者以腰骶部较明显；能起床活动者以脚、踝内侧较明显，常于晚间出现，休息一夜后可消失，颜面部一般不肿。病程晚期可出现全身性水肿，水肿为对称性、凹陷性。

(3)胸水　右心或全心衰竭时，均可出现胸水，以双侧胸水较多见。如为单侧，多位于右侧，单侧性左侧胸水提示有肺栓塞可能。心力衰竭好转后，胸水一般可吸收。

10. 急性心力衰竭病人如何给氧

高流量氧气吸入(10～20L/min 纯氧鼻管吸入)。应用酒精吸氧或有机硅消泡剂，可使泡沫的表面张力降低而破裂，有利于改善肺泡通气。如动脉血氧分压仍不能维持在 50mmHg 左右时，宜予以正压呼吸(PEEP)。注意 PEEP 增加胸腔内压力和肺容量可阻碍静脉回流；增加右室后负荷可导致心排血量减少、动脉血压下降。

11. 小儿急性心力衰竭的典型临床表现有哪些

(1)心率增快　安静时，婴儿＞180 次/分，幼儿160 次/分，不能用发热或缺氧解释者，伴有心音低钝或奔马律。

(2)呼吸困难　青紫突然加重，安静时呼吸频率达 60 次/分以上，浅表、短促，喜垂直抱起俯于肩上，肺底可闻及细湿啰音、哮鸣音，X 线检查心影扩大，肺充血。

(3)肝脏扩大　肋下 3cm 以上或在短时间内较前增大 1.5cm 以上。

(4)突然烦躁不安，面色苍白或发灰，多汗、四肢发凉，不能用原有疾病解释。

(5)水肿，尿少，体重增加，颈静脉怒张。

12. 应用洋地黄的最佳指征有哪些？何种状况不宜使用

(1)最佳指征　心力衰竭是应用洋地黄的主要适应证，对不同病因所致的心力衰竭应用洋地黄的治疗反应相同。对缺血性心脏病、高血压心脏病、慢性心瓣膜病及先天性心脏病所致的慢性充血性心力衰竭效果较好。如同时伴有心房颤动则是应用洋地黄的最好指征。

(2)不宜使用　对于代谢异常而发生的高排血量心力衰竭，如贫血性心脏病、甲状腺功能亢进、维生素 B_1 缺乏性心脏病以及心肌炎、心肌病等病因所致心力衰竭，应用洋地黄治疗效果欠佳。肺源性心脏病导致右心衰竭，常伴低氧血症，洋地黄效果不好且易于中毒，应慎用。肥厚型心肌病主要是舒张不良，增加心肌收缩性可能使原有的血流动力学障碍更加严重，应禁用洋地黄。

13. 小儿心力衰竭时如何应用洋地黄制剂？应用洋地黄注意事项有哪些

(1)由于地高辛的吸收和排泄迅速，作用可靠，给药途径(静脉、肌内注射、口服)方便，故小儿应用最广。地高辛肌内注射局部疼痛，且吸收速度不稳定，一般少用。若病情较重或不能口服者，可选用地高辛或毛花苷丙静脉滴注可采用洋地黄化，即将总量的 1/2~1/4，每隔 4~6 小时 1 次；在完成洋地黄化量后 12 小时，可开始给予口服地高辛维持量。将每日平均量分 2 次，隔 12 小时分服。对轻度慢性心力衰竭者，也可连续用地高辛维持量 5~7 日，进行缓慢洋地黄化。

（2）使用的注意事项　①用药前应了解患儿的基本临床资料，如症状、体征、脉搏、心率和心律、电解质、肝肾功能、心电图及近 2~3 周洋地黄使用情况。如脉率在新生儿 <120 次/分，婴儿 <100 次/分，幼儿 <80 次/分，学龄儿童 <60 次/分或出现心电图 P-R 间期较用药前延长，心律失常时，及时报告医师决定是否停药。②严格按剂量给药，婴幼儿用量甚少，注射时每次用量小于 0.5ml 时，生理盐水稀释，用 1ml 注射器吸药，口服药则要与其他药物分开服用。③洋地黄制剂与钙剂有协同作用，应避免同时应用，应间隔 4~6 小时。④用药过程中宜同时服氯化钾，以减少洋地黄中毒。⑤用药期间密切观察洋地黄的毒性反应。⑥用药后严密观察患儿的症状、体征改善情况。洋地黄制剂达到疗效的主要指标是：心率减慢、肝缩小、气促改善、安静、胃纳好转、尿量增加。⑦长期使用洋地黄制剂者，要监测地高辛有效浓度，小儿血清地高辛有效浓度为 1~3ng/ml。

14. 如何观察洋地黄中毒的特征性表现？中毒时应如何急救

（1）洋地黄中毒最重要的特征是各类心律失常，由心肌兴奋性过强及传导系统的传导阻滞构成，最常见者为室性期前收缩，多表现为二联律、非阵发性交界区心动过速、房性期前收缩、心房颤动及房室传导阻滞。快速性心律失常伴传导阻滞是洋地黄中毒的特征性表现。洋地黄可引起心电图 ST-T 段改变，但不能据此诊断洋地黄中毒。洋地黄类药物的胃肠道反应，如恶心、呕吐以及中枢神经症状，如视力模糊、黄视、倦怠等，测定血药浓度有助于洋地黄中毒的诊断，在治疗剂量下，地高辛血浓度为 1.0～2.0ng/ml，但这种测定须结合临床表现确定其意义。

（2）发生洋地黄中毒后应立即停药。单发性室性期前收缩、第一度房室传导阻滞等停药后常自行消失。对快速性心律失常者，如血钾浓度低则可用静脉补钾；如血钾浓度不低可用利多卡因或苯妥英钠。传导阻滞及缓慢性心律失常者可用阿托品 0.5～1.0mg 皮下或静脉注射。

15. 房室传导阻滞的临床表现有哪些

（1）一度房室传导阻滞通常无症状，听诊时因 P－R 间期延长，第一心音强度减弱。

（2）二度房室传导阻滞可引起心悸与心搏脱漏，二度Ⅰ型房室传导阻滞心音强度逐渐减弱并有心搏脱漏；二度Ⅱ型房室传导阻滞亦有间歇性心搏脱漏，但第一心音强度恒定。

（3）三度房室传导阻滞其症状取决于心室率的快慢与伴随病变，第一心音强度经常变化，第二心音可呈正常或反常分裂，间或听到心房音及响亮清晰的第一心音(大炮音)，症状包括疲倦、乏力、眩晕、晕厥、心绞痛、心力衰竭等，如合并室性心律失常，病人则感到心悸、不适。当一度、二度房室传导阻滞突然进展为完全性房室阻滞，因心室率过慢导致脑缺血，病人可出现意识丧失，甚至抽搐，称为 Adams－Stokes 综合征，严重者可致猝死。

16. 阵发性室上性心动过速病人颈动脉窦按摩时的注意事项有哪些

颈动脉窦按摩通过提高迷走神经张力，减慢窦房结冲动发放频率和延长房室结传导时间与不应期，对某些心律失常的诊断可提供帮助。其操作方法是：病人取平卧位，尽量伸展颈部，头部转向对侧，轻推胸锁乳突肌，在下颌角处触及颈动脉搏动，先以手指轻触并观察病人反应，如无心率变化，继续以轻柔的按摩手法逐渐增加压力，持续约 5 秒。严禁双侧同时施行，老年病人颈动脉窦按摩甚至会引起脑梗死。因此，事前应在颈部听诊，如听到颈动脉嗡鸣音应禁止施行。窦性心动过速对颈动脉窦按摩的反应是心率逐渐减慢，停止按摩后回复至原来水平。房室结折返性心动过速或房室结参与的房室折返性心动过速的反应是心动过速突然终止或无变化；心房颤动与心房扑动的反应是心室率减慢，随后恢复原来心率，但心房颤动与扑动依然存在。

17. 如何判断心肌梗死病人发生室性心律失常的危险程度

（1）分级　仅适用于心肌梗死病人发生的室性心律失常，室性期前收缩数目随年龄的增长而增加。判断室性心律失常的危险程度，目前主要按美国 Lown 的分级方法：

0 级：无室性期前收缩。

Ⅰ级：室性期前收缩 <30 次/小时。

Ⅱ级：室性期前收缩 >30 次/小时。

Ⅲ级：多形性室性期前收缩。

Ⅳ级：成对（成联律）室性期前收缩。

Ⅴ级：室性心动过速；R 波落在 T 波（R－on－T）上的室性期前收缩。

（2）诊断室性心律失常的危险程度主要基于　①基础心脏病变，如心肌梗死、严重缺血、室壁瘤或心肌炎等；②心功能状况；③有无电解质紊乱。

18. 何谓窦性心动过速？其诱发因素有哪些

（1）定义　成人窦性心律的频率超过 100 次/分，即可诊断窦性心动过速。窦性心动过速通常逐渐开始与终止。频率大多在 100~180 次/分，有时可高达 200 次/分。迷走神经刺激可使其频率逐渐减慢，停止刺激后又加速至原先水平。

（2）诱发原因　窦性心动过速常见于多种情况。健康人在吸烟、饮茶、咖啡、酒，体力活动与情绪激动等均可发生。某些病理状态，如发热、甲状腺功能亢进、贫血、休克、心肌缺血、充血性心力衰竭以及应用肾上腺素、阿托品等药物亦经常引起窦性心动过速。

19. 何谓脉搏短绌？简述三度房室传导阻滞的心电图特征

（1）脉搏短绌　在同一单位时间内脉率少于心率，称为脉搏短绌，简称绌脉。其特点是心律完全不规则，心率快慢不一，心音强弱不等。发生机制是由于心肌收缩力强弱不等，有些心排出少量的搏动可发生心音，但不能引起周围血管的搏动，造成脉率低于心率，常见于心房纤颤的病人。绌脉越多，心律失常越严重，病情好转，绌脉可以消失。

（2）三度房室传导阻滞心电图特征　①P-P 间期和 R-R 间期有各自的规律性，P 波与 QRS 波群无传导关系；②P 波频率较 QRS 波群频率为快；③心室起搏点位于希氏束及其近邻，QRS 波群正常，心室率约 40~60 次/分；④若位于室内传导系统的远端，则 QRS 波群增宽，心室率可低至 40 次/分以下，心室率常不稳定。

20. 何为高血压急症和亚急症？简述常用降压药物的种类，各类说出 1 种代表药

（1）急症　原发性或继发性高血压病人，在某些

诱因的作用下，血压明显升高(> 180/120mmHg)，同时伴发进行性心、脑、肾等靶器官功能不全的表现。

(2)亚急症　血压显著升高但不伴靶器官损害。病人有血压明显升高引起的症状。

(3)常用降压药物　①利尿药——呋塞米(速尿)等；②钙拮抗剂——硝苯地平等；③血管紧张素Ⅱ受体拮抗剂——氯沙坦等；④血管紧张素转化抑制剂——卡托普利等；⑤β受体阻断剂——美托洛尔平片；⑥α受体阻断剂——哌唑嗪等。

21. 高血压危象和高血压脑病有何不同

(1)高血压危象是以全身小动脉痉挛和交感神经兴奋症状为特征的血管加压性危象，与去甲基肾上腺素在血中浓度增高有关。常见的诱因有精神创伤和情绪改变、劳累、寒冷、内分泌改变(如月经期、更年期)等。

(2)高血压病的各期均可发生高血压危象，但多见于Ⅰ、Ⅱ期。高血压脑病是以局部脑血管痉挛、脑压增高、脑水肿为特征的脑部临界性危象更加严重的状态。由于血压急剧增高，脑的小动脉普遍性痉挛、脑血管阻力增高、脑循环障碍、脑毛细血管压力升高，故可使血管渗透性增高而产生脑水肿。高血压脑病多发生在急进型高血压病人或高血压病人血压突然增高时。

22. 65 岁以上收缩压应控制在哪个界限？简述指导病人健康的生活方式内容及预防直立性低血压的方法

(1)控制界限　150mmHg 以下。

(2)生活方式　控制体重；减少钠盐摄入、饱和脂肪酸的含量和脂肪总量；戒烟、限酒；适当运动；减少精神压力、保持心理平衡。

（3）方法 ①避免长时间站立，尤其服药后最初几个小时；②改变姿势，特别从卧位、坐位起立时，动作应缓慢；③服药时间要选择在平静休息时，服药后休息一段时间再下床活动；④如睡前服药，夜间起床排尿应注意缓慢；⑤避免用过热的水洗澡；⑥不宜大量饮酒。

23. 简述急性心肌梗死溶栓治疗的注意事项

治疗前应详细询问病史，凡 1 年内有链球菌感染病史者不宜用链激酶；原则上要尽早用药，最好在梗死 6 小时以内；护士必须详细了解治疗的目的、常用药物的使用步骤、各种药物的特性及配伍、用药过程中的注意事项及要求；治疗一般宜在急症监护室内进行，吸氧，建立 2 条静脉通路，一条用于输注溶栓药物，一条用于注射肝素；在溶栓治疗的同时要进行辅助治疗，加用肝素与阿司匹林；溶栓治疗中应严密观察休克、心力衰竭、心律失常、心肌再次梗死和出血五大并发症；接受溶栓治疗的病人在治疗后要进行动态心电图观察 48 小时；按照医嘱正确采集血标本送检。

24. 简述心率和心排血量（CO）、皮温与中心温度监测的意义？右心漂浮导管监测常见并发症有哪些

（1）意义 ①监测心率可判断心排血量，计算休克指数，估计心肌耗氧。CO 是反应心泵功能的重要指标，通过 CO 测定，可判断心脏功能、诊断心力衰竭和低排综合征，估计预后，指导治疗。②连续监测皮肤温度与中心温度，是了解外周循环灌注是否减少或改善的有价值的指标，如当病人处于严重休克时，

温差增大，经采取有效措施治疗后，温差减少，提示病情好转，外周循环改善。

（2）并发症　心律失常、血栓形成和栓塞、肺栓塞、肺出血、感染、气囊破裂、导管扭曲或打结等。

25. 应用血管活性药物的护理要点有哪些

（1）使用血管收缩药如去甲肾上腺素，切忌药液渗漏于血管外而引起皮肤坏死。若不慎外漏，可用酚妥拉明 5mg 或妥拉唑啉 5mg 溶于 1% 的普鲁卡因或等渗盐水 10～20ml 中局部皮下浸润。

（2）使用血管扩张药之前应先补充血容量，心率超过 120 次/分时禁用异丙肾上腺素。

（3）开始用升压药时血压常不稳定，应 5～10 分钟测量血压 1 次。

（4）长期输液的病人，每 24 小时更换输液器，注意保护血管。

（5）使用血管活性药物需注意从小剂量开始，停药时逐渐减量，以防血压骤降。

26. 心脏康复运动处方的主要组成有哪些

（1）运动方式　美国运动医学会推荐的方式是使用大量肌群的任何运动，维持持续和自然节律的有氧运动。

（2）运动强度　根据心率、自感劳累度分级法和基础代谢当量等，来确定运动处方的运动强度。

（3）运动的持续时间　根据运动的类型和强度，通常 20～30 分钟，逐渐可增加到 60 分钟。

（4）运动频率　在医院里，每日 1 次，有氧训练维持期至少每周 3 次，通常加强治疗期可以隔天 1 次。

（5）进展率　根据病人的个体耐受力，进展情况，持久力，需求和目标而确定。

27. 简述冠状动脉造影术的适应证和禁忌证。术后可能发生的并发症有哪些

(1)适应证 ①准备手术治疗的冠心病病人；②瓣膜置换术前，了解有无冠状动脉疾病；③经冠状动脉溶栓治疗；④冠状血管重建术后，复查冠状动脉通畅情况；⑤不典型心绞痛或原因不明的胸痛需确诊者；⑥疑有先天性冠状动脉畸形或其他病变者；⑦心肌活检术等。

(2)禁忌证 ①碘过敏；②严重心肺功能不全、肝肾功能不全；③电解质紊乱；④严重心律失常；⑤严重的感染性疾病；⑥有出血倾向者或现有出血性疾病正在进行抗凝治疗者。

(3)术后并发症 心律失常、空气栓塞、出血、感染、热源反应、心脏压塞、心脏壁穿孔等。

28. 简述高血压危象和高血压脑病病人的抢救和护理

(1)给病人半卧位，绝对卧床休息，做好解释工作，使其情绪稳定。

(2)准备一切抢救物品，少搬动病人，改变体位时要缓慢。

(3)给予氧气吸入，4～5L/min，并保持呼吸道通畅。

(4)迅速、准确执行医嘱，建立静脉通路，给予降压、脱水和镇静处理。

(5)滴注降压药物时，药物剂量和给药速度要准确，以免血压骤降发生意外。

(6)定时观察血压、心率、呼吸、神志、瞳孔、尿量等变化，记录于护理记录单上，滴注降压药物时，应5～10分钟测1次血压。

(7)指导病人避免用力排便、用力呼气或屏气。

(8)注意安全，提供保护性护理，防止坠床等意外发生。

(9)发生脑血管意外、急性脑水肿、心力衰竭、肾衰竭时，及时做相应的处理。

29. 对于心肌梗死病人的心力衰竭其治疗、护理的措施有哪些

保护和维持心功能，挽救濒死的心肌，防止梗死扩大，缩小心肌缺血范围，及时处理严重心律失常、休克、心力衰竭和各种并发症，防止猝死。具体措施如下：严密监护；解除疼痛，尽快选用吗啡或哌替啶；应用尿激酶溶栓治疗，进行心肌再灌注；及时处理心律失常如室性心动过速、心室颤动及房室传导阻滞等；控制心源性休克，补充血容量，应用升压药、血管扩张剂；治疗急性左心衰竭，应用利尿剂、吗啡等；其他如抗凝治疗。

30. 何谓恶性心律失常？常规监护的内容是什么

(1)概念　当心律失常严重影响血流动力学，或由于各种因素致心电不稳定，使某些原来并不影响血流动力学的心律失常进一步恶化，称之恶性心律失常。病人有严重症状，甚至危及生命。

(2)监护内容　①休息：绝对卧床，采取高枕卧位或半卧位。②吸氧：伴呼吸困难、发绀等缺氧表现时，给予 2～4L/min。③病情监护：观察生命体征和血压，准确识别严重心律失常的心电图并记录，发现异常立即报告处理。④用药监护：抗心律失常药物有的可致严重心律失常，甚至心搏骤停，因此给药前密切监测心率、心律、血压变化，静脉给药时应在心电监测下进行。⑤饮食护理：嘱病人多吃纤维素丰富的食物，保持大便通畅。心动过缓的病人避免排便时过度

屏气，以免兴奋迷走神经而加重心动过缓。避免摄入刺激性食物和饱餐。

31. 永久起搏器植入术后并发症的处理原则及监护要点有哪些

（1）并发症处理　①起搏器感知和起搏功能障碍：重新定位电极导线位置。②恶性室性心律失常：抗心律失常药物和电除颤。③迷走反射：阿托品、多巴胺等静脉推注。④误穿锁骨下动脉：已经穿刺者避免扩张；已经扩张者应手术切开后直视下拔除鞘管。⑤起搏器综合征：VVI起搏器换成DDD起搏器。⑥起搏器囊袋感染：应用抗生素，必要时重新安装。

（2）永久起搏器植入术后监护要点　①心电监护：观察起搏和感知功能。②尽可能早拍胸部正、侧位片：检查电极导线位置。③局部囊袋有无出血和血肿。

32. 冠状动脉介入治疗的常见并发症有哪些？如何护理

（1）并发症　①急性血管闭塞：出现血压下降、剧烈胸痛、大汗，需再次PTCA和支架术，或应用尿激酶、硝酸甘油等。②心脏压塞：病人心率快，呼吸急促、胸闷、憋气，脉压差小，心包穿刺抽出血性液体(不凝)，立即做心包抽液、引流，必要时心外科手术。③恶性室性心律失常：病人表现为恶心、呕吐，甚至抽搐，心电图出现室性心动过速、心室颤动，应给予抗心律失常药物和电除颤。④过缓性心律失常：药物治疗和临时起搏治疗。⑤迷走反射：表现为心率、血压下降，应用阿托品、多巴胺等静脉推注可消失。⑥局部血管穿刺并发症，如血肿、夹层、动静脉瘘等：局部合理压迫，必要时请血管外科处理。

（2）护理　①心电监护：注意ST段有无压低或抬

高。②血压监测：重视迷走反射和心脏压塞。③局部血管穿刺部位有无出血和血肿。④监测部分促凝血酶原激酶时间(PTT)或激活凝血时间(ACT)。

33. 先天性心脏病病人的病情观察及护理要点有哪些

(1)观察了解生后心脏杂音性质、发绀出现时间，每4小时测 T、P、R、BP 1 次，注意病人面色、神志是否清楚、脉搏节律及强弱的变化，发现问题及时报告医师。

(2)做好保护性隔离护理，控制探视人数，对家长进行防止交叉感染的卫生宣教，避免交叉感染。

(3)有心功能不全者，取半坐位，绝对卧床休息。恢复期时可逐渐增加活动量。

(4)给予高蛋白、高热量、高维生素、易消化的饮食，少量多餐，婴儿喂奶时宜慢，尽量用小勺喂养，减轻心脏负担。出现青紫时，应休息片刻或吸氧治疗，必要时，给予鼻饲。有水肿者应限制水、钠的摄入。

(5)注意静脉给药速度，10~15 滴/分，必要时用微量输液泵。

(6)有呼吸困难者给予低流量氧气吸入，0.5~3L/min。心功能Ⅳ级者，饭前后可高流量吸氧(3~5L/min)5~10 分钟。准确记录出入量，水肿者每日清晨空腹测体重。

(7)做好心理护理，不宜过分兴奋与愤怒，避免加重心脏负担。

34. 何谓法洛四联症？如何观察法洛四联症的临床表现

(1)定义　法洛四联症是存活婴儿中最常见的青紫型先天性心脏病，由4种畸形组成：室间隔缺损、肺动脉狭窄、主动脉骑跨和右心室肥大。其中以肺动脉狭窄最重要。

（2）临床表现 ①青紫：其程度和出现早晚与肺动脉狭窄程度有关。由于肺动脉狭窄，血液入肺循环受阻，使右室压力增高及代偿性增厚。心室收缩时，大量由心排血通过缺损的室间隔，直接进入骑跨的主动脉而出现青紫。常表现在唇、趾甲床、耳垂、鼻尖、球结合膜、口腔黏膜等毛细血管丰富的部位。②蹲踞：活动后气促，蹲踞时下肢屈曲，使静脉回心血量减少，减轻心脏负荷，同时下肢动脉受压，体循环阻力增加，使右向左分流减小，从而缺氧症状暂时缓解。③缺氧发作：是由于突然发生狭窄的肺动脉漏斗部的痉挛，引起一时性肺动脉梗阻，致使脑缺氧加重。发作时青紫加重，伴软弱无力、阵发性呼吸困难，重症可突然晕厥和抽搐。④杵状指（趾）：由于患儿长期缺氧，致使指、趾端毛细血管扩张增生，局部软组织和骨组织也增生肥大，随后指、趾端膨大如鼓槌状。⑤体格发育：多落后于正常儿童，心前区可稍隆起，胸骨左缘第2~4肋间常听Ⅱ~Ⅲ级喷射性收缩期杂音，一般以第3肋间最响，其响度取决于肺动脉狭窄程度，狭窄重，流经肺动脉的血少，杂音则轻而短；漏斗部痉挛时，杂音暂时消失。肺动脉瓣听诊区第二心音均减弱或消失。加上主动脉向前骑跨，位置比较靠近胸壁，有时在肺动脉瓣听诊区仅可听到来自主动脉的响亮而单一的第二心音。

35. 简述小儿病毒性心肌炎的临床表现

小儿病毒性心肌炎（VM）的症状可分为四类：

（1）VM本身的症状，如低热、胸口痛。

（2）交感神经功能亢进症状，如心率快，出汗多，面色苍白。这类症状恢复很慢，通常要治疗2~3个月后才恢复。

(3)心功能不全的症状，如胸闷、气促、易疲劳、不爱动、长出气、晕厥抽搐等。晕厥和抽搐主要见于心脑综合征，是由于心动过速或过慢引起搏血量严重不足，造成脑缺氧所致，如窦性心动过缓、三度房室传导阻滞、室性心动过速、心室纤颤等。

(4)消化道症状，如上腹部痛、恶心、呕吐。

36. 如何做好病毒性心肌炎患儿的饮食指导？如何指导患儿进行休息

(1)在饮食方面要注意食用有营养、易消化和富含维生素的饮食，尤其是含维生素 C 的蔬菜、水果。维生素 C 能清除自由基，增加冠状动脉血流量，改善心肌代谢，有助于心肌炎恢复。有心功能不全患儿应限制钠盐摄入量。一般一日饮食中钠盐 0.5g 以下，称无盐饮食，0.5~2g 为低盐饮食，2~5g 为正常饮食。心肌炎患儿应使用低盐饮食，心功能不全患儿应短期摄入无盐饮食。进食勿油腻，不可过饱，应少量多餐，以减轻心脏负担。

(2)病毒性心肌炎患儿的休息极为重要，尤其对有心功能不全者。由于 VM 急性期为 6 个月，一般需要休息 6 个月，6 个月内不应参加体育活动，尤其不能参加竞赛性活动。在发病第 1 个月，心肌酶升高、心电图有心肌梗死样表现或有心功能不全者，需绝对卧床休息。有缺氧表现者，应吸入氧气。治疗 1 个月以后，心功能不全均可控制，心电图心肌梗死样表现可消失，此时虽仍需休息，但可下地活动。发病 3 个月以内，心肌酶大多数已恢复正常，心电图多数也已恢复正常，可上学参加文化课，但不上体育课和不参加体育活动。一般心肌炎 6 个月之内可痊愈，6 个月以后，如心脏器械检查和实验室检查均已恢复正常，则可逐渐恢复正常活动。

37. 先天性心脏病病人介入治疗术后护理观察要点是什么

(1)全身麻醉者去枕侧卧，禁食 4 小时，吸氧至患儿清醒。

(2)持续心电监护 8～24 小时，注意心率、心律变化，监测有无心律失常发生。

(3)密切观察面色、呼吸、血压、经皮血氧饱和度。

(4)观察穿刺部位有无渗血及血肿，为预防出血，穿刺静脉者局部沙袋压迫 4 小时，穿刺侧肢体制动 12 小时，穿刺动脉者局部沙袋压迫 8 小时，穿刺侧肢体制动 24 小时。

(5)观察有无血栓形成，术后注意观察穿刺侧足背动脉搏动，下肢皮肤温度、颜色，有无水肿等改变，注意患儿有无咳嗽、气喘、发绀等表现。

(6)动脉导管未闭、房间隔缺损、室间隔缺损封堵术后，凡即刻造影有残余分流者，术后留取尿标本 10 次观察有无溶血。

(7)保持穿刺部位干燥及无菌，4 小时测体温 1 次。

38. 如何观察高血压病人的自觉症状

(1)头痛、颈部强硬　高血压引起的头痛多在前额、枕部和两侧太阳穴，头痛时有波动感，呈跳动性，头部沉重，颈部强硬。活动后可减轻，身体疲劳后可加重。有时还伴有恶心。

(2)头晕、眩晕、耳鸣　高血压病人有时表现为注意力不能集中，容易疲劳，烦躁，还伴有头晕，有些是一过性的，有些是持续性的。有时还伴有眩晕

(可能是由于椎基底动脉供血不足所致)，高血压引起的眩晕，女性的发生率高于男性。高血压病人的耳鸣，一般是双耳同时出现。

(3)四肢麻木、肩酸背痛 高血压病人有时出现手指和脚尖麻木或僵硬的感觉，有时是于臂和小腿有蚂蚁爬行的感觉，有时感觉两条腿特别怕冷，小腿酸痛，颈、肩、背部的肌肉紧张不能松弛。

(4)心慌、气短 高血压早期心脏功能能够代偿时，可能只有心慌的表现，或偶感心悸；当心脏功能失去代偿能力后，就会表现为心慌、咳嗽、气短，有时伴有尿少和水肿。

39. 哪些高血压病人容易出现脑卒中

(1)长期高血压未做适当的降压治疗。

(2)虽然按时服药，但血压长期在较高水平，或间断降压治疗，血压仍可以突然升高。

(3)气候变化，突然变冷，情绪过于激动，过度紧张和疲劳等诱发因素的影响。

(4)过分降压，尤其是老年人，夜间血压过低，容易出现缺血性卒中。

(5)过度吸烟和饮酒导致卒中的发病率大大增加。此外，当高血压合并糖尿病、高脂血症、肥胖症，更容易发生卒中。高血压病人出现的脑卒中可以是出血性的脑血管病，又可以是缺血性的脑血管病。高血压病人的卒中可以是脑出血、脑血栓和短暂脑缺血发作。

40. 如何观察高血压病人出现了脑出血

脑出血的发病很急，多数病人没有预感而突然发作。少数病人可以有先兆：如头晕、头痛、肢体麻木、语言和活动障碍等，在几分钟或几小时内病情发展为高峰，病人可出现剧烈头痛、呕吐呈喷射状、意识障碍、肢体偏瘫、失语、大小便失禁。根据发病情况，可以将脑出血分为轻症和重症。

(1)轻症　出血多在外侧壁，表现为头痛、呕吐、身体出现不同位置的半身不遂、口眼歪斜，有或无轻度的意识障碍。

(2)重症　出血多在内侧壁或是混合型的，病人表现为呼吸呈鼾声，呕吐不止，深昏迷，两侧的瞳孔不等大，肌肉张力下降，多数病人的体温升高。脑出血根据出血部位的不同分为大脑出血、脑干出血、小脑出血和脑室出血。其中，脑干和脑室出血最危险，病情极为严重，多数在1~2日内死亡。

41. 简述硝酸甘油的副作用及防治措施

(1)头痛　这是应用硝酸甘油，特别是静脉滴注硝酸甘油最常见的副作用，是因硝酸甘油扩张脑血管所致，脑出血时此药应慎用。通常控制给药速度，病人多半可以耐受。

(2)加重缺氧　因硝酸甘油扩张血管、加重通气/血流比例失调所致。故用药中可给病人持续低流量吸氧。

(3)血压下降　这是静脉滴注硝酸甘油最严重的并发症，还可引起心动过速、心动过缓，进而加重缺氧。用药中，若血压明显下降，收缩压<90mmHg，心率>110次/分，或心率<50次/分，则应停用此药或减少用量及严密观察，必要时予以对症治疗，同时密切观察血压、心律、心率及呼吸变化。掌握好用药浓度和输液速度，可避免低血压发生。

(4)硝酸甘油耐受　多见于长时间静脉用药者或昼夜24小时持续服用硝酸盐类药物者。合理安排给药时间及药量，可避免耐药性的发生。

(5)下壁及右室梗死者应慎用此药，以防止血压过低，加重心肌缺血。

42. 梗死后心绞痛的临床意义是什么

梗死后心绞痛是指急性心肌梗死发病后 1 个月以内发生的心绞痛。有梗死后心绞痛的病人，往往表明有再发生梗死的危险，因而也属于不稳定型心绞痛，需按急性心肌梗死前驱症状处理，并应进行心电图监护。梗死后心绞痛标志着冠状动脉储备能力降低和在梗死区周围有残余缺血心肌的存在。这种心绞痛的发作往往与粥样斑块破裂、冠状动脉内血栓形成、冠状动脉痉挛、血小板聚集及侧支血流减少等因素有关。梗死后，心绞痛的发生率在无 Q 波性心肌梗死中为52%，远远高于 Q 波性心肌梗死(32%)。它与心肌梗死的扩展、再次心肌梗死、心力衰竭有明显的关系。心肌梗死后 1 年内，特别是 6 个月内发生心绞痛者与病死率密切相关。因此，残余缺血心肌存在与否，是决定病人预后的重要因素，应引起重视。

43. 怎样观察急性心肌梗死时心电图的典型改变

(1)缺血型 T 波改变 正常 T 波前肢长，后肢短，顶部圆钝，基底较宽。在急性心肌梗死早期，缺血型 T 波高耸，双肢对称，波形变窄。在 $V_1 \sim V_6$ 导联，高尖的 T 波可高于 QRS 波。

(2)损伤型 ST 段移位 正常 ST 段位于基线水平。急性心肌梗死时，ST 段移位通常表现为 ST 段抬高与 T 波融合形成单向曲线，有时亦表现为严重的 ST 段压低。损伤型 ST 段移位是急性心肌梗死最重要的心电图特征。

(3)坏死型 Q 波 正常 Q 波深度不超过同一导联 R 波的1/4，宽度≤0.03 秒，形态完整。急性心肌梗死的坏死型 Q 波深度大于同一导联 R 波的1/4，宽度≥0.04 秒。

44. 如何在心电图上诊断早期心肌梗死

急性心肌梗死早(初)期又称超急性损伤期，一般仅持续数小时。此期主要有以下 3 种心电图改变：

(1)急性损伤伴阻滞　R 波增宽，室壁激动时间延长，ORS 波群时限延长至 0.12 秒，振幅较以往心电图增高。

(2)ST 段斜行抬高　ST 段呈弓背形抬高，一般在胸前导联上较明显，可达 10～15mm；肢体导联 ST 段抬高较轻微，一般为 2～5mm。抬高的 ST 段为单一向上的波形，称为单向曲线。

(3)T 波变化　T 波振幅大，高耸直立似高血钾改变，这是因为心肌细胞急剧缺血，钾离子自细胞外逸，造成局部高钾所致。此种改变历时较短，心电图偶可遇到。

上述改变在心电图上出现后其诊断价值较大。

45. 主动脉瓣狭窄的典型三联征症状有哪些

(1)呼吸困难　劳力性呼吸困难，为晚期肺淤血引起的常见首发症状，进而可发生端坐呼吸、阵发性夜间呼吸困难和急性肺水肿。

(2)心绞痛　常由于运动诱发，休息缓解。由心肌缺血所致，极少由瓣膜的钙质栓塞冠脉引起。部分病人伴冠心病，进一步加重心肌缺血。

(3)晕厥或晕厥先兆　常发生于直立、运动中或运动后，少数在休息时发生，由脑缺血引起。其原因：①运动时周围血管扩张，而主动脉瓣狭窄限制心排血量同步的增加。②运动导致心肌缺血加重，使左室收缩泵功能突然降低，心排血量减少。③运动使左室收缩压上升，激活心室内压力感受器，反射性引起未运动肌肉组血管床不适当的扩张，导致周围血管张力降低。④运动后即刻发生者，为突然体循环静脉回流减少，影响心室充盈，左室心搏量进一步减少。⑤休息时晕厥可由于心律失常(心室颤动、心房颤动或房室传导阻滞)导致心排血量骤减所致。

46. 哪些因素可促发心肌梗死

(1)过劳　工作过度、体力劳累、搬抬重物等，均可加重心脏负担使心肌需氧量猛增。由于冠心病病人的冠状动脉已发生硬化，管腔狭窄，不能充分扩张以增加心肌灌注而造成心肌急性缺血。缺氧缺血又可诱发冠脉痉挛，进一步加重心肌缺氧缺血，严重时促使急性心肌梗死发生。

(2)精神情绪　冠状动脉平滑肌对情绪反应非常敏感，情绪激动时，交感神经兴奋，儿茶酚胺(一种收缩血管的物质)升高，致使冠状动脉痉挛、心肌供血减少，因而发生心绞痛，甚至心肌梗死。

(3)饮食　冠心病病人饱餐、大量饮酒、进食高脂肪餐等，均有发生急性心肌梗死的危险，尤其多见于老年病人。进食大量高热量高脂肪食物后，血脂浓度突然升高，血液黏稠度增加，从而增强了狭窄处血小板的黏附和聚集，促使血栓形成，最终导致急性心肌梗死。

(4)便秘　在老年人中，因便秘用力屏气而致心肌梗死者并非少见，这也是再梗死的常见原因之一。所以，有冠心病的老年人应注意养成定时排便的习惯，必要时采取润肠通便措施。

(5)其他　感冒、大出血、大手术、腹泻、寒冷刺激等，在一定条件下均可能促发急性心肌梗死。如手术中麻醉造成的低血压，严重应激状态下神经内分泌失衡，免疫介质的释放等，手术前后任何时刻均可能发生急性心肌梗死。

47. 急性心肌梗死病人在转送中应注意哪些问题

将急性心肌梗死病人及时安全地送至医院，是整个救治过程中不容忽视的重要环节，与病人的性命密切相关。

(1)转送时机　病人发病时，在积极救治的同时，应立即与附近医院急诊室或救护中心电话联系。病情相对稳定(心绞痛有所减轻，血压、心律基本正常)后，即可在医务人员的看护下，送往医疗技术及设备较完善的医院。

(2)运送工具　主要取决于转送的距离和当地的条件。市区转送最好应用急救装备完善(心电监护仪、电除颤器及起搏器、吸引器、机械辅助呼吸)的救护车。转送中保证路线通畅。

总之，转送途中应尽量做到安全、快速，尽可能给病人进行心电监护。

48. 急性心肌梗死病人如何进行抗凝治疗

抗凝治疗目前已成为治疗急性心肌梗死的一种常用方法。常用的药物为肝素。一般主张急性心肌梗死后应用 3～5 日的肝素抗凝治疗。其方法是，12 500U 的肝素皮下或深部肌肉(用细长针头)注射；亦可加于 5% 葡萄糖液或生理盐水 200ml 中，静脉缓注，20 滴/分，每 8～12 小时 1 次。要求将凝血时间(试管法)延长至正常值 2～2.5 倍(15～20 分钟)。每次用药前均应做凝血时间检查，如若凝血时间过分延长应减量或暂停用药。若有出血倾向，必要时可静脉注射硫酸鱼精蛋白对抗之(1mg 硫酸鱼精蛋白可中和肝素 100 单位)，1 次注射量小应超过 50mg。其他抗凝剂尚有双香豆素、醋硝香豆素、华法林，这些都为口服抗凝剂。如口服抗凝剂并发出血时，可用维生素 K 50～100mg，肌内注射或静脉注射。用口服抗凝剂时要观察凝血酶原时间。停用抗凝剂时，要逐渐减量，避免反跳性高凝状态出现。

第三节 消化系统疾病护理知识

1. 何谓反流性食管炎？引起食管下端括约肌松弛的原因是什么

(1)健康人休息时，食管末端约 3～4cm 长的环形肌束(食管下端括约肌)形成一压力，为 10～30mmHg 的高压带，可防止胃内容物反流入食管。由于食管下端括约肌不适当弛缓或经常处于松弛状态，胃内容物反流进入食管引起的食管黏膜炎症称为"反流性食管炎"。

(2)食管下端括约肌(LES)构成的压力屏障，起着防止胃内容物反流入食管的生理作用。一些因素可影响并导致该压力的降低，如某些激素(如胆囊收缩素、胰升糖素、血管活性肠肽等)、食物(如高脂肪、巧克力等)、药物(钙拮抗剂、地西泮)等。此外，腹内压增高(如妊娠、腹水、呕吐、负重劳动等)、胃内压增高(如胃扩张、胃排空延迟等)或食管下端括约肌部位的结构受到破坏时(如贲门失弛缓症手术后)，也可以使 LES 压降低。

2. 如何鉴别反流性食管炎与心绞痛的胸骨后疼痛

反流性食管炎所致的胸骨后疼痛，常发生于仰卧、俯拾姿位，进食酸性或过烫食物后发生。疼痛不向两侧放射，服用抗酸药物症状可缓解。食管滴酸试验呈阳性，心电图检查无异常。常伴有胃灼热、吞咽困难、反酸等症状。心绞痛的胸骨后疼痛有明显的诱发因素，如劳累、紧张、受凉等。疼痛向左肩背部放射，经休息或服用硝酸甘油可缓解。食管滴酸试验呈阴性，心电图检查可见不同程度的改变。

3. 反流性食管炎的饮食要求是什么？如何用药

（1）饮食宜少量多餐，不宜过饱，忌烟、酒、咖啡、巧克力、酸食和过多脂肪，避免餐后即平卧，卧时床头抬高 $20 \sim 30cm$，裤带不宜束得过紧，避免各种引起腹压过高状态，晚餐宜与入睡的间距拉长。

（2）多巴胺通过作用在胆碱能神经元突触前 α_2 受体，抑制肠肌神经丛节后纤维释放出乙酰胆碱，使食管下端括约肌压力下降，故可采用多巴胺受体阻断剂。常用的增加食管下端括约肌的药物有甲氧氯普胺（胃复安）、多潘立酮、西沙比利及胆碱能制剂等。

4. 何谓食管癌？其临床表现有哪些

（1）食管癌是食管鳞状上皮的恶性肿瘤，以进行性吞咽困难为其典型临床表现。我国是食管癌的高发国家之一。据恶性肿瘤死亡率调查资料统计，食管癌仅次于肺癌、胃癌和肝癌，列第四位。

（2）早期食管癌可无症状或仅仅表现为：①轻微的或偶尔的食物下咽哽噎感；②进食时，胸骨后、心窝部有针刺、烧灼或摩擦样疼痛；③与进食无关的食管内有异物感；④咽部干燥及颈部有紧缩感；⑤进食时在食管行经的某一部位有食物停滞感；⑥胸骨后闷胀不适感。食管癌发展到一定程度时才出现典型的进行性吞咽困难。

5. 如何观察食管癌所致咽下困难？临床上对吞咽困难如何分级

（1）咽下困难是食管痛的早期症状，起初仅在吞咽食物后偶感胸骨后停滞或异物感，并不影响进食，有时呈间歇性，往往不引起重视。此后出现进行性咽下困难，每当进食即感咽下困难，先对固体食物而后发展至对半流质、流质饮食，其过程一般在半年左右。

(2)按症状轻重将吞咽困难分为5级：

0级：无症状，能进各种食物。

1级：偶尔发生吞咽困难，能进软食。

2级：能进半流质食物。

3级：仅能进流质食物。

4级：不能进食、水，甚至连唾液也不能咽下。

6. 慢性胃炎的临床分型及各型的特点是什么

临床分型按病变的解剖部位分为慢性胃窦炎（B型胃炎）、慢性胃体炎（A型胃炎）。

(1)B型胃炎　常见，绝大多数是由幽门螺旋杆菌感染引起，仅少数由于胆汁反流、非甾体抗炎药、吸烟和酒癖所致。临床上主要有消化不良表现。胃液分析不影响胃酸分泌，有时反增多；血清学检查血清促胃泌素水平下降，其下降程度取决于G细胞的破坏程度。

(2)A型胃炎　少见，主要是由自身免疫反应引起，病变主要累及胃体或胃底，临床上表现有明显厌食和体重减轻，伴有贫血。在有典型的恶性贫血时，可出现舌炎、舌萎缩和周围神经病变。胃液分析均有胃酸缺乏，血清学检查血清促胃液素水平常明显升高，并可测得抗壁细胞抗体和抗内因子抗体、维生素 B_{12} 水平明显低下。

7. 胃黏膜损伤的主要侵袭因素有哪些

(1)幽门螺杆菌感染　HP感染改变了黏膜的侵袭因素和防御因素之间的平衡，损害了局部黏膜的防御/修复机制，增加了促胃素和胃酸的分泌，增强了侵袭因素。

（2）胃酸和胃蛋白酶 胃蛋白酶是主细胞分泌的胃蛋白酶原经盐酸激活转变而来，它能降解蛋白质分子，对黏膜有侵袭作用。

（3）非甾体抗炎药 长期摄入此类药物可诱发消化性溃疡，妨碍溃疡愈合，增加溃疡复发率和出血穿孔等并发症的发生率。该类药物损伤胃、十二指肠黏膜的原因除药物直接作用外，主要是通过抑制前列腺素合成，削弱后者对胃、十二指肠黏膜的保护作用。

（4）其他因素 微生物、胆盐、乙醇及其他有害物质对胃黏膜的损伤。

8. 胃、十二指肠溃疡的致病因素有何不同？消化性溃疡腹痛的特点是什么

（1）消化性溃疡，其发生机制是对胃、十二指肠黏膜有损害作用的侵袭因素与黏膜自身防御－修复因素之间失去平衡的结果。这种失平衡可能是侵袭因素增强，亦可能是防御－修复因素减弱，或两者兼有之。胃溃疡和十二指肠球部溃疡，两者在发病机制上有不同之处，前者主要是防御－修复因素减弱，后者主要是侵袭因素增强。

（2）上腹痛为消化性溃疡的主要症状，可为钝痛、灼痛、胀痛或剧痛，但也可仅有饥饿样不适，典型病人有轻度或中度剑突下持续性疼痛，可为抗酸药物或进食缓解。十二指肠溃疡（DU）病人约有 2/3 的疼痛呈节律性：早餐后 1～3 小时开始出现下腹痛，持续至进午餐方可缓解。之后 2～3 小时有痛感，需进食缓解。约半数有子夜痛，病人常被痛醒；胃溃疡（GU）病人也可发生规律性疼痛，餐后出现较多，约在餐后 0.5～1 小时出现，至下次餐前自行消失。子夜痛不如 DU 多见。

9. 何谓巨大溃疡、球后溃疡

(1)巨型胃溃疡 指 X 线胃钡餐检查测量溃疡的直径超过2.5cm,以上者,并非都属于恶性。疼痛常不典型,往往不能为抗酸药完全缓解。

(2)巨型十二指肠溃疡 系指直径在2cm以上者,多数位于十二指肠球部,也可位于球后。疼痛剧烈而顽固,常放射到背部或右上腹部。

(3)十二指肠球后溃疡 约占消化性溃疡的5%,溃疡多位于十二指肠乳头的近端。球后溃疡多具有十二指肠球部溃疡的临床特点,但夜间腹痛和背部放射性疼痛更多见,易并发出血,药物治疗效果较差。

10. 消化性溃疡的常见并发症有哪些

(1)出血 消化性溃疡出血占上消化道出血原因的50%,出血量与被侵蚀的血管大小有关。

(2)穿孔 消化性溃疡穿孔可引起的后果:①溃破入腹腔引起弥漫性腹膜炎;②溃疡穿孔至并受阻于毗邻实质性器官,如肝胰、脾等(穿透性溃疡);③溃疡穿孔入空腔脏器形成瘘管。

(3)幽门梗阻 约占病例的2%~3%,主要由十二指肠球部溃疡(DU)或幽门管溃疡引起。急性发作时可因炎症和幽门部痉挛引起暂时性梗阻,可随炎症好转而缓解;慢性梗阻主要由于瘢痕收缩而呈持久性。

(4)癌变 少数胃溃疡(GU)可发生癌变。癌变率在1%以下,长期慢性胃溃疡史,年龄在45岁以上,溃疡顽固不愈者应警惕。

11. 简述幽门梗阻的临床特点。消化性溃疡腹痛规律发生改变时应考虑有哪些情况发生

(1)幽门梗阻多由十二指肠溃疡或幽门管溃疡引

起。幽门梗阻使胃排空延迟，上腹胀满不适，疼痛于餐后加重，常伴蠕动波，并有恶心、呕吐，大量呕吐后症状可缓解，呕吐物含发酵酸性宿食，严重呕吐可致失水和低氯低钾性碱中毒，常发生营养不良和体重减轻，清晨空腹检查胃内有震水声，插胃管抽液量多在200ml以上。

(2)溃疡痛是一种内脏痛，具有上腹痛而部位不很确定的特点。如果疼痛加剧而部位固定，放射至背部，不能被抗酸药物缓解，常提示有后壁慢性穿孔；突然发生上腹剧痛迅速蔓延及全腹时应考虑急性穿孔；有突发头晕者说明可能并发出血；持续性腹痛药物不能缓解，且伴有纳差、消瘦、贫血等，则提示癌变危险。

12. 服用制酸剂应注意什么

(1)制酸剂的疗效与胃酸分泌量的多少、胃排空时间的长短、药物溶解度的大小和作用速度的快慢都有密切关系，服用时应根据病人的不同情况而定。制酸剂一般应在两餐之间、胃分泌高峰时及睡前服用，以液体(凝胶、溶液)的效果最好，其次为粉剂，再次为片剂。服用片剂，应嚼碎服用。可酌情增加服药次数，而不必增加每次药量。

(2)服用制酸剂，应了解各种制酸剂的副作用，以便合理调整用药剂量及用法。

13. 何谓胃泌素瘤？如何与消化性溃疡相鉴别

胃泌素瘤(Zollinger – Ellison 综合征)，是胰腺非 β 细胞瘤分泌大量促胃液素所致。肿瘤往往很小(<1cm)，生长缓慢，半数为恶性，大量促胃液素刺激胃壁细胞增生，分泌大量胃酸，使上消化道经常处于高酸环境，导致胃、十二指肠球部和不典型部位发

生多发性溃疡。与常见的消化性溃疡的鉴别要点是溃疡发生于不典型部位，具有难治性特点，有过高胃酸分泌及胃泌素 >200pg/ml，常超过 500pg/ml。

14. 何谓胃癌？扩散形式有几种

（1）胃癌系源于上皮的恶性肿瘤，即胃腺痛，为最常见的消化系统恶性肿瘤。男性多于女性，男女之比为 2～3：1，发病年龄多属中老年，青少年较少。胃癌的好发部位依次为胃窦（58%）、贲门（20%）、胃体（15%）、全胃或大部分胃（7%）。

（2）扩散形式有 4 种：①直接蔓延扩散至相邻器官；②淋巴转移，最为常见，由近及远，转移到左锁骨上淋巴结时，特称 Vir – Chow 淋巴结；③血行播散，常转移到肝脏，其次叫累及腹膜、肺及肾上腺、肾脏、脑，也可累及卵巢、骨髓及皮肤，但较少见；④腹腔内种植，癌细胞从浆膜层脱落入腹腔，移植于肠壁和盆腔。

15. 哪些情况应尽早进行胃镜检查

（1）40 岁以上，特别是男性，近期内出现消化不良，或突然出现呕血或黑粪者。

（2）拟诊为良性溃疡，但五肽促胃液素刺激试验示缺乏胃酸者。

（3）已知慢性萎缩性胃炎，尤其是 A 型，伴肠上皮化及不典型增生者，应制订定期随访计划。

（4）溃疡经 2 个月治疗无效，X 线示溃疡反而增大者，应及早行胃镜检查。

（5）X 线检查发现胃息肉大于 2cm 者。

（6）胃切除术后 15 年以上，应每年定期随访。

16. 何谓肠结核？感染途径有哪些？如何观察病人排便情况

(1)肠结核是结核杆菌侵犯肠道引起的慢性特异性感染，临床以腹痛、腹泻、便秘、腹部包块及全身中毒症状为主要表现。好发于青壮年，女性略多于男性。病变主要位于回盲部。

(2)肠结核主要由人型结核杆菌引起，占90%以上。饮用未经灭菌的牛奶乳制品，也可感染牛型结核杆菌，发生肠结核。结核杆菌侵犯肠道的主要途径是经口摄入。开放性肺结核病人常咽下带结核杆菌的痰液，或经常与开放性肺结核病人共餐，而未注意餐具消毒、隔离等均可致病。除经口感染外，尚可经血行播散引起，或经过腹腔内结核病灶直接蔓延而来。

(3)腹泻是溃疡型肠结核的主要临床表现之一。每日排便2~4次不等，不含黏液或脓血，不伴里急后重。病变严重、范围广泛的病人，腹泻可多达每日10余次，有时粪便中含少量黏液、脓液。此外，可间有便秘，大便呈羊粪状，隔数日再有腹泻。增生型肠结核则多以便秘为主要表现。

17. 克罗恩病的临床特点有哪些

多数起病缓慢，病程长，症状不，并有发作与缓解交替出现特点，但逐渐进行性加重。多表现为：

(1)腹痛　常位于右下腹或脐周，与病变多见于回盲部有关。多在餐后诱发，为痉挛性腹痛，伴有肠鸣音增加，排便或排气后可暂时缓解。

(2)腹泻　特点是多无脓血或黏液，多糊状，每天大便2~6次。若无直肠受累多无里急后重。先为间歇性发作，后为持续性。病变肠段的炎症、蠕动增加及继发性吸收不良是腹泻的主要原因。

(3)发热　多数病人有不规则发热，少数呈高热。

发热多系肠道炎症或继发感染引起。

（4）瘘管形成　肠段之间内瘘形成可导致腹泻加重、营养不良及全身情况恶化。内瘘或外瘘形成可加重继发感染。

（5）腹块　多由于肠粘连，肠壁和肠系膜增厚，肠系膜淋巴结肿大，内瘘形成及腹腔脓肿引起，以右下腹、脐周多见，与病变部位一致。

（6）便血　少见。

（7）全身性与肠外表现　严重者有明显消瘦、贫血、营养不良、低白蛋白血症等。肠外表现有游走性关节痛、关节炎、强直性脊椎炎、结节性红斑、口腔黏膜溃疡、血管炎等。

18. 何谓溃疡性结肠炎？其腹痛、腹泻的特点是什么

（1）溃疡性结肠炎又称非特异性结肠炎，是一种病因小明的直肠和结肠炎性疾病。病变主要限于大肠黏膜下层。临床表现为腹泻、黏液脓血便、腹痛。病情轻重不等，多呈反复发作慢性病程。本病可发生在任何年龄，多见于 20～40 岁，亦可见于儿童或老年。男女发病率无明显差别。临床上可因饮食失调、紧张、劳累、精神刺激、感染等诱发本病或加重症状。

（2）腹痛腹泻特点　①腹痛：轻型病人或在病变缓解期可无腹痛或仅有腹部不适。一般诉有轻度至中度腹痛，系左下腹或下腹的阵痛，亦可涉及全腹。有疼痛–便意–便后缓解的规律。若并发中毒性结肠扩张或炎症波及腹膜，则持续性剧烈腹痛。②腹泻：见于绝大多数病人，黏液血便是活动期的重要表现。轻者每日排便 2～4 次，便血轻或无；重者每日 10 次以上，脓血显见，甚至大量便血。粪质亦与病情轻重有关，多数为糊状，重可至稀水样。病变限于直肠或累

及乙状结肠病人，除可有腹泻、便血外，偶尔反有便秘，这是病变直肠排空功能障碍所致。

19. 溃疡性结肠炎的常见并发症有哪些？重型溃疡性结肠炎病人灌肠时应注意什么

（1）并发症　①中毒性结肠扩张：少见，多发生在暴发型或重症病人，预后很差，易引起急性肠穿孔。②结肠癌变：发生率较低，多见于全结肠炎、幼年起病而病程漫长者。③其他并发症：肠大出血、肠穿孔、肠梗阻、肛门直肠周围病变等。

（2）重型溃疡性结肠炎灌肠时，应采取低压、小剂量灌肠，否则，将诱发或加重中毒性巨结肠及肠穿孔。由于重型溃疡性结肠炎病变范围广，常可累及肌层与肠肌神经丛，使肠壁张力减退，结肠蠕动消失，肠内容物与气体大量积聚，所以应采取低压、小剂量灌肠。

20. 溃疡性结肠炎的护理要点是什么

（1）做好心理护理，消除病人焦虑、紧张、恐惧心理。

（2）急性发作期和严重病例应卧床休息。一般病例适当休息，注意劳逸结合。

（3）急性发作期与暴发病例，应暂禁饮食，病情好转后可进无渣半流质饮食。避免冷饮、水果、多纤维素及刺激性食物，忌食牛奶及乳制品。

（4）便后应温水坐浴肛周热敷，促进血液循环，预防感染。

（5）准确采集标本及时送检。

（6）药物灌肠或直肠灌注时，应在晚上睡前进行。灌注前应先行低压生理盐水灌注，取左侧卧位，臀部略抬高，并注意观察保留效果。

(7)肠或纤维结肠镜检查时，术前先行低压生理盐水清洁灌肠。

(8)全身衰竭的病人，应加强口腔和皮肤护理。

(9)观察病情变化及并发症的发生。并发肠穿孔时，要做好术前和转科准备。

(10)加强卫生宣教，提高病人的日常自护能力。

21. 结肠癌的临床特点是什么

起病隐匿，早期常仅见粪便隐血阳性，随后出现下列临床表现：

(1)排便习惯与粪便性状改变　常以血便为突出表现，或有痢疾样脓血便、里急后重，有时表现为顽固性便秘，大便形状变细，也可表现为腹泻与糊状大便，或腹泻与便秘交替。

(2)腹痛　一般见于右侧大肠癌，表现为右侧钝痛，或同时涉及右上腹、中上腹。左侧大肠痛常并发肠梗阻，有腹绞痛，伴有腹胀、肠鸣音亢进及肠型。

(3)腹部包块多见于右腹　为右侧结肠癌的表现之一，肿块位置取决于癌的部位，肿块质坚、大小不等，表面呈结节感，一般可推动，但至后期则固定。

(4)全身情况可出现进行性贫血，癌坏死或其他感染，可出现低热，晚期病人则见进行性消瘦、恶病质、黄疸和腹水等。

22. 何谓肝硬化？常见病因是什么

(1)肝硬化是一种以肝组织弥漫性纤维化、假小叶和再生结节形成为特征的慢性肝病。临床上有多系统受累，以肝功能损害和门静脉高压为主要临床表现。晚期常出现消化道出血、肝性脑病、继发感染等严重并发症。肝硬化是我国的常见疾病和主要死亡病因之一，发病高峰年龄在 35~48 岁，男女比例为(3.6~8)：1。

(2)病因 ①病毒性肝炎：主要为乙型、丙型和丁型病毒重叠感染，通常经过慢性肝炎阶段演变而来。②酒精中毒：长期大量饮酒，引起酒精性肝炎，继而发展为肝硬化。③胆汁淤积：可引起原发性或继发性胆汁性肝硬化。④循环障碍：慢性充血性心力衰竭、缩窄性心包炎、肝静脉和(或)下腔静脉阻塞，最终变成淤血性肝硬化。⑤工业毒物或药物：长期接触四氯化碳、磷、砷等或服用甲基多巴、四环素等。⑥代谢障碍：引起肝细胞坏死和结缔组织增生，如肝豆状核变性、血色病等。⑦营养障碍：慢性炎症性肠病、长期食物中缺乏蛋白质、维生素、抗脂肪肝物质等，引起吸收不良和营养失调、肝细胞脂肪变性和坏死以及降低肝对其致病因素的抵抗力等。⑧免疫紊乱：自身免疫性肝炎可进展为肝硬化。⑨原因不明：发病原因一时难以确定，称隐源性肝硬化。

23. 简述肝硬化失代偿期出血倾向。其引起内分泌紊乱的临床特征是什么

(1)出血倾向 肝硬化失代偿期由于肝功能损害，肝脏合成凝血因子减少、脾功能亢进和毛细血管脆性增加，致皮肤、黏膜出血倾向，主要表现为鼻出血、牙龈出血、皮肤紫癜和胃肠道出血等。鼻出血常因空气干燥、抠鼻、用力擤鼻、轻微外力作用等诱发，可表现为少量渗血，也可出血不止；牙龈出血常因刷牙、剔牙及吃粗糙食物等而引起，病人口腔时常有血腥味；皮肤紫癜常发生于皮肤轻度外伤、摩擦、注射部位等处皮下出血，色为暗红；胃肠道出血常表现为少量出血，仅为大便潜血阳性或黑粪，严重者可引起消化道大出血。

(2)内分泌紊乱特征 由于肝硬化失代偿期肝功能减退对雌激素的灭活作用降低，致雌激素在体内蓄

积，通过负反馈抑制腺垂体的分泌，从而影响垂体－肾上腺皮质轴的功能，体内雄、雌激素平衡失调，糖皮质激素减少，继发性醛固酮和抗利尿激素增多，表现为：男性病人有性欲减退、睾丸萎缩、毛发脱落及乳房发育等；女性病人有月经失调、闭经、不孕及肝掌或蜘蛛痣等；肝功能减退时，肝脏对醛固酮和抗利尿激素的灭活作用减弱，继发性醛固酮和抗利尿激素增多。前者作用于远端肾小管，使钠重吸收增加；后者作用于集合管，水的吸收也增加，使尿量减少，水肿。轻者发生于身体低垂部位水肿，重者表现为全身水肿、腹水。此外，由于肾上腺皮质功能减退，病人面部(尤其是眼眶周围)和其他暴露部位，可见皮肤色素沉着。

24. 慢性肝病的传染指标有哪些

在我国，传染性的慢性肝病主要为乙型病毒性肝炎和丙型病毒性肝炎。

(1)乙型病毒性肝炎　传染性主要通过乙肝五项(俗称两对半)和 HBV－DNA 定性及定量检查来确定，一般，"大三阳"(乙肝表而抗原——HBsAg、乙肝 e 抗原——HBeAg、乙肝核心抗体——HBcAb 三项阳性)传染性最强，"小三阳"(乙肝表面抗原——HBsAg、乙肝 e 抗体——HBeAb、乙肝核心抗体——HBcAh 三项阳性)和 HBsAg、HBcAb 阳性传染性较弱，但上述指标只是对乙肝病人传染性做的粗略判断，更加准确判断其传染性还须做乙肝病毒 DNA(HBV－DNA)定性、定量检查。

(2)丙型病毒性肝炎　单纯丙肝抗体阳性(抗HCV)只能说明既往曾经感染过丙型病毒性肝炎病毒，而不能说明病人是否发病或传染性强弱，最准确的指标是做 HCV－RNA 的定性或定量检查。定性检查对判断血液内 HCV – RNA 很有帮助；定量检查则更加直观和明了。

25. 肝硬化病人腹水的形成因素有哪些

（1）门静脉高压超过 300mmHg，腹腔内脏血管床静脉压增高，组织液回吸收减少而漏入腹腔。

（2）低白蛋白血症，白蛋白低于 30g/L，血浆胶体渗透压降低，致血液成分外渗。

（3）淋巴液生成过多，肝静脉回流受阻，淋巴液自肝包膜和肝门淋巴管渗出至腹腔。

（4）继发性醛固酮增多致肾钠重吸收增加。

（5）抗利尿激素分泌增多导致水的重吸收增加。

（6）有效循环血容量不足。病人在出现腹水前常有腹胀，尤其是饭后加重，大量腹水时病人常感觉呼吸困难。

26. 肝硬化腹水病人长期使用利尿剂后，若出现意识障碍首先考虑什么

肝硬化腹水病人应用利尿剂后，若出现意识障碍，首先应考虑是电解质紊乱所致的低渗性脑病。由于长期使用利尿剂，尤其是排钠利尿剂，造成机体脑组织细胞外渗透压比细胞内低，致使细胞外液的水分进入细胞内，出现脑细胞水肿昏迷。此时，病人除表现为意识障碍外，还伴有皮肤弹性差、肌张力下降、尿量减少等。发现此种情况，应立即采静脉血测定血生化，停止输入无电解质的葡萄糖，同时根据血生化检验结果给予适量的3%氯化钠溶液静脉滴注，以纠正电解质紊乱。

27. 肝硬化大量腹水最易并发的感染是什么？有哪些临床特征

（1）肝硬化大量腹水最容易并发的感染为原发性腹膜炎(自发性腹水)。肝硬化病人由于肝功能亢进，

免疫能力低下，使肠黏膜的屏障功能降低；侧支循环的建立，胃肠道淤血，抵抗力下降，加之腹腔内有大量腹水滞留，成为细菌生长的"培养基"，故肝硬化大量腹水易并发原发性腹膜炎，其致病菌多为革兰阴性杆菌。

（2）临床特征　部分病人起病较急，表现为腹痛，腹水迅速增长，严重者出现中毒性休克；起病缓慢者多有低热、腹胀或腹水持续不减，全腹轻重不等的压痛和腹膜刺激征。腹水常规检验白细胞增加，以中性粒细胞为主，腹水培养常见细菌生长。

28. 如何观察门静脉高压的临床表现

构成门静脉高压的三个临床表现：脾大、侧支循环的建立与开放和腹水，临床上均有重要意义。尤其侧支循环的建立和开放对诊断具有特征性价值。

（1）脾大　常为中度脾大，部分可达脐下，脾脏多为中等硬度，表面光滑，边缘纯圆，大脾可触及脾切迹。上消化道大出血时，脾脏可暂时缩小，甚至不能触及。脾大常伴有白细胞、血小板和（或）红细胞减少，称为"脾功能亢进"。

（2）侧支循环的建立与开放　门静脉压力增高，超过200mmH_2O时，来自消化器官和脾脏等的回心血流受阻，迫使门静脉系统许多部位血管与体循环之间建立侧支循环。

（3）腹水　肝硬化失代偿最突出的表现，腹水形成的直接原因是水、钠过量潴留。腹水出现以前常有肠胀气，大量腹水时腹部膨隆、腹壁绷紧发亮，致病人行动不便，腹压升高可压迫腹内脏器，可引起脐疝，亦可使膈肌抬高而致呼吸困难和心悸。部分病人可出现胸水，以右侧较常见，多为腹水通过横膈淋巴管进入胸腔所致，称为"肝性胸水"。

29. 门静脉高压的侧支循环有几支？为什么能引起食管下端静脉破裂

（1）侧支循环　在食管下段及胃底部，胃冠状静脉与食管静脉吻合；在直肠下段，肠系膜下段的痔上静脉与下腔静脉的痔中，痔下静脉吻合；在脐部周围，自出生后已闭锁的脐静脉及脐旁静脉重新开放，并与腹壁皮下静脉吻合；腹腔器官与腹膜后组织接触处，如肝及膈之间的静脉、脾肾韧带中的静脉等。

（2）门静脉高压是由于肝细胞弥漫性纤维化、假小叶和再生结节形成，导致肝内血循环紊乱，门静脉系统阻力增加和血流增多所致。当门静脉压力大于$200mmH_2O$时，正常消化道和脾脏的回心血液回流受阻，使门静脉系统许多部位和腔静脉之间建立了门体侧支循环，其中之一是食管胃底静脉曲张，系门静脉系的胃冠状静脉和腔静脉系的食管静脉、肋间静脉、奇静脉等开放沟通。同时由于肝门静脉及其属支血管均无静脉瓣，门静脉系统阻力增加时，易引起血液逆流。当门静脉系统阻力增加和血流增多超过侧支循环代偿能力时，便引起食管胃底静脉曲张破裂出血。

30. 如何观察肝硬化的并发症

（1）上消化道出血　多突然发生，出血量大，除呕鲜血外，常伴有血便，易出现休克及诱发肝性脑病，病死率较高。许多病人有消化道出血史。

（2）肝性脑病　见于严重肝病病人，是以代谢紊乱为基础的中枢神经系统的综合征，临床上以意识障碍和昏迷为主要表现。肝硬化为最常见的死亡原因。

（3）感染　肝硬化病人抵抗力低下，肝脏库普弗细胞功能减退，加之肠道淤血，细菌易透过肠壁进入腹腔，或进入门静脉、经侧支直接进入体循环，故常并发感染如肺炎、胆道感染、革兰阴性杆菌败血症和自发性腹膜炎等。

(4)功能性肾衰竭(肝肾综合征)　肝硬化有大量腹水时，由于有效循环血容量不足等因素，可出现功能性肾衰竭，又称"肝肾综合征"。其特点为自发性少尿或无尿、稀释性低钠血症、低尿钠和氮质血症。

(5)电解质紊乱和酸碱平衡失调　肝硬化病人在腹水出现以前已有电解质紊乱，出现腹水和其他并发症后，电解质紊乱更加严重。低钠血症、低钾低氯血症与代谢性碱中毒常见，并诱发肝性脑病，故应及时纠正。

(6)原发性肝癌　相当多的原发性肝癌是在肝硬化基础上发生的。当肝硬化病人在短期内出现肝脏进行性增大、持续性肝区疼痛、肝脏发现肿块、腹水转变为血性等，特别是甲胎蛋白增高，应警惕原发性肝癌的可能。

31. 肝硬化并发腹膜炎的临床表现有哪些？如何进行饮食指导

(1)临床表现　其感染的细菌多为革兰阴性杆菌，一般起病较急，表现为腹痛，腹水迅速增长，严重者出现中毒性休克，起病缓慢者多有低热、腹胀或腹水持续不退。体检发现，轻重不同的全腹压痛和腹膜刺激征；腹水常规检查白细胞数增加，以中性为主，腹水培养有细菌生长。

(2)饮食指导　肝硬化病人应以高热量、高蛋白和维生素丰富而易消化的食物为宜。肝功能显著损害或有肝性脑病前兆时应限制或禁食蛋白质；有腹水饮食应少盐或无盐。绝对禁酒，避免进食粗糙、坚硬的食物；禁用损害肝脏的药物。

32. 大量腹水病人护理应注意哪些问题

当血浆白蛋白低于 $25 \sim 30g/L$ 时，常有腹水及肢体水肿。

(1)大量腹水导致呼吸困难，可以半卧位，使膈肌下降，增加肺活量，减少肺淤血，增加舒适感。

(2)出现脐疝时注意局部皮肤保护，可使用护带，防止脐疝破溃引起腹水外漏，增加感染机会。

(3)有水肿的卧床病人，避免长时间局部受压，为防止皮损，应勤翻身，按摩骨突出部，使用气褥或气垫交替托起受压部位。

(4)使用热水袋时注意防止烫伤。

(5)每日测量腹围，定时测量体重，观察腹水消长情况，详细记录24小时出入量。

(6)在使用利尿剂时注意抽血查电解质。

(7)放腹水可改善腹压增高的不适，但放腹水不可过快过多，应于放水的同时束紧腹带，防止减压后出现腹腔脏器充血。放水后观察意识变化，发现肝昏迷先兆要及早处理。

(8)饮食以易消化的低盐饮食为主。

33. 治疗肝硬化食管胃底静脉曲张破裂出血首选药物是什么？如何观察药物疗效

(1)治疗肝硬化食管胃底静脉曲张破裂出血首选药物是垂体后叶素，可使内脏血管收缩，减少门静脉血流，降低门静脉及侧支循环的压力，从而控制食管胃底静脉曲张出血。

(2)使用方法可分为大剂量静脉间歇注射与小剂量持续滴注。垂体加压素20U加入10%葡萄糖液内，于半小时左右滴注完毕，每4小时1次，连续4~6次。小剂量持续滴注法，剂量应控制在每分钟0.2U，持续静脉滴注。用药期间应注意观察有无血压升高、心率增快等副作用。如发现应减慢滴注速度。垂体后叶素可引起冠状血管痉挛和子宫收缩，故冠心病、高血压病及孕妇忌用。长效垂体加压素－甘氨酰加压素，疗效好，副作用少，可选用。

34. 治疗肝硬化腹水输入白蛋白应观察什么

肝硬化腹水输入白蛋白可提高血浆胶体渗透压，将组织间液的水分因吸收入血管内，使血容量增加，肾血流量随之增加，若此时，配合应用利尿剂，可增强其利尿效果，使体内多余的水分排出体外，以减轻机体水肿，促进腹水的消退，同时要注意病人有无因大量尿量的排除，钾丢失过多，而引起的低钾性碱中毒，诱发肝昏迷。所以要严格记录出入量，观察病人神志、肌张力、皮肤弹性、口渴等情况，必要时监测血生化，以明确有无电解质紊乱，尤其是低钾性碱中毒。

35. 肝癌病人出现皮肤瘙痒、黄疸的原因及表现是什么

肝癌病人若出现皮肤瘙痒、黄疸是肝癌晚期的临床表现之一。其原因为肝癌细胞浸润正常肝组织，肝细胞损害、癌块压迫或侵及肝门附近的胆管，癌细胞和血块脱落阻塞胆管系统引起肤色暗黄、黄绿或褐色，皮肤瘙痒显著，常发生黄疸出现之前，血中胆红素增高，以结合胆红素为主，胆红素定性试验呈直接反应，尿胆红素阳性，但尿胆原减少或缺损，粪便显浅灰色或陶土色。

36. 肝癌病人出现消化道出血的原因是什么

肝癌病人出现消化道出血，提示病程已进入晚期，约占肝癌死亡原因的15%。其出血原因为肝癌常伴有肝硬化，或因门静脉、肝静脉瘤栓形成而发生门静脉高压致食管胃底静脉曲张或小肠静脉淤血等一系列改

变，一旦发生血管破裂，则出现呕血和黑粪。其出血量大，来势凶猛，一般止血方法难以奏效。往往由于大量出血后，血容量减少，门静脉压随之降低，出血可自行缓解。部分晚期病人也可因胃肠道黏膜糜烂及凝血功能障碍而发生广泛性出血，引起休克和肝性脑病，死亡率较高。

37. 肝癌肝动脉栓塞术后应注意观察哪些情况

（1）穿刺点局部观察　肝动脉栓塞的穿刺点为腹动脉，术后若压迫不当常可造成局部出血。24小时以内严密观察局部有无渗透、出血。

（2）足背动脉搏动　由于穿刺导管输入损伤及术后下肢制动24小时，易造成下肢动脉血栓形成。脱落后栓塞足背动脉，故应观察足背动脉搏动的强弱，同时对下肢温度、感觉、颜色等应双侧肢体对比观察。

（3）化疗药物反应观察　病人有无恶心、呕吐、尿量等变化。

（4）栓塞后综合征观察　栓塞后发热与检查有关，术后应观察体温变化。中等发热一般不需要特殊处理；持续高热应与医生联系。术后48小时内可有腹痛，可根据情况应用哌替啶或强痛定。

（5）继发肺部感染观察　由于术后抵抗力降低，病人有可能继发肺部感染，应该注意观察有无体检异常及呼吸道症状。

（6）密切观察病情变化　由于肝动脉栓塞及化疗药物的作用，可能损伤肝脏。如发现肝性脑病等症状，应通知医生及时处理。

38. 肝动脉栓塞病人化疗后的护理要点是什么

（1）病人术后卧床24小时，穿刺部位压沙袋，该侧肢体平伸8小时，观察穿刺部位有无渗血，观察该侧肢体远端血液循环、温度、颜色及足背动脉波动。

（2）静脉输液，鼓励多饮水，减轻化疗药物对肾脏的损害。观察尿量、颜色，每日尿量应在 2000ml 以上。如出现少尿、血尿立即报告医师，行补液利尿、碱化尿液治疗。

（3）饮食宜高蛋白、高热量的半流质食物，多食用水果、蔬菜。

（4）注意观察有无腹痛、恶心、呕吐、发热、呃逆、肝功能损害等并发症的发生，并及时对症处理。

（5）做好心理护理和卫生宣教。

39. 何谓肝性脑病？肝昏迷先兆症状是什么

（1）肝性脑病是由严重肝病引起的，以代谢紊乱为基础、中枢神经系统功能失调的综合征，临床上以意识障碍和昏迷为其主要表现。

（2）肝昏迷是肝硬化失代偿期常见并发症之一，及早发现肝昏迷先兆对治疗效果至关重要，故需对疑有肝昏迷病人进行严密观察。如果发现病人出现面无表情、抑郁状态、昼睡夜醒、思睡，甚至嗜睡，或者出现性情急躁等行为性格改变，则要警惕发生肝昏迷，同时进行必要的检查和治疗。

40. 肝性脑病时引起血氨增高的原因是什么

（1）摄入过多的含氮物质（高蛋白饮食）或药物，或上消化道出血（100ml 血液约含 20g 蛋白质）时肠内产氨增多。

（2）低钾性碱中毒　进食少、呕吐、腹泻、利尿排钾、放腹水、继发性醛固酮增多症等均可导致低钾血症。低钾血症时，尿排钾量减少而氢离子排出量增多，导致代谢性碱中毒，因而促使氨（NH_3）透过血-脑屏障进入细胞产生毒害。

（3）低血容量与缺氧　见于上消化道出血、大量放腹水、利尿等情况。休克与缺氧可导致肾前性氮质血症，使血氨增高。脑细胞缺氧可降低脑对氨毒的耐受性。

（4）便秘　使含氨、胺类和其他有毒衍生物与结肠黏膜接触的时间延长，有利于毒物吸收。

（5）感染　增加组织分解代谢从而增加产氨，失水可加重肾前性氮质血症，缺氧和高热可增加氨的毒性。此外，肝病病人肠道细菌生长活跃，使肠道产氨增多。

（6）低血糖　葡萄糖是大脑产生能量的重要原料，低血糖时能量减少，脑内血氨活动停滞，氨的毒性增加。

（7）其他　镇静、催眠药直接抑制大脑和呼吸中枢，造成缺氧。麻醉和手术增加肝、脑、肾的功能负担。

41. 肝性脑病临床分几期

根据意识障碍程度，神经系统表现和脑电图改变，将肝性脑病自轻微的精神改变到深昏迷分为四期。

（1）一期（前驱期）　轻度性格改变和行为失常，如欣快激动或淡漠少言，思考减慢，反应迟钝，应答尚准确，但吐词不清且缓慢，可有扑翼样震颤，脑电图多数正常，此期历时数天至数周，有时症状不明显，易被忽视。

（2）二期（昏迷前期）　以意识错乱、行为失常及睡眠障碍为主，定向力和理解力减退，对时间、地点、人物概念混乱，不能完成简单的计算和智力动作，言语不清，书写障碍，举止反常，多有睡眠时间倒错，可有幻觉、恐惧、狂躁，易被误认为精神病。有明显的神经体征，如肌张力增加、腱反射亢进、踝阵挛及病理反射阳性等。此外，可出现不随意运动及运动失调，此期扑翼样震颤甚易查出，脑电图出现弥漫性慢波具有一定的特征性。

(3)三期(昏睡期)　以昏睡和严重精神错乱为主，各种神经体征持续或加重，病人大部分时间为昏睡状态，但可以唤醒。醒时常有神志不清和错乱，常有幻觉。扑翼样震颤仍可查出，肌张力增加，四肢运动有抵抗力。锥体束征常呈阳性，脑电图异常。

(4)四期(昏迷期)　由浅昏迷逐渐转入深昏迷。神志完全丧失、不能唤醒。浅昏迷时，对疼痛刺激尚有反应，腱反射和肌张力仍亢进。深昏迷时，各种反射消失，肌张力降低，可出现阵发性惊厥、踝阵挛和换气过度，脑电图明显异常。

上述分期界限不一定明显，常有前后各期交错重叠现象。

42. 肝性脑病病人的饮食护理包括哪些内容？为什么要保持大便通畅

(1)应禁食蛋白质，给予高热量、高维生素、低脂肪、低盐饮食。禁食时间不宜过久，随着病情的改善逐渐增加 0.5g/(kg·d)，昏迷不能进食者可鼻饲流质饮食。

(2)食物进入胃肠道后，经过各种消化酶和肠道细菌的作用，分解、发酵、吸收，通过门静脉到达肝脏进行加工，合成人体需要的各种营养物质，同时将无用的有害物质如内毒素、硫醇、短链氨基酸、吲哚等进行解毒。肝硬化病人肝功能异常，肝脏解毒能力降低，如果病人长期处于便秘状态，细菌在肠道内大量繁殖，内毒素生成增加，毒性物质增多，加重了肝脏负担，肝功损害加剧，同时进入血液循环中的氨等物质也会增多，毒性物质通过血－脑屏障进入大脑而损害大脑组织，可出现肝性脑病，如行为异常、反应迟钝、躁动、谵语等。所以，肝硬化病人要注意保持大便通畅。

43. 何谓急性胰腺炎？诱发因素有哪些

（1）急性胰腺炎是胰酶在胰腺内被激活后引起胰腺组织自身消化的化学性炎症。临床上以急性上腹痛、恶心、呕吐、发热、血尿淀粉酶增高为特点。病变轻重不等，分为水肿型急性胰腺炎和出血坏死型急性胰腺炎。轻者以胰腺水肿为主，病情有自限性，数日后可完全恢复，预后良好；少数病情严重者，胰腺出血坏死，伴腹膜炎、休克等并发症，死亡率高。

（2）诱发因素 ①胆道疾病：胆道疾病，是急性胰腺炎最常见的病因。②胰管阻塞：胰管结石或蛔虫、胰管狭窄、肿瘤等均可引起胰管阻塞。③大量饮酒和暴饮暴食。④创伤、腹腔手术：特别是胰胆与胃手术，腹部顿挫伤，可直接或间接损伤胰腺组织与血液循环供应引起胰腺炎。⑤内分泌与代谢障碍：任何引起高钙血症的原因，均可产生胰管钙化，增加胰液分泌和促进胰蛋白酶激活。高脂血症可使胰液内脂质沉着。妊娠、糖尿病昏迷和尿毒症偶可发生急性胰腺炎。⑥感染：急性胰腺炎继发于急性传染性疾病者多数较轻，随着感染痊愈而自行消退。⑦药物：应用某些药物如噻嗪类利尿剂、硫唑嘌呤等可能损伤胰腺组织，使胰液分泌或黏稠度增加，引起急性胰腺炎。⑧其他：十二指肠球后穿透性溃疡、临近乳头的十二指肠憩室炎、输入盘袢综合征、肾或心脏移植术后、血管性疾病及遗传因素等。急性胰腺炎的诱发因素有饱食、脂餐或饮酒，有些病人无明显诱因。

44. 如何观察急性胰腺炎腹痛的特点？重症胰腺炎的并发症有哪些

（1）腹痛为急性胰腺炎的主要表现和首发症状，突然起病，常在饮酒和饱餐后发生，程度轻重不一，可为钝痛、刀割样痛、钻痛或绞痛，呈持续性，可有阵发性加剧，向腰背部呈带状放射，取弯腰抱膝位可减轻疼痛，一般胃肠解痉药不能缓解，进食可加剧，疼痛部位多在中上腹。水肿型腹痛 3~5 日即缓解。出血坏死型病情发展较快，腹部剧痛延续较长，由于渗液扩散，可引起全腹痛。极少数病人可无腹痛或腹痛极轻微。

（2）并发症　①局部并发症：假性囊肿形成，常于病后 3~4 周形成，系由胰液和液化的坏死组织在胰腺内或其周围包裹所致。②全身并发症：消化道出血、败血症、真菌感染。③多器官功能衰竭。④慢性胰腺炎和糖尿病。

45. 如何观察重症胰腺炎腹部的特异体征

急性出血坏死型胰腺炎出现急性胰腺炎体征，腹肌紧张，全腹显著压痛和反跳痛。伴麻痹性肠梗阻而有明显腹胀者，肠鸣音弱或消失。可出现腹水征，腹水多呈血性，其中淀粉酶明显增高。少数病人因胰酶、坏死组织及出血（沿腹膜间隙与肌层渗入腹壁下），致两侧肋腹部皮肤呈暗灰蓝色，称"Crey - Tum - er 征"，或致脐周围皮肤青紫，称"Collen 征"。起病 2~4 周后发生胰腺周围脓肿或假囊肿时，上腹可能触及肿块；当胰腺周围脓肿或假囊肿压迫胆总管时，可发生黄疸。病人可因为低血钙引起手足抽搐。

46. 慢性胰腺炎的临床特点有哪些

多见于 30~50 岁的男性。既往病史中常有胆囊和胆道系统疾病、急性胰腺炎或消化道溃疡等。

(1)多有反复发作的上腹痛，随着病情的发展，腹痛发作次数增加，间歇期缩短，以至于最后呈持续性腹痛，腹痛可向后背、两肋等处放射。病人取坐位、膝屈曲位时疼痛可有所缓解，但躺下或进食时疼痛加剧。

(2)胰腺功能不全时，慢性胰腺炎的后期可出现吸收不良综合征和糖尿病的表现。胰腺外分泌功能障碍引起腹胀、食欲减退、恶心、乏力、消瘦、腹泻，甚至脂肪泻。约半数的胰腺炎病人可因胰腺内分泌功能障碍而发生糖尿病。

(3)并发假性囊肿时，腹部可扪及表面光滑的包块。当肿大的胰头、纤维化肿块及胰腺囊肿压迫胆总管时，可出现黄疸。少数病人可出现腹水和胸水、消化性溃疡和上消化道出血、多发性脂肪坏死、血栓性静脉炎或静脉血栓形成及精神症状。慢性胰腺炎症状繁多而无特异性，典型病例可出现"五联征"：上腹疼痛、胰腺钙化、胰腺假性囊肿、糖尿病及脂肪泻。

47. 慢性胰腺炎的并发症有哪些

慢性胰腺炎的并发症较多，但有些并发症与胰腺炎有直接的关系，而另一些并发症可能是同一病因引起的后果。

(1)糖尿病　并发率高，70%以上的病人均伴有胰岛功能障碍，胰岛素分泌减少和糖耐量降低，1/4～1/3的病人为临床糖尿病。

(2)假性囊肿　9%～48%慢性胰腺炎病人可有假性囊肿。巨大囊肿可压迫周围脏器导致门静脉高压、阻塞性黄疸、幽门或十二指肠梗阻等。

(3)胆道梗阻　8%～55%慢性胰腺炎病人可发生胆总管的胰内段梗阻。临床上有无黄疸决定于梗阻的严重程度。

(4) 其他　慢性胰腺炎可并发消化性溃疡、胰腺癌、脾静脉血栓形成，导致门静脉高压；胰腺炎症累及肾脏导致血尿、脓尿和蛋白尿等。

48. 胰腺癌的临床表现有哪些

(1) 上腹部不适及隐痛　胰腺癌最常见的首发症状。肿瘤常致胰管或胆管梗阻，尽管尚未引起黄疸，但胆汁排泄不畅，胆道内压力升高，胆管及胆囊均有不同程度的扩张，病人可觉腹部不适及隐痛。以往强调胰头癌的典型症状是无痛性黄疸，实际上，无痛性黄疸作为首发症状仅见于 10% ~ 30% 的病人。腹痛在胰头癌病人是很常见的症状。至于胰体尾部癌，腹痛发生率更高，且可由于累及腹腔神经丛而呈显著的上腹痛和腰背痛。这种症状常提示病变已进入晚期。

(2) 食欲减退和消瘦　胰腺癌的常见表现之一，肿瘤常使胰液及胆汁排泄受阻，因此影响病人食欲，且有消化吸收不良，致体重明显减轻。

(3) 梗阻性黄疸　胰头癌的典型表现。肿瘤部位若靠近壶腹周围，黄疸可较早出现。黄疸常呈持续且进行性加深。大便颜色变淡，甚至呈陶土色。皮肤黄染，呈棕色或古铜色，有皮肤瘙痒症状。

(4) 胰头癌除致梗阻性黄疸外，亦常致胆囊肿大，可在右上腹清楚扪及。梗阻性黄疸伴胆囊肿大常提示壶腹周围肿瘤的可能。

(5) 上腹出现固定的肿块，腹水征阳性　晚期胰腺癌表现，病情进一步可有恶病质及肝、肺或骨骼转移等。

49. 何谓结核性腹膜炎？其腹部特征是什么

(1) 结核性腹膜炎是由结核杆菌引起的慢性、弥漫性腹膜感染。在我国本病患病率比解放初期明显减少，可见于任何年龄，以青壮年最多见，多数在49岁以下，女性多于男性。一般起病缓慢，临床上以腹痛、腹水、腹部包块及全身中毒症状为特征。

（2）腹部触诊有柔韧感，腹部压痛一般轻微，疼痛多位于脐周、下腹，有时在全腹，少数压痛严重且有反跳痛。少量腹水查体时不易发现，超过1000ml时可有移动性浊音。腹部肿块多见于粘连型或干酪型，常位于脐周，大小不一，边缘不整，表面不平，有时呈结节感，不易推动，容易误诊。结核性腹膜炎病人如出现腹痛加剧、停止肛门排气、排便等变化时，应首先考虑为结核性腹膜炎纤维素大量渗入腹腔、肠粘连或肠梗阻所致。

50. 上消化道出血时为什么要观察尿量变化

消化道大出可导致急性周围循环衰竭，循环血量迅速减少，肾血流量不足，引起肾前型尿毒症，尤其是老年病人并肾动脉硬化者，尿量减少或尿闭者，应警惕并发急性肾功不全的可能，所以，消化道大出血时要观察尿量变化，既可以判断血流量是否充足，也可了解有无因血流量不足引发的肾脏损害。消化道大出血病人尿量减少，应首先考虑血流量不足；若在血流量补足的前提下尿量仍减少时，应考虑是否有肾脏损害。

51. 如何判断消化道出血是否停止

一次出血后黑便持续时间受病人排便次数影响，如每日排便1次，约3日后黑便颜色恢复正常。出现下列迹象，应认为继续出出血或再出血：

（1）反复呕血，或黑便次数增加、便质稀薄，甚至呕血转为鲜红色、黑便变成暗红色，伴有肠鸣音亢进。

(2)周围循环衰竭的表现，经补液输血而血容量未见明显改善，或暂时好转又恶化，经快速补液输血，中心静脉压仍有波动，稍有稳定又再下降。

(3)红细胞计数、血红蛋白测定与血细胞比容继续下降，网织红细胞计数持续增高。

(4)补液与尿量足够的情况下，血尿素氮持续或再次增高。

52. 消化性溃疡和急性胃黏膜损伤出血的特点各是什么

(1)消化性溃疡出血的病人，出血前往往有慢性、周期性、节律性上腹痛病史，特别是在出血前疼痛加剧，出血后减轻或缓解。一般情况下，出血量不大，仅有黑便和(或)呕吐咖啡样胃液。若溃疡较深、较大，腐蚀黏膜下较大的血管或动脉时才可引起消化道大出血。大约有 10% 的病人无明显的消化性溃疡病史，以消化道出血为首发症状，须经急症纤维内窥镜检查方可确诊。

(2)急性胃黏膜损伤出血的病人无消化性溃疡及肝脏等慢性疾病病史。出血前常有服水杨酸制剂等损伤胃黏膜的药物、酗酒史或应激状态，一般出血量少，仅为黑便或呕少量咖啡色液体，不伴有周围循环改变的表现。超过 48 小时行胃镜检查往往不能发现阳性改变，因为急性胃黏膜损伤或小的消化性溃疡短时间内便可愈合。

53. 如何观察肝硬化出血的特点

肝硬化多出现凶猛的出血，最常见的为食管下段、胃底静脉破裂出血。食管静脉曲张出血与门静脉高压有关，当门静脉压力大于 300mmHg 时易出血，且自动停止的机会很少。尸检发现，肝硬化并发溃疡的发病率约为10%，门腔静脉分流术后的溃疡病发病率更高。因此，肝硬化病人出现上消化道出血时，还应考虑溃疡病、胃炎及反流性食管炎等因素。另外，肝硬化病人凝血功能障碍可使整个上消化道黏膜弥漫出血。肝硬化病人出现上消化道出血后，无腹水病人可短期内出现腹水，健康状况显著恶化，甚至出现肝性脑病和肝肾综合征。

54. 上消化道大出血的急救原则是什么

（1）一般急救措施　病人卧床休息，保持呼吸道通畅，避免误吸。必要时吸氧，根据病情禁食，严密检测病人生命体征变化。

（2）扩容　及时积极补充血容量，根据失血量决定是否输血。

（3）止血措施　食管胃底静脉曲张破裂出血者应用垂体后叶素、生长抑素，气囊压迫止血，内镜下曲张静脉套扎或注入硬化剂，外科手术治疗等；对消化性溃疡等所致的出血应用抑制胃酸分泌的药物、内镜下激光、电灼、微波、手术及介入治疗等。

55. 急性出血坏死型小肠炎的临床表现有哪些

（1）起病急，发病前多有不洁饮食史，受凉、劳累，肠道蛔虫，感染及营养不良为诱发因素。

（2）起病急骤，突然出现腹痛（多在脐周），也常可为最先症状。病初常表现为逐渐加剧的脐周或中上腹阵发性绞痛，其后逐渐转为全腹持续性痛并有阵发性加剧。

（3）腹痛发生后即可有腹泻。粪便初为糊状而带粪质，其后渐为黄水样，继之呈白水状或赤豆汤和果酱样，甚至呈鲜血状或暗红色血块，粪便少且恶臭，无里急后重，出血量多少不定。轻者可仅有腹泻，或仅为粪便隐血阳性而无便血；严重者一天出血量可达数百毫升。腹泻和便血时间短者仅 1～2 日，长者可达月余，呈间歇发作或反复发作。腹泻严重者可出现脱水和代谢性酸中毒等。

（4）恶心呕吐常与腹痛、腹泻同时发生。呕吐物为黄水样、咖啡样或血水样，或呕吐胆汁。

（5）起病后即可出现全身不适、软弱和发热等全身症状。发热一般在 38～39℃，少数可达41～42℃，但发热多于 4～7 日渐退，而持续 2 周以上者少见。

（6）腹部体征相对较少。有时可有腹部饱胀，见到肠型。脐周和上腹部可有明显压痛。早期肠鸣音可亢进，而后减弱或消失。

56. 何谓黄疸？阻塞性黄疸的临床特征有哪些

（1）黄疸是由于血清内胆红素浓度增高，致使皮肤、黏膜、巩膜、体液和其他组织染成黄色。正常血清总胆红素浓度为 $1.7～17.1\mu mol/L$，其中，1 分钟胆红素一般低于 $3.4\mu mol/L$。当总胆红素在 $34\mu mol/L$ 时，临床上可出现黄疸；如血清总胆红素超过正常范围，而肉眼看不出黄疸，则为隐性黄疸。临床分溶血性黄疸、肝细胞性黄疸、胆汁淤积性黄疸、先天性非溶血性黄疸。

（2）临床特点　皮肤暗黄、黄绿或绿褐色；皮肤瘙痒显著，常发生于黄疸出现前；血中胆红素增高，以结合胆红素为主，胆红素定性试验直接反应；尿胆红素阳性，但尿胆原减少或缺如；粪中尿胆原减少或缺如，粪便显示浅灰色或陶土色；血清总胆固醇、碱性磷酸酶、转肽酶增高。

57. 何谓巴-希综合征(闭塞性肝静脉内膜炎)

巴-希综合征(闭塞性肝静脉内膜炎)是多种原因引起的肝静脉主干和(或)肝段下腔静脉部分或完全梗阻性血液回流障碍,进而导致门静脉高压和(或)下腔静脉高压两大症候群。其主要临床表现为肝脾大、进行性顽固性腹水、上腹痛、消化道出血、黄疸、下肢水肿和静脉曲张等。由于巴-希综合征大多数合并有肝硬化,故常误诊为肝硬化失代偿期。但 BCS 有肝脾大、大量腹水,同时可伴有下肢、会阴部水肿,且胸腹壁扩张代偿静脉血流典型性自下向上,此乃为鉴别要点,经血管造影可明确诊断。

58. 巴-希综合征的临床表现有哪些

(1)肝静脉回流障碍表现 肝静脉阻塞导致消化道淤血,病人常有上腹饱胀感、乏力、纳差、恶心、呕吐、肝区疼痛等症状,还可见鼻衄、牙龈出血。临床上有进行性肝脾大、食管及腹壁静脉曲张、腹水等,黄疸少见。在静脉血栓形成的急性期可有不同程度的发热和肝区痛,甚至休克、死亡。晚期可出现门静脉高压、肝硬化表现,可见消瘦、呕血、黑便、少尿等。

(2)下腔静脉回流障碍表现 因下腔静脉阻塞,血液回流受阻,出现特征性的侧胸腹壁及腰部静脉曲张,曲张静脉的血流方向自下而上。有双下肢水肿、浅静脉曲张、色素沉着或溃疡、下肢沉重麻木感,可伴有会阴部肿胀、精索静脉曲张等。因盆腔淤血女性病人常有经期长、经血量大、婚后多年不孕的特点。下腔静脉阻塞导致回心血量减少,病人在活动、负重时,有心悸、胸闷、气短等症状。

59. 感染状态下三大营养物质的代谢如何变化

(1)蛋白质、氨基酸代谢的改变 急性感染时,机体蛋白质合成和分解均加快。这些蛋白质的选择性合成是感染时所特有的。同时，某些氨基酸代谢通路被激活。所有这些代谢改变均是为了维持机体免疫防御机制，提供机体应激时所必需的能量和营养物质。

(2)碳水化合物(糖类)代谢的改变　感染内毒素血症早期的代谢特征是血糖升高，主要反映在肝脏葡萄糖产生增加和组织对葡萄糖的利用增加。

(3)脂肪代谢改变　尽管急性感染时机体脂肪代谢改变不如蛋白质、碳水化合物明显，但机体感染仍动员内源性脂肪储存以供能。如疾病持续，脂肪储存也将大量消耗。

60. 营养不良分几类？其特点是什么

(1)蛋白质缺乏性营养不良　特点为体重、三头肌皮褶厚度(TSF)及上臂肌肉周径(AMC)等人体测量值正常，临床上常容易被忽视。

(2)蛋白质 – 热量缺乏性营养不良　其特点是体重显著降低，肌酐身高指数及其他人体测量值也降低，而血浆蛋白可维持在正常范围。

(3)混合型营养不良　特点为由于长期营养不良而表现有上述两种营养不良类型的特点，骨骼肌蛋白质与内脏蛋白质均有明显下降，内源性脂肪与蛋白质储备空虚，并伴有多种器官功能受损，是一种非常严重的，甚至危及生命的营养不良。

61. 重症胰腺炎为什么要检测血钙、血糖

胰腺分泌过度旺盛，胰液排泌不畅，胰腺血液循环紊乱，一系列胰腺消化酶激活导致了胰腺自身消化。该过程中产生的缓激肽、胰激肽等血管活性物质，使血管舒张、通透性增加，加剧了胰实质及周围组织病变，消化酶和坏死组织液经过血液循环和淋巴管途径

输送到全身。在激活的多种消化酶中，胰脂肪酶分解脂肪组织，使之坏死，释放出的游离脂肪酸与血中钙结合形成不溶解的钙皂，所以，急性胰腺炎时多见暂时性低血钙。低血钙程度与临床严重程度平行，血钙低于1.75mmol/L，常见于出血坏死型急性胰腺炎。同时胰腺组织遭到破坏，胰岛素分泌减少，胰高血糖素释放增加，常会出现暂时性血糖升高。持久的空腹血糖高于10mmol/L，反映胰腺坏死，预后严重。

62. 渗出液与漏出液如何鉴别？常见于什么情况

(1)颜色　漏出液为淡黄色或黄绿色，渗出液黄色脓性或脓血性。

(2)透明度　漏出液为清晰或微混，渗出液为浑浊。

(3)凝固性　漏出液不自凝，渗出液为自凝。

(4)李凡他试验　漏出液阴性，渗出液阳性。

(5)比重　漏出液 <1.015，渗出液 >1.018。

(6)有核细胞计数　漏出液 $<0.1 \times 10^9/L$，渗出液 $>0.5 \times 10^9/L$。

(7)细胞分类　漏出液以淋巴细胞为主，渗出液则中性粒细胞增多。

(8)葡萄糖　漏出液与血糖相似，渗出液低于血糖。

(9)细菌检验　漏出液无细菌，渗出液可检出致病细菌。渗出液常见于化脓性细菌感染，积液浑浊见于结核性胸、腹膜炎、阑尾炎穿孔、肠梗阻等引起的腹膜炎等。漏出液系因循环障碍等因素造成的非炎性积液。

63. 内镜下食管静脉套扎术后护理要点有哪些

(1)术后 24 小时进流质饮食，1 周内半流质饮食。

（2）套扎时应充分吸引，避免因吸引不足使圈套早期脱落，此时静脉内血栓形成不全，易导致大出血。

（3）提倡应用螺旋结扎点，使多点不在一个平面，以避免食管静脉套扎后食管狭窄。

（4）第二次结扎至少远离上一次结扎 1.5cm 以上。

（5）如为尼龙圈套扎时应注意尼龙圈收紧的程度。

（6）结扎时须注意食管内积血涌于口腔致误吸。如出现呼吸困难，立即吸引。

（7）对急性大出血，选用多连发套扎器。

64. 纤维结肠镜检查术的护理要点是什么

（1）做好肠道准备。

（2）精神不要紧张　纤维结肠镜检查比较安全，检查过程中有可能出现腹胀和轻微的腹痛，应随时告诉医师。

（3）检查后的恢复　术中无明显不适与未做活检者，术后可进普通饮食；术中腹痛较重或做过活检者，术后 1～2 日应进流质或半流质少渣、无产气饮食；术后若肠内积气过多、而感腹胀，2～3 小时内少活动，暂不进食；术中做活检或肿块切除，如术后腹胀明显、疼痛加剧，应留院观察。已回家者须及时回医院，请医师排除肠穿孔的可能。

（4）纤维结肠镜检查前常要肌内注射阿托品，如果病人有青光眼、心动过速、前列腺肥大或近期有尿潴留现象，要主动向医师说明，因为阿托品可使这些疾病加重。

（5）检查后 3 日内不做钡剂灌肠检查。

以上所述同样适合于已做过大肠手术或有人工肛门的病人。

65. 可用哪种方法代替三腔管胃底气囊压迫止血治疗食管静脉曲张？简述其护理要点

可以用大剂量垂体后叶素连续滴注或口服高铁止血糖浆替代三腔管压迫止血。

(1)应用垂体后叶素的护理　①浓度与止血效果有一定关系，应严格控制滴速以保证体内有效浓度，最好用输液泵维持；②冠心病、高血压病、心力衰竭、正常孕妇禁用；③注意恶心、呕吐及腹痛等胃肠道反应，根据情况随时调整滴速，尤其对垂体后叶素敏感者；④防止药液外渗，若有外渗时，用50%的硫酸镁湿热敷以达到消肿的目的，对无外渗者也应24小时更换1次注射部位。

(2)应用高铁止血糖浆的护理　①药量必须一次吞服，使药液有效地作用于出血创面；②正确配置。

66. 针对急性胰腺炎腹痛制定的护理措施有哪些？如何给予饮食指导

(1)措施　①休息与体位：绝对卧床、屈膝卧位；②饮食护理：禁食、胃肠减压 3~5 日，营养支持给予TPN；③用药护理：可应用哌替啶止痛，但是忌用吗啡，因其可引起 Oddi 括约肌痉挛，加重病情。

(2)饮食指导　因暴饮暴食后会可致胰液分泌增加→刺激 Oddi 括约肌痉挛→胰液排出受阻→胰管内压力增加而致急性胰腺炎发生。要指导病人规律进食、避免暴饮暴食；腹痛缓解后，从少量低脂低糖开始，逐渐恢复正常饮食；避免刺激性强、产气多、高脂和高蛋白食物，戒除烟酒，防止复发。

67. 如何观察病人在呕血前的先兆表现

根据呕血的原因及出血部位不同，呕血前的先兆症状也不同。

(1)食管疾病 出血前病人有胸骨后疼痛或烧灼感，并伴有头痛、乏力等；胃及十二指肠疾病：出血前有上腹不适，具烧灼感，恶心欲吐；往往在呕血前溃疡症状加重，上腹痛规律消失。

(2)肝脏疾病 无特殊不适，仅有轻度上腹不适、恶心等。

(3)其他 尿毒症病人出血前呼吸有氨味，血尿素氮升高，有弥散性血管内凝血。白血病等病人出血前有皮肤、黏膜瘀斑，鼻出血、牙龈出血等。

68. 简述消化系统疾病的主要护理问题及原因

(1)心理紧张，焦虑不安 常因疼痛反复发作，医疗检查较多且痛苦所致。

(2)舒适改变 常因腹痛、胃黏膜炎症及溃疡，肝胆疾病所致。

(3)营养失调 为食欲低下，消化不良所致。

(4)大便异常 为肠道病变所致。

(5)水、电解质紊乱的潜在可能 为呕吐、腹泻、腹水所致。

(6)有上消化道出血的可能 是在胃、肝等病变的基础上，因饮食或治疗不当等因素所致。

(7)感染的可能 为抵抗力下降所致。

(8)昏迷的可能 多由于肝功能衰竭或大出血所致。

69. 简述肝动脉灌注栓塞术的并发症及护理措施

(1)栓塞综合征(发热、呕吐、右上腹疼痛) 应做好降温护理，严密观察呕吐物的色、质、量和水、电解质平衡情况，按医嘱给予止痛剂。

(2)穿刺部位血肿渗血 穿刺后嘱病人将穿刺侧肢体伸直24小时，沙袋压迫6小时。

（3）血凝块形成　术中要间断向导管内注入等渗含肝素溶液冲洗，术后观察术侧肢体皮肤的颜色、温度、感觉、足趾运动及足背动脉搏动，并与对侧对比，若发现异常，应取下沙袋、抬高患肢，及时与医师联系。

（4）肝功能衰竭　术后 3 日内给病人间断吸氧，忌用损害肝脏的药物与食物，密切观察肝昏迷的先兆表现，定时检测肝功能。

（5）肾动脉栓塞　术后严密观察尿量，常规补液，但要使 24 小时尿量维持在 1500ml 左右。

70. 如何评估消化道出血的严重程度？其典型临床表现是什么

（1）严重程度　一般成人每日消化道出血 5 ～ 10ml，大便隐血试验即可阳性；出血 50 ～ 100ml，可出现黑粪症；胃内积血达 250 ～ 300ml，可引起呕血。

（2）典型表现　①一次出血量 <400ml 时，一般不引起全身症状；②超过 400 ～ 500ml 时，可出现头晕、心慌、乏力等全身症状；③短时间内出血超过 1000ml 时，可致低血压等微循环衰竭，表现为视物模糊、头晕、手足湿冷、冷汗、直立位昏厥、脉搏加快、血压下降等；④血压和脉搏是关键指标，其次是尿量和血常规，需综合其他指标加以判断；⑤血压改变超过 10mmHg 伴心率增快 20 次/分，表明出血量 >1000ml。如收缩压 <90mmHg、心率 >120 次/分，伴面色苍白、四肢湿冷、烦躁不安或神志不清则说明可能进入休克期，表现为典型失血性休克，属于严重大出血，估计出血量 >1500ml，需紧急抢救。

71. 上消化道急性大出血监测的内容是什么？如何判断病人有活动性出血

上消化道急性大出血是指在数小时内失血量超过

1000ml 或循环血量的 20% 。表现为呕血和(或)黑便，常伴有血容量减少而引起急性周围循环衰竭，重者失血性休克。

(1)监测内容　①生命体征：血压，脉搏、呼吸；②精神和意识：烦躁、淡漠、嗜睡；③皮肤及甲床颜色：色泽、温度、静脉充盈情况；④准确记录出入量：测每小时尿量，应保持尿量大于 30ml/h；⑤观察呕吐物和粪便的量、颜色。

(2)活动性出血特征　①反复呕血：由咖啡色转为鲜红色；②黑便：次数增多，转为暗红色。

第四节　神经系统疾病护理知识

1. 感觉分几类? 肌力如何划分

(1)分类

普通感觉：①浅感觉：痛觉、温度觉、触觉。②深感觉：来自肌肉、肌腱、骨膜和关节的本体感觉，如运动觉、位置觉和振动觉。③复合感觉：又称皮质感觉，包括实体觉、图形觉、两点辨别觉、皮肤定位觉和重量觉。

特殊感觉：嗅觉、视觉、味觉和听觉。

(2)肌力采用 0~5 级的六级记录法。

0 级：完全瘫痪。

1 级：肌肉可收缩，但不能产生动作。

2 级：肢体能在床面上移动，但不能抵抗自身重力，即不能抬起。

3 级：肢体能抵抗重力离开床面，但不能抵抗阻力。

4 级：肢体能作抗阻力动作，但未达到正常。

5 级：正常肌力。

2. 如何观察瞳孔？瞳孔调节障碍有哪些表现

观察瞳孔的大小、形状、位置及是否对称，正常瞳孔直径约 3~4mm，呈圆形；边缘整齐，位置居中；直径小于 2mm 为瞳孔缩小，大于 5mm 为瞳孔散大。

(1)阿罗瞳孔 表现为对光反射消失而调节反射存在，是由于顶盖前区的光反射路径受损所致，多见于神经梅毒。

(2)埃迪瞳孔 又称强直性瞳孔，多表现为一侧瞳孔散大，只在暗处强光持续照射瞳孔时才出现缓慢的收缩，光照停止后瞳孔缓慢散大。调节反射也同样缓慢出现并缓慢恢复。

(3)霍纳征 表现为一侧瞳孔缩小，眼裂变小，眼球内陷，可伴同侧面部少汗。

(4)瞳孔散大 见于动眼神经麻痹，单有瞳孔散大而不伴有眼外肌麻痹，可出现在沟回疝早期；瞳孔散大伴有失明见于视神经损害。

3. 意识障碍分几级？什么是意识模糊及谵妄状态

(1)分级 ①嗜睡：意识障碍的早期表现，处于睡眠状态，唤醒后定向力基本完整，但注意力不集中，记忆稍差，如不继续对答，又进入睡眠状态。②昏睡：处于较深睡眠状态，较重的疼痛或言语刺激方可唤醒，做简单模糊的回答，随即熟睡。③昏迷：意识丧失，对言语刺激无应答反应。分为浅、中、深度昏迷。

(2)意识模糊 或称蒙眬状态，是指意识轻度障碍，表现为意识范围缩小，常有定向力障碍，突出表现是错觉，幻觉较少见，情感反应与错觉有关。

(3)谵妄状态 较意识模糊严重，定向力和自知力均有障碍，注意力涣散，与外界不能正常接触，常有丰富的错觉、幻觉，以错觉为主，形象生动而逼真，以至有恐惧、外逃或伤人行为。

4. 如何观察临床异常步态

(1)痉挛性偏瘫步态　行走时病侧上肢协调摆动动作消失，病侧骨盆抬高，呈向外画圈样步态。见于脑血管病后遗症。

(2)痉挛性截瘫步态　双下肢强直内收，行走时呈剪刀样步态。见于双侧锥体束损害和脑瘫。

(3)慌张步态　帕金森病病人行走时步伐细小，双足擦地而行，躯干强硬前倾，常见碎步前冲，起步、止步困难。

(4)小脑性步态　见于小脑性共济失调。

(5)醉酒步态　见于酒精中毒或巴比妥中毒。

(6)肌病步态　行走时臀部左右摇摆，又称摇摆步态或鸭步。

5. 如何区别三叉神经痛和牙痛

三叉神经痛是一种病因未明的三叉神经分布区短暂而反复发作的剧痛，多见于40岁以上的中老年人，女性略多于男性。疼痛限于三叉神经分布区的一支或两支，以第二、第三支最多见，通常无预兆，开始和停止都很突然，间歇期可完全正常；发作表现为电击样、针刺样、刀割样或撕裂样的剧烈疼痛，为时短暂，每次数秒至1～2分钟，疼痛以面颊、上、下颌及舌部最为明显；口角、鼻翼、颊部和舌部为敏感区，轻触即可诱发，称为扳机点；诱发第二支疼痛发作，多因碰及触发点，如洗脸、刷牙等；诱发第三支疼痛多因咀嚼、呵欠和讲话等。严重者伴有面部肌肉的反射性抽搐，口角牵向患侧。病程可呈周期性，每次发作期可为数日、数周或数月不等。病程越长，发作越频、越重。牙痛一般呈持续性钝痛，局限于牙龈部，可因进食冷、热食物而加剧。X线检查有助于鉴别。

6. 什么是吉兰－巴雷综合征？其临床表现有哪些

（1）吉兰－巴雷综合征（GBS）又称急性炎症性脱髓鞘性多发性神经病，是以周围神经和神经根的脱髓鞘及小血管周围淋巴细胞及巨噬细胞的炎性反应为病理特点的自身免疫疾病。病人病前多有非特异性病毒感染或疫苗接种史，最常见为空肠弯曲菌。我国河北与河南交界带的农村，多在夏、秋季节有数年一次的流行趋势，病人大多为青年。

（2）临床表现　病前1~4周有胃肠道或呼吸道感染症状，或有疫苗接种史。多为急性或亚急性起病，部分病人1~2日内迅速加重，出现四肢完全性瘫痪及呼吸肌麻痹，腱反射减低或消失。发病时多有肢体感觉异常，如烧灼感、麻木、刺痛和不适感，感觉缺失少见，呈手套袜子样分布。有的病人以脑神经麻痹为首发症状。双侧周围性面瘫最常见，自主神经症状常见皮肤潮红、出汗增多、手足肿胀及营养障碍。严重病人可见窦性心动过速、直立性低血压、高血压和暂时性尿潴留。

7. 如何保持吉兰－巴雷综合征病人的呼吸道通畅

（1）保持室内空气新鲜，每日通风2次，每次15~30分钟，并注意保暖。

（2）保持室温在18~22℃，湿度50%~70%（空气干燥时可在室内洒水）。

（3）如果病人有痰鸣音，鼓励其咳嗽，指导病人有效排痰的方法，必要时给予负压抽吸痰液。

（4）指导病人进行体位引流。排痰前可协助病人翻身、拍背。拍背顺序由下向上，由外向内。

（5）遵医嘱使用抗生素，注意观察药物疗效和药物副作用。

(6)遵医嘱给予雾化吸入和吸氧，达到稀释痰液和消炎的目的。

(7)气管内持续滴药每日 250～300ml，以湿化气道。

(8)在心脏能耐受范围内鼓励多饮水。

8. 急性脊髓炎病人的临床特点是什么

急性横贯性脊髓炎可发病于任何年龄，青壮年较常见，无性别差异。病前数天或 1～2 周常有发热、全身不适或上呼吸道感染症状，或过劳、外伤及受凉等诱因。本病急性起病，常在数小时至 2～3 日内发展到完全性截瘫。首发症状多为双下肢麻木无力、病变部位根痛或病变节段束带感，进而发展为脊髓完全性横贯性损害。病变水平以下运动、感觉和自主神经功能障碍，表现为脊髓休克，大、小便潴留，无膀胱充盈感，膀胱可因充盈过度而出现充盈性尿失禁，病变平面以下无汗或少汗，皮肤脱屑及水肿，指(趾)甲松脆和角化过度等。

9. 如何观察痉挛性瘫痪和弛缓性瘫痪

(1)痉挛性瘫痪　又称上运动神经元瘫痪，因其瘫痪肢体肌张力高而得名。病损常致整肢瘫痪，表现为单瘫、偏瘫、截瘫或四肢瘫。瘫痪肌肉不萎缩，无肌束颤动，患肢肌张力增高，腱反射亢进，浅反射减弱或消失，出现病理反射。

(2)弛缓性瘫痪　又称下运动神经元瘫痪或周围性瘫痪。瘫痪肌肉的肌张力降低或消失，较早发生肌肉萎缩，肌电图显示神经传导速度异常，并有失神经电位。下运动神经元病变可仅侵犯某个肌群。

10. 什么是脑血管疾病？如何分类

(1)脑血管疾病，指由于各种脑血管病变所引起的脑部病变。脑卒中则是指急性起病、迅速出现局限性或弥漫性脑功能缺失征象的脑血管性临床事件。人们通常所说的"脑卒中（中风）""脑血管意外"都是脑血管疾病。脑血管疾病的特点是发病急，来势凶猛，后果严重。

（2）脑血管疾病的分类方法　①依据神经功能缺失症状持续的时间，不足24小时者称为"短暂性脑缺血发作"（TIA），超过24小时者称为"脑卒中"。②依据病情严重程度分为小卒中、大卒中和静息性卒中。③依据病理性质分为缺血性卒中和出血性卒中。前者又称为"脑梗死"，包括脑血栓形成和脑栓塞；后者包括脑出血和蛛网膜下隙出血。

11. 脑卒中（中风）的病因和诱因是什么

（1）病因　中风的病因多样复杂，都与血脂增高、血液黏稠度增高等疾病关系密切，常见的有：①动脉粥样硬化：中风最主要的原因，70%的中风病人患动脉硬化，高脂血症是引起动脉硬化的主要原因之一。②高血压：中风最主要最常见的病因，脑出血病人93%有高血压病史。③脑血管先天性异常：蛛网膜下隙出血和脑出血的常见原因。④心脏病：如心内膜炎，有可能产生附壁血栓；心动过缓，则可能引起脑供血不足。⑤糖尿病：与中风关系最密切，30% ~40%的中风病人患有糖尿病。

（2）诱因　①情绪激动：情绪激动或紧张焦虑时，大脑皮质、丘脑下部等处掌管全身血管舒缩中枢处于兴奋状态，引起全身小动脉的持续收缩痉挛，使血压升高。②过度疲劳：人体处于十分虚弱的状态，抗病和防御能力低下。③用力过猛：超量运动和过度疲劳都可引起心脏收缩力加强，心脏输出的血液量增加，血容量增多，血流速度加快，致使血压上升。④体位改变：人的体位突然改变，使血压发生波动，血管舒张和收缩功能障碍，使脑动脉供血不足而诱发中风。⑤饮食不节：包括饮食中含过多的动物脂肪或胆固醇。此外，饮酒也常常成为中风的诱因，经常或每餐喝酒精浓度较高的白酒，或一次喝过量的酒都能诱发中风。酒精使体内热量增加，促进胆固醇和甘油三酯的合成，加速动脉硬化发展。⑥服药不当：降压药、镇静药、抗抑郁药都可引起直立性低血压，从而诱发椎基底动脉缺血。抗惊厥剂可使病人出现低凝状态，导致硬膜外或硬膜下出血及脑、脊髓的实质内出血。苯丙胺可产生急性脑脉管炎引发脑出血和脑梗死。口服避孕药可诱发恶性高血压、脑动脉血栓等；应用溶栓、抗凝疗法不当时，易引起脑其他部位出血。⑦季节变化：中风与气候变化有关，冬秋季比夏季好发。

12. 脑卒中先兆的临床症状是什么

（1）头晕　特别是突然发生的眩晕。

（2）头痛　与平日不同的头痛，即头痛突然加重或由间断性头痛变为持续性剧烈头痛。

（3）肢体麻木　突然感到一侧脸部或手脚麻木，有的为舌麻、唇麻，或一侧上下肢发麻。

（4）突然一侧肢体无力或活动不灵活，时发时停。

（5）暂时性吐字不清或讲话不灵。

（6）突然出现原因不明的跌跤或晕倒。

（7）精神改变，短暂的意识丧失，个性的突然改变和短暂的判断或智力障碍。

（8）出现嗜睡状态，即整天昏昏欲睡。

（9）突然出现一时性视物不清或自觉眼前一片黑矇，甚至一时性突然失明。

（10）恶心呕吐或呃逆，或血压波动并伴有头晕、眼花、耳鸣。

(11) 一侧或某一肢体不由自主地抽动。

(12) 鼻出血，特别是频繁性鼻出血。

13. 如何观察脑卒中病人的"三偏"症状

中风"三偏"症状是指偏瘫、偏身感觉障碍、偏盲三症同时出现的一组症状，是内囊部位病变的主要体征，多见于出血性中风。

(1) 偏瘫　指病人半侧肢体随意运动功能障碍。早期瘫痪肢体肌肉松软，数天或数周后肌张力逐渐增高，出现肌痉挛。

(2) 偏身感觉障碍　患侧的痛觉、温度觉和本体觉障碍，肢体重于躯干，肢体远端重于近端，深感觉重于痛温觉。

(3) 偏盲　一侧视束和视放射的神经纤维，来自两眼同侧的视网膜的神经纤维，经内囊后支到矩状裂视觉中枢反映对侧视野。如内囊受损、视放射受损，则对侧视野偏盲。

14. 脑卒中病人的临床表现有哪些

脑卒中病人，因其损害的脑部位不同，临床表现也各有差异。

(1) 头痛　头痛是中风病人最常见的症状。蛛网膜下腔出血时的头痛常为全头部撕裂样疼痛。脑出血的头痛常开始于病侧，在颅内压增高或血液流入蛛网膜下腔时可出现全头痛。脑梗死和短暂性脑缺血发作的头痛比较轻微，但合并颅内高压时，也可出现剧烈的头痛。

(2) 呕吐　呕吐也是中风病人常见的症状。呕吐常在头痛剧烈时出现。蛛网膜下腔出血常见反复喷射性呕吐，病情严重者可吐出咖啡色物，提示有上消化道出血。脑梗死时发生呕吐较少，但大面积脑梗死合并颅内压增高时也可出现呕吐。

(3) 视物模糊　脑血液循环障碍的一种临床表现。颈内动脉缺血发作时，可出现一过性黑矇。椎基底动脉供血不足、视盘水肿也可出现视物模糊。

(4) 意识障碍　脑出血病人出现意识障碍较多，蛛网膜下隙出血意识障碍程度较轻。脑梗死较少出现意识障碍。

(5) 眼球运动和瞳孔改变　大脑半球出血时，眼球偏向病侧；桥脑出血时，眼球向病灶对侧斜视；丘脑损害时，双眼球向下偏视；小脑损害时，双眼球向病灶侧凝视麻痹，并有水平及垂直眼球震颤等。后颅凹出血时，病侧瞳孔缩小；下丘脑损害时，双侧瞳孔缩小；桥脑出血时，瞳孔针尖样；颅内压增高时，双侧瞳孔时大时小，一侧瞳孔散大应注意脑疝。

(6) 偏瘫　大脑半球病变时，大多出现偏瘫，即病变对侧中枢性面部及上下肢瘫痪。

(7) 偏身感觉障碍　指病变对侧面部及上下肢感觉减退或消失。

(8) 偏盲　指病变对侧的视力出现同向偏盲。病变损害的部位在一侧的枕叶、内囊。

(9) 失语　为优势半球大脑皮质语言中枢损害所致。

(10) 交叉性瘫痪或交叉性感觉障碍　交叉瘫是指中枢性上下肢偏瘫的对侧伴有周围性脑神经麻痹。交叉感觉障碍是指面部感觉障碍，同时出现对侧颈部以下的感觉障碍。

(11) 共济失调　随意运动失去应有的协调，以及姿势的维持与躯体的平衡失调而表现出来的一组症候群，如站立和步态不稳等。病变损害主要部位在脑干和小脑。

(12) 延髓性麻痹　双侧皮质脑干束损害时可出现

假性延髓性麻痹。主要表现是声音嘶哑、吞咽困难、饮水呛咳，同时伴有双侧锥体束征、强哭强笑等。

15. 如何观察脑膜刺激征

脑膜刺激征，是指出血性卒中时血液流到蛛网膜下隙，或炎症刺激脊神经根时，由其支配的相应肌群所出现的一种防御反射性肌痉挛征象。其主要表现有：

（1）颈强直　屈颈时颈部剧烈疼痛，有抵抗，下颌不能触及前胸。检查方法：病人取仰卧位，检查者左手托住病人枕部，将其头抬向前胸。

（2）凯尔尼格征阳性　出血性脑卒中（中风）病人由于屈肌痉挛，致伸膝受限，并有疼痛和阻力，即为凯尔尼格征阳性。检查方法：病人取仰卧位，下肢屈曲成直角，然后伸展膝关节。正常时不受限。如不能伸直，出现阻力与疼痛时，则以膝关节形成的角度来判定，小于135°时为阳性。

（3）布鲁津斯基征　病人仰卧，屈颈时出现双髋、膝关节屈曲；叩击耻骨联合时出现双下肢屈曲和内收（耻骨联合征）。

16. 不同部位脑出血的临床表现是什么

脑出血也称脑溢血，是指脑实质内的血管破裂，血液溢出即为脑出血。脑出血后，血液在脑内形成凝血块，称为"脑血肿"。因出血部位不同，表现各异。

（1）内囊出血　最常见的出血部位。其典型临床表现为对侧"三偏"（偏瘫、偏身感觉障碍、偏盲）。

（2）丘脑出血　如属一侧丘脑出血，且出血量较少时，表现对侧轻瘫，对侧偏身感觉障碍，特别是本体感觉障碍明显。如果出血量大，受损部位波及对侧丘脑及丘脑下部，则出现呕吐咖啡样物，呕吐频繁，呈喷射状，且有多尿、尿糖、四肢瘫痪、双眼向鼻尖注视等症。病情往往危重，预后不良。

（3）脑叶出血　也称皮质下白质出血，可发生于任何脑叶。除表现头痛、呕吐外，不同脑叶的出血，临床表现亦有不同。如额叶出血可出现精神症状，如烦躁不安、疑虑、对侧偏瘫、运动性失语等；顶叶出血则出现对侧感觉障碍；颞叶出血可出现感觉性失语、精神症状等；枕叶出血则以偏盲最常见。脑叶出血一般症状均略轻些，预后相对较好。

（4）脑桥出血　脑桥是脑干出血的好发部位。交叉性瘫痪是桥脑出血的主要特点。如果出血量大，则影响对侧，出现四肢瘫、瞳孔缩小、高热、昏迷等症；如果血液破入到第四脑室则出现抽搐、呼吸不规则等严重症状，预后多不良。

（5）小脑出血　若出血量少，临床表现常常是先出现头晕，继而有剧烈头痛，频繁呕吐，走路不稳，讲话不清；如果出血量大，压迫延髓生命中枢，严重者可突然死亡。

（6）脑室出血　一般分为原发性和继发性两种。原发性脑室出血为脑室内脉络丛破裂出血，较少见。继发性者是由于脑内出血量大，穿破脑实质流入脑膜，其临床表现为呕吐、多汗、皮肤发紫或苍白。发病后 1~2 小时便陷入深昏迷、高热、四肢瘫或呈强直性抽搐、血压不稳、呼吸不规律等，病情严重，预后不良。

17. 什么是短暂性脑缺血发作？其临床表现是什么

（1）短暂性脑缺血发作（TLA），是颈动脉或椎基底动脉系统的短暂性血液供应不足。临床表现为突然发病的，几分钟至几小时的局灶性神经功能缺失，多在 24 小时以内完全恢复，但可反复发作，不留后遗症，每次发作的症状相对恒定；脑电图、CT 或 MRI 检查大多正常，其发病与动脉粥样硬化、动脉狭窄、心脏病、血液成分改变及血流动力学变化等多种病因有关。短暂性脑缺血被认为是缺血性卒中最重要的危险因素。

（2）短暂性脑缺血发作是出现严重脑血管病的先兆，其临床表现为：①颈内动脉系统的病变：注意观察一过性肢体单瘫或偏瘫、偏身麻木、失语及一侧视力障碍等。如有单一症状出现，就应想到一过性脑缺血发作的可能，须及时报告医师。②椎基底动脉系统的病变：注意观察发作性眩晕，一侧或两侧的肢体瘫痪、感觉障碍、交叉性瘫痪、眼球震颤、复视、构音障碍、吞咽困难及共济失调等，如有单一症状发生，应立即报告医师处理。

18. 治疗缺血性脑血管病使用血管扩张剂的原则是什么

（1）血管扩张剂适用于未出现脑水肿之前和脑水肿消退之后。近年来有研究指出，缺血性脑血管病后24小时以内及病后2周，使用血管扩张剂较适宜。这是因为发病24小时以内尚未出现脑水肿，2周后脑水肿已消退。此时使用血管扩张剂，可使血管扩张并促进侧支循环建立。由于病变部位供血减少，组织缺氧缺血，糖的有氧氧化作用减弱，无氧酵解增加，组织内酸性代谢产物堆积，抑制了血管平滑肌收缩，致使血管扩张处于麻痹状态。若此时应用血管扩张剂，仅能使病变组织周围的血管扩张，血压下降，甚至把病变区域内的血液引出，发生"盗血"现象，使病变部位的脑组织更加缺氧缺血，同时，还可导致病变组织内出血，即所谓"梗死性出血"。

（2）短暂性脑缺血发作可及时应用血管扩张剂。而大面积脑梗死伴有脑水肿，颅内压增高时，则不宜使用血管扩张剂。因为血管扩张剂可使脑血液循环加快，血流量增加，血管渗透性增高，加重脑水肿，甚至危及生命。

(3)缺血性脑血管病出现血压下降时，应慎重使用血管扩张剂，其目的是防血压继续下降。血压继续下降，则加重脑供血不足和缺氧，使病情进一步加重。

19. 如何观察短暂性脑缺血发作病人的药物反应

(1)抗血小板聚集剂 常用(口服)阿司匹林，长期服用可引起恶心、呕吐、皮疹、消化道溃疡及出血等。

(2)抗凝治疗 常用巴曲酶、低分子肝素等，应注意有无出血倾向，如结合膜、口腔黏膜、牙龈、皮下出血及胃肠道出血等，应定期检查出凝血时间、凝血酶原时间及尿常规、大便常规。

(3)钙拮抗剂 对频繁发作的短暂性脑缺血，可给予钙拮抗剂，如尼莫地平、氟桂利嗪(西比灵)等，应用时注意观察血压变化。

20. 脑血栓形成与脑栓塞有何不同

(1)脑血栓形成是脑血管局部病变致血栓形成造成脑血管阻塞；脑栓塞是体内其他部位的栓子堵塞脑血管所致。

(2)脑血栓发病年龄多在 55 岁以上，脑栓塞好发年龄 20~40 岁。

(3)脑血栓发病前多有高血压、动脉硬化、糖尿病、短暂性脑缺血发作史；脑栓塞多有风心病、骨折、心房颤动等病史。

(4)脑血栓起病缓慢，逐渐进展，而脑栓塞则发病突然。

(5)脑血栓往往在安静状态下发病，脑栓塞多在活动中发病。

（6）脑血栓形成多无头痛、恶心、呕吐等颅内高压症状；脑梗死往往有头痛、呕吐、意识障碍等。

21. 脑栓塞病人病情观察内容有哪些？如何观察其药物反应

（1）观察内容　注意有无新发生栓塞，如突然失语、肢体瘫痪、意识障碍加重、肢体皮肤变色、疼痛，所属动脉是否搏动，如有异常应及时报告医师。给予心电监护，注意心率、心律、血压变化。观察有无头痛、抽搐等。抽搐发作者注意观察抽搐部位及时间。

（2）药物反应　①抗凝治疗：严格掌握药物剂量，观察其副作用，特别注意出血并发症，协助医师查凝血酶原时间，反复检查尿液有无红细胞，粪便有无隐血，密切观察可能发生的其他脏器出血。②血管扩张剂：大多数血管扩张剂可使脑血管扩张，脑血管阻力减低，脑血流增加，静脉滴注过快可引起皮肤潮红、恶心、呕吐、血压下降等，注意观察滴速及其副作用，监测血压变化。③脱水剂：发病后 2～5 日为脑水肿高峰期，可根据临床观察或颅内压监测，给予 20% 甘露醇静脉滴注，或用呋塞米 40mg 静脉推注。注意观察尿量，监测肾功。静脉滴注甘露醇时，注意观察有无结晶，并应快速滴入，勿使其渗出血管外。

22. 什么是脑出血？其病情观察的重点是什么

（1）脑出血是指原发性、非外伤性脑实质内出血，发生于大脑半球、脑干、小脑，以半球的基底节处出血最常见。高血压、动脉粥样硬化、外伤、血液病、脑血管畸形及尿毒症等，均为出血原因，其中以高血压合并小动脉硬化所致的脑出血最常见。脑出血多发生在 50～70 岁，通常在活动和情绪激动时发生，多数病例发病前无先兆，少数可见头痛、头晕、肢体麻木等前驱症状，临床症状常在数分钟至几小时达到高峰。重症者发病时突感剧烈头痛，呕吐，数分钟内转入意识模糊或昏迷。

（2）重点观察意识障碍的深度，血压升降、心率的快慢及心律是否规整，呼吸的快慢，有无周期性呼吸障碍，瞳孔是否等大，光反应是否灵敏，眼球是否偏斜或分离，体温是否增高，偏瘫是否完全，饮食有无呛咳，肺部有无感染，是否存在肠鸣音，有无呕吐，有无消化道出血等。

23. 如何观察脑出血病人的意识、瞳孔和呼吸等的病情变化

（1）意识　半数以上的病人出现不同程度的意识障碍，轻者有短暂意识模糊，重则昏迷逐渐加深。少数病人意识始终清醒，但较淡漠、嗜睡，有的出现谵妄、木僵、定向障碍、幻觉及其他精神症状。一般认为昏迷出现快而深，提示出血早期即破入脑室，或属于大量出血；浅昏迷状态，提示出血量少，出血可能局限于大脑半球和内囊外侧。

（2）瞳孔　正常人两侧瞳孔等大、等圆，在自然光线下，直径为 2～4mm，对光反应灵敏，小于 2mm 为瞳孔缩小，大于 5mm 为瞳孔散大。本病发病早期，瞳孔缩小，多因大脑半球出血，动眼神经受血随刺激所致。脑疝时病侧动眼神经受压，可见一侧瞳孔散大，对光反应迟钝或消失。脑桥出血，破坏了脑干内交感神经纤维，瞳孔呈针尖样，眼球固定。

（3）呼吸　肺出血早期，呼吸多深而慢，病情恶化时，即表现快而不规则，如出现呼吸急促，潮式呼吸，叹息样或双吸气，说明呼吸中枢已受到损害，提示病情危重。

24. 内囊出血和脑干出血都有哪些特点

(1)内囊出血　大脑基底节为最常见的出血部位，由于损及内囊故称"内囊出血"。除脑出血所具有的一般症状外，内囊出血的病人常有头和眼转向出血病灶侧，呈"凝视病灶"状和"三偏"症状。

(2)脑干出血　以脑桥最多见，中脑次之，延髓出血甚少见。常突然起病，出现剧烈头痛、头晕、眼花、呕吐、复视、一侧面部发麻等症状。意识于起病初期可部分保留，但常在数分钟内进入深度昏迷。出血往往先自一侧脑桥开始，表现为交叉性瘫痪，即出血侧面部瘫痪和对侧上下肢弛缓性瘫痪。头和两眼转向非出血侧，呈凝视瘫肢状。然后迅速波及两侧，出现两侧面部和肢体均瘫痪。两侧瞳孔呈针尖样缩小。体温呈持续高热状态。常出现不规则呼吸，于早期就出现呼吸困难。

25. 脑出血并发症有哪些？如何进行观察

(1)感染　以肺部感染及尿路感染多见。注意观察有无呼吸困难、肺部有无啰音、痰液的性质、尿液的性质及量、体温变化等。

(2)消化道出血　对病人的呕吐物及粪便，应仔细观察，并送检隐血；对鼻饲抽出的胃液，注意观察其颜色。若有咖啡色沉渣，应测定酸碱度。

(3)心脏损害　多在病后1周以内出现，注意观察心率、脉搏，及时查心电图，观察有无心肌缺血等变化。应用脱水剂时，注意尿量和血容量，避免脱水造成血液浓度过高，或入量太多加重心脏负担。

(4)水、电解质紊乱　注意有关检查结果，记录出入量。

(5)下肢深静脉血栓形成　观察肢体有无肿胀及

发硬，协助医师进行肢体静脉血流图检查。

26. 什么是脑疝？如何观察脑疝的临床表现

（1）各种原因引起的局限性或弥漫性颅内压增高，都可能导致脑组织向阻力最小的地方移位。如果脑移位过程中脑组织挤入硬膜间隙或颅骨生理性通道，则引起嵌顿，从而压迫脑组织、神经和血管及阻塞脑脊液的循环，产生一系列紧急情况，称为"脑疝"。以小脑幕裂孔疝及枕骨大孔疝为多见。

（2）脑疝早期出现意识障碍、呼吸深而快、脉搏先快后慢、血压升高、剧烈头痛、呕吐、瞳孔不等大、烦躁不安等；随即出现意识障碍加重、呼吸不规则，甚至暂停，瞳孔散大、心跳变慢、心律不规则、血压下降，最后心跳停止。急性枕骨大孔疝的临床症状进展比小脑幕裂孔疝快。突出的特点是呼吸循环障碍分离现象，表现为循环障碍较轻，呼吸障碍较严重。

27. 何谓蛛网膜下隙出血？有哪些典型临床表现

（1）蛛网膜下隙出血是多种病因所致脑底部或脑及脊髓表面血管破裂的急性出血性脑血管病，血液直接流入蛛网膜下隙，又称"原发性蛛网膜下隙出血"。临床上还可见因脑实质内、脑室出血、硬膜外或硬膜下血管破裂等血液穿破脑组织流入蛛网膜下隙者，称为"继发性蛛网膜下隙出血"，也有外伤性蛛网膜下隙出血。蛛网膜下隙出血病因很多，常见的有动脉瘤、动静脉畸形、动脉炎、血液病等。

（2）任何年龄均可发病。发病前多有明显诱因，如剧烈活动、过劳、激动、用力、排便、咳嗽、饮酒等；60岁以上病人表现常不典型，起病较缓慢，头痛、脑膜刺激征不显著，而意识障碍和脑实质损害症状较重，突然发生剧烈头痛、喷射性呕吐、脑膜刺激征及血性脑脊液。多在剧烈活动中或活动后出现爆裂样局限性或全头部剧痛，常见的伴随症状有短暂意识障碍、项背部或下肢疼痛、畏光等。轻者可无明显症状和体征，重者突然昏迷，并在短期内死亡。多数病例发病后数小时内可出现脑膜刺激征，以颈项强直最明显，有时脑膜刺激征是蛛网膜下隙出血惟一的临床表现。少数病人急性期出现精神症状。

28. 蛛网膜下隙出血后为什么强调卧床 4～6 周

(1)蛛网膜下隙出血是脑血管疾病中发病快且比较严重的疾病，约占脑血管疾病的 10%，主要是由于动脉瘤或动静脉畸形破裂出血造成的。由颅内动脉瘤引起的蛛网膜下隙出血约占 2/3，动静脉畸形约占 1/3。动脉瘤以 40～60 岁发病最多，动静脉畸形以 20～30 岁发病最多。对内科保守治疗的蛛网膜下隙出血病人统计，第 1 次发病死亡的占 12%～13%，30%～50% 的病人会复发。复发多在第一次发病后 3～6 周，这一阶段再次复发病的死亡率很高，6 周后大为减少。

(2)由于蛛网膜下隙出血后再次出血机会很高，而且再出血死亡率高。因此，为了使病人度过此危险期，对内科行保守治疗的病人，主张要绝对卧床 4～6 周，饮食、大小便均在床上，并注意保持大便通畅，不可用力。如有大便干燥，可用缓泻剂或润肠药，必要时用 0.1% 肥皂水灌肠。为使病人安静休养，应谢绝探视。注意定时翻身，避免压疮发生。

(3)绝对卧床 4～6 周后，应逐渐由卧位向坐位过渡，角度逐渐加大。如第 1 日 30° 半卧位，上下午各一次，每次 10 分钟；第 2 日 50° 半卧位，上下午各 1 次，每次 10 分钟；第 3 日 70° 半卧位；第 4 天 90° 坐位，持续 3～5 日，如果没有头晕和血压变化，可试行床边站立，每日上下午各练习 1 次，等两腿能够持重时，再慢慢练习扶床边行走，最后逐渐达到独立行走。

29. 如何观察蛛网膜下隙出血的并发症

（1）再出血　出血后 1 个月内再出血危险性最大，再出血原因多为动脉瘤破裂。多在病情稳定的情况下，突然再次出现剧烈头痛、呕吐、抽搐发作、昏迷，脑膜刺激征明显加重，脑脊液再次呈新鲜红色。

（2）脑血管痉挛　常见症状是意识障碍、局灶性神经体征，如偏瘫等，可继发脑梗死。

（3）脑积水　急性脑积水于发病后 1 周内发生，轻者仅有嗜睡、近记忆受损；重者出现昏迷，可因脑疝形成而死亡。

（4）上消化道出血　注意观察呕吐物颜色，必要时做呕吐物及大便潜血检查。

（5）抽搐　观察抽搐部位及时间。

30. 何谓高血压脑病？颅内压增高的表现有哪些

（1）高血压脑病　是指血压骤然升高引起的种暂时性急性全面脑功能障碍综合征，临床上以血压突然急骤升高、头痛、呕吐、烦躁、抽搐和意识障碍为主要表现。以舒张压升高为主，及时降压治疗后所有症状在数分钟至数日内完全消失，否则可导致严重损害，甚至死亡。

（2）头痛、呕吐、视盘水肿，称为"颅内压增高三主征"。头痛较剧烈，呈持续性，早期头痛可呈周期性、波动性，夜间或清晨较重。头痛多以前额为主或全头痛；呕吐多发生在清晨，与饮食无关，呈喷射状，伴有恶心；视盘水肿是颅内压增高具有诊断价值的体征。视盘水肿早期，视力和视野多不受影响；长期颅内压增高可发生视神经萎缩，最终导致失明。

颅内压增高早期可出现表情淡漠、反应迟钝、嗜睡、轻度意识障碍；严重者可出现昏迷。

31. 如何观察高血压脑病病人的临床表现

高血压脑病呈急性起病，发展迅速，在原有高血压病的基础上，血压进一步升高。一般舒张压高于120mmHg，平均动脉收缩压 150～200mmHg，或者突然血压升高的幅度收缩压大于 53mmHg，舒张压大于30mmHg，即可发生高血压脑病。

(1)头痛　是早期的突出症状，常为全头痛，或以前额部、后枕部为主，清晨明显，咳嗽及用力时加剧，头痛有渐重趋势，伴恶心、呕吐、失眠等。

(2)癫痫发作　是高血压脑病的常见症状，全身性抽搐或局限性抽搐，可反复多次发作，甚至形成癫痫持续状态。

(3)意识障碍　较常见，轻者嗜睡，重则昏迷。

(4)常有眼底改变，视盘水肿、伴渗出和出血、动脉变细、动静脉交叉压迫症及视网膜变性，病人可有视物不清、黑矇等现象。此外，可出现偏瘫、偏盲、肢体麻木、失语等局灶性神经功能障碍。腰穿发现脑脊液压力大多数升高，少数正常，外观无色透明，检查结果多数正常，部分病人可有蛋白含量增加及含有少量的红细胞或白细胞。

32. 脑血管病的危险因素有哪些

(1)高血压　血压越高，发生中风的机会越大。高血压病人发生中风的概率是血压正常人的 6 倍，大约80%的脑出血病人都是由于高血压引起的。

(2)血脂增高　第二个发病的危险因素。血脂增高一方面使得血液黏稠度增加，血流缓慢，供应脑的血液量减少；另一方面加重了动脉硬化的程度。所以，脑梗死多见于动脉硬化的 65 岁以上的老年人。

(3) 糖尿病　糖尿病常伴动脉硬化，而且血内葡萄糖含量增多也会使血黏度和凝固性增高，有利于脑血栓形成。资料表明，糖尿病病人患中风的年龄要提早 10 年，发病人数比血糖正常的人高 2～4 倍。

(4) 心脏病　脑的血液来源于心脏。当心肌梗死或心力衰竭时，脑的供血量不足，会引起脑梗死；当风湿性心脏病合并有心房颤动等心律失常发作时，心房内的栓子脱落进入脑血管，可引起脑栓塞。

中风的其他危险因素还有很多，与年龄、生活习惯等都有关系。年龄越大越危险，55 岁以后发病率大大增加。而吸烟、饮酒等不良的生活习惯也会增加中风的危险。

33. 如何观察脑血流减少引起的晕厥

晕厥是指因全脑血流量突然减少而致短暂发作性意识丧失，并因姿势性张力丧失而倒地，但可很快恢复。典型的晕厥分为 3 期：

(1) 发作前期　持续数秒至数十秒。可出现短暂而明显的自主神经症状，如头晕、面色苍白、出汗、神志恍惚、打哈欠等。

(2) 发作期　出现短暂的意识丧失而倒地。意识丧失约数秒至数十秒，而后迅速恢复，发作时可伴有血压下降、脉缓细弱、瞳孔散大、肌张力降低等，可见尿失禁现象发生。

(3) 恢复期　意识转清，但仍有面色苍白、恶心、出汗、周身无力等，经数分钟或数十分钟休息可缓解，不留任何后遗症。

34. 脑卒中后的并发症有哪些

(1) 肺部感染　脑部病损可能导致肺和呼吸道血

管功能紊乱，肺水肿淤血；较长时间不翻身，会导致肺部分泌物坠积及呕吐物误吸入气管等，这些诱因都会促使肺炎发生。

（2）压疮　由于瘫痪肢体活动受限，骨头隆起部位容易受压，局部皮肤血液循环与营养障碍，故容易发生压疮，好发部位在腰背部、骶尾部、股骨大转子、外踝、足跟等处。

（3）急性消化道出血　大部分发生于发病后1周以内，半数以上出血来自胃部，其次为食管，表现为呕血或黑便。

（4）脑心综合征　发病后1周内检查心电图，可发现心脏有缺血性改变、心律失常，甚至发生心肌梗死。

（5）中枢性呼吸困难　多见于昏迷病人。呼吸呈快、浅、弱及不规则，或呈叹气样呼吸、呼吸暂停，是由于脑干呼吸中枢受到影响，提示病情严重。

（6）中枢性呃逆　见于中风的急、慢性期。重者呈顽固性发作，也是病情严重的征象。

35. 如何预防脑卒中昏迷病人发生肺部感染

对于脑卒中急性期昏迷的病人，肺部感染最常见的并发症之一。

昏迷病人舌肌松弛，易引起舌根后坠，加上喉头肌麻痹，吞咽和咳嗽反射消失，痰液、唾液和呕吐物易积聚在喉头误吸入肺内，导致肺炎、肺脓肿等感染。要预防肺部感染，最重要的是保持呼吸道通畅。病人需定时改变体位，如平卧位与侧卧位交替等。侧卧位能减少舌根后坠所引起的呼吸道堵塞，有利于痰液流出，这种姿势保持时间可以长一些；而在平卧位时宜将头部侧向一旁，有时可以用导气管将舌根压住；病人痰液分泌较多又无力排出时，要翻身拍背将痰液引出，并给予吸痰；痰液黏稠无法排出时，要保证每日有充分的水和液体摄入，并保证空气有一定的湿度；还可以给予雾化吸入。要预防异物吸入，去除义齿，保持口腔卫生，及时清除呕吐物。鼻饲病人取右侧卧位，可以防止食物反流。此外，如果病人已经清醒，应鼓励其咳嗽和深呼吸。气管切开的病人，吸痰时注意无菌操作，吸痰毕，气管内滴入少量的抗生素。

36. 脑卒中病人鼻饲的护理要点有哪些

(1)每次鼻饲前要抽吸胃管，观察胃内容物的外观和性质，了解病人的消化情况以及是否有胃出血。如果抽出物是上次喂的食物，说明食物还没有完全排空，这次喂食量就要减少，以免因胃内容物过多而引起呕吐，若抽出物为咖啡色液体，则很可能有胃出血发生。出血量大时，要暂时禁食；出血量较少时，所喂的食物温度要低且量少。

(2)每次喂食不要过急，喂食后 1 小时内不要搬动病人，以免引起呕吐。翻身、拍背要在喂食前进行。

(3)鼻饲的流质食物要添加适量的食盐，以补充人体需要的钠、钾等无机盐，防止电解质紊乱。流质可以是米汤、菜汁、鱼汤、鸡汤、牛奶等，不要太油腻，防止腹泻，少量多餐。

(4)每次鼻饲后用温开水冲洗胃管，防止堵塞。

(5)保持鼻孔滑润，预防结痂。每日清洁胃管的外露部分。

37. 脑血管病引起发热的原因是什么

脑血管病引起发热的常见原因有 3 种：

(1)中枢性发热　多由病变侵及丘脑下部的体温调节中枢所致。其特点是，病人常突然出现高热，体温可达 40～41℃，无感染征象，一般退热剂无效。但常伴有重度昏迷，呼吸衰竭，去大脑强直，不伴有寒战，皮肤干燥，缺乏汗腺分泌，躯干体温较四肢体温高等。

（2）感染性发热　常见感染部位为呼吸道、泌尿道、口腔及皮肤等，一般在发病初期体温正常，后体温呈逐渐上升趋势，并伴有呼吸、心率加快、白细胞升高等。

（3）吸收热　因脑出血后血液被机体吸收引起，多表现低热。

38. 脑死亡病人的临床表现有哪些

（1）过深昏迷，对外界环境刺激毫无反应，无任何自发性运动。

（2）自主呼吸停止，须用呼吸机维持换气。

（3）光反射消失及瞳孔散大固定，角膜反射消失，头眼试验（玩偶试验）眼球无运动，眼前庭反射消失，咽反射消失等五项重要的脑干反射障碍，持续时间至少12小时。

（4）脑电图波形呈一条直线，对任何刺激无反应，至少维持30分钟；脑干听觉诱发电位引不出波形。

（5）腱反射、腹壁反射及颈以下对疼痛刺激反应可消失，也可存在。

（6）除去药物中毒、低温和内分泌代谢异常引起的疾病外，当有去大脑或去皮层强直发作，说明脑干仍有功能，不能诊断为脑死亡。

39. 脑出血和脑梗死的临床表现有何不同

脑出血和脑梗死性质不同，治疗和处理也不同，应及早明确诊断，以便做相应的治疗。行 CT 或磁共振检查，可很容易进行鉴别。如无条件可用下列几条进行鉴别：

(1)脑出血病人多有高血压和动脉硬化病史；脑梗死病人则有短暂性脑缺血发作史或心脏病史。

(2)脑出血多在情绪激动或用力时发病；脑梗死多在安静时发病。

(3)脑出血发病急，进展快，常在数小时达高峰，发病前多无先兆；脑梗死进展较缓慢，常在1~2日后逐渐加重，发病前有短暂性脑缺血发作病史。

(4)脑出血发病后常有头痛、呕吐、颈项强直等颅内压增高的表现，血压升高、意识障碍；脑梗死发病时血压多正常，无头痛、无呕吐等症状，神志清醒。

(5)脑出血病人腰穿脑脊液压力高，多为血性；脑梗死脑脊液压力不高，颜色清。

(6)脑出血病人可见中枢性呼吸障碍，瞳孔不对称，或双侧瞳孔缩小，眼球同向偏视、浮动；脑梗死中枢性呼吸障碍少见，瞳孔两侧对称，眼球少见偏视、浮动。

有时仅靠以上鉴别临床上不好区分，应争取尽早做CT扫描检查确诊。脑出血时CT扫描表现为高密度阴影，而脑梗死表现为低密度阴影，两者截然不同。

40. 脑卒中病人静脉输液时应注意观察哪些内容

(1)注意输液部位的清洁卫生，避免局部感染。

(2)输入特殊药物时注意应用的正确时间。如降低颅内压的治疗要用利尿剂或脱水剂，一般应隔几个小时重复1次，间隔时间太长或太短都会降低疗效，增加副作用。

(3)注意输液的速度　如为降低颅内压而使用的甘露醇250ml要在20~30分钟内滴完。一些血管扩张药滴速太快会使血压降低，影响脑的血流量；心、肺、肾疾病病人输液不能太快，以免加重这些脏器的负担等。

（4）昏迷、躁动的中风病人要给予适当的约束，以保证静脉通畅，使抢救顺利进行。对神志清醒能够配合治疗的病人，应尽量在健侧输液，使病人的瘫痪肢体早活动，促进肢体康复。

（5）输液结束24小时后要经常用毛巾热敷输液部位，防止静脉红肿、发炎。

41. 脑出血和蛛网膜下隙出血如何相鉴别

（1）发病年龄　由动脉瘤所致蛛网膜下隙出血好发于30～60岁；由血管畸形所致多见于青少年；脑出血多见于50～65岁。

（2）常见病因　蛛网膜下隙出血多为动脉瘤、血管畸形；脑出血多见于高血压及脑动脉粥样硬化。

（3）起病速度　蛛网膜下隙出血起病急骤，数分钟内症状达到高峰；脑出血数10分钟至数小时达到高峰。

（4）神经体征　蛛网膜下隙出血常见脑膜刺激征；脑出血多见偏瘫、偏身感觉障碍及失语等神经功能缺失。

（5）头颅CT　蛛网膜下隙出血可见脑池、脑室及蛛网膜下隙内高密度影；脑出血可见脑实质内高密度病灶。

42. 单纯疱疹病毒性脑炎病人的临床表现有哪些

（1）任何年龄均可患病　50%以上的病人发生于20岁以上的成人，四季均可发病。前驱期可有发热、头痛、腹痛、腹泻等症状。

（2）急性起病　约25%的病人可有口唇疱疹史，发病后体温可高达38～40℃，并有头痛、轻微的意识和人格改变，有时以全身性或部分运动性发作为首发症状。随着病情缓慢进展精神症状越来越突出。

（3）多数病人有意识障碍　部分病人在疾病早期即出现明显的意识障碍。约 1/3 病人可出现全身性或部分性痫性发作。重症病人可因广泛脑实质损害和脑水肿引起颅内压增高，甚至因脑疝形成而死亡。病程为数日至数月不等。

（4）辅助检查　脑电图常出现弥漫性高波幅慢波，以单侧或双侧颞、额区异常更明显。脑脊液检查压力正常或轻度增高；重症者可明显增高，细胞数明显增多，蛋白质呈轻、中度增高，糖与氯化物正常。

43. 什么是病毒性脑膜炎？主要表现有哪些

（1）病毒性脑膜炎，是一组由各种病毒感染引起的软脑膜（软膜和蛛网膜）弥漫性炎症的临床综合征。临床主要表现为发热、头痛和脑膜刺激征。病毒性脑膜炎是临床上最常见的无菌性脑膜炎。65% ~95% 的病毒性脑膜炎由肠道病毒引起。本病儿童多见，夏秋季为高发季节。临床上多急性起病。

（2）主要表现为病毒感染的全身中毒症状和脑膜刺激症状。病程在儿童常超过 1 周，成年病人症状可能持续 2 周或更长时间。脑脊液检查淋巴细胞增多，达（100 ~1000）$\times 10^6$/L。

44. 如何对结核性脑膜炎病人进行病情观察

（1）意识是人体生命活动的外在表现，能准确地反映大脑的功能，如出现烦躁不安、意识障碍、双目凝视、脑膜刺激征应及时报告医师，准备抢救。

（2）瞳孔　主要观察瞳孔是否等大、等圆，对光反射是否灵敏。如瞳孔不等大，对光反射迟钝或消失，伴意识障碍加深，则提示脑疝形成，立即报告医生，协助医师积极抢救。

（3）脉搏、呼吸、血压　轻型病人脉搏、呼吸、血压多无变化，但重型结核性脑膜炎，如测得血压升高、恶心、呕吐、脉搏增快、呼吸深慢提示颅内压增高，应积极配合医师，进行脱水降低颅内压处理，防止脑疝的发生。

(4)颅内压增高　除脉搏、呼吸、血压变化提示颅内压增高外。如病人出现头痛、恶心、喷射性呕吐，则提示典型的颅内压增高症，此时应报告医师，及时采取降颅压的措施。

45. 什么是多发性硬化

多发性硬化(简称 MS)，是一种常见的以中枢神经系统炎性脱髓鞘为特征的自身免疫性疾病。病变主要侵犯中枢神经系统(脊髓、脑干、大脑、小脑)和视神经。临床特点是病灶播散广泛，起病多在成年早期，具有一种迁延的、不规则的，有时是每况愈下的病程，但倾向于阵发性的复发和缓解。由于脑和脊髓内存在着多灶的脱髓鞘斑，临床表现常为分布广泛的神经系统功能缺失。

46. 多发性硬化病人的药物反应有哪些

(1)激素　治疗多发性硬化急性发作和复发的主要药物，有抗炎和免疫调节作用，缩短急性期和复发病程，多主张大剂量冲击疗法。临床上常用药物是甲泼尼龙、地塞米松、泼尼松等。用药时注意观察有无消化道出血、高血压、低血钾、水及电解质紊乱和骨质疏松等。

(2)干扰素　可增强多发性硬化病人免疫细胞的抑制功能。常见的副作用是注射后流感样症状，可持续 24～48 小时，通常 2～3 个月后不再发生，注射局部可出现红、肿、痛，也可引起注射部位坏死、血清氨基转移酶轻度增高、白细胞减少或贫血。

（3）免疫抑制剂　常用硫唑嘌呤，口服可降低多发性硬化的复发率，但只能缓解症状而不能根治。对正常和异常的免疫反应都有抑制作用，故长期应用可降低机体抵抗力，诱发感染。

（4）免疫球蛋白　注意观察有无皮疹、心慌、胸闷等过敏反应。

47. 不自主运动的临床症状有哪些

（1）静止性震颤　主动肌与拮抗肌交替收缩引起的节律性颤动。

（2）舞蹈症　肢体及头部迅速、不规则、无节律、粗大的、不能随意控制的动作。

（3）手足徐动症　肢体远端游走性的肌张力增高或减低的动作。

（4）偏身投掷运动　因肢体近端受累，其不自主运动更为强烈，而以粗大的无规律的跨越和投掷样运动为特点。

（5）肌张力障碍　异常肌收缩引起的缓慢的扭转样不自主运动或姿势异常。

（6）抽动秽语综合征　见于儿童，以多部位突发性快速无目的的重复性肌肉抽动为特征。

48. 什么是帕金森病？如何对帕金森病病人进行心理护理

（1）帕金森病又称震颤麻痹，发生于中年以上的黑质和黑质纹状体通路的变性病。临床特点是震颤、强直、少动和姿势反射丧失。原发性震颤麻痹的病因尚未明确，近年研究发现，症状的产生与纹状体、黑质内的多巴胺含量减少有关。临床上常见有明显病因的病人有类似震颤麻痹症状，称为"帕金森综合征"。

（2）由于该病为慢性进展性疾病，病人心理上压力很大，对生活失去信心，出现消极、悲观的情绪，闷闷不乐、失眠等。针对病人的心理问题，通过与病人亲切交谈及耐心、体贴、诚恳的态度抚慰病人，建立良好的护患关系，缓解病人的不良心理，稳定病人情绪，使病人主动配合治疗。

49. 何谓癫痫？癫痫大发作各期有哪些表现

（1）癫痫　是一组由大脑神经元异常放电所引起的短暂中枢神经系统功能失常为特征的慢性脑部疾病，具有突然发生、反复发作的特点。大脑皮质神经元过度放电是各种癫痫发作的病理基础，任何导致大脑神经元异常放电的致病因素均可能诱发癫痫。正常人由于感冒、发热、电解质紊乱、药物过量、长期饮酒、戒断、睡眠不足等也可有单次发作，但不能诊断为癫痫。

（2）全面强直－痉挛发作称为"大发作"。以意识丧失和全身对称性抽搐为特征，可分为3期。①强直期：突然意识丧失跌倒在地，骨骼肌持续性收缩，口先张，而后突闭，可能咬伤舌。②阵挛期：全身间歇性痉挛。③惊厥后期：牙关紧闭，大小便失禁，意识渐清醒，醒后对发作无记忆，常感头痛。

50. 简述癫痫持续状态的概念与安全监护原则

（1）癫痫持续状态　亦称癫痫状态，是指一次癫痫发作持续30分钟以上，或连续多次发作、发作期间意识或神经功能未恢复至通常水平。任何类型癫痫均可出现癫痫持续状态，但通常是指全面强直阵挛发作持续状态。

（2）安全监护原则　①防意外损伤：癫痫发作时迅速使病人就地躺下，防止跌到和摔伤，切勿用力按压抽搐的肢体，以免成骨折及脱臼。放置床挡防坠床，设专人守护，保持病室安静，避免外界各种刺激。②防舌咬伤：压舌板用纱布包裹或筷子、纱布、手绢等置于上、下白齿间及颊部。③防误吸：及时清除口鼻内分泌物，不可强行喂药，给予插胃管鼻饲，以防误入气管。

51. 癫痫药物治疗过程中如何进行药物观察

(1) 观察并督促病人按时、及时服用抗癫痫药物。

(2) 观察药物副作用及不良反应。如静脉滴注苯妥英时，可至血压下降及心律失常，需密切监控；应用卡马西平的病人，20% 可发生白细胞减少至 4×10^9/L 以下，应定期检查血象。

(3) 督促病人严格按剂量服药。

(4) 观察药物疗效，以便医师及时更改治疗方案。

(5) 观察或随访病人是否长期坚持服药。

52. 癫痫持续状态常见诱因是什么？如何区别癫痫与癔症发作

(1) 癫痫持续状态是指一次癫痫发作持续 30 分钟以上，或连续多次发作，发作期间意识或神经功能未恢复至正常水平，停药不当和小规范的抗癫痫药物是其常见诱因，应注意嘱病人按医嘱正确准确服药，不能随意停药或增减药量。

(2) 癔症性发作多在有精神诱因及有人在场时发作，形式多样，症状有戏剧性，表现为双眼上翻、手足抽搐和过度换气，一般不会自伤及尿失禁。较强的自我表现时，发作中哭叫、出汗、闭眼等为其特点，暗示治疗可中止发作。而癫痫发作多无精神诱因，多伴尿失禁及舌咬伤，暗示治疗无效。

53. 对癫痫病人护理时应注意哪些方面

(1) 观察大发作前驱症状，如口角、面肌不自主抽动。发作时注意观察有无窒息，保持呼吸道通畅，有无自伤；如有舌咬伤及坠床可能时，用缠纱布的压舌板垫在臼齿间及加床挡保护。

（2）观察有无尿失禁，及时更换衣裤。

（3）观察癫痫发作及停止时间，发作时表现，为治疗提供依据。

（4）观察有无营养失调情况，给予高蛋白、高维生素、易消化饮食。

（5）观察有无缺氧表现，给予吸氧。

（6）观察有无水、电解质紊乱及酸碱平衡失调，有无感染。必要时报告医师及时处理。

（7）癫痫发作频繁者，宜进高热量、高蛋白、高维生素饮食，昏迷病人给予鼻饲流质饮食，每日饮水量在1500ml左右。生活中避免暴饮暴食，避免进食刺激性食物和大量甜食，禁烟酒。

54. 阿尔茨海默病的临床特点有哪些

本病女性多于男性[约(1.5~2)：1]。多起病缓慢，难以确定病期，待痴呆明显而就诊时，常已在发病后1~2.5年以上。主要的临床特点为：

（1）智力衰退　常为衰老加速恶化，短期内出现思维迟缓与僵化，自我中心更甚，情绪不易控制，注意力不集中，做事马虎。

（2）行为改变　行为先见幼稚笨拙，常进行无效劳动，其后可有无目的性劳动。如翻箱倒柜，乱放东西，忙忙碌碌，不知所为，爱藏废物并视作珍宝，怕被盗窃等；不注意个人卫生习惯，衣脏不洗，晨起不漱，有时出现悖理与妨碍公共秩序的行为，影响治安。

（3）情感障碍　起初情感可较幼稚或呈儿童样欣快，情绪易激惹，而后表情呆板，情感迟钝。

（4）局灶症状　在本病病程中，偶可出现局灶症状。如损害新皮质区最早并最多出现的命名性失语，也可有其他形式失语，以及失用、失认、失算症，最终认知能力全部丧失。

(5)外貌改变　老年性痴呆病人外貌衰老，常显得老态龙钟，满头白发，齿落嘴瘪，角膜有老年环，瞳孔对光反射偶见迟钝，感觉器官功能减退，生理反射迟钝，躯体弯曲，行走不稳，步态蹒跚，体重减轻，肌肉失用性萎缩，不自主摇头，口齿含糊，口涎外溢，手指震颤及书写困难等。

55. 什么是重症肌无力？主要临床特征有哪些

(1)重症肌无力是乙酰胆碱受体抗体介导的、细胞免疫依赖的及补体参与的一种神经-肌肉接头处传递障碍的自身免疫性疾病，病变主要累及神经-肌肉接头突触后膜上的乙酰胆碱受体。

(2)主要临床特征是受累肌肉呈病态疲劳，连续收缩后发生严重无力甚至瘫痪，经短期休息后可好转，症状多于下午或傍晚劳累后加重，早晨和休息后减轻，呈较规律的晨轻暮重波动性变化，可累及眼肌、面肌、咽肌等，表现面肌皱纹减少，表情动作困难，闭眼和示齿无力，连续咀嚼困难使进食中断以及构音障碍、饮水呛咳、吞咽困难等。呼吸肌、膈肌受累可出现咳嗽无力、呼吸困难，导致危象。

56. 何谓重症肌无力危象？哪些因素易诱发

(1)肌无力危象　常因抗胆碱酯酶药量不足引起。为疾病发展的表现，多因感染、分娩或停服抗胆碱酯酶药物或应用呼吸抑制剂吗啡，神经-肌肉阻断剂，如庆大霉素而诱发。有构音障碍、吞咽困难和呼吸肌无力的病人可能出现肌无力危象，也常见于肺部感染和大手术后的病人。

（2）胆碱能危象　抗胆碱酯酶药过量所致。病人肌无力加重，出现瞳孔缩小、出汗、唾液增多和肌束震颤及毒蕈碱样反应。

（3）反拗危象　抗胆碱酯酶药不敏感所致。主要见于严重全身型病人，多由胸腺手术后、感染等引起。药物剂量不变，但突然失效。

57. 腰椎穿刺术注意事项有哪些？最常见的并发症是什么？如何处理

（1）腰椎穿刺术常用于检查脑脊液的性质，对诊断脑膜炎、脑血管病变、脑瘤等神经系统疾病有重要意义。有时也用于鞘内注射药物，以测定脑内压力和了解蛛网膜下隙是否阻塞。凡疑有颅内压升高者须先做眼底检查，如有明显视盘水肿或有脑疝先兆者，禁忌穿刺。凡病人处于休克、衰竭或濒危状态以及局部皮肤有炎症、颅后窝有占位性病变者均禁忌穿刺。鞘内给药时，应先放出等量脑脊液，然后再等量置换性注入药液。

（2）头痛是腰穿最常见的并发症，主要由于腰穿时放出过多的脑脊液而致颅内压降低所致。头痛以额、枕部为甚，可伴有颈部和后背痛，咳嗽、打喷嚏或站立时症状加重，严重者还可伴有恶心、呕吐和耳鸣，可持续 1 周左右。平卧位使头痛减轻，应鼓励轻者大量饮水，头痛较重时可静脉输入生理盐水。

58. 脑室引流病人护理上应注意观察什么

（1）注意引流袋悬挂的高度　引流管的开口需高出侧脑室平面 10~15cm，以维持正常的颅内压。

（2）脑室引流早期要特别注意引流速度　切忌引流速度过快，以免颅内高压骤然下降而致脑室内出血，甚至诱发小脑幕上疝。因此，术后早期应将引流袋适当挂高 10～15cm。

(3)控制脑脊液的引流量　每日引流量不超过500ml。如病人有颅内感染，脑脊液分泌增多，则引流量可相应增加，但同时应注意水盐平衡，根据实验室检查数据，适当补充。

(4)注意观察脑脊液的性状　正常脑脊液呈无色透明状，无沉淀。术后 1～2 日脑脊液可略带血性，以后转为橙黄色。若脑脊液中有大量鲜血或血性脑脊液的颜色逐渐加深，则提示有脑室内出血的可能。脑室引流时间不可过久，一般不宜超过 5～7 日。

(5)注意保持引流通畅　引流管不可受压、扭曲、成角、折叠。

(6)每日定时更换引流袋，记录引流量　防止感染，引流处敷料和引流袋应每日更换，引流期间应用广谱抗生素。

(7)根据引流液的颜色和头部 CT 的情况决定拔管的时间　一般需 5～10 日后拔管。拔管前应夹闭管 24 小时，观察病人有无头痛、神志改变等颅内压增高的情况，颅内压不高可考虑拔管。

59. 什么是数字减影血管造影？其适应证与禁忌证是什么

(1)数字减影血管造影(DSA)是电子计算机与传统的血管造影相结合的一种新的检查方法，使相应的血管系统显影。它能使全脑血管细微结构清晰显示，能够对中枢神经系统的血管性病变做出正确诊断，为目前诊断中枢神经系统血管性病变的金标准。

(2)适应证　①中枢神经系统血管性病变的诊断和介入治疗。②了解神经系统肿瘤的血供特点为脑栓塞的治疗或手术提供帮助。③闭塞性脑血管病的溶栓治疗及头部血管狭窄的经皮血管成形术。

（3）禁忌证　①碘过敏的病人。②心肾功能严重不全的病人。③有严重高血压病的病人。④全身衰竭不能耐受造影检查者。⑤出血性疾病和凝血障碍性疾病。

60. 数字减影血管造影术后病人应注意什么

数字减影血管造影术后的病人回病房后应正常饮水、进食，决不能因担心在床上大小便而拒绝进食、饮水，因为这样容易出现血压下降、心律减慢、面色苍白等迷走神经反射而加重病情，造成意想不到的后果。由于穿刺的股动脉为大血管，病人应在床上平卧12~24小时，患肢保持伸直制动，因平卧时间长，部分病人会主诉腰酸背痛，宜给予适当的腰、背部按摩。必要时给予止痛药。在床上平卧时，应观察穿刺口处纱布有无移位或渗血。注意经常触摸足背部以观察两侧足背动脉搏动是否正常，防止发生下肢动脉栓塞，发生时并尽早给予处理。

61. 简述颅内压正常值，如何分级？临床处理意义是什么

（1）正常值　正常成人卧位时颅内压值为0.7~2.0kPa（5~15mmHg）。

（2）分级　临床上可分三级：①压力在2~2.7kPa（15~20mmHg）属轻度增高，早期轻度增高可因病人"空间代偿"机制作用发挥较好，一般不出现临床症状，此时若能及时发现处理，愈后较好；②压力在2.7~5.3kPa（20~40mmHg）者属中度增高；③压力>5.3kPa（40mmHg）属重度增高。

（3）处理意义　一般将压力>2.7kPa（20mmHg）的中度增高，作为临床需要采用降低颅内压处理的界值。

62. 简述格拉斯哥昏迷分级评分的主要内容

总分为 15 分，最低为 3 分。总分越低，表示意识障碍越重，总分 >8 分病人预后较好，<8 分病人预后较差，<5 分病人死亡率极高。据此，再加上意识障碍的时间因素即可分为：①轻型：总分在 13～15 分，伤后意识障碍在 20 分钟以内；②中型：总分在 9～12 分，伤后意识障碍在 20 分钟至 6 小时；③重型：总分在 3～8 分，伤后昏迷在 6 小时以上。据报道重型伤后 6 个月死亡率为 48%，植物生存为 2%，严重残废 10%，中等残废 17%，恢复好的 23%。因此应针对不同病人采取不同的护理方法。

63. 脑桥出血出现中枢性高热的原因及特点？针对病人体温过高应制定哪些护理措施

(1) 原因及特点　由于丘脑下部散热中枢受损所致。特点是：体温迅速升高，达 39℃ 以上；躯干温度高，肢体温度次之；解热镇痛剂无效，物理降温有效。

(2) 护理措施　①病情观察：生命体征，重点老年人、儿童、体弱者；②休息与环境：卧床、适宜温湿度；③饮食：足够热量，多饮水；④高热：物理降温，防虚脱。心脏病或老年人注意补液速度；⑤口腔护理：漱口，防止感染；⑥用药：观察抗生素的疗效及不良反应。

64. 简述脑梗死病人超早期溶栓治疗的目的及其用药护理

(1) 目的　对脑血栓形成病人给予超早期溶栓治疗目的是溶解血栓，迅速恢复梗死区血流灌注，挽救尚未完全死亡的脑细胞，力争超早期恢复脑血流。临床常用的溶栓药物有：尿激酶、链激酶、重组组织型纤溶酶原激活剂。常采用静脉给药，在数字减影血管造影监测下脑动脉给药。超早期指脑部 CT 尚未出现低密度梗死灶。

（2）用药护理　溶栓治疗前应检查病人凝血机制；用药过程中定期检查血象，发现皮疹、皮下痕斑等及时处理；溶栓后观察有无脑梗死病灶继发出血、致命的再灌注损伤及脑组织水肿、再闭塞等并发症。

65. 语言障碍分为哪几种？试述对语言沟通障碍的病人应如何护理

（1）语言障碍分为　①失语症：是指在意识清楚、发音和构音没有障碍的情况下大脑皮质与语言功能有关的区域受损导致的语言交流能力障碍。包括：运动性失语、感觉性失语、传导性失语、命名性失语、完全性失语、失写、失读等。②构音障碍：发音含糊不清而用词正确，是一种纯言语障碍。表现为发音困难、发音不清，声音、音调及语速异常。

（2）护理　①心理护理：耐心解释，鼓励交流，营造和谐氛围、轻松安静的语言交流环境；②沟通方法的指导：采取任何方式表达病人需要，如图片、符号、病情、手势、交流手册等，使病人尽量调动自己的残余能力，以获得实用化的交流技能；③语言康复训练：肌群运动训练、发音训练、复述训练、命名训练、刺激法训练等。

第五节　泌尿系统疾病护理知识

1. 急性肾小球肾炎的水肿表现及临床特点有哪些

（1）急性肾小球肾炎病人约 80% 有水肿，因全身毛细血管通透性增加，故组织疏松处出现水肿，如全身皮下组织及浆膜腔。水肿常为起病初发表现，晨起眼睑水肿或伴有下肢轻度凹陷性水肿，少数严重病人水肿可波及全身。

（2）其临床特点为急性起病，病人出现血尿、蛋白尿、水肿和高血压，并可伴有一过性氮质血症。多见于链球菌感染后 1～3 周。肾功能损害呈进行性加重，可出现少尿或无尿。

2. 慢性肾炎高血压有钠、水潴留者常应用哪些利尿剂？进盐量应如何限制

（1）若肾功能好可加用噻嗪类利尿剂，长期服用应防止低钾、低钠血症。对肾功能差（肌酐＞2000μmol/L）者改用髓袢利尿剂，长期服用需防止低钾血症、低氯血症性碱中毒发生。提高血浆胶体渗透压，促进组织中水分回吸收利尿时，注意病人心功能情况，避免血容量急性扩张而诱发心力衰竭。

（2）慢性肾性高血压病人应进低盐饮食，2g/d，除食物本身所含钠外允许在烹调或食用时加盐2～3g或酱油 10～15ml，忌用高钠或咸味食品。

3. 何谓肾病综合征？其水肿及高脂血症的原因是什么

（1）以大量蛋白尿（＞3.5g/24h）、低蛋白血症（血清白蛋白＜32g/L）、明显水肿和高脂血症为特征的一组临床表现。

（2）肾病综合征的低蛋白血症是引起全身性水肿的原因之一。另外，肾小管钠重吸收增加导致的肾脏钠潴留也是全身性水肿的重要原因，以及机体的保护性机制被破坏也是导致水肿的原因。在肾病综合征时，低蛋白血症可刺激肝脏白蛋白的合成率增加，而脂蛋白具有与白蛋白相同的合成和分泌途径，所以脂蛋白

合成率也明显增加，同样胆固醇的合成率也明显增加。

4. 如何指导肾病综合征病人的饮食

(1)给予低盐饮食　一般每日摄入量控制在 2g 左右。如水肿明显，利尿效果差，病情需要严格限盐者，应采用无盐烹调的方法，少用味精、含钠调味品。

(2)高蛋白质饮食　在早期肾功能良好时，高蛋白质[1g/(kg·d)]利于纠正低蛋白血症。慢性肾病综合征病人给予 0.7~1g/(kg·d)。

(3)低脂饮食　每日摄入胆固醇不超过 200mg，脂质应少于总热量的 30%，不饱和脂肪酸占总热卡 10%。

5. 引起急性过敏性间质性肾炎的常见药物有哪几种？如何观察其过敏表现

引起急性过敏性间质性肾炎(AIN)的药物种类很多，由抗生素引起占 2/3。其中以 β-内酰胺类抗生素及非胆固醇抗炎药最为常见。此外也可由利尿剂及其他药导致。

(1)药物热　用药后 3~5 日发热者占 87%~100%，一般在感染、发热消退后再出现第二个高峰。

(2)药物疹　25%~50%，的病人用药后出现多形性鲜红的痒疹或出现多形红斑或脱皮样皮疹。

(3)血中嗜酸粒细胞升高者达 80%，约 1/3 病人发热、药物疹、嗜酸粒细胞增多同时出现。

(4)其他　高度过敏者也可有过敏性关节炎、淋巴结肿大、肝损害。

6. 尿路感染如何分类？其病因有哪些

(1)根据有无临床症状分为有临床症状尿路感染及无症状尿路感染；根据感染发生部位分为上、下尿路感染；根据尿路功能或解剖上有无异常分为非复杂性尿路感染与复杂性尿路感染；根据发病次数分为初发或再发。

（2）病因　大肠埃希菌最为常见，占尿路感染的70%以上，其次副大肠埃希菌、变形杆菌、克雷伯杆菌、产气杆菌、沙雷杆菌、产碱杆菌、粪链球菌、铜绿假单胞菌和葡萄球菌。致病菌常为一种，极少数为两种以上细菌混合感染。

7. 尿路感染的易感因素有哪些

（1）尿路梗阻是尿路感染易于上行的重要因素，是最重要的易感因素。

（2）膀胱输尿管反流及其他尿路畸形和结构异常。

（3）器械使用是造成尿路感染的医源性因素。

（4）代谢因素，如慢性失钾可导致肾小管损伤，易继发感染。

（5）妊娠时黄体素分泌增加导致输尿管平滑肌松弛及尿液化学成分的改变，有利于细菌的生长。

（6）任何慢性肾病均利于并发尿路感染且易发生肾盂肾炎，尿道内或尿道口周围有炎性病灶及减低全身抵抗力的因素如肿瘤等，都是引起尿路感染的易感因素。

8. 膀胱炎、急性肾盂肾炎和重症肾盂肾炎的临床表现有哪些

（1）膀胱炎　系通常所指的下尿路感染，占尿路感染中的60%，主要表现为尿频、尿急、尿痛、耻骨上不适等，但一般无明显的全身感染症状，常有白细胞尿，约30%有血尿，偶可有肉眼血尿。

（2）急性肾盂肾炎　常发生于生育年龄的妇女。临床表现有2组症状群：①泌尿系统症状：包括尿频、尿急、尿痛等膀胱刺激征。腰痛和下腹部疼痛，肋脊

角和输尿管点疼痛，肾区疼痛和上腹痛。②全身性感染症状：如寒战、发热、头痛、恶心、呕吐、食欲减退等，常伴有白细胞升高，血沉加快，一般无高血压和氮质血症，有些表现与膀胱炎相似。

（3）重症肾盂肾炎　病人表现为寒战、高热，血白细胞显著增高、核左移等严重的全身感染中毒症状，甚至出现低血压、呼吸性碱中毒。疑为革兰阴性细菌败血症者，多是复杂性肾盂肾炎。尿路结石引起的梗阻，可出现病侧发作性绞痛，并向下腹部、外阴部或股内侧放射，多有血尿，可伴有恶心、呕吐、肾区的压痛和叩痛。

9. 尿细菌学检查假阳性和假阴性多见于什么情况

（1）假阳性　①中段尿收集不合标准，尿液被粪便、白带等污染；②尿标本在常温放置超过 1 小时才接种；③接种和检验技术上错误。

（2）假阴性　①病人在近 2 周内曾用过抗菌药物；②尿液在膀胱内停留不足 6 小时，细菌没有足够的时间繁殖；③收集尿标本时，消毒液不慎混入尿标本内；④饮水太多，尿液内细菌被稀释；⑤感染灶和尿路不通，如血源性肾盂肾炎的早期或尿路梗阻；⑥有些尿路感染的排菌可为间歇性；⑦L 型细菌的存在，如变形杆菌；⑧某些特殊细菌等。

10. 预防尿路感染的方法有哪些

（1）坚持每日多饮水，每 2～3 小时排尿 1 次。

（2）注意阴部的清洁，特别是女性病人，在月经、妊娠和产褥期尤为注意。男性如包皮过长，应注意清洁，包茎应矫治。

（3）尽量避免使用尿路器械，必要时要严格无菌操作。

(4)必须留置导尿管时，在前 3 日给予抗生素。

(5)与性生活有关的、反复发作的尿路感染病人，于性生活后立即排尿。

(6)在尿路感染发作较频的妇女，如能每晚服一个剂量的抗生素预防，也可减少尿路感染的再发。

11. 肾性高血压有何特点

(1)高血压的病程短，病情进展快，舒张压升高明显或高血压病程长，但突然就恶化。

(2)有些病人腹部(或腰部)可闻及血管杂音，为高调、粗糙收缩期杂音或双期杂音。

(3)高血压病的家族史。

(4)尿常规检查可有轻度异常(轻度蛋白尿、少量红细胞及管型)。

(5)大动脉炎或动脉粥样硬化引起者，还常有原发病的肾外表现，如无脉病或冠心病。

(6)一般降压药物治疗效果不佳。

12. 肾性高血压药物治疗有何注意事项

(1)抗高血压药能控制病人的高血压，但不能控制引起肾动脉狭窄的基础病的进展。

(2)首选血管紧张素转化酶(ACE)抑制剂，但必须从小量开始，逐渐加量，以免血压下降过快过低及血肌酐增高。双侧肾动脉狭窄者禁服 ACE 抑制剂。

(3)利尿剂对肾性高血压有效，特别是血容量增高者，但也偶可使血压升高，且有低血钾的风险，使用过多可加重氮质血症。

(4)β 受体阻断剂可抑制肾素释放，但可使肾血浆流量及肾小球滤过率稍降低。

(5)钙拮抗剂为安全有效的药物，不导致肾功能的恶化。

13. 肾动脉栓塞的临床表现有哪些

症状、体征的轻重取决于肾动脉阻塞程度及范围。

(1)急性肾梗死　主干或大分支阻塞常诱发肾梗死，急性肾梗死可以突然出现剧烈腰腹痛、背痛，类似于肾绞痛、急性胆囊炎、急性胰腺炎，可出现发热、恶心、呕吐及患侧脊肋角上叩痛，有白细胞增加，核左移，出现蛋白尿及镜下血尿，血清酶升高。

(2)高血压　梗死后因肾缺血肾素释放，立即发生高血压，持续 $2\sim3$ 周。

(3)肾功能　急性双肾动脉堵塞可导致快速进展性少尿及肾功能不全(因血流严重减少)。一侧肾动脉堵塞，有时引起急性肾衰竭，这发生在患侧肾梗死同时发生了对侧肾动脉痉挛，或者对侧肾原有潜在的肾脏病时。慢性肾动脉堵塞，肾功能可无改变。

14. 肾静脉血栓形成的临床表现有哪些

(1)急性表现　①全身表现：发热，白细胞增多；②局部症状：一过性腰肋部痉挛，肿胀腹痛，可有剧烈疼痛并发肾区上叩痛；③尿液检查：一过性肉眼血尿，蛋白尿骤然增加；④肾功能：伴有尿素氮(BUN)、肌酐(CR)升高，健侧发生病变可出现少尿和急性肾衰竭；⑤血浆乳酸脱氢酶升高。

(2)慢性表现　大多数无典型表现，尿液检查几乎均有血尿、白细胞尿，肾脏体积增大，肾功能障碍，侧支循环形成，如卵巢静脉、腰静脉、精索静脉增粗。

15. 何谓急性肾衰竭？少尿期一般持续的时间及尿量的变化如何

(1)急性肾衰竭是指由于各种病因引起肾功能在短期内(数小时或数天)急剧下降的综合征，少尿或无尿，含氮的代谢废物排出急剧减少，其血肌酐平均每日增加$\geq 44.2 \mu mol/L$。

(2)急性肾衰竭的少尿期一般持续5~7日，有时可达10~14日，个别甚至可持续3~4周，也有短至数小时。尿量常明显减少，骤减或逐渐减少，每日尿量可少于400ml或少于100ml。非少尿型急性肾衰竭病人尿量可不少，但肾功能指标之一血肌酐每日上升0.5~1.0mg/dl以上。

16. 急性肾衰竭可累及全身哪些系统？多尿期持续的时间及尿量的变化如何

(1)急性肾衰竭可累及 ①消化系统：出现厌食、恶心、呕吐、严重者可有消化道出血，少数可出现肝功能衰竭、黄疸等；②心血管系统：出现心力衰竭的表现，病人有气促、端坐呼吸、肺部湿性啰音；③肺部症状：常因感染、过量容量负荷等而致，部分病例可发生急性呼吸窘迫综合征，此为严重预后不良的征象；④神经系统：表现有性格改变、神志模糊、定向障碍、昏迷、抽搐等；⑤血液系统：可有出血倾向，表现为弥散性血管内凝血。

(2)多尿期一般持续1~3周，尿量每日可达3000~5000ml，尿比重常偏低，由于尿量过多，少部分病人可出现脱水、血压下降等。脱水明显可造成高钠血症，而使中枢神经系统症状继续恶化。如果合并其他器官功能衰竭，也可能使尿量减少，病情继续恶化。

17. 病人出现哪些情况可考虑为肾前性和肾后性急性肾衰竭

(1)肾前性 病人发病前有摄入过少、体液丢失，或有心脏、肝脏疾病基础，或有休克、交感神经过度兴奋等背景时，检查发现病人皮肤、黏膜干燥、直立性低血压、颈静脉充盈不明显等表现，可考虑为肾前性肾衰竭。如高度怀疑，又不能确诊时，可试用输液（5%葡萄糖200~500ml）和注射利尿剂，观察反应情况再确定。已补足血容量，血压恢复正常，尿量增加，氮质血症改善，则支持肾前性急性肾衰竭的诊断。

（2）肾后性　病人有腹内、前列腺或子宫颈、后腹膜、盒腔肿瘤史，既往接受过腹腔放射治疗，又突然出现无尿、腰痛、血尿、尿频、尿急或尿流不畅、无尿或多尿交替出现时，应考虑为肾后性肾衰竭。

18. 在急性肾衰竭少尿期应如何补充营养

急性肾衰竭需要能量为每日每千克体重126~188kJ（30~45kcal）左右。补充时应注意水过多等并发症。葡萄糖最好采用高渗制剂，每日摄入量不少于10%。使用脂肪乳剂（英托利匹特）可以提供足够的必需脂肪酸和总热量。一般肾衰竭病人蛋白质每天需要量为0.6g/kg，在补充蛋白质中至少有一半为优质蛋白质（如动物蛋白）。对于高分解代谢或营养不良以及需接受透析治疗的病人，营养支持疗法需要时间往往较长，最好每日每千克体重给予1.0~1.2g的蛋白质和氨基酸（包括必需和非必需氨基酸）。口服补充营养是最安全的途径，对于不能口服的病人，可采用鼻饲和胃肠道外营养疗法。

19. 急性肾衰竭少尿期应如何控制水、钠的摄入

少尿期病人应严格计算24小时出入液量。24小时失液量为显性失液量之和减去内生水量。显性失液量的总和为前一日24小时内的尿量、粪、呕吐物、出汗、引流液及创伤渗液等丢失液体的总和；不显性失液量指每日从呼吸道失去水分（400~500ml）和皮肤蒸

发的水分(约300～400ml)，需参考体温、气温和湿度等情况而估计决定。如出现高钠血症，应适当放宽水分的摄入，如出现低钠血症，绝大部分为稀释性的，以严格控制水分摄入即可。如出现定向障碍、抽搐、昏迷等中毒症状，则需给予高渗盐水滴注或透析治疗。

20. 急性肾衰竭时血钾超过6.5mmol/L，心电图表现QRS波明显增宽，需采取哪些紧急处理措施

（1）在心电监护下静脉推注10%葡萄糖酸钙10～20ml，慢推(5分钟)，可对抗钾的心脏毒性，但持续时间较短。

（2）静脉滴注5%碳酸氢钠100～200ml，可在数分钟内生效，维持数小时，尤其适用于伴有酸中毒的病人，但有水、钠负荷增加的危险。

（3）50%葡萄糖加普通胰岛素10U静脉注射，可使钾离子向细胞内转移，持续4～6小时。

（4）11.2%乳酸钠40～200ml静脉注射。

（5）以上措施无效和伴有高分解代谢的急性肾衰竭病人可采用透析疗法，由于透析常引起血钾浓度大幅度变化，甚至引起低钾血症，使用洋地黄者需警惕中毒。

（6）其他　如积极控制感染、清除病灶及坏死组织。

21. 如果急性肾衰竭病人出现低钙、高磷血症应如何处理

血清钙浓度低于2.25mmol/L，即为低血钙。对于无症状性低钙血症，不需要处理，如出现症状性低钙血症，如乏力、易激动、记忆力减退、意识模糊、幻觉或忧郁、低钙抽搐等表现，可用10%葡萄糖酸钙静

脉注射，剂量按病情而定。成人血清磷的水平高于1.6mmol/L称为高磷血症。中、重度高磷血症可给予氢氧化铝凝胶30ml，每日3次口服，以减少肠道内磷的吸收。甲状旁腺功能减退者给予维生素D，肾功能不全者给予透析治疗。避免进食含磷丰富的食物，如奶制品、鸡蛋、肉类及干果等。

22. 急性肾衰竭少尿期透析疗法的指征是什么

（1）指征　①急性肺水肿；②高钾血症，血钾在6.5mmol/L以上；③血尿素氮21.4mmol/L以上或血肌酐44.2mmol/L以上；④高分解代谢状态，血肌酐每日升高超过176.8mmol/L或血尿素氮每日超过89mmol/L，血钾每日上升1mmol/L以上；⑤无明显高分解代谢，但无尿1日以上或少尿4日以上；⑥酸中毒，二氧化碳结合力低于13mmol/L，pH<7.25；⑦少尿2日以上。

（2）伴有下列情况任何一项者　体液潴留，如眼结膜水肿、心音呈奔马律、中心静脉压增高；尿毒症症状，如持续呕吐、烦躁、嗜睡；高血钾，血钾>6mmol/L，心电图有高钾改变。

23. 慢性肾衰竭的临床表现有哪些

慢性肾衰竭早期，除氮质血症外，一般无临床表现，仅表现基础疾病的症状，晚期可出现水、电解质和酸碱平衡失调，钠、水潴留，高钾血症，并可导致严重心律失常。可发生酸中毒，当二氧化碳结合力<135mmol/L时，出现呼吸深长、食欲不振、呕吐、虚弱无力，严重者可昏迷、血压下降、心力衰竭等，病人可出现低钙、高磷、高镁。除此之外，病人还会出现如高血压、贫血、胃肠道症状、皮肤瘙痒、疲乏、失眠、体温过低等全身各系统的症状。

24. 分别阐述肾病综合征"三高一低"的发生机制。长期使用利尿剂，电解质易出现哪"三低"，其临床表现是什么

(1)机制 ①大量蛋白尿：肾小球对血浆蛋白通透性增高，至原尿中蛋白含量增多，当超过肾小管的重吸收量时，形成大量蛋白尿；②水肿：低蛋白血症所致血浆胶体渗透压明显下降；③高脂血症：低蛋白血症刺激肝脏增加脂蛋白合成及减少脂蛋白分解；④低蛋白血症：大量血清蛋白自尿中丢失。

(2)长期使用利尿剂，电解质易出现"三低"，其临床表现为：①低血钾：肌无力、腹胀、恶心、呕吐、心律失常；②低血钠：无力、恶心、嗜睡和意识淡漠；③低血氯性碱中毒：呼吸缓慢、手足抽搐、肌痉挛、烦躁和谵妄等。

25. 尿毒症毒素包括哪些？各种症状的发生机制是什么

(1)尿毒症毒素包括：①小分子含氮物质：如胍类、尿素、尿酸、胺类和吲哚类等蛋白质的代谢废物；②中分子毒性物质：包括血内潴留过多的激素，正常代谢时产生的中分子产物，细胞代谢紊乱产生的多肽等；③大分子毒性物质：由于肾降解能力下降，因而使激素、多肽和某些小分子蛋白积蓄，如胰升糖素、β-微球蛋白、溶菌酶等。上述各种小、中、大分子物质，有些对人体有毒性，有些在浓度正常时，对人体无害，但血内水平过高，亦可能会有毒性作用，引起尿毒症的各种症状。

(2)尿毒症各种症状的发生机制与水、电解质和酸碱平衡失调、尿毒症毒素有关。尿毒症毒素是由于绝大部分肾实质破坏，因而不能排泄多种代谢废物和不能降解某些内分泌激素，致使其积蓄在体内而引起毒性作用，引起某些尿毒症症状。

26. 监测高钾血症的快速方法是什么？尿毒症酸中毒的特点有哪些

（1）高钾血症可导致严重的心律失常，有些病人可无症状而突然出现心脏骤停，部分病人有肌无力或麻痹。心电图是监测高钾血症的快速而准确的方法，包括 T 波高尖、P-R 间期延长及 QRS 波增宽。

（2）尿毒症酸中毒的特点　酸性代谢产物排泄障碍而潴留，肾小管分泌氢离子的功能缺陷，肾小管合成 NH_4^+ 的能力差，因而造成阴离子间隙增加而血中 HCO_3^- 浓度下降。

27. 慢性肾衰竭病人为什么常有继发甲状旁腺功能亢进的可能

慢性肾衰竭病人由于肾组织不能生成 1, 25-$(OH)_2D_3$，钙从肠道吸收减少。慢性肾衰竭时，血磷浓度升高，高磷血症可导致：①血钙磷乘积升高(≥70)，使钙沉积于软组织，引起软组织钙化；②血钙浓度进一步降低，血钙浓度下降刺激甲状旁腺素分泌增加，而肾脏是甲状旁腺素降解的主要场所，因而慢性肾衰竭常有继发性甲状旁腺功能亢进。有些慢性肾衰竭病人透析数月后出现高钙血症，是由于甲状旁腺持续分泌的甲状旁腺素水平增高所致。

28. 慢性肾衰竭病人贫血的原因是什么？如何观察早期神经-肌肉症状

（1）慢性肾衰竭贫血的主要原因是肾脏产生红细胞生成素减少。此外，铁的摄入减少，血液透析过程失血或频繁的抽血检查，叶酸、蛋白质的缺乏，尿毒症毒素对骨髓的抑制等，都可能成为贫血的原因。红细胞生存时间缩短会加重贫血。

（2）慢性肾衰竭早期可有疲乏、失眠、注意力不集中等表现，其后可有性格改变、抑郁、记忆力减退、判断错误，并有神经－肌肉兴奋性增加，如肌肉颤动、痉挛和呃逆等。尿毒症时常有精神异常、对外界反应淡漠、谵妄、惊厥、幻觉、昏迷等。

29. 促使肾功能恶化的因素有哪些

促使肾功能恶化的因素有：①血容量不足：可使肾小球滤过率下降，加重肾衰竭，有直立性低血压、心动过速等表现者，血容量不足的可能性极大；②感染：常见的是呼吸道感染，败血症伴低血压时对慢性肾衰竭影响大；③尿路梗阻：最常见的是尿路结石；④心力衰竭和严重的心律失常；⑤肾毒性药物：如使用氨基糖苷类抗生素、X线造影剂等；⑥急性应激状态：如严重的创伤、大手术；⑦高血压：如恶性高血压或高血压降压过快、过剧；⑧高钙血症、高磷血症或转移性钙化。

30. 慢性肾衰竭病人为什么要采取限制蛋白质饮食

因为摄入蛋白质常伴有磷及其他无机酸离子摄入，减少饮食中蛋白质的摄入有利于降低血磷和减轻酸中毒，使血尿素氮水平下降，尿毒症症状减轻。每日给予 0.6g/kg 的蛋白质尚可满足机体生理的基本需要，而不至于发生蛋白质营养不良。蛋白质摄入量，应根据肾小球滤过率作适当调整。肾小球滤过率为 10~20ml/min 者，每日用 0.6g/kg；大于 20ml/min 者，可加 5g；小于 5ml/min 者，仅能每日用约 20g。一般认为，肾小球滤过率降至 5ml/min 以下时，便必须进行适当的蛋白质限制。但其中 60% 以上的蛋白质必须是富含必需氨基酸的蛋白质，如鸡蛋、鱼、瘦肉和牛奶等，尽可能少食富含植物蛋白的物质，如花生、黄豆及其制品等，因其含非必需氨基酸多。

31. 慢性肾衰竭常有哪些并发症？如何观察

慢性肾衰竭常合并水、电解质紊乱，如高磷、低钙、高钾血症、代谢性酸中毒；心血管系统常发生肾性高血压、心包炎、心力衰竭；血液系统常发生慢性肾衰竭贫血；骨骼系统易发生肾性骨营养不良症；另外病人易并发感染，神经-肌肉系统的症状，皮肤瘙痒。临床护理工作要主动观察病人的体温是否增高，呼吸是否深长；观察心率、脉搏是否增快、规整，血压、心电图有无异常；观察病人的尿量、意识、皮肤颜色，有无皮肤瘀斑、鼻出血、月经过多、外伤后的严重出血、消化道出血等，以了解有无并发症发生的先兆。

32. 血液透析过程中护理观察要点有哪些

（1）每次透析前后应测体温、脉搏、血压和体重，透析前后的体重差即代表透析时的净脱水量。透析过程中每小时测病人血压、脉搏并做好记录。

（2）观察血流量的变化，透析时血流量应保持200ml/min左右。当血流量低于100ml/min，不但降低透析效率而且会导致出血。

（3）观察透析液流量，一般500ml/min，短时高效透析600~800ml/min，流量过低会影响透析效果。观察透析液温度，一般控制在37~40℃，温度过高，有溶血的危险，温度过低可发生出血和寒战。

（4）观察静脉压，一般在30~60mmHg。

（5）观察有无漏血或失血，有无溶血，有无空气栓塞(表现为胸痛、咳嗽、胸闷、气急至死亡等)，有无血源反应。

33. 腹膜透析的术前准备有哪些？如何观察腹膜透析的并发症

（1）术前准备　需准备腹透管、透析液，透析液的渗透压必须高于血浆渗透压。必须高压消毒，无菌、无致热原、无杂质。病人要做好腹部备皮，剑突下至双大腿上1/3处。术前要排空膀胱，昏迷或尿潴留病人需导尿，以免术中误伤膀胱。做好病人的心理护理及解释工作，使病人能配合治疗。

（2）并发症的观察　①腹痛：处理方法是寻找原因，对症处理。是否透析液输入或排出过快、透析液温度过高或过低，是否含有刺激性药物或pH配制不当、腹透管插入过深，是否有感染等情况。②引流不畅：可通过改变病人体位或取半卧位以利引流，轻压腹部或移动导管方向，疑有纤维凝块，可用肝素10mg、尿激酶1万～2万U加0.9%生理盐水注入腹透管，保留30分钟，再引流腹透液，如位置不当需重新置管。③血性透析液：少量渗血，不必停止透析。出血量多应寻找原因，常见的原因有腹膜后缝合不紧密、过度用力扭转导管或穿刺损伤腹腔脏器表面血管。④腹膜炎：观察腹部有无疼痛和压痛，透析液是否混浊，如确诊有腹膜炎的情况，立即用透析液反复冲洗数次，抗生素加入透析液中，进行间歇性腹膜透析治疗，直至症状消失、透析液澄清、细胞计数正常、细菌培养阴性。

34. 肾穿刺后的护理要点有哪些

（1）心理护理　病人术后担心被确诊为治疗效果不理想疾病，心情焦躁不安，腰部不适，失眠等表现，护理人员应对病人加强人文关怀，多向病人介绍相关知识新进展，消除紧张心情，使其尽快恢复。

（2）饮食　应以易消化的流质或半流质低盐、

饮食。

(3)注意观察病人生命体征的变化，每 15 ~ 30 分钟测量一次，如有异常及时与医师联系。

(4)术后病人可有手术后低热，体温在 38℃ 左右可不予处理。若体温过高说明有感染，可应用抗生素治疗。

(5)术后绝对卧床休息 6 小时，6 小时后可以翻身，24 小时后可下床活动。

(6)严密观察病人的尿液的颜色和量的变化，并嘱病人多饮水。其中血尿最常见，大多数病人有不同程度的镜下血尿，肉眼血尿罕见，多为一过性，不需特殊处理，1 ~ 2 日后可自行停止。

(7)注意观察腰部疼痛情况，肾穿刺后病人有不同程度的疼痛，多为轻度钝痛，3 ~ 5 日可消失。如疼痛难忍可给予止痛药物。如时间较长，可能与肾周围血肿增大有关，少数病人可因血块阻塞肾盂或输尿管引起肾绞痛，并向腹股沟处放射。

35. 对慢性肾炎病人应如何进行休息和饮食指导

(1)增加身心休息 对有明显水肿、大量蛋白尿、血尿、高血压或急性发作期病人，应指导卧床休息，并创造安静舒适的环境，帮助病人减轻思想负担和焦虑，安心休息。对无明显水肿、高血压、血尿，尿蛋白量不多、肾功能轻度减退者，亦应增加卧床时间，避免过劳、受凉、防止呼吸道感染。

(2)合理膳食 尽早采用优质(富含必需氨基酸)低蛋白(每日每千克体重 0.6g)、低磷饮食，可减轻健存肾单位的滤过率，使肾功能变化处于相对稳定状态。饮食中增加糖的摄入，保证足够热量，以减少自体蛋白质分解。如有水肿或高血压则应限制钠盐摄入。

36. 急性肾衰竭的护理要点有哪些

（1）控制入水量　少尿期应严格控制入水量，每日进水量为前一日液体排出量加 500ml，若病人体重增加，表明水分摄入过多。

（2）供给足够的热量　限制蛋白质摄入，蛋白质限制在每日 20g 以下，葡萄糖每日不少于 150g，根据病情给适量脂肪。若热量不足，蛋白质分解，会加重氮质血症和高血钾。

（3）尿液的观察　密切观察病人的尿量、尿相对密度、尿色及利尿的效果。

（4）做好生活护理　包括口腔、皮肤护理及导尿管的护理，保持会阴部清洁，预防尿路感染。

（5）多尿期的护理　要注意脱水和低钾低钠，并及时给予补充。蛋白质可逐日加量，以利组织修复。

（6）恢复期的护理　应定期复查肾功能，避免用损害肾脏的药物。

37. 腹膜透析时可能会出现哪些并发症？如何预防？影响因素有哪些

（1）并发症　腹膜透析时可能会出现腹痛、肺部感染、腹膜炎、高脂血症，水、电解质及酸碱平衡失调，引流不畅、直立性低血压、肠粘连和腹腔出血等并发症。

（2）预防措施　①做好各项透析前准备工作；②严格无菌技术操作；③术中要注意保暖，鼓励病人咳嗽、翻身；④透析速度不要过快，透析管要保持通畅，按时更换敷料；⑤严密观察，及时与医师取得联系。

（3）影响因素　①透析物质的浓度；②透析液液量和流速；③透析液温度；④透析液在腹腔内停留时

间；⑤腹膜与透析液接触面积；⑥附加剂作用；⑦腹膜血管的病变。

38. 简述动静脉内瘘术的概念。常见的并发症有哪些

（1）概念　将病人前臂的桡动脉与其邻近的静脉在腕关节上方直接吻合，使静脉逐渐动脉化，从而达到足够的血流量，为血液透析治疗提供前提。

（2）并发症　①血栓形成：病人血管弹性差、血液黏稠度高或长期应用激素等易形成血栓和吻合口狭窄。穿刺时使用一次性穿刺针，发现内瘘杂音、搏动、震颤消失，应急诊取出血栓或行溶栓疗法，必要时重建新的动静脉内瘘。正确应用抗凝药物和增加血管弹性药物。②出血：动静脉内瘘术后静脉逐渐动脉化，压力增高，加之透析过程中应用肝素，易引起出血，严重者可造成低血压，使内瘘栓塞。③感染：肾功能不全病人多伴有贫血和营养缺乏，对感染防御能力低下，易发生感染。穿刺时严格执行无菌操作规程，不宜在皮肤破损处或原血痂处继续穿刺，以防合并感染。

39. 简述常见的连续性血液净化技术种类，缓慢持续超滤（SCUF）的主要原理

（1）种类　连续性动（静）静脉血液滤过、连续性动（静）静脉血液透析、连续性动（静）静脉血液透析滤过、动（静）静脉缓慢连续性超滤、连续性高通量透析、高容量血液滤过、连续性血浆滤过吸附、日间连续性肾脏替代治疗等多项技术。

（2）主要原理　是以对流的方式清除溶质，也是CAVH的一种类型。不同的是不需要补充置换液，也不用透析液，对溶质清除不理想，不能控制肌酐水平，有时需要加用透析治疗。目前临床上主要用于水肿、

难治性心力衰竭，特别是心脏直视手术、创伤或大手术复苏后伴有细胞外液容量负荷过重者。

40. 急性肾衰竭根据病因可分为哪三类？常见的病因？透析中并发失衡综合征时如何处理

（1）分类及原因　①肾前性：血容量不足、心排血量减少、周围血管扩张、肾血管收缩。②肾性：急性肾小管坏死(最常见)、急性间质肾炎、肾小球或肾微血管疾病。③肾后性：急性尿路梗阻。

（2）透析中并发失衡综合征的处理　原因是透析使血液中的毒素浓度下降迅速→致血浆渗透压下降→脑脊液中的毒素下降较慢→致脑脊液的渗透压高于血液渗透压→水分由血液进入脑脊液→形成脑水肿。①轻者的处理是减慢血流速度、吸氧；②重者要立即终止透析，输入甘露醇。

41. 简述在血液净化（CBP）治疗期间血管通路的护理。如何进行维护血管通路的指导

（1）护理　①妥善固定血管通路、防止脱管；②每次治疗结束后严格消毒接口处，用管腔容量100%～120%的封管液对动、静脉管封管，依病人出凝血情况选择合适的肝素浓度；③妥善封管，用无菌辅料覆盖，妥善固定，防止扭曲、污染、漏血；④对凝血机制障碍，穿刺部位有渗血者，及时调节抗凝方式及补充凝血因子等，延长压迫止血时间。

（2）指导　①判断内瘘是否通畅方法；②保持内瘘局部皮肤清洁、干燥；③避免内瘘侧肢体受压、负重等；④避免肢体暴露于过冷或过热的环境；⑤注意保护内瘘，避免碰撞。

42. 血液透析留置导管感染的临床表现有哪些？防治要点是什么

（1）临床表现　①局部感染表现为导管出口处红肿、疼痛，有脓性分泌物；②全身感染表现为发热、寒战，严重者可发生心内膜炎及骨髓炎。

（2）防治要点　①使用导管时应严格无菌操作；②使用带涤纶毡套的导管，以阻止细菌的侵入；③定期更换导管出口处的手术薄膜和敷料，一般手术薄膜应每周更换 1 次，敷料每周更换 3 次；④透析期间不得用导管输液和采血；⑤保持穿刺部位清洁干燥；⑥一旦发生感染，立即拔出导管，应用抗生素治疗。

43. 简述血液透析严重并发症发生的原因与处理

（1）大出血　①原因：透析器及管道系统任何部位发生滑脱都可以造成大出血；②处理：迅速用止血钳阻断血流，随之关闭血泵。

（2）空气栓塞　①原因：透析过程中由于血路导管破裂，空气监测器未设或失灵或透析结束回血时操作不慎使空气逸入静脉内；②处理：首先夹住静脉管停泵，立即将病人置于头低足高左侧位，根据情况进行进一步治疗。

（3）溶血　①原因：透析液配制失误、透析温度过高、透析液污染、血泵异常等；②处理：立即阻断血流、停止透析、去除诱因、对症处理。

44. 简述血液透析过程中的护理要点。透析中并发低血压的原因是什么？有何预防措施

（1）护理重点　①透析开始时血流速度要从慢速（50ml/min）逐渐增加，约 15 分钟才能使血流量达到200ml/min 以上；②各种管道连接要紧密，不能有空气进入管道内；③从透析前至透析后全过程中要定时

观察病人的血压、脉搏、呼吸、体温变化；④密切观察各种透析监护系统的报警装置；⑤密切观察并发症的发生。

（2）原因　透析开始部分血液进入透析器，致有效循环血量不足；超滤过多过快引起血容量不足；服用降压药、透析中进食、对透析液不耐受等。

（3）措施　①严格控制透析期间体重的增加；②避免透析前服用降压药；③透析期间只可少量进食；④有低血压倾向者，尽量不在透析时进食；⑤改用序贯透析或提高透析液浓度。

第六节　血液系统疾病护理知识

1. 何谓造血干细胞？有何功能

（1）造血干细胞（HSC）是各种血细胞与免疫细胞的起源细胞，可以增殖分化成为各种淋巴细胞、浆细胞、红细胞、血小板、单核细胞及各种粒细胞等。造血干细胞主要位于骨髓中，但在外周血液循环中如脾脏也有少量的干细胞存在。

（2）功能　造血干细胞有高度的自我更新和自我复制能力，以维持干细胞的数量，同时也可进一步增殖分化成多向骨髓祖细胞及淋巴系祖细胞。多向骨髓祖细胞再进一步增殖分化为定向祖细胞，其中包括粒细胞-巨噬细胞系祖细胞、红系祖细胞、巨核系祖细胞等，各系细胞再进一步分化为各系成熟细胞。淋巴系祖细胞进一步增殖分化为前 T 淋巴祖细胞的 B 淋巴祖细胞、再分化生成 T 淋巴细胞与 B 淋巴细胞。

造血干细胞增殖分化过程中，造血因子对其进行调控。造血因子可分为 3 类：白细胞介素、集落刺激因子（CSFs）、造血负调控因子。造血因子在体内相互作用，形成调控网络。

2. 如何对血液系统疾病进行分类

血液系统疾病指原发或主要累及血液和造血器官的疾病。血液系统的疾病可分以下几类：

（1）红细胞疾病　如各类贫血和红细胞增多症。

（2）粒细胞疾病　如白细胞减少和粒细胞缺乏症、中性粒细胞分叶功能不全、惰性白细胞综合征及类白血病反应。

（3）单核细胞和吞噬细胞疾病　如反应性组织细胞增多症、恶性组织细胞病等。

（4）淋巴细胞和浆细胞疾病　如各类淋巴瘤、急慢性淋巴细胞白血病、多发性骨髓瘤等。

（5）造血干细胞疾病　如再生障碍性贫血、阵发性睡眠性血红蛋白尿症、骨髓增生异常综合征、急性非淋巴细胞白血病及骨髓增生性疾病等。

（6）脾功能亢进。

（7）出血性及血栓性疾病　血管性紫癜、血小板减少性紫癜、凝血功能障碍、弥散性血管内凝血及血栓性疾病。

3. 何谓贫血？如何根据病因和发病机制进行分类

（1）贫血　是指外周血中单位容积内血红蛋白浓度（Hb）、红细胞计数（RBC）或血细胞比容（HCT）低于相同年龄、性别和地区的正常标准。其中 Hb 浓度减低最为重要，因为红细胞计数不一定能准确地反映贫血的存在及贫血程度。

（2）根据病因和发病机制的分类　①红细胞生成减少：缺乏造血原料如缺铁性贫血、巨幼细胞贫血等。骨髓疾病影响造血，如再生障碍性贫血、骨髓增生异常综合征、白血病、骨髓瘤、转移癌、骨髓纤维化、恶性组织细胞病等。②红细胞破坏过多：由于过度的红细胞破坏，体内的代偿能力不足以弥补和维持红细胞生成与破坏之间的平衡。

4. 如何观察贫血的临床表现

（1）贫血病人的临床表现要从贫血的程度、贫血的速度、机体对缺氧的代偿能力、病人的体力活动程度来观察。

（2）注意病人的年龄以及有无心、脑血管等基础疾病的影响。

（3）如果贫血发生较迅速，血容量明显减少，病人的年龄较大，并伴有心血管及肺部疾病时，应密切观察病情变化，做好抢救准备，因该病人的临床表现会较为严重。

（4）如果贫血缓慢发生，机体有足够的时间适应低氧的状态，红细胞内的2，3－二磷酸甘油酸的产生和浓度增高使血红蛋白与氧的亲和力降低，血红蛋白在不增加氧分压的情况下，使红细胞在组织内释放的氧增多，减轻了缺氧的状态，即使贫血较为严重，但缺氧的症状可以较为轻微。

5. 贫血最早的表现是什么？心血管系统的表现有哪些

（1）病人最早和最常见的情况是疲乏无力，可能与骨骼肌缺氧有关。皮肤、黏膜苍白无华是贫血最显著的体征，这是由于皮内毛细血管缺血所致，其中面色苍白最易发现。由于皮肤颜色受皮肤色素及皮下组织含水量的影响，一般以观察睑结膜、口唇、舌质、甲床苍白的程度较为可靠。

（2）轻度贫血时心血管系统表现无明显变化。中度贫血时，体力活动后发生心悸气短，这与活动后组织得不到充分氧供应有关。贫血时由于缺氧，心血管系统可发生功能性改变，应观察病人能耐受的活动量，适当限制增加心脏负担的活动。当 Hb 低于 70g/L 时，心率加快、心肌收缩力增加，病人常感到心慌、胸闷、气短，活动后更明显，个别病人可出现心绞痛、呼吸困难，严重者可发生充血性心力衰竭。查体时可发现脉搏增快、心音增强、脉压增宽。部分病人可有心脏扩大、心尖部或心底部可闻及吹风样收缩期杂音。心电图可表现为低电压，ST 段下移、T 波平坦或倒置。

6. 缺铁性贫血产生的原因是什么

在正常情况下，铁的吸收和排泄维持动态平衡，体内铁呈封闭式循环，人体一般不会缺铁，只有需要增加，铁的摄入量不足及慢性失血的情况，才会导致缺铁而造成缺铁性贫血。

(1)铁摄入量不足　如果食物中铁的含量不足或吸收不良，就容易发生缺铁。肉类食物中的血红素铁易被吸收，蔬菜、谷类、茶叶中的磷酸盐、植酸、丹宁酸等，可影响铁的吸收，故食物的组成对铁的摄入有较大的影响。药物或胃、十二指肠疾病亦可影响铁的吸收。如金属(镓、镁)的摄入，抗酸药及 H_2 受体拮抗剂等均可抑制铁的吸收。萎缩性胃炎、胃及十二指肠术后亦会减少铁的吸收。

(2)慢性失血　慢性失血是缺铁性贫血常见的原因。消化道慢性失血或妇女月经过多最为常见。如消化性溃疡、消化道肿瘤、食管静脉曲张出血、痔出血、服阿司匹林后出血、钩虫病等。子宫肌瘤或功能性出血会导致月经过多。慢性溶血等因红细胞不断破坏而使铁丢失也可导致缺铁性贫血。

7. 小儿缺铁性贫血的原因有哪些

(1)先天储备不足　新生儿体内总铁量的 75% 以

上在血红蛋白中，其余储存在单核吞噬细胞系统及合成肌红蛋白。因此，新生儿体内铁的含量主要取决于血容量及血红蛋白的浓度，而血容量又与体重呈正比，故体重越大，血容量越多，储铁越多。出生体重越低，储铁越少，发生缺铁性贫血的可能性越大。孕母严重缺铁时也可影响到胎儿铁的供应。

(2)生长发育迅速　正常儿5个月以前可动用储存铁维持。但早产儿则不同，其需要量远超过正常婴儿，足月儿1年内需补充铁156mg，早产儿则需要补充276mg，因此不及时供给足够的铁，势必发生缺铁性贫血。

(3)铁的摄入量不足　为缺铁性贫血的主要原因，生后6个月内的婴儿若有足量的母乳喂养，可以维持血红蛋白和储存铁在正常范围内。如不能母乳喂养时，应喂强化铁的配方奶，并及时添加辅食。较大儿童铁的摄入量不足主要是饮食习惯不良、拒食、偏食等原因。个别情况是由于营养供应差引起。

(4)铁的丢失过多　婴儿生长发育迅速，新陈代谢快，铁的排泄量较多，如有小量慢性失血(肠寄生虫、肠息肉、鼻衄)或腹泻影响铁的吸收，均可造成贫血。

8. 缺铁性贫血的临床表现有哪些

因贫血的发生较为缓慢，病人常能较好地适应，早期没有症状或症状较轻。当贫血逐渐加重，病人逐渐出现头晕、头痛、面色苍白、乏力、易倦、心悸、活动后气短、眼花、耳鸣、皮肤干燥、毛发较干枯、指甲扁平失光泽、易碎裂。黏膜损害常见口腔炎、舌炎、舌乳头萎缩、胃黏膜萎缩、胃酸缺乏、食欲不振、吸收不良、腹泻、鼻黏膜萎缩等。部分病人有脾脏轻度肿大。

9. 小儿缺铁性贫血的特殊表现是什么

缺铁性贫血大多起病缓慢，家长不易早发现。贫血症状的轻重取决于贫血的程度和贫血发展的速度。

(1)临床表现　患儿有时烦躁不安，有时精神萎靡，不爱活动，食欲不振，皮肤、黏膜逐渐苍白，特别是口唇、甲床、手掌、耳郭最为明显，观察时应在自然光线下进行。年长儿可诉说有乏力、头晕、心悸、耳鸣、眼前发黑等。

(2)髓外造血的表现　由于髓外造血反应，可出现肝、脾、淋巴结的轻度肿大，年龄越小，病程越长，贫血越重，肝、脾、淋巴结肿大越明显。但肿大程度很少超过中度。

(3)非造血系统表现　有呕吐、腹泻，少数患儿有异食癖，如喜欢吃生米、糨糊、泥土、墙皮、煤渣等。年长儿常注意力不集中，记忆力减退，学习成绩下降，智力多数低于同龄儿童。明显贫血时心率加快，心脏扩大，严重时发生心力衰竭。同时免疫功能低下，常合并感染。

10. 对缺铁性贫血病人进行药物治疗时应如何进行观察指导

常用有琥珀酸亚铁、硫酸亚铁、富马酸亚铁。口服剂量以元素铁计算，一般成人每日服元素铁150~200mg。小儿为每次1~2mg/kg，一日2~3次。服用铁剂后，病人自觉症状可以很快好转。网织红细胞于服铁剂后逐渐上升，7~10日达到高峰。血红蛋白于2周后上升，1~2个月后恢复正常，血红蛋白完全正常后仍需继续补充铁剂3~6个月，或待血清铁蛋白>50μg/L，后再停药。因血红蛋白正常后，储存铁才能补充，此时因铁的吸收率下降，需要更长的时间才能补充储存铁。对口服铁剂不能耐受者，可改用注射用铁剂。常用有右旋糖酐铁或山梨醇铁肌内注射。要密切观察局部及全身反应，铁剂肌内注射局部可产生疼痛或局部淋巴结肿大，全身反应有面部潮红、头痛、发热、关节痛、皮疹、恶心、呕吐等。严重时可出现胸闷、憋气、心慌、出汗甚至过敏性休克，要做好抢救准备。

11. 对服用铁剂的病人如何进行观察？其饮食原则是什么

(1) 因铁剂对胃肠道有刺激作用，服药期间常引起恶心、呕吐，故药物应在餐后 30~40 分钟服用，此时有食物保护胃黏膜，而且是胃酸分泌最活跃的时间，因此有利于铁的吸收。为不影响铁剂的吸收，服用铁剂时不应与茶水、咖啡、牛奶同时服用。为促进铁的吸收，最好同时服用维生素 C、胃蛋白酶、氨基酸等。口服铁剂期间，大便呈褐黑色，是因铁与肠道内硫化氢结合成硫化铁而呈黑色，并非消化道出血。如服药期间有腹痛、腹泻，不能耐受口服铁剂时，应采取其他治疗措施。

(2) 缺铁性贫血病人的饮食原则 ①选用含铁丰富的食物：肉禽蛋类、海产类、豆类及豆制品、菌藻类、水果类、各种谷类及蔬菜等。②烹调食物坚持用铁锅制作。③多食含维生素 C 丰富的食物。根据以上原则，注意色香味调配和多样化的饮食，以增加食欲。药疗加食疗，尽快补充体内缺乏的铁，使病情得到改善和恢复。

12. 如何做好预防小儿缺铁性贫血的健康教育

(1) 做好小儿喂养及饮食指导 ①婴儿期要提倡用母乳喂养，及时添加含铁丰富且容易吸收的辅助食品。4个月以内婴儿不宜过早添加水果蔬菜，因可影响母乳中铁的吸收。足月儿从4个月开始，早产儿及低体重儿从3个月开始在奶中或辅食中增加铁剂。人工喂养儿要选用有强化铁的婴儿配方奶粉，以补充牛奶中含铁低的缺陷，及时补充体内含铁量，预防缺铁性贫血。②儿童期除食用含铁量多的食物以外，还应长期食用含强化铁的面粉。要注意食物的选择和搭配。动物性食物不仅含铁量高，且吸收率也高。一般情况下铁与肉食搭配吸收率高，而与植物纤维同时摄入吸收率则低。

(2)观察缺铁的早期表现，定期检查身体，小儿有食欲不好、精神不振、不爱活动及有异食癖等情况要及时到医院检查，早发现早治疗，以免贫血严重给小儿健康造成危害。

13. 导致叶酸缺乏的原因是什么

(1)摄入不足　食物中缺少叶酸，如缺少新鲜蔬菜，过度烹煮或腌制食物可使叶酸丢失。婴儿用羊乳喂养，因羊乳中含叶酸很少。

(2)吸收不良　小肠炎症、小肠吸收不良综合征、热带及非热带口炎性肠炎、小肠切除术及胃次全切除术后、小肠淋巴瘤及淀粉样性等，均可影响叶酸吸收而致叶酸缺乏。

(3)需要量增加　如妊娠、哺乳、慢性反复溶血、感染、甲状腺功能亢进、白血病、肿瘤时，以及慢性皮肤病，如银屑病、剥脱性皮炎等叶酸需要量增加。早产儿叶酸储存少而生长发育快，需要量也多。如果补充不及时，容易造成叶酸缺乏。

(4)药物影响　结肠内细菌含有叶酸，长期服广谱抗生素使结肠内部分细菌被清除，因而影响叶酸的供应。药物如甲氨蝶呤、乙胺嘧啶、苯妥英钠、苯巴比妥及柳氮磺吡啶等均可影响叶酸吸收。当维生素 C 缺乏时，影响叶酸转变成四氢叶酸，也可造成巨幼细胞贫血。

14. 导致维生素 B_{12} 缺乏的原因有哪些

（1）摄入减少　绝对素食者、老年人、萎缩性胃炎时维生素 B_{12} 摄入减少。单纯母乳喂养的婴儿未及时添加辅食者，特别是母亲长期素食或患有维生素 B_{12} 吸收障碍疾病时，乳汁中维生素 B_{12} 含量极少而导致摄入减少。

（2）吸收及运输障碍　各种原因导致的内因子缺乏，均可影响维生素 B_{12} 的吸收与转运，如胃黏膜萎缩、胃大部切除、内因子抗体存在。小肠功能障碍疾病也可导致维生素 B_{12} 吸收障碍，如热带非热带性口炎腹泻、克罗恩病(节段性肠炎)、回肠切除术后。

（3）需要量增加　新生儿、未成熟儿和婴儿生长发育较快，维生素 B_{12} 需要相对增加，如摄入不足，易导致维生素 B_{12} 缺乏。

（4）其他　细菌寄生虫所致的感染，导致维生素 B_{12} 消耗增加。外科手术后的盲袢综合征、先天性转钴蛋白 II 缺乏、长期接触氧化亚氮(N_2O)，均可影响维生素 B_{12} 的转运、吸收和利用。

15. 如何观察巨幼细胞贫血的临床表现

（1）贫血　一般为中度或重度贫血，面色苍黄、乏力、头晕，活动后心悸、气短等。部分病人可出现轻度黄疸。

（2）消化系统表现　典型病人有舌炎、口角炎，舌质呈绛红色如鲜牛肉舌，舌乳头萎缩而导致舌面光滑，有时舌、口腔黏膜可伴有浅溃疡；胃肠道黏膜萎缩，常有食欲不振、腹胀、便秘、腹泻及消化不良。

(3)神经系统表现 维生素B_{12}缺乏者可出现神经系统症状。主要是由于周围神经、脊髓后侧束联合变性或脑神经受损，表现为对称性手足麻木、深感觉障碍、共济失调、部分腱反射消失及锥体束征阳性。老年病人易出现精神异常、无欲、抑郁、嗜睡等。神经系统症状有时可于贫血之前出现。

(4)其他 有少数病人日见消瘦，有时眼睑或(和)下肢水肿。有部分病人因粒细胞和血小板成熟受影响，易发生感染和出血。

16. 巨幼细胞贫血的病人应如何补充叶酸、维生素 B_{12}

(1)叶酸的补充 口服叶酸每次 5～10mg，每日3次。正常情况下，在服药第 4 日，网织红细胞明显上升，随之血红蛋白上升。如胃肠道不能吸收者或由叶酸拮抗剂所引起者，可肌内注射四氢叶酸钙 5～10mg，每日 1 次，一般治疗 1～2 个月，血象、骨髓象均可恢复正常。如病因已去除，此时可停药。

(2)维生素 B_{12} 的补充 如果同时有维生素 B_{12} 缺乏，不宜单用叶酸治疗，否则会加重维生素 B_{12} 缺乏的症状，容易导致神经系统症状的发生和加重。补充维生素 B_{12}，可每日一次肌内注射100μg，连用 2 周，以后每周 2 次，量同前，直到血红蛋白恢复正常。对恶性贫血或全胃切除的病人，需终生用维生素 B_{12} 维持治疗，待血象正常后，可每月注射 1 次，每次 100μg。用维生素 B_{12} 治疗后，有严重神经系统症状者，神经系统症状不易完全消失。

17. 如何做好巨幼细胞贫血病人的饮食指导? 预防措施有哪些

(1)巨幼细胞贫血的病人应多食含维生素 B_{12} 及叶

酸丰富的食物，如动物肝肾、肉类含维生素 B_{12} 较多，奶蛋类含量较少。绿色新鲜蔬菜如莴苣、菠菜、油菜、小白菜、西红柿等，各种水果、花生仁、酵母、豆制品等含叶酸较丰富。因叶酸易被高温破坏，注意烹调时应用急火快炒。

（2）预防　要加强营养知识的宣传教育工作，纠正偏食挑食的不良饮食习惯，多食含叶酸、维生素 B_{12} 丰富的食物，多食含维生素 C 丰富食物以促进叶酸的吸收。生长发育较快的婴幼儿、儿童、青少年及孕妇、乳母，尤其注意要多食维生素 B_{12}、叶酸丰富的食物，必要时可口服补充叶酸。对有严重感染、慢性溶血及恶性肿瘤、甲状腺功能亢进、骨髓增生性疾病病人，也应补充叶酸，预防本病的发生。

18. 何谓溶血性贫血？急性溶血性贫血的临床表现有哪些

（1）溶血是指红细胞非自然衰老而提前遭受破坏的过程。因骨髓有相当于正常造血能力 6~8 倍的代偿潜力，所以发生溶血而骨髓能够代偿时，可以不出现贫血，称为溶血性疾病。当溶血程度超过造血代偿能力时，才发生溶血性贫血。特点是贫血、黄疸、脾大、网织红细胞增高，骨髓幼红细胞增生。

（2）急性溶血起病急骤，多见于异型输血，在短期内大量溶血，可出现严重的腰背和四肢酸痛，伴头痛、呕吐、寒战，随后出现高热、面色苍白、血红蛋白尿和黄疸，这是由于红细胞大量破坏，其分解产物对机体毒性所致。如继续大量溶血，贫血急剧加重可出现周围循环衰竭，如呼吸急促、心率增快、烦躁，甚至出现昏迷、血压下降或休克。由于溶血产物引起肾小管阻塞及肾小管细胞坏死，最终导致急性肾衰竭，而出现尿量明显减少，血肌酐、血尿素氮上升等。急性溶血还可突然发生骨髓功能衰竭，表现为网织红细胞降低，贫血迅速加重，称溶血危象。

19. 血管内溶血时应如何观察病人的尿液

当血管内溶血病人血浆中游离血红蛋白超过结合珠蛋白能结合的量，多余的血红蛋白即可从肾小球滤出。经肾小球滤出的游离血红蛋白，在近端肾小管中可被重吸收。当血浆中游离血红蛋白超过 1300mg/L 时，也就是超过了结合球蛋白结合血红蛋白的能力和肾小管重吸收的功能时，病人尿的颜色呈淡红色或酱油色，出现血红蛋白血尿。尿常规检查无红细胞，但显示隐血与尿蛋白阳性。

被肾小管重吸收的游离血红蛋白，超过肾小管上皮细胞所能输送的铁，以铁蛋白或铁血黄素形式沉积在上皮细胞内。当上皮细胞脱落随尿排出，即成为含铁血黄素尿。含铁血黄素尿主要见于慢性血管内溶血。急性血管内溶血时，必须数日后含铁血黄素尿才能阳性。

20. 如何观察遗传性球形细胞增多症的临床表现

本病主要观察贫血、黄疸和肝脾大的程度。程度表现轻重不一。发病年龄越小，病情越重。如新生儿发病可出现急性溶血性贫血和高胆红素血症。有少数病人可发生溶血危象。

(1)贫血　在慢性溶血过程中贫血多为轻度或中度，有的甚至无明显贫血。

(2)黄疸　在疾病的慢性过程中大部分病人有黄疸，轻重程度不等，且可自然缓解。新生儿期发病者黄疸最明显，婴幼儿期黄疸常不显著，儿童期黄疸亦较轻，成人黄疸较明显。

(3)脾大　一般均有脾大，多数为中等肿大，脾在肋下 2～10cm 不等，少数病人为巨脾。脾脏的大小与疾病的严重程度无关。

(4)溶血危象　在本病过程中，常因疲劳、受惊、受凉、急性感染诱发急性溶血而致贫血和黄疸突然加重，并伴有发热、腹痛、厌食、呕吐、疲乏和肝脾区疼痛、脾脏明显肿大等症状，称为溶血危象。在慢性溶血过程中与微小病毒感染有关的骨髓造血功能暂时性抑制，临床表现再生障碍性危象，使贫血突然加重，而黄疸不加重，可有白细胞、血小板不同程度的减少，网织红细胞减少，全身衰竭。

(5)其他　在长期慢性溶血过程中，叶酸的需要量增加，如补充不及时，可发生巨幼细胞贫血。由于长期红细胞破坏及胆红素排泄过多并在胆道内沉积，约有 50% 的病人有胆石症。由于骨髓增生，骨髓腔变宽，可引起骨骼畸形。

21. 葡萄糖－6－磷酸脱氢酶缺乏症包括哪几种类型

(1)蚕豆病　由于进食蚕豆而引起的溶血性贫血。

(2)药物诱发的溶血性贫血　具有氧化作用的药物如退热止痛药、抗疟药、磺胺类等均可诱发溶血性贫血。

(3)感染等诱发的溶血性贫血　病毒或细菌感染所致的流感、肺炎、肝炎、伤寒、败血症等，糖尿病酮症酸中毒或肾功能不全，可诱发溶血性贫血。

(4)无诱因的溶血性贫血　某些葡萄糖－6－磷酸脱氢酶(G－6－PD)严重缺乏者，可在无任何诱因的情况下发生慢性溶血性贫血。

(5)新生儿葡萄糖－6－磷酸脱氢酶缺陷性溶血　G－6－PD 缺乏的新生儿可发生溶血性贫血伴黄疸，症状可因注射维生素 K 或接触樟脑丸而加重。

22. 蚕豆病的临床表现有哪些

本病可发生在任何年龄，但以 9 岁以前小儿为多见，尤以 1 ~ 4 岁为最多，乳儿可通过吸吮而发病。大多发生在每年 3 ~ 5 个月蚕豆成熟的季节。多数起病急骤，一般在食蚕豆或其制品数小时至数天后(大多在 1 ~ 2 小时内)发生急性溶血，食蚕豆至发病的潜伏期愈短，症状愈重。主要表现为急性血管内溶血，贫血严重、黄疸显著伴有血红蛋白尿。轻者仅有轻度溶血，不伴黄疸和血红蛋白尿。重者在短期内出现溶血危象，表现为迅速贫血，伴有黄疸和血红蛋白尿。由于红细胞大量溶解时其分解产物对机体的作用，常出现畏寒、发热、恶心、呕吐、口渴、腹痛、腰痛等。血红蛋白尿的出现提示溶血严重或溶血仍在继续，尿色呈酱油色、浓茶色或血色。极重型病情发展迅速，严重贫血、黄疸、明显血红蛋白尿、神志不清、抽搐甚至出现休克、急性肾衰竭等。

23. 何谓自身免疫性溶血性贫血？如何分型

(1)自身免疫性溶血性贫血(AIHA)系免疫功能调节紊乱，产生自身抗体和(或)补体附着于红细胞表面，导致红细胞破坏增加而引起的溶血性贫血。

(2)根据抗体作用于红细胞时所需温度不同可分为温抗体型和冷抗体型 2 种。①温抗体型 AIHA：温抗体一般在 37℃ 最活跃，主要是 IgG，少数为 IgM，为不完全抗体。原发性占 45%，其病因不明。55% 温抗体型 AIHA 继发于各种疾病，如造血系统肿瘤、结缔组织病、感染性疾病、免疫缺陷疾病、胃肠系统疾病等。②冷抗体型 AIHA：冷抗体在 20℃ 时最活跃，主要是 IgM。凝集素性 IgM 较多见于冷凝集素综合征，可直接在血循环发生红细胞凝集反应，所以是完全抗体，冷凝集素综合征可继发于支原体肺炎及传染性单核细胞增多症。另有一种特殊冷抗体，称为 D－L 抗体，见于阵发性冷性血红蛋白尿，可继发于病毒或梅毒感染。

24. 简述光照疗法的观察及护理

光照疗法用于治疗各种原因所致的新生儿高胆红素血症，主要用于新生儿各种溶血病。光照前要给患儿先洗澡，清洁皮肤，并剪短指甲。进蓝光箱时要全身裸露，用黑色不透光眼罩遮盖双眼，用长条尿布从肛门后遮至耻骨上方。光照时应密切观察以下几方面。

(1)体位　患儿应裸体位于箱中央，以获最佳光照位置。若患儿烦躁、移动体位，应及时纠正，必要时给镇静剂。若单面蓝光照射，应每 2 小时更换一次体位，可以仰卧、侧卧、俯卧交替更换。俯卧时注意观察，避免口鼻受压影响呼吸。

(2)体温　每 2～4 小时测一次，根据病情可随时测试，使体温保持在 36～37℃左右。如超过 38℃做降温处理或暂停光疗。在冬季或低体重儿应注意保暖，以免引起体温偏低。

(3)观察病情　注意患儿生命体征及一般情况，如呼吸是否规律，有无暂停，有无烦躁、嗜睡、惊厥；哭声有无变化，吸吮能力如何，有无呕吐、腹胀、腹泻。注意黄疸的部位、程度及其变化。注意呕吐物、大小便的性状、颜色和量，并注意有无脱水情况，随时做好记录，及时与医师联系。

(4)保持充足水分及营养。光疗时可以进行喂养。由于在光疗时，患儿易哭闹、流泪、出汗且在光疗时不显性失水增加 40%，稀便中水分损失比正常儿高 2 倍以上，所以光疗时水分的需要量比正常时要高出 2～3 倍。因此在两次哺乳之间，要及时喂水，并正确记录、观察出入量。

（5）对于特别瘦小的患儿，避免骶尾部长时间受压或摩擦，引起皮肤受损。应及时翻身或俯卧。

（6）及时清除泪水、呕吐物及大小便，保持玻璃床板透明度。光照结束后应再次进行全身沐浴，检查皮肤有无破损及炎症，并观察黄疸的程度、部位及变化。

25. 阵发性睡眠性血红蛋白尿症血栓形成的机制与症状有哪些

本病第三阶段为并发症期或缓解期，一部分病人经过长期的溶血发作，出现静脉栓塞等并发症。由于血小板功能异常，与红细胞一样易溶解而释放出促凝物质，加之血小板对补体异常敏感等因素，导致血液呈高凝状态，病人易有血栓形成，可涉及肝静脉、肠系膜静脉、脑和肢体末梢血管。肝静脉血栓形成所致的闭塞性肝静脉内膜炎（巴－希综合征）较常见，出现肝大、黄疸、腹水；腹部静脉栓塞时，常发生剧烈腹痛；大脑静脉栓塞，常有剧烈头痛、抽搐等；若血栓形成扩展至脾静脉和门静脉，可使病人致死。

26. 再生障碍性贫血发生的原因有哪些

（1）化学因素　包括各类可以引起骨髓抑制的药物（氯霉素、合霉素、抗肿瘤类及磺胺类）和工业用化学物品等。其中一部分为剂量相关药物，如氮芥、长春新碱、环磷酰胺等各种抗肿瘤药，对骨髓的抑制与其剂量有关，只要接受了足够的剂量，任何人都能发生再生障碍性贫血（再障）。抗生素、磺胺药及杀虫剂等引起再障与个人的敏感性有关，为体质易感性药物。苯及苯的衍生物等引起再障，与剂量和体质均有关。

（2）物理因素　X线、镭、放射性核素等可因干扰 DNA 的复制而抑制细胞的有丝分裂，从而使造血干细胞数量减少，干扰骨髓细胞的生成。

（3）生物因素　包括病毒性肝炎及各种严重感染也能影响骨髓造血。

（4）其他　个别报告再障发生于系统性红斑狼疮、严重细胞免疫缺陷等病人。

27. 重型再生障碍性贫血的临床护理观察有哪些

重型再生障碍性贫血起病急，病情重，进展迅速。贫血呈进行性加重，血红蛋白迅速下降至重度，可见皮肤、黏膜苍白，以皮肤、口腔黏膜、结膜、耳轮、手掌和甲床处较为明显，伴明显的乏力、头晕及心悸等。血小板低下致出血部位广泛，血小板数量越少，出血现象越重，当外周血小板 $< 20 \times 10^9/L$ 时，常有自发性出血。除观察皮肤、黏膜出血如瘀点（斑）变化及有无皮下血肿、鼻衄外，还应注意观察内脏出血的表现，严密观察面色、脉搏、呼吸、血压等变化，观察记录失血量，如面色苍白加重，呼吸、脉搏增快、出汗、血压下降提示失血性休克，如有烦躁不安、嗜睡、头痛、呕吐甚至惊厥，颈抵抗提示颅内出血，颅内出血时出现呼吸变慢、不规则，双侧瞳孔大小不等，提示合并脑疝。颅内出血常危及生命。消化道出血时常有腹痛、便血。腰痛、血尿提示肾脏出血。白细胞及中性粒细胞明显下降，故常常出现严重的感染，高热不退，以皮肤感染、呼吸道感染多见，严重者可发生多组织器官的感染及败血症，病情险恶，感染往往较难控制，也是造成死亡的主要原因之一。

28. 慢性再生障碍性贫血的临床表现有哪些

起病及进展较缓慢。贫血往往是首发和主要表现，如面色苍白、倦怠、厌食等。出血较轻，多限于皮肤、黏膜，除妇女易有子宫出血外，很少有内脏出血。感染以呼吸道多见，合并严重感染者少见，血红蛋白、白细胞、血小板下降程度较重型再障为轻。病程长者可出现毛发干燥、营养低下等表现。由于机体对慢性贫血的耐受性高，有的病人出现重度贫血仍可耐受，应引起重视。

29. 再生障碍性贫血的护理措施有哪些

（1）休息　如病情严重，应限制活动或卧床休息，以免活动过度增加氧消耗、加重低氧血症而致心力衰竭。

（2）注意口腔及皮肤卫生　勿食过烫或过硬的食物，以免损伤口腔黏膜致感染和出血。对于皮肤的护理也不能忽视，因再障病人皮肤多干燥且易出血，应保持皮肤清洁并避免外伤。

（3）预防感染　指导自我防护的方法，如避免与各种感染病人，特别是与呼吸道感染病人接触，衣着适当，尽量避免去公共场所。血象过低(中性粒细胞 $<0.5 \times 10^9$/L) 时，应采取保护隔离措施。

（4）心理观察及指导　应针对病人的不同的心理问题和心理变化，给予适当的安慰，树立战胜疾病的信心。根据病人的接受程度，介绍病情、治疗护理的目的和方法，使其主动配合。及时解除病人的不适，取得病人的信任。

（5）对症治疗　包括成分输血、止血及控制感染。可根据具体情况输入红细胞混悬液、新鲜全血或血小板悬液等。出现感染时应尽快明确感染部位和病原，给以有效抗生素。皮肤及口腔出血可用压迫止血，鼻腔出血宜用油纱条填塞止血。对于出血不止或内脏出血者应输新鲜血或血小板止血。

30. 再生障碍性贫血应用雄激素时的观察要点有哪些

雄激素在体内可还原成双氢睾酮,可促进肾脏释放促红细胞生成素,并可激发休止期骨髓祖细胞进入增殖期。因病人骨髓中必须有一定量的残存造血干细胞,它才能通过加速"种子"的生长而发挥作用,故对重型再障无效。其发生疗效时间往往在服药 2～3 个月后,对慢性再障疗效较好。目前常用的有丙酸睾酮、司坦唑醇(康力龙)等。发挥雄性激素疗效的关键是坚持大剂量、长疗程。通常丙酸睾丸酮连续疗程不短于 6 个月,司坦唑醇至少 3 个月。疗效首先表现为网织红细胞上升,继之红细胞、血红蛋白升高。治疗半年以上仍无网织红细胞增多或血红蛋白上升,视为无效。治疗有效的病例,切忌突然停药,应逐渐减量,维持 3～5 个月后停用,以免致其复发。雄性激素的主要副作用为雄性化作用增强,表现为痤疮、声音低哑、毛发增多,男孩性早熟,女孩阴蒂变大、乳房变小等,且儿童骨成熟加速。可出现一定程度的水、钠潴留,有的出现肝功能损害,但停药后很快恢复。因此,应用雄激素过程中,除观察贫血的症状的改善程度外,还应密切观察药物的不良反应,及时向病人做好解释工作,坚持规范治疗。

31. 再生障碍性贫血应用免疫抑制剂时应如何观察

(1)抗淋巴细胞球蛋白(ALG)或抗胸腺细胞球蛋白(ATG) 这是目前治疗重型再生障碍性贫血的主要药物,其主要作用为杀伤抑制性 T 淋巴细胞,并可抑制淋巴细胞合成干扰素;同时刺激淋巴细胞分泌白细胞介素 -3 及集落刺激因子等,以促进造血干细胞的增殖。但应注意 ALG/ATG 治疗最初几天,大多数病人可出现发热、寒战、多形性皮疹;治疗过程中可引起血小板和中性粒细胞减少。因此，支持治疗是ALG/ATG治疗过程中不可忽视的重要环节，包括严密观察有无发热、皮疹、出血、感染等，严密监测血小板计数，病人住隔离病室，做好口腔、皮肤、会阴护理，给予成分输血及应用小剂量皮质类固醇等减轻或预防急性副作用。

（2）环孢素　其作用机制为封闭T淋巴细胞表面受体，抑制T细胞的活化，抑制白介素-2和γ-干扰素的合成。多数认为开始剂量宜大，$10 \sim 12mg/(kg \cdot d)$，然后减量至$1 \sim 5mg/(kg \cdot d)$，至少3个月。也有主张用小剂量，$4 \sim 6mg/(kg \cdot d)$。主要副作用为严重肝、肾毒性反应，多与剂量大有关。还可致齿龈肿胀、高血压、癫痫发作(低镁血症引起)及肺囊虫感染等。

（3）糖皮质激素　其作用为抑制T淋巴细胞的分化增殖，去除自然杀伤细胞对骨髓造血细胞的抑制作用而起治疗作用。常用泼尼松$30 \sim 40mg/d$，也可用地塞米松$5 \sim 10mg/d$静脉滴注。应用大剂量甲泼尼龙冲击疗法亦有效。此法主要副作用为免疫抑制后所致的感染，另外，可出现骨质疏松、消化道溃疡、高血压等反应。

（4）大剂量丙种球蛋白　其作用为封闭单核吞噬细胞系统，杀伤及抑制一些淋巴细胞克隆，与干扰素一类因子结合去除其活性等。此药安全，无明显副作用，尤适合有感染的病例。常用剂量$0.4g/(kg \cdot d) \times 5$日，或$1.0g/(kg \cdot d) \times 2$日，可间歇反复应用。

32. 再生障碍性贫血病人做骨髓移植时的护理要点有哪些

骨髓移植是用健康的供者骨髓代替患病的骨髓，使受者重新建立起造血和免疫功能。骨髓移植主要用于重型再障。骨髓移植的关键难题在于组织排斥反应问题，最好在病人未被输血、没有发生感染前早期应用。病人年龄不应超过40岁，有合适的供髓者。为防止移植排斥，移植前要应用免疫抑制剂。植物抗宿主病(GVHD)是异基因骨髓移植的并发症，直接影响到病人的生存率及生活质量，应注意观察有无皮疹、剥脱性皮炎、发热、肝损害、消化道症状和关节炎等表现及其严重程度。治疗 GVHD 的首选药物仍是糖皮质激素及环孢素，必要时加强支持疗法。在移植后2~4周时间内，由于自体骨髓被清理而移植骨髓功能尚未恢复，病人骨髓处于无功能状态，加上免疫抑制剂的应用，感染和出血成为威胁病人的严重问题。因此，做骨髓移植的病人应住在空气、环境无菌的层流室内，所用物品及饮食都要无菌，严密观察体温、呼吸、血压、脉搏，听诊心率及肺部有无啰音，及时发现新的感染征象及感染灶，必要时应用抗生素及输注颗粒细胞。每日监测血小板数量，注意观察皮肤有无出血点、瘀斑、鼻出血、牙龈出血及有无内脏出血征象，指导病人勿用手挖鼻孔、不可用牙签剔牙。若血小板 < 20 × 10^9/L 时，应向病人交代注意事项，如避免外伤、少活动、大便时不可用力，有头痛、恶心或视物模糊时，要及时告知医护人员并卧床休息，及时输注血小板悬液，以保证病人渡过无髓期。

33. 何谓粒细胞减少症和粒细胞缺乏症？病因有哪些

(1)外周血中性粒细胞绝对值低于 < 2.0 × 10^9/L 时，称为粒细胞减少症。当中性粒细胞绝对值低于 0.5 × 10^9/L 时，称为粒细胞缺乏症。在儿童 ≥10 岁，中性粒细胞绝对值 < 1.8 × 10^9/L， < 10 岁儿童低于 1.5 × 10^9/L，称为粒细胞减少症。

(2)原因 ①粒细胞生成障碍：电离辐射如放疗、

化学毒物如苯等及药物如抗肿瘤药等，可直接损伤造血干细胞或干扰粒细胞增殖周期。某些药物如吩噻嗪类、氯霉素、磺胺类、保泰松、抗甲状腺药及抗癫痫药等，使易感病人的粒细胞减少。骨髓增生异常综合征、多发性骨髓瘤、白血病、淋巴瘤、骨髓转移癌等累及造血系统的疾病使正常造血受抑制。②粒细胞破坏或消耗过多：超过骨髓代偿能力，粒细胞生存时间缩短。与免疫有关的疾病、恶性组织细胞病、某些病毒、细菌感染及严重的败血症可使粒细胞减少。③粒细胞分布紊乱：大量的粒细胞转移至边缘池，而循环池的粒细胞减少，称为转移性或假性粒细胞减少。见于异体蛋白反应或内毒素血症。④粒细胞释放障碍：粒细胞不能从骨髓向血内释放，见于惰性白细胞综合征。⑤其他：某些粒细胞减少症与遗传因素有关。另外，许多粒细胞减少是由多种因素作用的综合结果，如恶性淋巴瘤，既有粒细胞生成减少，又有粒细胞破坏增加。巨幼细胞贫血时，粒细胞减少是由于粒细胞生成障碍、骨髓储备减少、寿命缩短等综合原因引起。

34. 白细胞减少症和粒细胞缺乏症的临床表现有哪些

（1）白细胞减少症　机体免疫功能减弱，抵抗力差。临床表现为：病人常有头晕、乏力、疲困、食欲减退等表现。有的病人反复感染，如口腔炎、上呼吸道感染、中耳炎、皮肤感染、泌尿道及胆道感染，反复发作，且不易治愈。继发于感染或其他疾病的中性粒细胞减少，其临床特点取决于原发病。周期性粒细胞减少症以周期性粒细胞减少伴全身乏力、发热及轻度感染为其特点，间歇期症状可完全消失。少数病人可无症状，仅在血液检查时才被发现。

（2）粒细胞缺乏症　起病多急骤，可突然畏寒、高热、全身及关节疼痛，感染部位局部充血、疼痛和压痛，如咽部疼痛、红肿、溃疡，颌下及颈部淋巴结肿大。可出现急性咽峡炎。坏死性溃疡常见于扁桃体、软腭、唇、舌、皮肤、直肠、肛门、阴道等处，容易继发严重的肺部感染、败血症、脓毒血症等，可导致病人死亡。该症大多由药物或化学毒物通过免疫反应引起，也见于一次大剂量放射治疗后。

35. 粒细胞缺乏症治疗护理措施有哪些

(1)粒细胞缺乏症的治疗首先应尽快明确病因，如药物引起者立即停药，感染引起者积极控制感染。继发于其他疾病者，积极治疗原发病。

(2)对病人进行保护性隔离，加强皮肤、口腔、肛门、阴道护理，避免交叉感染。

(3)发生感染时应进行相关检查以便明确感染的性质和部位，根据病原体及药物敏感试验选用抗菌药物。抗菌药物无效者应考虑真菌感染的可能，可用氟康唑等。如有病毒感染，可用阿昔洛韦等。

(4)严重者可予大剂量静脉注射丙种球蛋白和输新鲜全血等支持治疗。

36. 骨髓增生异常综合征病态造血表现有哪些

(1)骨髓　①红系：幼红细胞核分叶或多核，核碎裂或核形状异常、巨幼变、点彩、多嗜性。可有环形铁粒幼细胞增多。②粒－单系：原幼细胞比率增多，成熟粒细胞浆嗜碱性，核分叶过多或过少。中幼粒细胞有分叶功能不全，核浆发育不平衡。③巨核系：有淋巴样小巨核细胞、单圆核小巨核细胞、大单核巨核细胞、多圆核巨核细胞。

(2)血液　①红系：有幼红、巨大红细胞或其他形态异常。②粒－单系：幼稚粒细胞或有与骨髓相同的改变。③巨核系：有巨大血小板。

37. 骨髓增生异常综合征有何治疗措施

（1）一般治疗 严重贫血者可输红细胞或全血，严重血小板减少并有出血者可输血小板。有感染者积极控制感染。环形铁幼粒细胞性难治性贫血者可用大剂量维生素 B_6。雄激素、糖皮质激素及环孢素等刺激造血药物亦有效。

（2）化疗 RAEB、RAEB－T 均需化疗。对于年老、体质差者常采用小剂量阿糖胞苷（Ara－c）方案 Ara－c 20mg/m^2，24 小时持续静脉滴注，7～21 日为一个疗程。

（3）诱导分化剂 维A酸和1，25－(OH)$_2$D$_3$ 均可使少数病人粒细胞及血小板稍有回升。

（4）细胞因子 可试用干扰素α、重组人粒系集落刺激因子或粒－单系集落刺激因子。

（5）骨髓移植 如病人年轻，化疗后已缓解，骨髓无纤维化，可考虑骨髓移植。

38. 急性白血病的一般临床表现有哪些

（1）贫血 为首起表现，呈进行性发展。半数病人就诊时已有重度贫血。

（2）发热 发热为本病的常见表现。多数病人有不同程度的发热、盗汗、乏力。常见有低热，亦可高达 39～40℃，伴有畏寒、出汗等。较高发热往往提示有继发感染。口腔炎、牙龈炎、咽峡炎最常见，可发生溃疡或坏死；肺部感染、肛周炎、肛旁脓肿亦常见，严重时可致败血症。因伴免疫功能缺陷，可有病毒感染，如带状疱疹等。

（3）出血 绝大多数病人可有不同程度的出血，可发生在全身各部，以皮肤瘀点、瘀斑、鼻出血、牙龈出血、口腔血肿、月经过多最多见。有眼底出血的病人可出现视力障碍。急性早幼粒白血病易并发弥散性血管内凝血（DIC）而出现全身广泛性出血。有颅内出血时有头痛、呕吐、两侧瞳孔大小不对称，甚至出现惊厥昏迷而死亡。

39. 急性白血病的组织浸润表现有哪些

（1）肝脾大　白血病细胞浸润多发生在肝、脾，因此肝脾大最多见，尤以 AIL 最多见。一般肝脾轻度至中度肿大，表面光滑，有时伴有轻度触痛。个别病例脾大可平脐。少数急性粒细胞白血病和急性单核细胞白血病也可有轻、中度肝脾大。

（2）骨骼的表现　多发于儿童，其表现为胸骨下端叩击痛或压痛，四肢关节及肋骨、躯干骨、四肢骨骼可有不同程度的疼痛、酸痛或隐痛，少数剧痛，尤其肩及膝关节明显。

（3）淋巴结肿大　常见于 ALL，多局限于颈、腋下或腹股沟等处，有部分病人全身性淋巴结肿大，多数病人肿大淋巴结无压痛。

（4）中枢神经系统浸润　出现较晚，多发生在疾病缓解期，50% 病例可并发中枢神经系统浸润，多见于 ALL，儿童病人尤甚。临床上轻者表现头痛、头晕，重者有呕吐、颈项强直，甚至抽搐、昏迷。脑积液压力增高，细胞数增多，其中大部分为白血病细胞。

（5）生殖系统浸润　睾丸受浸润，出现无痛性肿大，多为一侧性，另一侧虽不肿大，但活检时往往也有白血病细胞浸润。

（6）眼部　粒细胞白血病形成的粒细胞肉瘤或称绿色瘤常累及骨膜，以眼眶部位最常见，可引起眼球突出、复视或失明。

（7）其他　可浸润其他各器官，皮肤受损可出现弥散性斑丘疹、结节性红斑等，牙龈可增生、肿胀。肺、心、消化道、泌尿系统等均可受累，但并不一定有临床表现。

40. 急性白血病血象和骨髓象各有何特点

（1）有2/3病例白细胞数升高，可高达$100 \times 10^9/L$或更高，1/3病例正常或低于$4 \times 10^9/L$。白细胞分类以原始和幼稚细胞为主，可占10%～90%，个别病例外周血可找不到幼稚细胞。红细胞及血红蛋白一般为正细胞正色素性贫血，血片中可见少数幼红细胞。早期血小板轻度减少或正常，晚期可明显减少或极度减少。

（2）骨髓增生活跃、明显活跃甚至极度活跃，少数可增生低下。急性淋巴细胞性白血病骨髓分类中以原淋细胞为主，伴有部分幼稚淋巴细胞，核分裂象易见，成熟淋巴细胞、粒系、红系和巨核细胞均明显减少，破碎细胞多见。急性非淋巴细胞白血病骨髓中主要为白血病原始细胞和幼稚细胞，在其胞浆内出现红色杆状小体，称奥尔小体（Aure 小体），此情况可与急淋白血病鉴别。正常幼红细胞及巨核细胞系统均显著减少。

41. 急性白血病一般治疗、护理包括哪些方面

（1）防治感染　有肺炎、上呼吸道感染者，应选用有效抗生素。感染病灶未明时应查找原因，需做胸部X线摄片、咽拭子、血培养及药敏试验；同时应用广谱抗生素治疗，待试验结果出来后再更换合适抗生素。

（2）纠正贫血　严重者可输浓集红细胞或全血，积极争取白血病缓解是纠正贫血最有效的方法。

（3）控制出血　轻度出血可用各种止血药物。严重出血且血小板计数$< 20 \times 10^9/L$应输浓缩血小板悬液或新鲜血。发生弥散性血管内凝血时，应按 DIC

处理。

(4)预防高尿酸血症肾病　病人体内有大量白血病细胞被破坏，化疗时则更甚。血液及尿液中尿酸浓度可明显增高，积聚在肾小管，引起阻塞，有可能产生尿酸肾结石，尤其白细胞计数很高的病人，故要求病人多饮水，给予嘌呤醇抑制尿酸合成，每次100mg口服，每日3次。化疗时要定期复查血尿酸浓度。

(5)营养支持　白血病系严重消耗性疾病，特别是化、放疗的副作用引起病人消化道功能紊乱。应注意补充营养，维持水、电解质平衡，给病人高蛋白、高热量、易消化食物，必要时经静脉补充营养。

42. 如何观察和预防常用化疗药物的不良反应

(1)局部反应　某些化疗药物对组织刺激较大，如柔红霉素、氮芥、阿霉素等多次静脉滴注可引起静脉炎，一般表现受损血管沿静脉走向呈条索样肿胀，变红，持续性疼痛。故在静脉滴注后要用生理盐水冲洗静脉，以减轻其刺激。静脉滴注时注意血管要轮换使用，防止药液外溢。

(2)骨髓抑制　抗白血病药物对白血病细胞杀伤的同时也会损伤正常细胞，在化疗过程中必须定期查血象，密切观察血细胞变化情况，发现问题及时通知医生调整用药。每次疗程结束时做骨髓穿刺，以观察疗效及骨髓受抑制情况。

(3)消化道反应　恶心、呕吐、纳差等反应。化疗期间病人饮食要清淡、易消化和富有营养，根据情况化疗前可用止吐镇静剂。

(4)其他　环磷酰胺可引起脱发及出血性膀胱炎，有血尿时必须停药。长春新碱能引起末梢神经炎、手足麻木感，停药后可逐渐消失。柔红霉素、三尖杉碱类药物可引起心肌和心脏传导损害，用药时要缓慢静脉滴注，注意复查心电图。甲氨蝶呤可引起口腔溃疡，甲酰四氢叶酸可对抗其毒性作用。

43. 慢性粒细胞白血病的临床特点有哪些

起病较缓慢，各年龄均可发病，以中年多见，男性多于女性。早期症状不明显，约15%的病人无自觉症状。随着病情发展，病人可逐渐出现乏力、低热、多汗、体重减轻等代谢亢进表现。约95%的病人有脾大，多为中到重度肿大，甚至可达盆腔，质地坚实、平滑，无压痛。病人可出现左上腹不适、食后饱胀，约半数病人有肝大。部分病人有胸骨中下段压痛。当白细胞显著增高时，可有眼底静脉充血及出血。白细胞计数极度升高时（如 $> 200 \times 10^9/L$）可发生白细胞淤滞症，表现为呼吸窘迫、头晕、言语不清、中枢神经系统出血、阴茎异常勃起等表现。慢性期一般 3～5 年，以后逐渐进入到加速期，以至急性变期。此时病人常有发热（体温 38.5℃以上），抗生素治疗无效，进行性肝脾大，胸骨及骨骼压痛，逐渐出现贫血及出血，原来有效的药物发生耐药。急变后病情进展迅速，愈后极差。如不积极治疗，常在数月内死亡。

44. 慢性淋巴细胞白血病的临床表现是什么

起病较慢粒更缓慢，早期常无症状，常在查体时偶然发现，首发表现为淋巴结肿大，其次为乏力、消瘦、盗汗、发热等。淋巴结肿大常出现在颈部、腋下、腹股沟等处。表面光滑、无压痛、坚实、可移动。纵隔淋巴结肿大可压迫气管，引起刺激性咳嗽及反复肺炎发作，也可压迫上腔静脉而引起上腔静脉阻塞综合征。腹膜后淋巴结肿大可引起输尿管梗阻的表现。少数病人可引起肝、脾大。晚期可有贫血、血小板减少致皮肤紫癜。50%的病人可出现皮肤改变，特异性的如结节、红皮病等，非特异性的如瘙痒、荨麻疹、丘疹等。由于免疫功能减退，易发生反复的呼吸道感染。少数病人可并发自身免疫性溶血性贫血。

45. 何谓恶性淋巴瘤？临床如何分期

(1)恶性淋巴瘤是淋巴结和(或)结外淋巴组织的免疫细胞肿瘤，来源于淋巴细胞或组织细胞的恶变。临床上以无痛性、进行性淋巴组织增生，尤以浅表淋巴结肿大为其主要临床表现，常伴有肝、脾大，晚期有贫血、发热、恶病质等表现。

(2)淋巴瘤临床可分为四期。

Ⅰ期：病变局限于横膈的同一侧的一个解剖部位或相邻的两个解剖部位。

Ⅱ期：病变侵犯两个或更多的解剖部位，但都在横膈的同一侧。

Ⅲ期：病变累及横膈的两侧，但不包括脾脏。

Ⅳ期：病变累及骨髓、肺实质、胸膜、肝脏、骨骼、皮肤、肾及胃肠道或其他组织和器官。

46. 如何观察霍奇金病的临床表现

(1)全身性表现　主要有不明原因的发热、盗汗和体重减轻，其次为皮肤瘙痒、周身不适、乏力和贫血等，持续性或间歇性发热。

(2)淋巴结肿大　多见于青年，儿童少见。首见症状常是无痛性的颈部或锁骨上的淋巴结肿大(占60%～80%)，左多于右。其次为腋下淋巴结肿大。肿大淋巴结质韧、无触痛，表面光滑，早期活动，晚期则互相融合、粘连或形成溃疡。

(3)肝脾大　脾多为最早的血行转移侵犯的部位，而肝侵犯则继发于脾侵犯之后。临床上有脾侵犯者可能伴肝脏受累，无脾侵犯者肝脏受累较少见。肝脏严重受累者可发生腹水、黄疸肝功能衰竭等表现。

(4)淋巴结肿大的压迫症状　纵隔是淋巴瘤的好发部位，淋巴结肿大并融合成块，压迫上腔静脉可引起上腔静脉综合征，出现颈静脉怒张，面部及颈部水肿等症状；压迫食管可出现吞咽困难；压迫气管可导致咳嗽、胸闷及呼吸困难；也可压迫膈神经等。HD也常累计肠系膜淋巴结及腹膜后淋巴结，肿大淋巴结可融合成块，压迫肠腔引起腹胀、恶心、腹痛等消化道症状；腹膜后淋巴结肿大可压迫输尿管引起肾盂积水，严重者可致肾衰竭；肝门淋巴结肿大压迫胆总管可引起黄疸。硬膜外肿块导致脊髓压迫症，出现下肢乏力、大小便困难，甚至截瘫。HD尚可侵犯各系统或器官，如肺实质浸润、胸腔积液、骨痛、腰椎或胸椎破坏以及脊髓压迫症等。

47. 骨髓瘤细胞浸润骨骼的表现有哪些

(1)骨骼疼痛　病变主要累及造血活跃的骨骼，如胸、肋、锁骨、骨盆和长骨骺端。骨骼疼痛常是早期和主要症状，以腰骶部疼痛为常见，其次是胸痛、肢体疼痛。随着病情进展，疼痛呈进行性加重。在骨质疏松基础上，活动或扭伤后骤然剧痛者，有自发性骨折可能，多发生在肋骨、锁骨、下胸椎和上腰椎。多处肋骨或脊椎骨折，可引起胸廓或脊柱畸形。

(2)骨骼肿块　骨髓瘤细胞明显浸润骨骼时，可形成局部大小不一的肿块，质硬，有弹性或有声响，多见于肋、锁、胸、肩胛、骨盆、颅骨等。胸、肋、锁骨连接处发生串珠样结节者为本病特征。

(3)贫血　由于瘤灶在红骨髓中，故贫血常见，多见于MM中晚期，贫血多为中度。

(4)髓外浸润　大多数病人有髓外瘤细胞浸润，肝、脾、淋巴结和肾脏等受累器官肿大。

（5）神经症状 以胸和腰椎破坏压缩、压迫脊髓导致截瘫为多见。其次为神经根损害。骨髓瘤侵犯到脑膜及脑可引起精神症状、颅内压升高及局灶体征，脑神经损害少见。

48. 何谓恶性组织细胞瘤？其临床表现有哪些

（1）恶性组织细胞瘤 是单核吞噬细胞系统的恶性组织细胞大量增生的恶性疾病，较少见。可发生于各种不同年龄的人，但以青壮年居多，男多于女，病程进展迅速，其自然病程一般只有数月。

（2）临床表现 ①发热：系首发及常见症状，多为不规则高热，少数为低热或中度发热。发热常持续不退，并随病程进展而升高。可伴畏寒和寒战。②血液系统受累的表现：贫血、感染和出血症状可同时存在。脾与淋巴结因组织细胞浸润而肿大。脾大可达肋缘下 3～5cm，质地中至硬，可有触痛，时有隐痛。淋巴结如黄豆至蚕豆大，颈及腋下淋巴结肿大多见。③其他系统浸润的表现：肝大常见，可达肋下 3～5cm，质软至中，可有压痛。病程后期有肝功损害时可出现黄疸。胃肠道受浸润可引起腹痛、腹泻、消化道出血、肠梗阻或肠穿孔。有部分病人可出现腹水。肺部浸润时出现咳嗽、咯血，有半数病人出现胸腔和心包积液，X线胸片示片状模糊阴影。恶性组织细胞浸润的特异性皮肤损害表现为浸润性斑块、结节、丘疹或溃疡，偶有剥脱性红皮病或大疱等。皮损多见于四肢，有的呈向心性，同一病人可合并存在两种皮损。脑部受累可出现脑膜炎、失眠、截瘫、尿崩症及眼球突出。心脏受累时，可有心肌损害和（或）心律失常表现。可有局部软组织肿块及骨骼损害。

49. 何谓骨髓增生性疾病？本组疾病有几种

（1）骨髓增生性疾病是指一系或多系细胞不断的

异常增殖所引起的一组疾病，临床以血细胞质和量的改变、肝脾大、易并发出血或血栓形成为特征。

(2)根据所增殖细胞的不同可分为：①真性红细胞增多症，以红细胞增生为主。②原发性血小板增多症，以巨核细胞系增生为主。③原发性骨髓纤维化症、骨硬化症等，以原纤维细胞及造骨细胞增生为主。④慢性粒细胞性白血病。

50. 真性红细胞增多症病人进行静脉放血治疗时观察的重点有哪些

静脉放血可在较短时间内使血容量降至正常，症状减轻，减少出血及血栓形成的危险。方法简单而安全，疗效迅速。可每 2～4 日放血 200～400ml 至红细胞数在 6×10^{12}/L 以下，血细胞比容在 50% 以下。使用血细胞分离机可单采大量红细胞，但应补充与单采的细胞等容积的代血浆或同型血浆。放血 1 次可维持疗效 1 个月以上。年轻病人，如无血栓并发症，可单独放血治疗。但放血后有引起红细胞及血小板反跳性增高的可能，反复放血有加重缺铁的可能，应注意补铁。对年老及有心血管疾病人放血应慎重，每次不应超过 200ml，间隔期可稍延长。放血时应严格无菌操作，预防医源性感染。

51. 原发性血小板增多症的临床表现有哪些

本病多发生于 50～70 岁老人，起病缓慢，表现多不一致。轻者除疲劳、乏力外无其他症状。20% 的病人发病时往往无症状，偶尔发现血小板增多或脾大而确诊。80% 病人有出血或血栓形成，以胃肠道及鼻出血为常见，皮肤、黏膜出现瘀点、瘀斑少见。有时可因手术后出血不止而被发现。1/3 病人有静脉或动脉血栓形成，多见于肢体，表现为手足麻木、发绀、肿胀、趾(指)溃疡及坏疽。头颈部或其他内脏部位动脉也可有血栓形成，静脉血栓可发生在肝、脾、肠系膜、肾及门静脉。脾及肠系膜血管栓塞可引起腹痛。脑微血管血栓较常见，可致短暂性脑缺血发作。一般肝脾都有轻至中度肿大。

52. 脾功能亢进引起的病因是什么

(1)感染性疾病　传染性单核细胞增多症、亚急性感染性心内膜炎、粟粒性肺结核、布鲁菌病、血吸虫病、黑热病及疟疾等。

(2)免疫性疾病　特发性血小板减少性紫癜、自身免疫性溶血性贫血、系统性红斑狼疮及结节病等。

(3)淤血性疾病　充血性心力衰竭、缩窄性心包炎、闭塞性肝静脉内膜炎、肝硬化、门静脉或脾静脉血栓形成等。

(4)血液系统疾病　①溶血性贫血：遗传性球形细胞增多症和椭圆形细胞增多症，地中海贫血及镰形细胞贫血等。②浸润性脾大：各类急慢性白血病、淋巴瘤、骨髓增生性疾病及恶性组织细胞病等。

(5)脾脏疾病　脾淋巴瘤、脾囊肿及脾血管瘤等。

(6)原发性脾大　发病原因不明。

53. 如何观察脾功能亢进的临床表现

(1)脾大通常无症状，往往在体检时被发现。有时巨脾症状也很轻微，病人可感到腹部不适，胃纳减小。如有左季肋部与呼吸相关的疼痛及摩擦感，往往提示有脾梗死的可能。

(2)脾大时伴血细胞减少，但细胞形态通常是正常的。脾亢早期以白细胞及血小板减少为主，重度脾亢可出现红细胞、白细胞、血小板明显减少。溶血性脾大，脾亢表现较为明显。

（3）骨髓检查呈增生象，骨髓增生活跃或明显活跃，部分病人还可同时出现成熟障碍。

54. 何谓出血性疾病？如何分类

（1）出血性疾病 因止血机制异常而引起，以自发性出血或血管损伤后出血不止为特征的疾病，称为出血性疾病。

（2）出血性疾病按病因及发病机制，可分5类。①血管壁异常：先天性或遗传性：如遗传性出血性毛细血管扩张症、家族性单纯性紫癜、先天性结缔组织病等；获得性：如败血症、过敏性紫癜、药物性紫癜、维生素C及维生素P缺乏症、结缔组织病等。②血小板异常：血小板生成减少和血小板质量异常。③凝血异常：先天性或遗传性有血友病A、血友病B及遗传性FXI缺乏症、遗传性凝血酶原缺乏症、遗传性纤维蛋白原缺乏，FV、Ⅶ、Ⅹ缺乏症等。获得性有肝病性凝血障碍、维生素K缺乏症及尿毒症性凝血异常。④抗凝及纤维蛋白溶解异常：主要为获得性疾病。如肝素使用过量，香豆素类药物过量，敌鼠钠中毒，抗因子Ⅷ、Ⅸ抗体形成，溶栓药物过量及蛇咬伤等。⑤复合性止血机制异常：先天性或遗传性：血管性血友病。获得性：弥散性血管内凝血。

55. 出血性疾病如何进行止血治疗

（1）补充血小板和（或）相关凝血因子 在紧急情况下，输入新鲜血浆或新鲜冷冻血浆是一种可靠的补充或替代疗法，因其含有除TF、Ca^{2+}以外的全部凝血因子。此外，如血小板悬液、凝血酶原复合物、冷沉淀物等，可根据病情予以补充。

（2）止血药物 收缩血管、增加毛细血管致密度。改善其通透性的药物，如卡巴克洛、垂体后叶素、维生素 C 及糖皮质激素等；合成凝血酶原所需药物，如维生素 K_1、维生素 K_3 和维生素 K_4 等；抗纤溶药物，如氨基己酸、氨甲苯酸等，可抑制纤溶酶生成，抑肽酶可抑制纤溶酶活性；促进凝血因子释放的药物，如 1－去氨基－8－D－精氨酸血管升压素；局部止血药物，如凝血酶、巴曲酶等。

(3)局部处理　包括局部加压包扎及手术结扎局部血管等。

56. 何谓过敏性紫癜？治疗及预防措施有哪些

(1)过敏性紫癜　为一种常见的血管变态反应性疾病，因机体对某些致敏物质发生变态反应，导致毛细血管脆性及通透性增加，血液外渗，产生皮肤紫癜、黏膜及某些器官出血。可同时有皮肤水肿、荨麻疹等其他过敏表现。

(2)措施　①消除致病因素：积极寻找过敏原，去除病因。如积极防治感染，清除局部病灶如扁桃体炎等，驱除肠道寄生虫，避免可能致敏的食物及药物等。急性发作期卧床休息。②一般治疗：抗组胺药，如异丙嗪、氯苯那敏及静脉注射钙剂等；改善血管通透性药物：如维生素 C、芦丁等。大剂量维生素 C 静脉注射疗效较好，持续用药5~7日。③糖皮质激素：糖皮质激素有抑制抗原－抗体反应、减轻炎性渗出、改善血管通透性等作用。一般可用泼尼松 30mg/d，顿服或分次口服。重症者可用氢化可的松 200mg/d 或地塞米松 5~15mg/d，静脉滴注3~5日，症状减轻后改口服。疗程一般不超过 30 日，肾型紫癜者可酌情延长。④对症治疗：腹痛较重者可用阿托品或山莨菪碱；关节痛酌用止痛药；呕吐严重者可予止吐药；伴发呕血、黑便者，可用抑制胃酸分泌药等治疗。⑤其他：上述治疗效果不佳或近期内反复发作者可酌情使用：ⓐ免疫抑制剂，如硫唑嘌呤、环孢素等；ⓑ抗凝疗法，适用于肾型紫癜病人，初以标准肝素钠 100～200U/（kg·d），静脉滴注，疗程 4 周，后改用华发林 4～15mg/d，2 周后改用维持量 2～5mg/d，2～3 个月；ⓒ中医中药，适用于慢性反复发作或肾型紫癜病人。

57. 急性特发性血小板减少性紫癜的临床表现有哪些

（1）80% 以上的病人在发病前 1～2 周有上呼吸道感染史，特别是病毒感染史，如风疹、水痘等。半数以上发生于儿童。

（2）起病急骤，部分病人可有畏寒、寒战、发热。

（3）以自发性皮肤和黏膜出血为突出表现，多为针尖大小的皮内或皮下出血点或瘀斑和紫癜，分布不均，以四肢较多，在易于碰撞的部位更多见，躯干则少见。新鲜紫癜或出血点颜色呈深红色，而陈旧性紫癜为紫红色或褐色。

（4）鼻出血、牙龈出血及舌出血常见。口腔黏膜可见大小不一的多个或单个血疱。损伤及注射部位叫渗血不止或形成大片瘀斑，甚至血肿。

（5）当血小板低于 20×10^9/L 时，常有自发性出血，内脏及脑出血时出现呕血、黑便、咯血、血尿、阴道出血等。出现意识障碍、瘫痪、抽搐时则提示颅内出血，是致死的主要原因。出血量过大或过于广泛时血压降低，有失血性休克的表现：烦躁不安、皮肤湿冷、肤色苍白、口渴、晕厥、体温下降、呼吸浅慢、脉搏细数、脉压缩小、抽搐、甚至意识丧失。

58. 慢性特发性血小板减少性紫癜的临床表现有哪些

病程超过 6 个月者为慢性型。主要见于 40 岁以下的青年女性及学龄儿童。起病隐袭，一般无前驱症状，较难确定发病时间。一般症状较轻，临床表现不一，皮肤、黏膜的出血，如瘀点、瘀斑及外伤后出血不止等，可发生于任何部位，但以四肢远侧端多见，出血点大小不等，压之不退色，分布不均。黏膜出血程度不一，很少出现血肿或血疱，以鼻出血、牙龈出血和月经过多为多见，口腔黏膜次之，血尿及胃肠道出血少见。注意观察拔牙、外伤或小手术后出血时间是否延长。颅内出血较少见。长期月经过多者观察有无失血性贫血，反复发作者观察脾脏有无肿大。部分病人可因感染而使病情骤然加重，出现广泛、严重的内脏出血，需提高警惕。

59. 特发性血小板减少性紫癜应用糖皮质激素治疗时应如何观察

糖皮质激素为 ITP 首选治疗用药，近期有效率约为80%。该类药物可抑制抗体与血小板结合，并阻滞单核吞噬细胞破坏血小板（主要是脾、肝），能降低血管壁通透性。一般用药后数日即可改善出血症状，但停药后易复发。常用泼尼松 30～60mg/d，分次或顿服。小儿每日 1.5～2mg/kg，分3次服。病情严重者用等效量地塞米松或甲泼尼龙静脉滴注，好转后改口服。待血小板升至正常或接近正常后，逐步减量（每周减5mg），最后以 5～10mg/d 维持治疗，急性型疗程一般不超过4周，慢性型疗程持续3～6个月。长期服用糖皮质激素者应注意观察该药引起的副作用：库欣综合征（如满月脸、水牛背、向心性肥胖、皮肤变薄、多毛、水肿、低血钾等）、感染、高血压、糖尿病等。用药期间应定期检查血压、血糖、白细胞，发现异常时及时报告医师。

60. 特发性血小板减少性紫癜应用大剂量丙种球蛋白的作用原理及使用观察要点是什么

(1)丙种球蛋白为目前治疗急性 TIP 疗效较好的药物，疗效可达80%以上。有些病例在治疗第1天血小板开始回升，治疗第5日可使血小板达到止血水平，观察出血症状是否得以控制。丙种球蛋白的主要作用是：①封闭巨噬细胞受体、抑制巨噬细胞对血小板的结合与吞噬，从而干扰单核细胞吞噬血小板的作用。②在血小板上形成保护膜，抑制血浆中的 IgG 或免疫复合物与血小板相结合，从而使血小板避免被吞噬细胞所破坏。③抑制自身免疫反应，使抗血小板的抗体减少。

(2)单独应用(静脉滴注)大剂量精制丙种球蛋白的升血小板效果与激素相似，开始滴注速度为 1.0ml/min (约为20滴/分)，持续15分钟后若无不良反应，可逐渐加快速度。在滴注时注意观察有无一过性头痛、心慌、恶心等不良反应出现，尤其在输注开始1小时内，注意观察病人的一般情况和生命体征，必要时可减慢后暂停输注，个别病人在输注结束后发生不良反应，一般在24小时内可自行恢复。

61. 特发性血小板减少性紫癜急症有何表现？如何处理

(1)ITP 急症常表现为：①血小板低于 $20 \times 10^9/L$；②出血严重、广泛；③疑有或已发生颅内出血；④近期将实施手术或分娩。

(2)处理方法　①输注血小板悬液，适用于发生颅内出血或急性内脏大出血、危及生命时，可改善毛细血管脆性，从而减轻出血。输入血小板量可按 10～20U 一次给予，有效作用时间为 1～3 日，需同时给予较大剂量的糖皮质激素，以减少输入的血小板被破坏。②静脉滴注丙种球蛋白 0.4g/kg，4~5 日为一疗程，1 个月后可重复。③血浆置换：3~5 日内连续 3 次以上，每次置换 3000ml 血浆，可有效清除病人血浆中的血小板相关抗体。④大剂量甲泼尼龙：1.0g/d，静脉注射，3~5 日为一疗程，可通过抑制单核吞噬细胞系统对血小板的破坏而发挥治疗作用。

62. 何谓凝血功能障碍性疾病和血友病

（1）凝血功能障碍性疾病是指因凝血因子缺乏或功能异常所致的出血性疾病。大致上可分为先天性和获得性两类。前者与生俱来，多为单一性凝血因子缺损，如血友病等；后者发病于出生后，常存在明显基础疾病，多为复合性凝血因子减少，如肝病性出血等。

（2）血友病是一组因遗传性凝血因子生成障碍引起的出血性疾病，包括：①血友病甲（血友病 A），即因子Ⅷ（又称抗血友病球蛋白，AHG）缺乏症；②血友病乙（血友病 B），即因子Ⅸ（又称血浆凝血活酶成分，PTC）缺乏症；③血友病丙，即因子Ⅺ（又称血浆凝血活酶前质，PTA）缺乏症。其中血友病甲较为常见。以阳性家族史、幼年发病、自发或轻度外伤后出血不止、血肿形成及关节出血为其共同特征。

63. 血友病的临床表现有哪些

（1）出血　血友病甲出血较重。出血多为自发性或轻度外伤后出血不止，并注意观察以下特征：①生之具有，伴随终生，发病越早，病情越重。②常表现为软组织或深部肌肉内血肿。③负重关节如膝、踝关节等反复出血甚为突出，急性期注意局部有无肿胀、疼痛，数日后积血可被吸收，发作次数过多关节腔积血不能完全吸收，最终可致关节肿胀、僵硬、畸形，可伴骨质疏松、关节骨化及相应肌肉萎缩（血友病关节)。对重症病人应观察有无鼻出血、呕血、咯血、血尿，甚至颅内出血。

（2）压迫症状及体征　血肿压迫周围神经可致局部疼痛、麻木及肌肉萎缩，压迫血管可致相应供血部位缺血性坏死或淤血、水肿，口腔底部、咽后壁、喉部及颈部出血时应注意观察有无呼吸困难甚至窒息。血友病出血症状较轻，男女均可发病。

64. 血友病关节出血分几期

（1）急性关节炎期　多为出血的早期，观察关节有无疼痛、压痛和肿胀等。由于血液在关节内的刺激，可引起急性无菌性炎症反应，影响关节的功能。出血停止后，积血逐渐吸收，可不遗留病变痕迹。

（2）慢性关节炎期　若积血久不吸收或反复多次出血，则可刺激滑膜引起慢性增殖性炎症以及关节出现持续性肿胀及功能障碍。

（3）骨质破坏期　由于较长期的慢性炎症反应，使骨关节软骨遭受破坏，骨质受损，以致关节发生强直畸形、伸屈功能受限。若影响关节功能的时间过久，应观察相应部位的肌肉是否发生萎缩以及加剧关节功能障碍的程度。

65. 如何对血友病病人的出血部位进行观察及进行局部处理

（1）出现表面创伤、鼻或口腔出血时可局部压迫止血，或用纤维蛋白泡沫、明胶海绵、凝血酶、肾上腺素等局部压迫止血。

（2）出现关节积血时可采取及时替代治疗（即静脉输入所缺乏的凝血因子），积血量大、疼痛剧烈可给短程糖皮质激素治疗。关节置功能位，局部冷敷、弹力绷带轻轻缠扎，卧床休息。3～5日后关节痛及肌肉痉挛可缓解。此时鼓励病人作缓慢肢体活动，小心进行体疗和牵引，逐渐增加活动量，防止关节挛缩和畸形。

(3)发生肌肉血肿时处理原则同关节积血。有血尿和肾绞痛时，应及时替代治疗，同时鼓励多饮水，应用利尿剂，疼痛严重者可用镇痛药。

66. 维生素 K 依赖因子缺乏症有何病因

(1)摄入不足　①长期进食过少或不能进食；②长期低脂饮食，维生素 K 为脂溶性，其吸收有赖于适量脂质；③胆道疾病，如阻塞性黄疸、胆道术后引流或瘘管形成等，因胆盐缺乏导致维生素 K 吸收不良；④肠瘘、广泛小肠切除、慢性腹泻等所致的吸收不良综合征；⑤长期使用(口服)抗生素，导致肠道菌群失调，内源性合成减少。

(2)肝脏疾病　重型肝炎、失代偿性肝硬化及晚期肝癌等，由于肝脏功能受损，加之维生素 K 摄取、吸收、代谢及利用障碍，肝脏不合成正常量维生素 K 依赖性凝血因子。

(3)口服维生素 K 拮抗剂　如香豆素类等。其具有与维生素 K 类似的结构，却无其功能，通过竞争性抑制干扰维生素 K 依赖性凝血因子的合成。

(4)新生儿出血症　出生后 2~7 日的新生儿，可因体内维生素 K 贮存消耗，摄入不足及内生不能等，致维生素 K 依赖因子缺乏而引起出血。

67. 维生素 K 依赖因子缺乏症有何治疗、护理方法

(1)治疗相关基础疾病。
(2)饮食治疗　多食富含维生素 K 的食物，如新鲜绿叶蔬菜菠菜、白菜等。
(3)补充维生素 K　①出血较轻者，维生素 K 25~

50mg/d，分次口服，持续半个月以上。②出血严重或有胆道疾病者，维生素 K_1 20～40mg/d，加入 250～500 分钟葡萄糖中静脉滴注，3～5 日后改为口服剂。维生素 K 静脉注射太快可出现潮红、呼吸困难、胸痛、虚脱等表现，所以用药时应注意观察，及时调节滴速，避免不良反应的出现。

（4）补充凝血因子　本病若出血严重，维生素 K 难以快速止血，可用冷沉淀物 10～20IU/kg，静脉滴注，每 4 小时 1 次，连用 2～3 日，亦可输注新鲜血浆、新鲜冰冻血浆。输注过程中应注意观察病人有无不良反应发生。

68. 何谓弥散性血管内凝血？病因有哪些

（1）弥散性血管内凝血（DIC）是一种发生在许多疾病基础上，由致病因素激活凝血系统，导致广泛微血栓形成、凝血因子被大量消耗并继发纤溶亢进，引起全身出血的综合征。

（2）许多疾病或理化因素都可诱发 DIC。主要有：①各种感染，包括细菌、病毒、疟原虫等；②组织损伤，如严重外伤或挤压伤、颅脑损伤、大面积烧伤、大手术和产科并发症等；③免疫性疾病，如溶血性输血反应、暴发性紫癜、狼疮肾炎、急性血管内溶血等；④新生儿疾病，如新生儿硬肿症、窒息、呼吸窘迫综合征、新生儿溶血症等；⑤恶性肿瘤，如白血病、恶性淋巴瘤、前列腺癌、肝癌等；⑥巨大血管瘤、动脉瘤、急性出血性坏死性小肠炎等。

69. 弥散性血管内凝血的病理生理变化是什么

（1）微血栓形成是 DIC 的基本和特异性病理变化。其发生部位广泛，多见于肺、肾、脑、肝、心、肾上腺、胃肠道及皮肤、黏膜等部位。主要为纤维蛋白血栓

及纤维蛋白 - 血小板血栓。

（2）凝血功能异常　①初发性高凝期：为 DIC 的早期改变。②消耗性低凝期：出血倾向显著，凝血酶原时间显著延长，血小板及多种凝血因子水平低下。此期持续时间较长，常构成 DIC 的主要临床特点及实验室检查异常。③继发性纤溶亢进期：多出现在 DIC 后期。

（3）微循环障碍　毛细血管微血栓形成，血容量减少、血管舒缩功能失调、心功能受损等因素造成微循环障碍。

70. 弥散性血管内凝血的临床表现有哪些

（1）出血倾向　为 DIC 最常见的早期表现之一，多出现在低凝状态期，进入继发性纤溶期后出血更明显，其特点为自发性、多发性出血，部位可遍及全身，应注意观察皮肤、黏膜、伤口及穿刺部位等有无出血，例如早幼粒细胞性白血病病人在抽血后穿刺部位出血不止，则提示可能并发 DIC；部分病人可出现某些内脏出血，如咯血、呕血、血尿、便血、阴道出血，重者可发生颅内出血。

（2）休克或微循环衰竭　观察病人是否出现一过性或持续性血压下降，早期即出现肾、肺、大脑等器官功能不全，观察有无肢体湿冷、少尿、呼吸困难、发绀及神志改变等。

（3）微血管栓塞　微血管栓塞分布广泛，可使受损部位缺血、缺氧，持续时间过长可出现器官功能障碍，甚至组织坏死。眼睑、四肢、胸背及会阴部皮肤出现发绀，进而发生坏死、脱落。口腔、消化道、肛门等部位黏膜出现灶性或斑块状坏死或溃疡时，则提示为浅表栓塞。内脏栓塞常见于肺、脑、肝、肾、胃肠等。如肺栓塞常见突发性胸痛、呼吸困难、青紫和咯血；脑栓塞表现为头痛、偏瘫、抽搐，严重者则昏迷；腰痛、血尿、少尿或无尿可能为肾栓塞；胃肠道黏膜缺血坏死可引起呕血和便血。

(4)微血管病性溶血　轻重不等，急性大量溶血观察有无发热、黄疸、乏力、肤色苍白、腰背酸痛、血红蛋白尿等。溶血严重，超过骨髓代偿能力时可出现贫血，称为微血管性溶血性贫血。

71. 弥散性血管内凝血在实施抗凝治疗过程中应如何进行护理观察

(1)肝素治疗　当临床出现 DIC 的高凝期，消耗性低凝状态病因不能被控制且出血症状明显时，可在补充凝血因子的情况下应用。首次静脉滴注肝素 25mg，以后每 4~6 小时给半量持续静脉滴注，使凝血时间维持在 20~30 分钟之内(试管法)。一般用药 3~5 日，有效后逐渐减量至停药。小儿每次 60~125U/kg，加入生理盐水或 10% 葡萄糖 50~100ml 中静脉滴注，约 1 小时滴完，每 4~6 小时 1 次。应用肝素时勿过量，以免加重出血，定期测凝血时间，以指导用药，并注意有无皮疹、药物热等过敏反应。但出现 DIC 后期、颅内出血、溃疡病伴出血及原有严重出血性疾病时禁用。

(2)其他抗凝及抗血小板药物　①复方丹参注射液：可单独应用或与肝素联合应用。20~40ml 复方丹参加入 100~200ml 葡萄糖液中静脉滴注，每日 2~3次，连用 3~5 日。②右旋糖酐 40：500~1000ml/d，用 3~5 日，有辅助治疗作用。

(3)抗凝血酶Ⅲ(AT-Ⅲ)　与肝素合用，可减少肝素用量，增强疗效，降低肝素停用后的血栓发生率。每次 1500~3000U，静脉滴注，每日 2~3 次，可连用5~7 日。

(4)噻氯匹定　可用于急性及慢性 DIC 治疗。临床应用 24~48 小时出现作用，用药期间观察有无恶心、腹泻等不良反应。

72. 如何观察静脉血栓性疾病的临床表现

　　静脉血栓形成常见于深静脉，如股静脉、肠系膜静脉及肝门静脉等。多为红细胞血栓或纤维蛋白血栓。髂、股深静脉血栓形成常为单侧，应观察患肢局部有无肿胀、发热、疼痛，沿静脉走向是否发红及触及条索状改变；小腿深静脉血栓形成后，因有较丰富的侧支循环，故可无临床症状，偶有腓肠肌疼痛及压痛、发热、肿胀等。观察有无血栓远端血液回流障碍，形成慢性静脉功能不全综合征，如下肢水肿、胀痛、皮肤颜色改变、腹水等。血栓脱落可引起肺梗死。

73. 血栓性疾病如何实施抗凝治疗

　　(1)肝素钠及低分子肝素　主要用于近期发生的血栓性疾病治疗，防止血栓继续形成和扩大。①肝素钠：初始剂量为 10000～20000U/d，分 3 次静脉滴注，以后以激活部分凝血活酶时间(APTT)作为监测指标调整剂量到 ATPP 延长 1～2 倍为宜。总疗程不宜超过 10 日。用药时观察有无皮疹、药物热等过敏反应，有无因肝素过量引起的自发性出血。②低分子肝素：常用剂量 30000IU/d，皮下注射，每日 1～2 次。

　　(2)抗凝血酶Ⅲ(AT－Ⅲ)　主要用于 AT－Ⅲ 水平低下者，可增强肝素的抗凝效果，减少肝素的出血并发症。常用剂量：1500U/d，静脉滴注，3～5 日为一疗程。

　　(3)香豆素类　常用华法林，首剂 10～15mg/d，分次口服，随之5～10mg/d，用 PT 作为检测指标以调整用药量到凝血酶原时间(PT)延长 1.5～2.0 倍或国际正常化比值＝2～3(INR)为最佳治疗剂量。其作用出现较慢，一般需 8～12 小时后发挥作用，1～3 日达高峰，停药后抗凝作用尚可维持数天。用药时观察有无出血、胃肠道反应及过敏等。

74. 血栓性疾病如何实施溶栓治疗

溶栓治疗主要用于新近血栓形成或血栓栓塞的治疗。动脉血栓最好在发病 3 小时内进行，最晚不超过 6 小时；静脉血栓亦应在发病 24 小时内实施，最晚不超过 5 日。

(1)尿激酶(UK)　剂量及用法：首剂 4000 U/kg，静脉注射，随之 4000U/h，持续静脉滴注，1~3 日为一疗程，注意观察其不良反应，如出血、发热等。

(2)组织纤维酶原激活物　剂量和用法：首剂 100mg 静脉滴注，3 小时滴完。第 2~3 日可酌情减量。用药时注意勿过量，以免引起出血。

75. 骨髓穿刺部位有哪些？为什么胸骨穿刺时必须慎重

(1)骨髓常见穿刺部位　胸骨、髂前上棘、髂后上棘和胫骨。由于胸骨骨板菲薄，髓腔狭小，下方又是大动脉及心脏，故胸骨穿刺应该慎重。

(2)骨髓穿刺成功的指标是在抽出骨髓的瞬间，病人有特殊的感觉。有髓粒和脂肪粒；镜下有骨髓内特有的细胞，如巨核细胞或造血岛等；中性粒细胞的杆状核与分叶核的比值大于外周血。

76. 何谓血液成分？为什么要提倡成分输血

(1)血液成分　是指利用血液组成的某些物理化学特性，用比较简单的方法，分开取得的血液各组成分，包括血浆、红细胞、白细胞、血小板等。

(2)提倡成分输血　输注全血的适应证应是大手术、大创伤、大出血和换血等，但是很多疾患并不一定都要用全血，有时使用全血反而给疾病带来一些副作用等，如心脏负担过重引发心力衰竭等。因此应提倡成分输血，原则是缺什么血液成分就补充什么成分。输用成分血有许多优点：①成分输血的有效成分浓度高，纯度也高，治疗效果好；②输用时作用少，安全性好；③可综合利用血液资源，一血多用，尽可能发挥血液治疗价值；④价格便宜，可减轻病人负担，产生较好的经济效益和社会效益。

77. 简述慢性贫血的输血方法。注意事项有哪些

（1）输血方法　①制定计划：对需要长期输血的病人，要制定输血方案，按一定时间输血；②输血量和间隔时间的确定：一般慢性骨髓造血功能障碍的病人每2周输红细胞2个单位，造血物质缺乏的病人需要输血时往往输一次红细胞即可；③输血效果判断：输血后15分钟检测血红蛋白或血细胞比容可很快评估出输血的效果。

（2）注意事项　①应根据病因、临床症状和有无合并其他疾病来决定是否输血并注意其不同要求；②长期输血者不宜用维生素C，因其可增加胃肠道对铁的吸收而致含铁血黄素沉着症；③注意治疗原发病；④对心肺功能不全者或老年人，需注意输血速度，一般以1ml/（kg·h）为宜。

78. 骨髓移植与肝移植前应做哪些准备

（1）环境准备　采用空气层流洁净室，消毒层流室、工作室和外室。

（2）工作人员准备　入室前需做咽拭子培养，阳性者不得入内工作；保持个人卫生，每日用1：1000洗必泰溶液漱口；严格掌握各项无菌技术操作，注射、穿刺前局部要用2.5%碘酊和洗必泰酒精环形消毒3

遍后，再用洗必泰酒精纱布覆盖5分钟。

（3）受体准备　清理病人毛发，修剪指甲，洗澡后再用1：2000洗必泰药浴20分钟。在移植前7～10日，让病人持续服抗生素如新霉素、小檗碱等，入室前晚服酚酞，次晨行清洁灌肠。给予病人进无菌饮食与饮水。

79. 急性白血病化疗药物不良反应如何防治

（1）局部反应　柔红霉素、氮芥、阿霉素等多次静脉注射可引起静脉炎，漏于皮下可引起局部疼痛，肿胀或坏死。发生后可使用普鲁卡因局部封闭或冷敷，减少药物扩散，静脉滴注血管要轮换使用。

（2）骨髓抑制、感染和出血　抗白血病药物对白血病细胞杀伤力大，均应密切观察其变化。当中性粒细胞严重减少时应注意隔离，防止交叉感染。血小板减少者要注意出血倾向。

（3）消化道症状　恶心、呕吐、纳差等胃肠道反应。饮食要清淡、易消化和富有营养。必要时可用止呕镇静剂。

（4）其他　环磷酰胺可引起脱发、血尿，出现血尿应停药。长春新碱能引起末梢神经炎、手足麻木感，停药后可消失。柔红霉素、三尖杉碱类药物可引起心脏传导组织损害，要缓慢静脉滴注，复查心电图。甲氨蝶呤可引起口腔黏膜溃疡，亚叶酸钙可对抗其毒性作用。

80. 溶血标本对实验室测定结果有何影响

（1）标本溶血后，血红蛋白的红色色素引起的干扰。血红蛋白在431nm和555nm有光吸收，若比色波长和上述波长相近时，将导致测定结果假性增高。如同时作空白对照，可减少干扰程度。

（2）血红蛋白对分析物具有氧化还原作用，使测定物不能完全参与反应。例如溶血对胆红素的影响，不是红色色素使偶氮胆红素结果偏高，而是胆红素被血红蛋白氧化成胆绿素使测定结果偏低。

（3）血液中各种化学成分在红细胞和血浆中的含量不同，溶血后某些化学成分浓度发生明显变化，使测定结果不准确。

第七节　内分泌系统、代谢疾病和营养疾病护理知识

1. 何谓内分泌腺

无导管性分泌的腺体称为内分泌腺。它们的分泌物直接进入腺体内的毛细血管里，随着血液循环输送到全身各处。人体常见的内分泌腺有下丘脑、脑垂体、内分泌胰腺、卵巢、睾丸、肾上腺、甲状腺、甲状旁腺等。内分泌系统由内分泌腺、散布于全身各组织的激素分泌细胞以及它们所分泌的激素组成。

2. 简述甲状腺的解剖位置。甲状腺分泌的激素有哪些

（1）甲状腺是人体内最表浅也是最大的内分泌腺体。由左右两个侧叶及峡部组成，呈蝴蝶状，紧附着于第 2～4 气管软骨环前下方。成年人正常甲状腺重 15～25g。女性稍大于男性。甲状腺外有纤维囊包裹，此囊伸入腺体组织，将腺体分为大小不等的小叶。囊外有颈深筋膜包绕，侧叶与环状软骨间常有韧带样结缔组织相连，故吞咽时，甲状腺随喉上下移动。但正常情况下，甲状腺即使在吞咽动作时亦不能窥见。甲状腺的基本功能单位是甲状腺滤泡。

（2）甲状腺分泌甲状腺素，主要调节体内的各种

代谢并影响机体的生长和发育。另外，在滤泡上皮或滤泡间的间质组织中，散在有滤泡旁细胞，分泌另一类激素即降钙素，主要调节机体的骨代谢。甲状腺激素包括 T_3 和 T_4，在甲状腺内 T_4 约为 T_3 的 20 倍，碘是合成甲状腺素必不可少的元素。甲状腺素的合成与释放受丘脑 – 垂体 – 甲状腺轴的调节。

3. 肾上腺的解剖位置在哪里？常分泌的激素有哪些

（1）肾上腺为腹膜外的内分泌器官，位于腹膜和腹后壁之间，两肾的上内方，约与第 11 胸椎高度平齐，与肾共同包被于肾筋膜内。

（2）肾上腺分为皮质和髓质两部分。肾上腺激素可分为肾上腺皮质激素和肾上腺髓质激素。肾上腺皮质主要合成及分泌多种类固醇激素，其中最重要的是皮质醇、醛固酮和雄性类固醇。肾上腺皮质分泌的皮质激素可分为三类：即盐皮质激素、糖皮质激素和性激素。肾上腺髓质为神经内分泌组织，主要分泌儿茶酚胺(肾上腺素、去甲肾上腺素和多巴胺)。

4. 糖皮质激素的生理作用有哪些

（1）对物质代谢的影响　主要作用在于增加肝糖原的分解，升高血糖；对蛋白质代谢起分解作用，它可促进肝外组织，特别是肌肉组织蛋白质分解，加速氨基酸转移至肝生成肝糖原；糖皮质激素促进脂肪分解，增强脂肪酸在肝内氧化过程，有利于糖异生作用。对脂肪细胞的作用因解剖位置不同而异。糖皮质激素过剩的人，四肢脂肪少，而躯干、颈部、面部脂肪多堆积(向心性肥胖、满月脸)。

（2）对水、盐代谢的影响　皮质醇有较弱的贮钠排钾作用，还增加肾小球血流量使肾小球滤过率增加，有利于水的排出。

(3)对血细胞的影响 可使血中红细胞、血小板和中性粒细胞的数量增加，使淋巴细胞和嗜酸粒细胞减少。

(4)对循环系统的影响 对维持正常血压是必需的，能增强血管平滑肌对儿茶酚胺的敏感性，抑制具有血管舒张作用的前列腺素的合成，降低毛细血管的通透性，有利于维持血容量。

(5)对皮肤的作用 抑制成纤维细胞，使皮肤萎缩而菲薄，致使创面扩大，伤口难以愈合。

(6)对骨和钙的作用 有降低血清钙的综合效应，并且已被用于某些高钙血症的紧急救治如结节病。长期过量使用糖皮质激素对钙和骨代谢所产生的最严重后果是骨质疏松。

(7)在应激反应中的作用 当机体受到各种有害刺激，血中促肾上腺皮质激素（ACTH）浓度立即增加，糖皮质激素也相应增多，可提高机体的存活力、增加心肌收缩力、增加心排血量，血中儿茶酚胺含量也相应增加。

(8)免疫作用 能抑制许多免疫和炎症反应，可致免疫抑制状态，容易引起感染。糖皮质激素能阻碍组胺、过敏性慢反应物质与白三烯 C、白三烯 D、白三烯 F 的作用，抑制血管活性因子和炎症过程。

(9)对生长的作用 糖皮质激素过量会抑制儿童的线性生长和骨骼成熟。糖皮质激素也抑制生长激素的分泌。但同时也是正常生长和发育所必需的。在胎儿和新生儿中，它们加速各种组织的分化和发育。

5. 醛固酮分泌是怎样调节的

(1)肾素－血管紧张素系统是醛固酮合成调控的最重要因素。肾素是由肾小球旁器分泌的蛋白酶，催化血管紧张素原的水解，形成血管紧张素 – Ⅰ。后者在血管紧张素转化酶(ACE)的作用下，形成血管紧张素 – Ⅱ和血管紧张素 – Ⅲ，两者在刺激醛固酮分泌方面作用相当。

(2)电解质　K^+可直接作用于球状带，增加醛固酮合成。醛固酮也可通过刺激肾排泄 K^+ 来调节血钾浓度，而 Na^+ 主要是通过调节肾小球旁器细胞合成肾素来影响醛固酮的合成。

(3)其他　促肾上腺激素可刺激醛固酮分泌，但作用短暂。心房利钠肽可直接抑制醛固酮的分泌。多巴胺、5 – 羟色胺、生长抑素也有微弱的调节作用。

6. 何谓垂体瘤？如何分类

(1)垂体瘤是来自垂体前叶、后叶及胚胎期颅咽管囊残余鳞状上皮细胞发生的肿瘤。垂体瘤约占颅内肿瘤的 10%，无症状的小瘤在解剖时发现者多。其中以来自前叶的腺瘤占大多数，来自后叶者少见。多种颅内转移癌可累及垂体，需与原发性垂体瘤相鉴别。

(2)临床上根据肿瘤细胞有无合成和分泌功能，将垂体瘤分为功能性垂体瘤和无功能性垂体瘤。按内分泌功能分类，可分为催乳素瘤、生长激素瘤、促肾上腺激素瘤、促甲状腺激素瘤、促性腺素瘤、混合瘤。

7. 垂体瘤的压迫症状有哪些

(1)头痛　初期不剧烈，以胀痛为主，间歇或持续性，部位多在前额、双颞侧、眼球后或鼻根部。

(2)视力改变　由于肿瘤压迫视神经、视交叉、视神经束，病人出现视力减退、视野缺损和眼底改变。

(3)下丘脑综合征　肿瘤侵及下丘脑可出现肥胖、尿崩症、嗜睡、多食、厌食、性发育迟缓或早熟等。

(4)海绵窦综合征　肿瘤侵及海绵窦而发生第

3.4.6 脑神经受压，出现眼球运动障碍与突眼。

(5)垂体性卒中　有时瘤内出血，引起剧烈头痛伴垂体前叶功能突然低下，或伴视力、视野急性减退甚至失明，临床上称为垂体性卒中。

8. 垂体瘤药物治疗的观察内容有哪些

(1)溴隐亭　此药为多巴胺促效剂，可抑制催乳素分泌。一般从小剂量开始，以后根据具体情况逐渐加量。睡前或进餐时与食物同服，以减少恶心、呕吐、头晕、低血压等不良反应。经4~6周后，可使乳溢-闭经减轻以至消失，2~3个月后高催乳素血症消失，月经和排卵可恢复，且能受孕，此时宜停药，待至产后视病情需要再给药。男性病人服药3个月后，血睾酮浓度增加，1年内恢复至正常，精子数目增加。此药不仅对小瘤有效，还能使大瘤缩小，使病人头痛减轻，视野缺损改善。但须长期服药，否则常复发。

(2)赛庚啶　为血清素抑制剂，可抑制血清素对促肾上腺皮质激素释放激素的刺激作用，对皮质醇增多症及 Nelson 综合征有效。有嗜睡、多食等副作用。

(3)奥曲肽　是生长抑素的衍生物，能特异地抑制生长激素的合成和分泌。同时对促甲状腺激素瘤和促性腺素瘤亦有治疗作用。需皮下注射，可出现注射部位疼痛、腹部疼挛性疼痛、胆石症和暂时性脂肪泻。

9. 垂体前叶功能减退综合征观察要点有哪些

(1)促性腺激素和催乳素分泌不足的表现　性欲减退，女性病人月经稀少或闭经，阴毛、腋毛脱落，乳房及外生殖器萎缩。男性病人阳痿，生殖器萎缩，胡须生长减慢或阴毛脱落等。

(2)促甲状腺激素不足的表现　畏寒、少汗、皮肤干燥、水肿、便秘、眉发脱落或稀少，反应迟钝，病情严重者可出现神志淡漠、木僵状态，甚至昏迷。

(3)促肾上腺皮质激素不足的表现　食欲减退、体重减轻，全身软弱乏力，抵抗力降低，脉搏细弱，血压偏低。病情严重者可出现恶心、呕吐、高热、休克等危象的表现。

(4)生长激素不足的表现　成人中一般无特殊症状，在儿童中则可引起生长障碍。

(5)肿瘤压迫症状　肿瘤压迫视交叉或视神经而出现视力下降、视野缺损、偏盲失明等。若肿瘤压迫海绵窦，可引起脑神经受损而出现复视。肿瘤压迫室间孔可引起颅内压增高而出现头痛、呕吐等。

10. 何谓垂体危象？常见诱因有哪些

(1)垂体前叶功能减退危象(简称垂体危象)是由于垂体前叶功能减退未得到及时诊断治疗，发展至后期，可因各种诱因而发生病情突然加重、休克、意识障碍、高热，甚至出现昏迷等。

(2)常见的诱因有感染、腹泻、呕吐、失水、饥饿、寒冷、手术、外伤及各种镇静安眠剂、降糖药物反应等，均可引起垂体危象。临床症状呈高热型(> 40℃)、低温型(< 30℃)、低血糖型、循环衰竭型、水中毒型、失钠型等，有时呈混合型。有精神失常、谵妄、高热、低温、恶心、呕吐、低血糖症、昏厥、昏迷等。

11. 垂体危象的治疗措施有哪些

(1)补充葡萄糖　先静脉注射50%葡萄糖40～60ml，继以10%葡萄糖溶液静脉滴注。

(2)补充氢化可的松　补液中加氢化可的松，第1个24小时用量200～300mg，严重感染可增加，但低温型昏迷用量不宜过大。

(3)补充血容量 有失钠病史及血容量不足表现者，应静脉滴注5%葡萄糖生理盐水。

(4)高温治疗 发热并感染者，应积极采用有效抗生素，体温过高可给予各种降温措施。

(5)水中毒治疗 立即口服泼尼松10~20mg或氢化可的松50mg静脉滴注，继以100mg溶于250ml液体内静脉滴注。

(6)低温治疗 注意保温，并给予甲状腺素治疗。

(7)治疗过程中禁用吗啡等麻醉剂、巴比妥类安眠剂、氯丙嗪等中枢抑制剂及各种降血糖药。

12. 垂体危象的护理措施有哪些

(1)一般护理 密切观察生命体征变化，评估病人意识状态，维持水、电解质平衡，记录出入量，调整合适的输液速度。血压过低时，变换体位要慢，以免发生晕厥。对精神失常或神志不清者，应注意安全，防止发生意外。

(2)皮肤护理 观察皮肤的弹性及黏膜干燥的程度，保持皮肤的清洁，勤换内衣。意识不清的病人，应避免皮肤局部受压时间过长，防止压疮。

(3)饮食护理 给予高热量、高蛋白、高碳水化合物、高维生素饮食。适当补充钠盐，限水可纠正低血钠。

(4)体温护理 病人在低体温、不耐寒、低血压、营养不良时注意保暖，保持室温在26~28℃，必要时用热水袋。病人体温过高，可采取各种降温措施，并密切注意体温变化，观察有无感染灶，观察治疗效果。

(5)心理护理 为病人提供表达自己焦虑和抑郁的机会，根据具体情况进行心理疏导。由于多种症状引起的痛苦、活动能力降低与精神症状致使病人不愉快，在掌握病情的基础上了解病人的心理状态，实行个性化护理。由于长期药物治疗，可出现如满月脸、水牛背、向心性肥胖、压疮、多毛、男性化变化等，应指导病人克服心理障碍，逐步适应这种变化。

13. 何谓垂体卒中？其护理观察的内容有哪些

(1)垂体卒中是由于垂体内发生急性出血或梗死、坏死，导致垂体的体积突然增大，压迫垂体组织和周围组织，临床上出现剧烈头痛、视力急剧下降、垂体功能低下等危重情况。

(2)护理观察内容 ①头痛：突然发生剧烈头痛，可单侧或双侧，伴有恶心、呕吐、视力改变等。②视力：视力减退或失明，视野缺损、缩小，视神经萎缩。③血压：升高或降低，嗜睡，意识障碍或昏迷，体温升高。④急性垂体前叶功能低下：可出现高热，血压下降，意识障碍加重，休克等。⑤其他：全身乏力，贫血，性功能减退，畏寒，纳差等。

14. 尿崩症的原因是什么？主要观察内容有哪些

(1)尿崩症是由于抗利尿激素(即精氨酸加压素，简称 AVP)缺乏，肾小管重吸收水的功能障碍，从而引起以多尿、烦渴、多饮与低比重尿为主要表现的一种疾病。引起尿崩症的原因是由于下丘脑 – 神经垂体部位的病变所致，这些病变主要为肿瘤(颅咽管瘤、松果体瘤、第三脑室肿瘤、转移性肿瘤等)，其次为手术(垂体切除等)、颅脑损伤等。其他如脑部感染、白血病、肉芽肿病、血管病变等影响至该部位时也可引起尿崩症。部分病例无明显病因。

(2)观察内容 ①24 小时尿量可达 5～18L。②尿比重常在 1.005 以下。③尿渗透压常为 50～200mmol/kg (正常值为 600～800mmol/kg)。④尿色淡如清水。少数病人症状较轻，24 小时尿量仅为 2.5～5L，如限制饮水，尿比重可超过 1.010，尿渗透压可达 290 ~ 600mmol/kg。称为部分性尿崩症。⑤尿崩症的其他表现：主要为烦渴和大量饮水。其原因是由于低渗性多尿，血浆渗透压轻度升高引起。在足够水分供应下，病人一般不出现其他表现，但当病变累及下丘脑口渴中枢时，口渴感消失，或由于手术、颅脑外伤等原因，病人处于意识不清状态，如不及时补充大量水分，可出现严重脱水，血浆渗透压与血清钠浓度明显升高，出现极度软弱、发热、精神症状，甚至死亡。在护理这样的病人时，应引起高度重视。

15. 何谓抗利尿激素分泌失调综合征？其临床表现有哪些

（1）抗利尿激素分泌失调综合征是由于某些致病因素，如慢性肺部疾患、肿瘤、中枢神经病变等引起内源性抗利尿激素（即精氨酸加压素）分泌过多，或抗利尿激素作用增强，使水排泄障碍，导致体内水分潴留、稀释性低血钠、尿钠与尿渗透压升高的临床综合征。

（2）临床表现　多继发于其他疾病，症状和体征无特异性，易被临床忽视。起病隐匿，表现的程度取决于低血钠、低血浆渗透压的严重程度及进展速度，以脑细胞水肿造成的功能紊乱较为明显。当低钠血症发生缓慢，血钠≥120mmol/L 时，临床上无明显症状，仅表现为少尿、体重增加。当血钠下降迅速或≤120mmol/L 时，可发生急性脑水肿，出现恶心、呕吐、易激惹或嗜睡、食欲不振、软弱无力、体重增加，严重时有意识障碍、精神症状、惊厥、昏迷甚至发生脑疝，致中枢性呼吸衰竭而死亡。

16. 抗利尿激素分泌失调综合征补液的观察要点是什么

（1）轻型病人可以限制水分的摄入，每日给水约 800～1000ml 可见效，入水量的多少主要根据体重的变化来决定，有效的限水应使体重减少 1.0～1.5kg。一般 7～10 日可使血钠及血浆渗透压逐步恢复正常。对于水中毒及严重低钠血症的病人，首先静脉滴注 3%～5% 高渗盐水，按 5～10ml/kg 给予。可先给 100ml，于 1 小时左右输完。

（2）输入过程中应密切监测神志、心肺功能、血钠、尿量等，酌情调节输液速度。输注完毕观察 1.0～1.5 小时，根据病情可将余量分次补给。

（3）对抽搐、昏迷病人，在输注高渗盐水的同时，可静脉注射呋塞米 20～40mg，增加水排出，减轻脑水肿和心脏负荷。当血钠 > 120mmol/L 或血钠升高 25mmol/L 以上且神经精神症状消失，应停止高渗盐水输入，否则会出现脑桥脱髓鞘、脑水肿、颅内高压等导致死亡。补液的同时，应注意纠正其他电解质紊乱和血钾水平等。

17. 单纯性甲状腺肿的病因有哪些

（1）缺碘是引起地方性甲状腺肿大的主要原因之一。多见于离海较远、地势高的地区。流行区的土壤、饮水、蔬菜、粮食中含碘量均较低。

（2）碘的需求量增加　儿童生长期、青春期、妊娠、哺乳期、感染、创伤、寒冷或精神刺激等，由于增加对甲状腺激素的需求，引起相对性碘不足，可加重或诱发本病。

（3）致甲状腺肿的食物　胡萝卜类食物中含有硫脲类致甲状腺肿物，黄豆、白菜含有阻断甲状腺激素合成的物质，饮水、土壤中含钙、镁、氟、锌过高可抑制碘的吸收，药物如硫脲类、磺胺类、对氨水杨酸、保泰松、硫氰酸盐、高氯酸盐等可阻碍甲状腺激素合成。

(4)激素合成障碍　在家族性甲状腺肿中，由于遗传性酶缺乏，如过氧化酶、脱碘酶缺乏，甲状腺激素合成受阻，或缺乏水解酶，使甲状腺激素从甲状腺球蛋白分离和释放入血障碍，均可导致甲状腺肿。

(5)高碘摄入　有些地区饮用水含碘量过高，或食用含碘过多的食物及含碘药物等均可引起甲状腺肿。因为高碘可抑制甲状腺激素的合成与释放。

18. 单纯性甲状腺肿的预防措施有哪些

(1)缺碘性甲状腺肿　当碘的供应不能满足机体的生理需要量时，将产生甲状腺功能和机体发育异常等症状。严重缺碘可导致甲状腺肿大、呆小症、脑功能障碍、生育率下降、围生期死亡和婴儿死亡率增加。治疗和预防均采用补碘措施，补碘可用 0.005% 的碘化盐每日 5～10g。也可用碘化油口服或肌内注射。还可用碘化水、碘化面包及碘化食油等。

(2)高碘性甲状腺肿　对散发性者应避免或尽可能减少含碘药物的用量。对孕妇用碘更应慎重，因为胎儿对碘十分敏感，可导致胎儿巨大甲状腺肿，出生时可能造成窒息死亡。对地方性高碘甲状腺肿，如为食物引起者应改进膳食；对水源性者，应离开高碘水源区居住，或将高碘水用过滤吸附、电渗吸法降低碘量。

19. 与碘代谢有关的疾病有哪些？常用含碘的食物和药物有哪些

(1)碘是生物体内必需的微量元素之一，甲状腺是惟一能浓缩和利用碘的内分泌腺体。因此，碘缺乏或碘过多与甲状腺疾病的关系十分密切，几乎每种甲状腺疾病均与碘有着直接和间接的联系。碘缺乏可引起单纯性甲状腺肿、甲状腺结节、甲状腺肿瘤，碘过多可导致甲状腺炎、诱发酸活性分子。

(2)海产食品中的碘含量明显高于其他食物，如海带的含碘量约 2mg/kg，海鱼和贝类的含碘 80～500μg/kg，而一般食物，如谷类、麦类、蔬菜、水果、牛奶等的碘含量均在 50μg/kg 以下。含碘药物对机体碘代谢和甲状腺功能的影响是相当明显的，必须引起注意。常用的药物有饱和碘化钾液，含碘量为每滴 38mg，复方碘溶液为每滴 6mg，胺碘酮 75mg/200mg 片剂，造影剂为每剂量 400～4000mg，碘化油 25mg/ml，标准碘化食盐 760μg/10g。

20. 甲状腺功能异常者用胺碘酮治疗时观察内容有哪些

胺碘酮用于治疗阵发性室上性心动过速、心房纤颤和心房扑动等心律失常效果较好，也应用于成人心肌梗死后以减少室性心律失常的发生率和死亡率，无明显副作用。胺碘酮对甲状腺的副作用与本药的疗程和积累量有关，对甲状腺功能的影响主要观察的内容是：

(1)抑制 I 型 5′－脱碘酶，外周组织中的 T_4 向 T_3 的转化减少，血 T_4 和 γT_3 升高。

(2)垂体的脱碘酶被抑制，L－T_4 的转化减少，促甲状腺激素(TSH)升高，主要发生于胺碘酮治疗后 1～3 个月以内，以后的血 TSH 又往往降至正常，但 TSH 对促甲状腺激素释放激素的反应性下降。

(3)血 T_3 下降，γT_3 升高。随着疗程的延长，胺碘酮相关性甲状腺功能异常的发生率急剧上升，功能异常程度也逐渐加重。血 γT_3 水平可作为胺碘酮毒性的监测指标，但要排除甲状腺功能亢进、甲状腺功能减退、手术、糖皮质激素、β 受体阻断剂等的影响。因此，在临床应用胺碘酮时要注意观察其对甲状腺功能的影响。

21. 何谓甲状腺功能亢进？如何分类

（1）甲状腺功能亢进症（简称甲状腺功能亢进）是有多种病因致体内甲状腺激素分泌过多，引起以神经、循环、消化等系统兴奋性增高和代谢亢进为主要表现的一组疾病的总称，为一种临床综合征而非具体的疾病。

（2）根据甲状腺功能亢进的病因可分为：①甲状腺性甲状腺功能亢进：有弥散性毒性甲状腺肿、多结节性毒性甲状腺肿、自主性高功能甲状腺结节、滤泡状甲状腺癌、新生儿甲状腺功能亢进、碘甲状腺功能亢进等类型。②垂体性甲状腺功能亢进：有垂体瘤（TSH 瘤）致甲状腺功能亢进、垂体型甲状腺激素（TH）不敏感综合征等。③伴肿瘤甲状腺功能亢进：有绒毛膜上皮癌伴甲状腺功能亢进、葡萄胎伴甲状腺功能亢进、肺癌和消化系癌等伴甲状腺功能亢进。④卵巢甲状腺肿伴甲状腺功能亢进。⑤医源性甲状腺功能亢进。⑥仅有甲状腺功能亢进症状而甲状腺功能不高者：如亚急性甲状腺炎、桥本甲状腺炎、放射性甲状腺炎等。

以上类型在临床上以弥散性毒性甲状腺肿最常见，约占所有甲状腺功能亢进病人的85%，其次为结节性甲状腺肿伴甲状腺功能亢进和亚急性甲状腺炎伴甲状腺功能亢进。其他类型较少见。

22. 毒性弥漫性甲状腺肿致甲状腺功能亢进的高代谢表现的病理变化和症状有哪些

甲状腺功能亢进病人由于 T_3、T_4 分泌过多和交感神经兴奋性增高，促进物质代谢，加速氧化，使产热、散热明显增多，病人常有疲乏无力、不耐热、多汗、皮肤温暖潮湿、体重锐减、低热（危象时可有高热）等。甲状腺激素可促进肠道糖吸收，加速糖的氧化利用和肝糖原分解等，而致糖耐量异常或糖尿病加重。同时可促进脂肪分解与氧化，胆固醇合成、转化及排出加速，导致血中总胆固醇降低。蛋白质代谢加速致负氮平衡、体重下降、尿肌酸排出增多。骨骼代谢和骨胶原更新加速，尿钙磷、羟脯氨酸等排出增高。

23. 毒性弥漫性甲状腺肿致甲状腺功能亢进时眼部的特点有哪些

常伴有突眼，两侧对称或不对称，按突眼性质可分为良性（非浸润性）和恶性（浸润性）突眼两类。良性突眼占大多数，多无症状，可有以下特征：

(1) 眼球突度不超过18mm（正常不超过16mm）；

(2) 睑裂增宽、瞬目少，呈凝视或惊恐状态；

(3) 上睑挛缩，两眼下视时，上睑不能随眼球迅速同步下降，致使角膜上方巩膜显露；

(4) 双眼上视时前额皮肤不能皱起；

(5) 两眼看近物时，眼球聚合或辐辏能力差；

(6) 眼睑闭合时，睑缘颤动。恶性突眼约占5%，特点是眼球突出、眶周组织水肿、结膜充血、眼肌麻痹，重者可发生暴露性角膜炎、角膜溃疡，甚至穿孔及视神经受损，可以致残致盲。

24. 毒性弥散性甲状腺肿致甲状腺功能亢进时神经系统和心血管系统的常见症状有哪些

(1) 病人易激动、神经过敏、多言多动、紧张多虑、焦虑易怒、不安失眠、思想不集中、记忆力减退，有时有幻觉，甚至表现为亚躁狂症或精神分裂症。伸出舌和双手平举向前时有震颤。腱反射亢进，反射时间缩短。少数病人可表现为抑郁寡言、神志淡漠，以老年人多见。

（2）由于甲状腺激素对心血管系统的作用，以及交感神经兴奋性增高等，出现心血管系统的一系列症状。①心动过速：为最早最突出的表现。多为窦性心动过速，心率多在90~120次/分。为持续性，睡眠和休息时有所下降，但仍高于正常。②心律失常：房性期前收缩最常见，其次为阵发性或持续性心房颤动。也可见室性或交界性期前收缩，偶见房室传导阻滞。③心音改变：由于心肌收缩力加强，使心搏量增强，心尖部第一心音亢进，常有收缩期杂音。④心脏扩大：多见于久病及老年病人。当心脏负荷加重、合并感染或应用β受体阻断剂，可诱发充血性心力衰竭。⑤收缩压升高、舒张压下降和脉压增大：是甲状腺功能亢进的特征性表现之一，有时可出现毛细血管搏动、水冲脉等周围血管征。⑥甲状腺功能亢进性心脏病：甲状腺功能亢进伴有明显心律失常、心脏扩大和心力衰竭者，以老年甲状腺功能亢进和病史较久未能良好控制者多见，其特点为甲状腺功能亢进完全控制后心脏功能可完全恢复正常。

25. 毒性弥漫性甲状腺肿致甲状腺功能亢进的特殊临床表现有哪些

（1）甲状腺危象　为本病恶化时的严重表现，多见于感染、各种应激或^{131}I治疗早期，病死率较高。

（2）甲状腺功能亢进性心脏病　占甲状腺功能亢进的10%~20%，多见于40岁病人。

（3）淡漠型甲状腺功能亢进　多见于老年，起病隐袭，症状不典型，主要表现神志淡漠、乏力、嗜睡、反应迟钝、明显消瘦等。

(4)T_3型(或T_4型)甲状腺功能亢进　主要特征为血清总T_3及游离T_3增高，而总T_4及游离T_4正常，为T_3型甲状腺功能亢进，反之为T_4型甲状腺功能亢进。

(5)妊娠期甲状腺功能亢进　妊娠时的生理变化与甲状腺功能亢进的症状极为相似，总T_3、T_4也相应增高，给诊断带来困难。如果体重不随妊娠月数增加，休息时脉率在100次/分以上，四肢近端肌肉消瘦，应疑及甲状腺功能亢进，测血FT_3、FT_4水平升高，可诊断甲状腺功能亢进。

(6)胫前黏液水肿　表现为胫前局部皮肤增厚、变硬，早期发红，以后呈皮革或橘皮样，有褐色色素沉着。

(7)甲状腺功能正常的 Graves 眼病　以单侧或双侧突眼为主，无甲状腺功能亢进的临床表现。

26. 甲状腺功能亢进致甲状腺危象的临床观察要点有哪些

(1)危象前期　原有甲状腺功能亢进的症状加重，严重乏力、烦躁、发热、多汗，体重明显减轻，体温达39℃。心血管系统出现心悸、气短、心率加快，常达120次/分，可有心律不齐、心脏扩大等。消化系统出现食欲减退、恶心、腹泻、肝功能异常。淡漠型甲状腺功能亢进病人无烦躁不安、畏热、恶心、腹泻、多汗等症状，而表现为神情淡漠、嗜睡、乏力加重等，易被漏诊或误诊。

(2)危象期　甲状腺危象前期的症状进一步加重。①高热，体温高达39～40℃，极度烦躁不安、大汗淋漓、皮肤潮红，继而脱水、汗闭、苍白甚至休克。②心动过速，心率可达140～160次/分，常有心律失常，如期前收缩、心房颤动、心房扑动、房室传导阻滞等，严重者可发生心室颤动，也可发生心力衰竭、肺水肿等。③恶心、呕吐、腹泻甚至黄疸。④极度烦躁不安、神昏谵语，继而嗜睡、昏迷。有的病人尚可出现吞咽困难、延髓麻痹等。

淡漠型甲状腺危象病人则与此相反，表情淡漠、呆滞、虚弱无力、嗜睡、反射减退、极度消瘦、体温低、心律慢、脉压小，最后陷入昏迷。

27. 甲状腺功能亢进致甲状腺危象的预防措施有哪些

在临床护理中遇有甲状腺功能亢进症状较重，应密切观察病情，采取如下预防措施，以预防甲状腺危象的发生。

(1)避免精神刺激及过度劳累。

(2)对较重的甲状腺功能亢进病人，尤其是病史较久及老年病人应及时、正规地治疗，不可任意停药。

(3)发生感染时应及时控制。

(4)检查甲状腺时动作应轻柔，不可用力挤压。

(5)甲状腺手术时，术前要用抗甲状腺药物，做好充分准备，待甲状腺功能亢进症状消失、血清 T_3、T_4 正常方能手术。手术过程中力求操作轻柔、细致。

(6)对较重的甲状腺功能亢进病人在用 ^{131}I 治疗前，应先用抗甲状腺药物控制，待病情改善后，再行治疗。

28. 甲状腺功能亢进致甲状腺危象的主要抢救措施有哪些

(1)一般紧急处理　保持呼吸道通畅、吸氧，昏迷者应安置胃管，进行心电监护；立即补液，根据电解质、血糖及脱水情况调整输液的种类与量；补液扩容后仍有低血压，可酌情使用升压药；有心力衰竭者应给予强心、利尿，并注意输液速度及量；有心律失常者应采取相应的措施。

（2）抑制甲状腺激素的合成与释放　首选阿基硫氧嘧啶，也可用甲琉咪唑(他巴唑)；为阻止甲状腺激素释放入血，以降低血循环中甲状腺激素水平，可于应用丙硫氧嘧啶或他巴唑1~2小时后，用碘甘油或用复方碘液。

（3）阻断甲状腺激素的儿茶酚胺效应　常用 β 受体阻断剂、利舍平、胍乙啶等。

（4）应用糖皮质激素　纠正因甲状腺功能亢进引起的肾上腺皮质功能相对不足，提高机体在危急状态下的耐受能力，又抑制 L 转变为生物活性更强的 T_3。常用氢化可的松或地塞米松。

（5）若经上述治疗2~3日效果不佳者，可采用血液透析或腹膜透析，也可用血浆置换或换血疗法。

（6）对症处理保护机体脏器功能　积极处理高热，高热伴躁动不安者，可用人工冬眠疗法。

29. 甲状腺功能亢进致甲状腺危象的护理评估内容有哪些

（1）病史　有甲状腺功能亢进的病史，询问感染或其他诱发因素。

（2）身体评估　在甲状腺危象前，临床常有下列征兆：出现精神意识的异常，突然表现为烦躁或嗜睡；体温升高超过39℃；出现恶心、呕吐或腹泻等胃肠道症状；心率加快，>120 次/分。

（3）心理社会资料　甲状腺危象病人情绪改变几乎见于所有的病人，表现为急躁易怒、焦虑、神志淡漠、反应迟钝，甚至昏迷。而病人家属往往因病人病情加重而变得紧张、恐惧。

（4）实验室资料　甲状腺功能检查及电解质异常。

30. 甲状腺功能亢进致甲状腺危象常用的护理诊断和护理措施有哪些

（1）护理诊断　①体温过高：与身体新陈代谢过高有关。②营养改变：低于机体需要量，与蛋白质分解过度有关。③腹泻：与代谢增强，肠蠕动增加有关。④潜在危险：与高血压、心律失常、心力衰竭或电解质紊乱有关。

（2）主要措施　①备好各种抢救药品及器材。②严密观察病情变化，注意血压、脉搏、呼吸、心率的改变，观察神志、精神状态、腹泻、呕吐、脱水的改善情况。③保持环境的安静、安全，嘱病人绝对卧床休息。④加强心理护理，解除病人精神紧张。因任何不良刺激均可使病人症状加重，故护理人员应耐心、温和、体贴病人，建立良好的护患关系。另外，应指导病人家属避免紧张，多给予病人情绪上的支持。若病人处于兴奋状态，烦躁不安时，可遵医嘱给予镇静剂。⑤高热病人应迅速降温。可降低室内温度，头敷冰帽，大血管处放置冰袋，遵医嘱采用人工冬眠。⑥迅速建立静脉通道，并按医嘱完成治疗任务。⑦给予高热饮食，鼓励病人多饮水，饮水量每日不少于2000~3000ml，昏迷者给予鼻饲饮食，注意维持水、电解质平衡。有感染者应用有效抗生素。⑧呼吸困难、发绀者给予半卧位及吸氧。⑨对谵妄、躁动者注意安全护理，使用床挡，防止坠床。⑩昏迷者防止吸入性肺炎，防止各种并发症的发生。

31. 甲状腺功能减退症的临床表现有哪些

（1）一般表现　畏寒、少汗、乏力、动作缓慢、少言懒动、体温偏低、全身皮肤干燥增厚，毛发脱落。踝部非凹陷性水肿，由于贫血与胡萝卜素血症，可致手脚掌呈姜黄色。

（2）精神神经系统　记忆力减退，智力低下，反应迟钝，思想不集中，有时多虑而有神经质表现。后期多痴呆、幻觉、木僵或昏睡。

（3）心血管系统　心动过缓，心音低弱，心排血量减少。心脏扩大，常伴有心包积液，同时可有胸腔或腹腔积液。由于组织耗氧量和心排血量的减低相平行，故较少发生心绞痛和心力衰竭。

（4）消化系统　常有厌食、腹胀、便秘，严重者出现麻痹性肠梗阻，或黏液性水肿巨结肠。由于胃酸缺乏或维生素 B_{12} 吸收不良，可导致缺铁性贫血。胆囊收缩减弱而有时腹胀。

（5）内分泌系统　性欲减退，男性出现阳痿，女性多有月经过多、经期延长及不育症。

（6）肌肉与关节　肌力正常或减弱，收缩与松弛均迟缓，寒冷时可阵发短暂性肌痛、强直。黏液性水肿者可伴关节病变，偶有关节腔积液。

（7）黏液性水肿昏迷　见于病情严重者，诱发因素为寒冷、感染、手术和使用麻醉、镇静药物。临床表现为嗜睡，体温不升，呼吸减慢，心动过缓，血压下降，四肢肌肉松弛，反射减弱或消失，甚至昏迷、休克、心肾功能不全而危及生命。

32. 甲状腺功能减退的预防措施有哪些

（1）地方性甲状腺肿流行区，应进行碘化食盐预防，患地方性甲状腺肿母亲的初生婴儿，应常规做脐带血 FT_4 及 TSH（促甲状腺激素）测定，以发现早期婴儿病例。

（2）行甲状腺次全切术时，应谨慎考虑指征，正确掌握切除范围。

（3）用放射性碘治疗甲状腺功能亢进应恰当掌握剂量，治疗后定期测定甲状腺功能。

(4)由药物引起的甲状腺功能减退，应注意及时调整抗甲状腺药物的剂量或停药，也可酌情补充甲状腺制剂。

33. 甲状腺功能减退的常用治疗措施有哪些

(1)对症治疗 有贫血者补充铁剂、维生素 B_{12}、叶酸等，胃酸低者补充稀盐酸，但必须与甲状腺激素合用才能取得疗效；合并心脏扩大、心包积液、心力衰竭者，可用洋地黄制剂。

(2)替代疗法 可应用甲状腺激素替代治疗，根据个体化的原则决定。常用制剂有：左甲状腺素（$L-T_4$），系人工合成制剂，半衰期为 7 日，运转率较慢，作用时间长而稳定，常列为首选；甲状腺片为由家畜甲状腺提制，吸收缓慢，生物效应不稳定，应从小剂量开始，逐渐增加至满意疗效；L-三碘甲状腺原氨酸（$L-T_3$），是合成制剂，其作用快，持续时间短，最适合用于黏液性水肿昏迷的抢救。

34. 甲状腺功能减退治疗过程中药物观察的要点有哪些

(1)治疗替代过程中，应密切观察用药反应，如有头痛、心慌、怕热等反应可酌情减量；如有心绞痛或心律失常等严重反应，则暂停药 1～2 周，然后从更小剂量开始，缓慢调整剂量。除观察临床症状的变化及出现的副作用外，应定时测量脉搏、甲状腺功能等有价值的指标。

(2)怀孕的甲状腺功能减退病人，替代治疗时更需要严密观察，为了维持正常妊娠需要，并避免影响胎儿的发育，替代治疗应使血 FT_4 维持正常范围的高水平。

(3)由于代谢缓慢，本病病人对许多药物耐受力降低，若使用麻醉、镇静剂如吗啡、哌替啶、氯丙嗪（冬眠灵）等药物，应特别注意避免诱发昏迷。

35. 何谓黏液性水肿昏迷？临床表现有哪些

（1）黏液性水肿昏迷是一种内科急症，又称甲状腺功能减退危象。多见于老年、长期未获治疗者，大多在冬季寒冷时发病。诱发因素为严重躯体疾病、甲状腺激素替代治疗中断、寒冷、感染、手术和使用麻醉、镇静药物等。

（2）临床有典型黏液性水肿的表现，面部、肢体甚至全身性黏液性水肿，舌大，可发生多浆膜腔积液。严重者可出现嗜睡、低温（<35℃）、呼吸减慢、心动过缓、血压下降、四肢肌肉松弛、反射减弱或消失，甚至昏迷、休克，可因心、肾功能不全而危及生命。一旦发生，应及时抢救。

36. 黏液性水肿昏迷的抢救措施及护理要点有哪些

（1）立即补充甲状腺激素　严重者静脉注射。

（2）保持呼吸道通畅　迅速吸氧，纠正呼吸浅慢引起的二氧化碳潴留及低氧血症，必要时行气管切开，给予机械通气。

（3）应用糖皮质激素　每6小时50～100mg氢化可的松脉滴注，待病人清醒及血压稳定后减量。

（4）心电监护，密切观察血压的变化。

（5）慎重补液　补液量不宜过多，速度不宜过快。对于升压药应慎用，因甲状腺功能减退病人对升压药反应低下，且升压药与甲状腺激素合用容易出现心律失常。

（6）测量血糖　如有低血糖，立即注射50%葡萄糖40～60ml。

（7）控制感染　可酌情选用抗生素，防治肺部、泌尿系感染。

(8)注意保暖　应使体温逐渐升高，避免体温升高过快，引起周围血管扩张，血容量不足导致循环衰竭和心律失常。

(9)休克、昏迷的抢救　按休克、昏迷护理常规加强护理。

37. 亚急性甲状腺炎的临床观察内容有哪些

(1)亚急性甲状腺炎在临床上较为常见，多见于20～50岁成人，女性3～4倍于男性。本病起病一般较急，发病前常有上呼吸道感染。

(2)首先出现乏力与全身不适，并出现甲状腺部位疼痛，可放射至下颌、耳部或枕骨部，但有时也可没有疼痛。

(3)全身症状　包括畏寒、发热、食欲下降等。不少病人还可出现心悸、神经过敏等甲状腺毒症的表现。

(4)体格检查可发现甲状腺轻度肿大，常出现结节，质地中等，有明显压痛，位于一侧，经过一定时间可消失，以后又在另一侧出现。

(5)本病可有反复发作史，一般均能完全恢复而不影响甲状腺功能。部分病人出现一过性甲状腺功能减退，症状较轻，发生永久性甲状腺功能减退者很少见。

38. 库欣综合征的临床观察内容有哪些

(1)脂肪代谢障碍　面部和躯干脂肪堆积(向心性肥胖)为本病的特征。病人面如满月，胸、腹、颈、背部脂肪甚厚，四肢相对消瘦，腹部膨隆。

(2)蛋白质代谢障碍　肌肉萎缩无力，以近端受累明显；皮肤菲薄，易有紫癜，皮肤弹性纤维断裂，形成宽大紫纹；骨质疏松致腰背疼痛，脊椎畸形，身材变矮。

(3)糖代谢障碍　高皮质醇血症使糖异生作用增强，并可对抗胰岛素降血糖的作用，易发展成为临床糖尿病。

(4)电解质紊乱　大量皮质醇有潴钠、排钾作用，致高血压、低血钾，个别病人可引起碱中毒。部分病人因潴钠而有轻度水肿。

(5)感染　大量皮质醇抑制机体的免疫功能，病人容易合并各种感染，如皮肤毛囊炎、牙周炎、泌尿系感染、甲癣、体癣，且感染不容易局限，易发展为丹毒及败血症等。

(6)造血系统及血液改变　皮质醇刺激骨髓，使红细胞计数和血红蛋白含量偏高，加之病人皮肤变薄，故面容呈多血质。

(7)性功能异常　女性月经量减少、不规则或停经。男性性欲减退、阳痿、阴茎缩小、睾丸变软。

(8)精神神经障碍　病人常有不同程度的精神、情绪的变化，如烦躁、失眠多梦、性格改变、抑郁少青等。

(9)皮肤色素沉着。

39. 库欣综合征的护理观察要点是什么

(1)注意观察精神状态的改变，及时调整病人的不良情绪；若有神经、精神症状时，应关心体贴病人，减少其情绪波动；如失眠、烦躁明显者，可适当应用镇静剂，如地西泮、水合氯醛等。

(2)高血压病人要定期监测血压并记录，同时密切监测血糖和尿糖的变化。

(3)观察有无电解质紊乱，如出现恶心、呕吐、腹胀，应考虑低血钾，及时测定血钾和做心电图，并通知医师处理。

（4）病人出现乏力、腹痛、腹泻、呕吐、高热、意识不清及血压下降等，应按肾上腺危象及时抢救并加大皮质醇用量，直至病情好转。

（5）在应用糖皮质激素合成阻滞药物过程中，要注意观察药物的副作用。

40. 如何观察原发性醛固酮增多症的临床表现

（1）高血压　高血压是最早且最常见的表现，随病情进展血压渐高，大多数在 170/100mmHg，严重者可达 210/130mmHg。

（2）低血钾　神经－肌肉兴奋性降低，表现为肌无力或典型的周期性肌瘫痪。常见原因为劳累或服用氢氯噻嗪（双氢克尿塞）、呋塞米等排钾利尿剂。由于低钾引起代谢性碱中毒，造成游离钙降低及低镁血症，而发生肌痉挛。低钾严重者，肌肉瘫痪可波及四肢，甚至发生呼吸肌瘫痪，危及生命。

（3）肾脏表现　因大量失钾，肾小管上皮细胞呈空泡变性，浓缩功能减退，伴多尿，尤其夜尿增多，继发口渴、多饮。过多的醛固酮使尿钙及尿酸排泄增多，易并发肾结石及尿路感染。

（4）心脏表现　原发性醛固酮增多症病人较原发性高血压更易引起心肌肥厚；低血钾可引起不同程度的心律失常，以期前收缩、阵发性室上性心动过速较常见，严重者可诱发心室颤动；心电图可有典型的低血钾图形。

41. 原发性慢性肾上腺皮质功能减退症的护理观察要点是什么

（1）严密监测血压、心率、体重及精神状态、体力情况等。若高热、失水、血压下降、心率快、嗜睡、精神失常等肾上腺危象时，应专人护理并积极配合医师抢救。

（2）避免感染、创伤、手术、过劳、大量出汗、呕吐、腹泻或突然中断治疗等因素，以防危象发生。

（3）病人多需终身激素替代治疗，应观察有无头痛、血压升高、水肿、精神兴奋、失眠等，及时通知医师调整药物剂量。

（4）皮质激素疗效的观察，糖皮质激素过量通常表现为体重过度增加，而剂量不足表现乏力、皮肤色素沉着。正常血压、血钾和血浆肾素活性提示盐皮质激素替代适量，过量则引起高血压和低血钾，而剂量不足则表现倦怠、直立性低血压、低血钠、低血钾和血浆肾素活性升高。

42. 肾上腺危象的临床观察要点是什么

（1）皮质激素缺乏的共同症群　①循环系统：血压降低、虚脱、休克；②消化系统：厌食、恶心、呕吐、腹痛、腹泻；③神经系统：软弱无力、烦躁不安、嗜睡、昏迷；④全身症状：脱水、少尿、高热、有时体温低于正常；⑤实验室检查：低血钠、低血糖、血尿素氮升高，血钾可低、正常或升高，血或尿游离皮质醇减低。

（2）病因不同所致的特征性差异症群　其特征为在流行季节急性起病，高热、头痛、项强、意识障碍、发绀、四肢厥冷、血压下降或休克、皮肤大量出血点或大片瘀斑，脑脊液涂片和血培养有脑膜炎双球菌，白细胞计数明显升高等。肾上腺静脉血栓形成症状酷似外科急腹症。急性肾上腺出血如为抗凝疗法所致，其出血部位主要是髓质和皮质网状带，起病急剧，发展迅速，除原发病临床表现外，大多同时有糖皮质激素和盐皮质激素双重缺乏的症群。

（3）原发病或应激促发因素本身的症群　可有垂体功

能低下、艾迪生(Addison)病等疾病本身的临床表现，必须予以识别，避免和危象症状群混淆而延误诊断。

43. 肾上腺危象的抢救措施有哪些

(1)补充皮质激素 每日需皮质醇 20~30mg 维持生理所需，而在感染、创伤等应激状态下，所需皮质醇为生理最的 5~10 倍。疑诊者，立即静脉注射水溶性糖皮质激素。病情稳定且呕吐停止者，可改为氢化可的松片剂或泼尼松口服维持治疗，注意病情反跳。病情严重又无静脉滴注条件者，可用地塞米松或琥珀酸氢化可的松肌内注射，依病情 2~4 小时重复 1 次。

(2)补液，纠正水、电解质紊乱 ①补液量：视病情而定，典型危象病人失水量约为细胞外液的1/5。通常给 5% 葡萄糖生理盐水，第 1 日补 2000~4000ml，第 2 日补 2000~3000ml，严重者第 1 小时可输入 1000ml。心肾功能欠佳、失钠失水不明显，以糖皮质激素缺乏为主者，补盐水量可适当减少，补充葡萄糖以控制低血糖，并注意防止肺水肿。②补钾：危象时可有高血钾，但总体钾常减低，以及病人常有胃肠紊乱等，容易产生低血钾，经输液、应用激素、抗休克后尿量恢复。③昏迷者经上述治疗仍处于昏迷状态，则应鼻饲牛奶、豆浆、果汁、肉汤、葡萄糖及适量盐水等。

(3)抗休克 经用激素、足量输液等治疗后仍处于休克状态者，应考虑输入血浆或全血，并酌情选用血管活性药物。

(4)抗感染 以广谱抗生素为主，对严重败血症者，应选用针对性的有效抗生素治疗。

44. 长期大量应用糖皮质激素的副作用及并发症有哪些

(1)诱发和加重感染 长期大量应用可使机体的

防御功能降低，易诱发各种感染或潜在的病灶扩散。

（2）消化系统　溃疡形成，进一步发展可引起起出血与穿孔。

（3）类皮质醇增多症（Cushing 综合征）　与内源性皮质醇增多症的临床症状雷同。

（4）中枢神经系统　过量糖皮质激素对中枢神经细胞有一定的毒性，可影响睡眠、记忆、行为等各方面的活动。严重者可诱发精神失常和行为障碍，甚至假性脑瘤，诱发癫痫发作。

（5）运动系统　可引起骨坏死与骨质疏松、肌病、肌痛及关节病等。

（6）心血管系统　长期应用糖皮质激素可导致脂代谢异常和高血压，促进血栓形成，使心肌梗死的病人心脏易破裂。

（7）眼部并发症　不论局部还是全身用药，均可导致眼压升高、皮质类固醇青光眼及白内障。

（8）其他　长期大量使用糖皮质激素还可引起类固醇性糖尿病、低钾血症、伤口愈合不良、生长迟滞等。

45. 如何观察嗜铬细胞瘤的临床表现

（1）高血压　分为阵发性及持续性两种，典型的症状是突然发作的头痛、心悸、恶心、呕吐、出汗、气促、焦急、乏力、面色苍白、眩晕及心前区疼痛、腹痛等。检查可见病人情绪焦虑、脸色苍白、出冷汗、呼吸急促、瞳孔放大、心动过速、脉搏细弱、四肢厥冷、血压增高，收缩压可达 200mmHg 甚至 300mmHg以上，以致引起脑出血或急性肺水肿。每次发作可持续数分钟、数小时或迁延数天之久。发作后可继以低血压，皮肤充血，病人自觉疲乏无力。膀胱有嗜铬细胞瘤的病人常于排尿时或排尿后不久出现症状发作。

(2)代谢方面的改变　主要是血糖增高，伴有糖尿及基础代谢率增高。阵发性发作时约半数病人有高血糖及糖尿，这是由于肾上腺素大量分泌加速糖原分解所造成。该代谢方面的改变，可作为协助诊断的重要依据。

46. 如何观察嗜铬细胞瘤高血压危象

(1)诱因　可为自发性发作，见于突然改变体位、按压腹部、叩击肾区，或见于腹压增加如灌肠、用力咳嗽、排便、打喷嚏、屏气、大笑等，或见于情绪激动、紧张、疼痛刺激，或见于腹后壁充气造影、排尿或膀胱造影、手术触动肿瘤，或见于分娩，或见于使用某些降压药物(单胺氧化酶抑制剂、三环类抗抑郁药、某些降压药的反常升压作用)或摄入干酪食物及烟酒等。

(2)临床表现　①血压骤升，可达 300/150～300/210mmHg 或以上。②常伴剧烈头痛、多汗、呕吐、颤抖、面色苍白、四肢发凉等交感胺分泌亢进症群。③严重者因高血压及颅内血管强烈收缩，可致继发性脑水肿及颅内压增高。表现为高血压脑病或脑血管病症候群(脑出血、蛛网膜下隙出血等)，此时可出现剧烈头痛、恶心、呕吐、躁动、抽搐、颈强直、偏瘫、昏迷、视神经乳头水肿等，甚至可导致死亡。

47. 嗜铬细胞瘤高血压危象的抢救措施是什么

(1)特效药物　联合使用 α 及 β 受体阻断剂，竞争性地阻滞循环中儿茶酚胺对周围组织的作用，能有效地控制过多的儿茶酚胺引起的症状，从而可迅速控制高血压。

(2)对症治疗　同一般高血压危象，如吸氧、酌情使用镇静剂、降低颅内压等。

(3)注意事项 ①提倡联合使用 α 和 β 受体阻断剂。②除 α 及 β 受体阻断剂外，也可使用其他降压药物，如硝普钠等。③谨防某些降压药物的反常升压作用(利舍平、胍乙啶等)。④地塞米松虽降颅内压，但又对儿茶酚胺有协同作用，故不宜多用。

48. 原发性甲状旁腺功能亢进症的护理观察内容有哪些

(1)注意观察精神的改变。有淡漠、抑郁、烦躁、幻觉、嗜睡等表现，给予相应的处理措施。

(2)观察有无食欲不振、腹胀、便秘及四肢肌肉软弱无力、心动过速等高血钙症状出现，及时通知医生给予降钙处理。

(3)警惕高钙危象的发生。如有恶心、呕吐、便秘、表情淡漠、心动过速、心电图示左室高电压、Q - T间期缩短，则预示已处于高钙危象状态，应立即抢救。

49. 原发性甲状旁腺功能亢进症的护理要点是什么

(1)休息 病情加重时严格卧床休息，保持室内清洁安静，空气流通。

(2)饮食 给予易消化高维生素、高纤维素和富含营养的饮食，保持足够的热量。

(3)保持大便通畅 因高血钙引起胃肠蠕动缓慢，易出现腹胀便秘，故应注意多饮水，保持大便通畅，必要时给予缓泻剂及开塞露。

(4)注意安全 对于烦躁不安、昏迷及年龄大者应加用床挡，病人活动时要有人搀扶，以免坠床或滑倒造成骨折。

(5)甲状旁腺功能亢进高钙危象的护理 应立即给予生理盐水 3000ml/d 以上，以增加细胞外液补充血容量，在充分扩容的基础上静脉注射呋塞米，每次 20～100mg，用降钙素和二磷酸盐(依替膦酸盐和帕米膦酸盐)迅速降低血钙，以缓解高钙危象。

50. 如何观察甲状旁腺功能减退的临床表现

(1)神经－肌肉表现　①手足搐搦：可因寒冷、情绪波动、深呼吸等而诱发。首先出现口周、指端麻木、刺痛，手足与面部肌肉痉挛，继之出现手足搐搦。②癫痫：可表现为典型癫痫大、小发作，也可局限性发作。③异位钙化：出现于壳核、尾状核、小脑齿状核、丘脑、内囊及脑皮质、白质等处。基底节钙化和低血钙可引起锥体束外系症状，病人有震颤麻痹、口吃、肌张力增高、舞蹈动作及共济失调等。低钙血症纠正后，上述症状减轻或消失。若异位钙化出现在骨或关节周围，则形成骨赘，引起关节强直、疼痛等。④颅内压增高及视盘水肿：少数病人可有颅内压增高，视盘水肿，易误诊为脑瘤，但无肿瘤引起的眼及脑的定位性症状和体征，且低血钙纠正后，视盘水肿消失，可能因血钙低，血管渗透性增加引起。

(2)精神异常表现　轻者表现为易激动、烦躁、恐惧、失眠，重者出现妄想、幻觉、人格改变、谵妄或痴呆。

(3)外胚层组织营养变性的表现　本病常有皮肤粗糙、脱屑、色素沉着；毛发稀少而脱落；指趾甲脆而萎缩甚至脱落；起病于儿童者，牙齿钙化不全，齿釉发育障碍，有黄点、横纹、小孔等病变。此外，指甲及口角可并发白色念珠菌感染，严重者可扩散到口腔及肠道。

(4)其他　甲状旁腺素(PTH)分泌减少或缺如，可致甲状旁腺功能减退性心脏病，充血性心力衰竭。少数病程长又未经治疗的病人，可因低血钙引起肠道吸收不良、脂肪痢等。但经有效治疗后可逆转。

51. 何谓诊断试验膳食？常用的内分泌试验膳食有哪些

(1)在疾病的诊断过程中，将配合进行某些特殊功能检查的代谢平衡膳食以及控制某种营养素或热能检查的膳食统称为诊断膳食。

(2)内分泌疾病诊断试验膳食较多，根据不同的试验目的可分为：①反映胰腺内分泌功能的试验膳食，如葡萄糖耐量试验膳食；②反映甲状腺功能检查的碘试验膳食；③反映甲状旁腺功能检查的低钙、正常磷膳食，如低蛋白－无肌酐－正常钙磷膳食、限磷代谢膳食及钙滴注试验膳食；④反映肾上腺皮质功能的试验膳食，如钾钠定量试验膳食、限钠试验膳食及钠负荷试验膳食等；⑤CT试验膳食、B超试验膳食等。

52. 胰岛素的生理作用是什么

胰岛素是人体内调节糖代谢的重要激素，除了参与糖代谢以外，还参与脂肪和蛋白质代谢。胰岛素对这些物质代谢作用有一个总的趋势，促使这些代谢性营养物质以不同的形式保存起来。因此，人们将胰岛素称为"储存激素"。主要生理作用为：

(1)促进糖原合成，胰岛素能促进糖原合成酶的生成，使葡萄糖合成糖原储存起来。

(2)增加组织细胞对葡萄糖的吸收和利用，加速葡萄糖的氧化，提供能量。

(3)促进脂肪的合成，胰岛素不仅能抑制脂肪酶的活性，还能促进脂肪酸再脂化使脂肪酸变为脂肪储存起来，减少酮体生成。

(4)抑制糖异生，对抗胰高血糖素、肾上腺素和糖皮质激素等对糖异生的促进作用。

(5)促进蛋白质合成，抑制蛋白质分解，并为蛋白质的合成提供原料及能量，从而刺激人体生长。

(6)其他作用，如促进钾离子向细胞内转移，并有水、钠潴留的作用。

53. 糖在人体内的储存形式是什么？机体对糖如何利用

(1)糖原是人体储存糖的形式，肝脏和肌肉是储存糖原的主要部位。肝糖原是用来维持血糖浓度，供应全身利用能量，特别对于一些依赖葡萄糖作为能量来源的组织，如脑、红细胞等尤为重要。而肌糖原只能酵解或有氧氧化，不能补充血糖，主要是供应肌肉本身产生 ATP 以作收缩之用。

(2)机体对糖的利用受氧供应状况的影响，在氧供应充足时，葡萄糖进行有氧氧化，彻底氧化成二氧化碳和水；在缺氧的情况下则进行无氧酵解，生成乳酸。葡萄糖除供给机体能量外，还可提供一些小分子化合物，用于合成机体需要的物质，这是糖、脂肪和氨基酸代谢相联系的途径。如糖酵解产生的甘油可以合成脂肪，而脂肪分解的甘油也可进入糖酵解进行氧化。

54. 水、钠在人体内的生理功能有哪些

水是人体的重要组成部分，约占体重的 60%。人体细胞的活动和代谢都是在体液中进行的，包括运输、排泄、交换、体温调节和各种生物化学反应等。水是人体不可缺少的物质。水的供应一旦停止，人的生命仅能维持数日。人体内的水主要分布在细胞内、外液，细胞内液对维持细胞生理功能占重要地位；细胞外液对维持人体内环境的稳定起重要作用。钠是体液中含量最高的离子，它是保持细胞外液容量、调节酸碱平

衡、维持正常渗透压和细胞生理功能的细胞外液的主要阳离子。总之，水、钠是人体的重要组成成分，构成维持新陈代谢的内环境。

55. 糖尿病的诊断标准及临床特征有哪些

（1）诊断标准　①有糖尿病症状加一次空腹血糖≥7.8mmol/L或餐后2小时血糖≥11.1mmol/L。②无糖尿病症状者，两次以上空腹血糖≥7.8mmol/L或两次以上餐后血糖≥11.1mmol/L或一次空腹血糖≥7.8mmol/L，同时伴有一次餐后血糖≥11.1mmol/L。③如果空腹血糖<7.8mmol/L，同时餐后2小时血糖<11.1mmol/L者可做葡萄糖耐量试验（OGIT），如果服糖后2小时血糖≥11.1mmol/L，根据病人的情况，结合临床表现，可确诊为糖尿病。

（2）临床特征　糖尿病是以人体内胰岛素绝对或相对不足以及靶细胞对胰岛素敏感性降低或胰岛素本身存在结构上的缺陷、胰岛素受体或受体后反应异常等所致的高血糖和高血糖继发的脂肪、蛋白质、水及电解质等全身代谢紊乱为特征的一组综合征。临床表现有：多饮、多尿、多食伴有消瘦和乏力。

56. 糖尿病病人主要的查体项目有哪些？常见的并发症有哪些

（1）要求对糖尿病病人进行系统查体，并重点检查下列项目：①血糖、尿糖的测定。②身高和体重、腰围和臀围，估计是否伴有肥胖和消瘦。③儿童病人的发育情况。④营养状况。⑤有无白内障，必要时行眼底检查看视网膜病变。⑥口腔检查，重点明确有无牙龈炎、牙龈萎缩等。⑦甲状腺的检查。⑧心、肺、肝、胰的功能检查。⑨对长期糖尿病病人应进行神经和血管功能的检查，随时检测血糖情况。

（2）急性并发症有：①低血糖反应；②高渗性昏迷；③糖尿病酮症酸中毒；④急性感染；⑤乳酸性酸中毒。慢性并发症有：①糖尿病合并心血管的病变，如冠心病、高血压、脑血管病变；②糖尿病合并微循环的病变，如糖尿病足、末梢神经炎；③糖尿病肾病；④糖尿病合并视网膜病变。

57. 如何观察、处理糖尿病病人的低血糖反应

低血糖反应是胰岛素应用过程中最常见的并发症，当胰岛素使用不当、活动过度，或肝、肾功能不全，饮酒等易发生低血糖反应。表现为饥饿、乏力、心悸、出冷汗、反应迟钝、意识模糊、嗜睡甚至昏迷。有些病人低血糖时可无明显上述症状或仅表现为神经系统症状，应引起重视。尤其是夜间熟睡后，低血糖后由于交感神经兴奋，肾上腺素等胰岛素拮抗激素分泌增多。所以有些病人虽有低血糖反应，但却表现为高血糖，此时应减少胰岛素剂量，而不是盲目地加大胰岛素剂量。为避免低血糖反应，任何病人应用胰岛素时均应告诫注意低血糖症状，注射胰岛素后按时进餐。剂量要准确，要从小剂量开始逐渐增加。注射胰岛素后不应马上进行体育锻炼。一旦发生低血糖，紧急处理是立即进食，进糖类食物，严重者可立即静脉推注 50% 葡萄糖 40～60ml，肌内注射胰高血糖素，或补充糖皮质激素。

58. 磺脲类药物的作用机制及观察要点有哪些

（1）磺脲类药物主要通过以下几种途径和方法降低血糖，治疗糖尿病：①与胰岛 β 细胞膜上特异性受体结合，抑制钾离子从细胞内向细胞外流，使 β 细胞浆膜去极化，导致含有胰岛素的小囊泡向 β 细胞表面移动，并释放胰岛素。②与 β 细胞膜受体结合，抑制

磷酸二酯酶活性，促使细胞内储存的钙离子释放，使胰岛素分泌的第一相得以改善。③增强胰岛β细胞对其刺激物的敏感性，加强胰岛素分泌的第二相水平。④胰外作用：加强对葡萄糖的摄取和利用，增加脂肪合成，减少肝脏糖异生，降低血糖。降低血小板凝集，改善血黏度和循环，减少心血管并发症的发生。

（2）磺脲类药物主要适用于2型糖尿病病人，年龄大于40岁，病程小于5年，体重比较理想的病人。在应用过程中要观察肝、肾功能，有无低血糖反应、消化道反应、过敏、骨髓抑制等，要从小剂量开始，根据检测血、尿糖结果，4~7日调整1次，餐前30分钟服用。

59. 双胍类药物的作用机制及观察要点有哪些

（1）主要通过以下机制来治疗糖尿病　①改善胰岛素的敏感性，增加胰岛素与外周组织胰岛素受体结合。②抑制肠道葡萄糖的吸收。③抑制糖异生，主要是通过抑制基础状态下的肝脏异生，抑制肝糖输出。④增加周围组织对葡萄糖的转运、利用和氧化。⑤抑制糖原分解。⑥降低甘油三酯的水平，抑制肠道胆固醇生物合成和储存。⑦降低缺氧引起的人体上皮细胞增生，抑制血小板聚集，增加纤溶活性，降低血管通透性，增加动脉舒缩力和血流量。⑧其他作用，双胍类与磺脲类不一样，双胍类不刺激胰岛素分泌和释放，仅有胰外作用，因此无体重增加等副作用。适用肥胖的2型糖尿病，经过饮食、运动治疗后血糖控制不理想的病人。

（2）观察要点　主要是观察消化道反应，有无恶心、呕吐、纳差、胃部不适、腹泻，口内有无金属味。因此要在餐中或餐后服用。要注意检测血糖、尿糖结果，逐渐增加剂量。有严重肝肾功能不全、严重高血压、进食过少和妊娠、哺乳期妇女禁用。

60. 胰岛素的适应证有哪些

临床用胰岛素治疗的主要适应证有：1 型糖尿病；2 型糖尿病口服药无效者；妊娠糖尿病；糖尿病并发急性代谢紊乱，如糖尿病酮症酸中毒、高渗性昏迷、乳酸性酸中毒；糖尿病合并严重的慢性并发症，如肝肾功能不全；机体应激情况下，如大、中型手术，外伤、严重感染；营养不良，如合并结核病、肿瘤等；继发性糖尿病，胰源性糖尿病、肝源性糖尿病、迟发型自身免疫性糖尿病等。

61. 胰岛素的非降糖作用有哪些

胰岛素除了降糖作用以外，其促进细胞分裂与生长及对神经的调节作用在临床上也有多种用途。

（1）外科感染及创面愈合，用胰岛素 40U + 生理盐水 10ml + 庆大霉素 4 万 U，配制后换药应用。

（2）烧伤感染创面、压疮等，用胰岛素 12U + 生理盐水 20ml 湿敷创面外加凡士林纱布包扎。

（3）肛裂，用胰岛素 20U + 生理盐水 0.5ml 混合后喷洒创面。

（4）冠状动脉搭桥、急性心肌梗死，可用胰岛素 10U + 10% 葡萄糖 500ml 静脉滴注，改善心肌代谢。

（5）急性放射病、重型肝炎、肝硬化、厌食、婴儿腹泻、高血钾等都可用胰岛素来改善症状。胰岛素有促进蛋白质及脂肪的合成、促进生长发育等作用。

62. 胰岛素的副作用有哪些？如何防治

（1）低血糖反应　可表现为饥饿、乏力、心悸、出冷汗、反应迟钝、意识模糊、嗜睡甚至昏迷。防治：告之病人低血糖反应的症状，注射胰岛素后按时进餐，剂量准确，逐渐增加。注射后不要参加体育锻炼等。

一旦发生立即进食或进糖，严重者静脉注射50%葡萄糖40~60ml。或肌内注射糖皮质激素。

(2)过敏反应　有荨麻疹、紫癜、血管神经性水肿、过敏性休克，局部注射处有红肿、瘙痒、皮下硬结。防治：应用胰岛素时要询问有无过敏史，一旦发生过敏，可更换纯度高或人体胰岛素，并加用抗过敏药。

(3)水肿　胰岛素有水、钠潴留的作用，用药2~3周出现双下肢轻度凹陷性水肿，一般无须处理，自行消失。

(4)皮下脂肪萎缩或肥厚　如果使用纯度不高的动物胰岛素易发生注射局部皮下脂肪萎缩，反复注射同一部位易发生脂肪肥厚。防治：要经常更换部位，应用纯度高的或人体胰岛素。

(5)屈光不正　因血糖下降迅速，造成晶体和玻璃体屈光率下降，而致远视，一般不需处理，3周左右自行恢复。

(6)肥胖和胰岛素抵抗　在胰岛素治疗时积极控制饮食，加强体育锻炼，必要时加用双胍类药物来预防。

63. 影响胰岛素皮下注射吸收率的因素有哪些

(1)注射的部位　身体不同区域胰岛素的吸收有显著的不同，腹部区域吸收最快，臂部吸收中等，臀部和大腿吸收最慢。

(2)注射的深度　肌内注射比皮下注射吸收快。

(3)注射局部因素　局部加温和按摩能加快吸收。

(4)胰岛素浓度和剂量　浓度和剂量越大，作用的时间越长。

(5)运动　注射局部肌肉群运动可加速胰岛素的吸收。

(6)胰岛素的结构，单体胰岛素比多体胰岛素吸收率要快 2~3 倍。

64. 简述使用胰岛素的注意事项

(1)控制剂量　胰岛素的用量需随病情而定，做到适时调整剂量。

(2)剂量必须准确　采用 1ml 注射器抽吸药液并避免振荡。

(3)注射时间准确　正规胰岛素在饭前 30 分钟皮内注射，鱼精蛋白锌胰岛素应在早饭前 1 小时皮内注射。

(4)皮内注射部位应经常更换，以防注射部位组织硬化、脂肪萎缩致胰岛素吸收不良。

(5)局部消毒应严密，以防感染。

(6)两种胰岛素合用时应先抽吸正规胰岛素，后抽吸鱼精蛋白锌胰岛素。

(7)严密观察低血糖反应，一旦出现立即给予口服糖类食物、糖水或静脉推注 500g/L 葡萄糖液。

(8)注意其他不良反应，如荨麻疹、血管神经性水肿、过敏性休克等。反应严重者立即停药，并对症处理。

65. 如何进行糖尿病的基础教育

糖尿病教育的对象不仅是病人，而应包括病人的家属及专科医生、护士、营养师和基层非糖尿病专科医生。通过基础教育，掌握糖尿病的病因、影响因素、病情控制的方法，取得病人和家属的配合，充分发挥病人的主观能动性，保证长期治疗方案的严格执行。糖尿病基础教育的内容和方式应根据具体条件和病人的文化素养与经济背景等因地因人而异。任何一位糖尿病病人，都必须掌握最基本的防治知识。基本内容有：糖尿病的诊断标准及特点；胰岛素分泌与胰岛素抵抗的概念和发病机制；血糖控制不良的后果；胰岛素应用的方法；口服降糖药的注意事项；食物配制的原则；低血糖的防治等。告知病人不乱寻医问药，以最低的费用达到最佳的治疗效果。

66. 糖尿病病人的护理要点有哪些

(1)生活护理　在糖尿病的护理中，生活质量非常重要，包括口腔、皮肤、足部护理及安全护理，完成护理工作的关键既取决于医务人员的健康指导，更取决于病人和家属的认识，了解和配合。

(2)营养指导　糖尿病病人必须改变以往的饮食习惯，饮食是治疗糖尿病的最基本方法。一些轻型糖尿病往往仅靠饮食治疗就可控制血糖，帮助病人了解食物的组成搭配，掌握好碳水化合物(糖类)、蛋白质和脂肪的比例平衡。

(3)加强体育锻炼　指导病人正确的参加体育活动，注意安全，作好运动前、中、后的血糖检测，掌握好运动时间，餐后 1 小时最好，时间大于 30 分钟，随时携带食物，保持体液平衡，做到运动适当、安全、舒适有效。

(4)应用药物治疗的护理　针对不同的治疗采取有效的护理措施，掌握胰岛素治疗、口服药物治疗的方法和注意事项，掌握好血糖检测的技术方法为治疗提供可靠依据。

(5)心理护理　糖尿病是一种慢性病，由于饮食的控制，并发症的出现，使病人丧失工作和生活信心，产生抑郁情绪。因此要关心、爱护病人，帮助病人树立战胜疾病的信心，保证治疗方案正确实施。

(6)并发症的护理　糖尿病病人应注意有无酮症酸中毒、高渗性昏迷、低血糖反应、视网膜病变、糖尿病肾病、糖尿病心血管病变等并发症的发生。

67. 如何进行糖尿病病人的基础护理

(1)口腔护理　保持口腔清洁，每天勤刷牙，清除齿缝间的食物残渣，保持口腔卫生，定期进行口腔检查，如有牙龈出血、红肿、发软或出现口臭、口味异常时，及时诊治。

(2)皮肤护理　糖尿病易引起皮肤干燥，同时增加皮肤感染的机会，因此要保持皮肤清洁，勤洗澡，避免使用刺激性肥皂和过热的洗澡水，可使用一些油性护肤品，穿通气良好的纯棉内衣。

(3)足部护理　糖尿病足是糖尿病严重慢性并发症之一，因周围神经病变，感觉障碍所致。因此做好足部护理，定期检查足部皮肤、及时发现异常现象，每日用温水洗脚，时间小超过 15 分钟，水温不超过 40℃。按摩足部促进血液循环。要穿宽松、柔软的棉鞋、袜，保持清洁，及时更换。冬天注意保暖，不要赤脚行走。

(4)安全护理　糖尿病病人易出现跌倒导致骨折，因此要加强安全教育，提高安全意识，根据情况采取安全措施。

68. 如何对糖尿病病人进行运动指导

糖尿病病人的运动方案要个体化，根据病人的性别、年龄、体型、体重、生活习惯、运动习惯、运动经验、运动爱好等选择适当的运动方式和运动量。运动时要注意安全，运动量应从小量开始，逐步增加，长期坚持。对体重正常的人运动所消耗的热量应与其摄入的热量保持平衡。但对肥胖和超重的人则要求其运动消耗热量大于摄入热量，才可达到减轻体重的目的。运动的时机应以进餐 1 小时后进行为佳。空腹运动易发生低血糖，餐后不即运动影响消化吸收。运动频率因人而异，每日坚持运动，一日3餐后较好，也可集中在晚餐后1次进行，每次运动坚持30分钟，如继续运动宜休息10分钟后再进行。有并发症者限制运动。

69. 如何对糖尿病病人进行饮食指导

饮食控制是治疗糖尿病的基本方法，合理控制饮食有利用于血糖的控制。轻型糖尿病病人往往只需饮食治疗就能有效地控制血糖，防止并发症发生。饮食治疗的目的是维持标准体重，纠正已发生的代谢紊乱，减轻胰岛β细胞的负担。在实际工作中，因人而异控制饮食最好，长期维持合理的饮食结构搭配。营养物质的分配原则是高碳水化合物、高纤维素、低脂肪食物，适当进食一些新鲜水果，补充维生素。糖尿病的饮食种类要求多样化，控制每日总热量。饮食控制不能采取禁吃等强制性措施，开始可多吃蔬菜充饥。禁止吸烟，控制饮酒。

70. 常见的胰岛素拮抗物有哪些

（1）糖皮质激素　主要通过肝糖原的分解，增加糖异生，提高胰高血糖素的水平，同时降低靶组织中胰岛素受体的数目和亲和力，来对抗胰岛素，提高血糖。

（2）生长激素　长期的生长激素分泌过多可引起糖耐量下降，血糖升高。

（3）儿茶酚胺　能刺激胰高血糖素的分泌，刺激糖原分解，加速糖异生，抑制葡萄糖的利用，加速脂肪分解，使血糖升高。

（4）胰高血糖素　主要是增加糖异生，加速糖原的分解对抗胰岛素，使血糖升高。

（5）游离的脂肪酸　可以损害周围组织对葡萄糖的利用抑制葡萄糖的分解，拮抗胰岛素的作用，使血糖升高。

（6）脂肪细胞因子，胰岛淀粉样多肽，葡萄糖转运蛋白，抗胰岛素抗体，抗胰岛素受体抗体等都是胰岛素的拮抗物。

71. 糖尿病常累及的器官有哪些？为什么会出现"三多"症状？如何加强对糖尿病病人的临床观察

（1）累及的器官　①肾脏病变：一般出现结节性肾小球硬化或弥漫性肾小球硬化，引起蛋白尿，称为糖尿病肾病。②大血管病变：糖尿病病人高血压、冠心病的患病率比非糖尿病病人明显增多，糖尿病易引起动脉内膜粥样斑块，弹性下降，血流受阻。③微血管病变：主要是高血糖导致血管内皮细胞的糖过度利用，组织的微血管缺乏胰岛素受体，糖的氧化受阻，引起微循环障碍。④神经病变：主要是累及周围神经和自主神经系统，也累及脑和脊髓。⑤其他病变：眼睛，可造成视网膜病变；皮肤，可造成过敏性紫癜，皮下脂肪萎缩及弹性组织的变性；肝脏、心脏也可发生不同程度的受累。

（2）症状　"三多"即指"多饮、多食、多尿"。多尿是因血糖浓度增高，超过肾糖阈而从尿排出，由于葡萄糖是固体结晶，排出时必然带出水分，且高血糖本身有渗透性利尿作用，由于多尿的缘故，病人体内丢失大量水分，引起口渴而多饮，加之病人体内葡萄糖利用障碍，引起饥饿反应，故有多食症状。

（3）临床观察　①"三多一少"症状有无加重；②酮症酸中毒表现：食欲减退、呕吐、恶心、嗜睡、呼吸加快和加深、呼气有烂苹果味、脱水等；③有无感染；④有无低血糖反应；⑤有无四肢麻木等周围神经炎表现；⑥有无水肿、蛋白尿、高血压、脑卒中（脑血管意外）等表现；⑦在高渗性昏迷治疗过程中，应注意有无脑水肿的发生；⑧口服降糖药物与胰岛素的不良反应与用药疗效。

72. 如何观察糖尿病病人合并心血管病变的临床表现

糖尿病心血管病变是糖尿病致死的最主要原因，主要包括：高血压、冠心病、脑血管病、外周血管病等。其临床表现为：

（1）高血压表现　如头痛、头晕、恶心、呕吐等。

（2）心脏表现　如胸闷、憋气、心绞痛，严重者可出现心力衰竭、心肌梗死、心律失常，甚至猝死。

（3）脑血管表现　如出现失语、神志改变、肢体瘫痪、伴脑萎缩者可有智力下降、反应迟钝等。

（4）外周血管表现　如出现下肢发凉、发酸、发软、行走困难，休息后减轻，出现间歇性跛行。病情进一步发展，可出现静息痛、皮肤温度下降、颜色有改变、动脉搏动减弱或消失，最后发展为昼夜持续性疼痛、感觉异常甚至出现下肢溃疡、坏死等。

73. 如何做好糖尿病合并心血管病变病人的护理

（1）控制好饮食，给低脂肪、低胆固醇、高纤维素食物，注意水果、蔬菜合理搭配。限制动物油、动物内脏的食用。

（2）肥胖病人要进行体育锻炼，减轻体重、减轻心脏负担，注意运动量不要过大，以免增加心脏负担，加重病情。

（3）严格控制血糖，定时进行血糖检测，合理持续地进行治疗。

（4）坚持科学合理的生活方式，保持心情舒畅；劳逸结合；避免精神刺激；情绪激动。病人禁止吸烟；控制饮酒。

74. 导致糖尿病足的危险因素有哪些？如何预防糖尿病足

（1）糖尿病病人要随时观察足部情况，具有下列情况者要引起重视：①有足部溃疡既往史。②具有周围神经病变的症状和体征，如足部麻木、触觉和痛觉减退、足部皮肤发热无汗、肌肉萎缩、鹰爪趾。③周围血管病变，如运动引起的腓肠肌疼痛、足部皮肤发亮变薄、温度降低、脉搏变弱或消失等。④具有糖尿病其他并发症者，如糖尿病肾病、糖尿病视网膜病变。⑤其他危险因素，如鞋袜不合适、运动过多、经济条件差、拒绝治疗护理者。

（2）教育病人主动的对足部进行护理，具体措施：①每日用温水洗脚，按摩局部，注意不要用力揉搓，以免损伤皮肤，水温低于40℃，时间在10~15分钟，以免烫伤。②每日检查足部有无水泡、溃疡和破损。切记勿用尖锐的剪刀修剪脚趾。③足部皮肤干燥者洗脚后可用护肤油加以保护，切记不要用刺激性强的化学剂。④注意局部不要受压，应穿宽松的布鞋、袜。注意保暖，禁止赤脚行走，赤脚穿鞋，布袜应保持清洁、干燥、柔软，每日更换1次。⑤控制饮食，合理运动，防止疾病进展。⑥如果出现糖尿病足的危险因素或足部有破损应及时处理。

75. 糖尿病并发感染的常见部位有哪些？治疗原则有哪些

（1）糖尿病病人容易发生感染，较严重，不易控制。严重降低了糖尿病病人的生活质量。常见的部位有：泌尿系感染占43.4%；其次为肺结核占17.0%；肺炎占9.0%；糖尿病坏疽占9.0%；胆囊炎占5.4%；蜂窝织炎占4.5%；带状疱疹占4.5%；败血症占2.7%；中耳炎占1.8%；其他各种感染占2.7%。

(2)具体原则　①早期、合理、足量应用抗生素，如果不及时处理，可导致病情加重，因此应在抽血和留尿标本后即可用抗生素。途径一般是静脉给药，以保证剂量。②慎用磺胺类抗生素，由于与某些降糖药有协同作用，故容易导致低血糖反应。③提倡重视综合治疗，积极控制血糖，纠正水、电解质紊乱及营养不良，必要时可输入血浆、白蛋白加强支持疗法。④进行血培养，寻找感染的因素，为治疗提供可靠依据。⑤局部感染灶的处理。

76. 何谓糖尿病酮症酸中毒？诱发因素有哪些

(1)糖尿病酮症酸中毒是指糖尿病病人在各种诱因的作用下，胰岛素明显不足，升糖激素增多，造成糖、蛋白质、脂肪、水及电解质平衡失调而导致高血糖、高血酮、尿酮、脱水、电解质紊乱，出现代谢性酸中毒等病理改变的一个症候群。

(2)常见的诱因　①胰岛素使用不当、突然减量或随意停用或胰岛素过期失效。②各种感染是导致酸中毒的最常见的诱因，以呼吸、泌尿、消化道的感染最为常见。③饮食失控，进食过多高糖、高脂食物或饮酒等。④精神因素，精神创伤、过度激动和劳累。⑤应急状态，如外伤、手术、麻醉、妊娠、心肌梗死、甲状腺功能亢进等。⑥其他因素。如应用糖皮质激素治疗、大量输入含糖液体、呕吐、腹泻等。

77. 糖尿病酮症酸中毒紧急处理措施有哪些

(1)一般处理　快速诊断，了解病情，建立静脉通道。

（2）及时补液　有严重脱水、血容量不足者及时补充血容量，必要时进行中心静脉压的测定。

（3）胰岛素的应用　为了使血糖尽快下降，纠正代谢紊乱，一律选用短效胰岛素，一般主张用小剂量静脉给药，每小时每千克体重 0.1U 胰岛素，即 500ml 生理盐水 + 胰岛素 8～12U，静脉滴注，2 小时滴完。如果应用葡萄糖，胰岛素的用量则按葡萄糖与胰岛素之比（2～6）：1，即 2～6g 葡萄糖用 1U 的胰岛素。当病人饮食恢复，神志清醒，脱水、酸中毒及电解质紊乱纠正后改为皮下注射。

（4）纠正水、电解质与酸碱平衡失调，必要时可首选 5% 碳酸氢钠 100～200ml 静脉滴注，当 pH 恢复到 7.1 以上时，停止补碱。

（5）补钾、补磷、补镁。对症处理，消除病因，防止并发症，根据病情适当应用抗生素。

78. 糖尿病酮症酸中毒的护理观察要点有哪些？在纠正水、电解质紊乱时应注意哪些问题

（1）护理观察要点　①重症护理：严密观察生命体征，注意神志、呼吸、血压情况。②定期进行血糖、血酮、尿糖、尿酮、血气分析及电解质的检测，采血必须在输液肢体对侧进行。③保持呼吸道通畅，昏迷病人注意吸痰、翻身拍背、防止窒息。④密切观察电解质平衡失调及脱水现象，如眼球凹陷、唇裂、皮肤干燥、感觉异常。⑤观察心电图变化，注意心电图波形的改变。⑥做好口腔护理、皮肤护理，预防压疮及注意病人的安全防范。⑦熟练运用输液泵，保证体液供给。⑧随时观察并判断可能出现的失水、水中毒、脑缺氧、低血钾、高血钾、肾衰竭等并发症，协助医生积极进行救治。

（2）在纠正水、电解质紊乱时一般先补给生理盐水或复方氯化钠溶液，如无禁忌证，可在2~4小时内快速静脉滴入 1000~2000ml，以迅速纠正失水及失钠；当血糖降至 14mmol/L 时，改输葡萄糖氯化钠溶液，同时按每 2g 糖输入 1U 胰岛素继续治疗；待排尿后及时补给氯化钾，以防补液后利尿排钾及注射胰岛素后大量血钾随葡萄糖进入细胞内而出现低钾血症。

79. 如何判断高渗性非酮症高血糖性昏迷综合征？其临床特征有哪些

（1）高渗性非酮症高血糖性昏迷综合征（HNKHC）简称糖尿病高渗性昏迷，是糖尿病一种少见的急性并发症。主要是由于胰岛素的绝对或相对不足，在各种诱因的作用下，血糖显著升高，导致水、电解质大量从肾脏丢失，由于尿糖增多，导致尿渗透压加大，使病人失水往往比电解质的丢失严重，最终导致高渗性昏迷。

（2）临床特征　①常发生于中、老年人。②约有2/3 的病人发病前有轻度糖尿病病史。③严重的高血糖：多高于 33.3mmol/L。④血浆渗透压明显升高，可大于或等于 350mmol/L。⑤无明显的酮症酸中毒表现。⑥严重的氮质血症，BUN 明显升高。⑦病人常伴有意识障碍或昏迷。死亡率较高，达 20% 以上。

80. 高渗性非酮症高血糖性昏迷综合征的护理要点有哪些

（1）迅速建立输液通道，有效的保持血容量。

（2）病情观察　给予心电监测，观察神志、瞳孔、血压变化。准确记录 24 小时出入量。

（3）氧气吸入，必要时采用面罩给氧。

（4）准确及时地进行血糖、血浆渗透压、电解质的检测。

(5)用药监护　纠正血压及电解质紊乱。应用胰岛素过程中，加强血糖监测，一般测量血糖2~4小时1次，当血糖降至13.9mmol/L时停止注射胰岛素，改用5%葡萄糖溶液静脉滴注，防止因血糖下降太快而发生脑水肿。

(6)详细记录出入量及中心静脉压，最好使用输液泵，计算好输液量。

(7)做好生活护理，保持口腔、皮肤清洁、舒适。有胃管者做好胃管的护理，杜绝口腔感染、泌尿系感染、压疮及坠床等并发症的发生。加强责任心，协助医师积极进行观察和抢救。

(8)环境　保持室内安静、体位舒适，减少不良因素刺激。注意保暖。

81. 低血糖症常见的原因有哪些？慢性低血糖症对脑组织的影响有哪些

(1)低血糖症是由多种原因引起的血糖浓度过低所致的综合征。一般以血浆血糖浓度在3.0mmol/L或全血在2.5mmol/L以下为低血糖的诊断标准。常见原因有：特发性低血糖；营养性低血糖；2型糖尿病早期；肝源性低血糖；胰源性低血糖；内分泌疾病性低血糖；药物性低血糖及其他原因引起的低血糖等。

(2)葡萄糖是脑组织的主要能源，当低血糖长时间出现或反复出现则会损伤中枢神经系统，引起一系列症状：①大脑皮质受累，则出现意识朦胧、定向力与识别能力丧失、嗜睡、多汗、肌张力下降、震颤、精神失常等。②皮层下中枢受累，则出现躁动不安、感觉过敏、阵挛性或舞蹈样动作、瞳孔散大、强制性惊厥等。③中脑受累，则出现阵发性张力性及扭转性痉挛、眼球歪斜、巴比斯基征阳性。④延脑受累，则出现昏迷、去大脑强直、反射消失、瞳孔缩小、血压下降。若低血糖昏迷持续时间超过 6 小时，则脑组织的损伤不可逆转，并引起严重的功能障碍，导致死亡。⑤下丘脑受累，为糖代谢的调节中枢，受累后糖代谢进一步紊乱，加重病情发展。

82. 如何救治空腹低血糖症

长期低血糖会严重影响大脑功能，急性低血糖发作，症状凶险、危重，必须争取时间进行抢救。空腹低血糖常持续存在，且继续恶化，需要处理。

(1)出现低血糖时应立即进食，或快速静脉滴注或静脉推注 50% 葡萄糖 50~100ml；如果血糖恢复，但病人意识未恢复正常超过 30 分钟为低血糖昏迷，必须紧急处理，给予 20% 甘露醇 250ml 静脉滴注 20~30 分钟滴完，必要时给糖皮质激素维持血糖在 8.33~11.1mmol/L，有利于受损的脑神经细胞和交感神经系统的恢复。

(2)如果是医源性低血糖，应立即停止用药，或重新调整治疗方案。

(3)如果是其他原因引起的低血糖，在纠正和预防低血糖的同时，应积极治疗原发病。

83. 如何观察高脂血症对人体的危害

(1)可以引起各种类型的黄色瘤，可发生在身体的任何部位。

(2)增多的脂质沉积在肝脏和脾脏，导致肝脾增大，出现脂肪肝、脾亢进。

(3)过多的脂质可以堆积在动脉管壁内，形成纤维斑块，出现高血压、冠心病、脑动脉硬化、脑缺血等。

(4)由于脂蛋白的乳糜微粒栓子阻塞了胰腺的毛

细血管，引起局限性胰腺细胞坏死而导致胰腺炎的发生。

(5)由于血脂增高，血黏度升高，影响了血流速度，加速了血小板的凝集，故引起脑梗死、心肌梗死等。

(6)另外长期血脂升高还可引起角膜弓、游走性关节炎、周围血管病变、痛风、糖尿病及甲状腺功能低下等。

84. 高脂血症治疗措施和遵循的原则有哪些

(1)措施　高脂血症和低密度脂蛋白水平升高及高密度脂蛋白水平降低都与冠心病及其他动脉硬化性血管病变的发病率有着密切的关系。高脂血症治疗的目的，是通过降低血脂水平，进一步降低冠心病的患病率及心血管意外的发生。原发性高脂血症的治疗措施主要有：调整生活方式与饮食习惯；合理应用降脂药物；血浆净化；外科手术及基因治疗。继发性高脂血症的治疗主要是积极治疗原发病，并可适当结合饮食控制和降脂药物的应用。

(2)原则　①原发性高脂血症是一种终身性的代谢紊乱，因此所采取的治疗措施必须持久。②根据不同的病因选择合适的治疗方案，才能既经济又有效果。③健康的生活方式和合理的饮食是最经济、最安全、最有效的降脂方法，同时也是其他降脂方法的基础。④在使用降脂药物时，一定要定时检测肝、肾功能、血脂水平及时调整药物剂量。⑤经过以上措施，血脂水平仍不能控制者，可进一步考虑血液净化、外科手术及基因治疗等。

85. 如何判断肥胖症？诊断标准有哪些

(1)肥胖症是指体内脂肪堆积或分布异常，体重增加，是遗传因素和环境因素共同作用的结果。一般指储存的脂肪量超过标准体重的 20% 以上，而不是指实际体重超过标准体重的 20% 以上。如果无明显病因可寻者称单纯性肥胖；具有明显病因者称继发性肥胖。

（2）诊断标准　①根据身高计算标准体重；男性标准体重（kg）= 身高（cm）- 105。女性标准体重（kg）= 身高（cm）- 100。正常人体重波动范围在 10% 左右。超过标准体重的 25% ~ 34% 为轻度肥胖；超过 35% ~ 49% 为中度肥胖；超过 50% 为重度肥胖。②根据体重指数来判断：体重指数（BMI）= W/H^2 [（W 为体重（kg），H 为身高（m）]。当体重指数大于 24 为超重；大于 26 为轻度肥胖；大于 28 为中度肥胖；大于 30 为重度肥胖。③标准体重百分比 = 被检人实际体重/标准体重 × 100，当百分比大于 120% 为轻度肥胖；大于 126% 为中度肥胖；大于 150% 为重度肥胖。④腰身比值大于 0.6 为腹型肥胖。⑤其他，如腰臀比值，皮褶测量，肩周长测量等都可判断脂肪分布情况。

86. 如何治疗单纯性肥胖症

治疗原则是：减少摄入，增加消耗。具体措施是：

（1）饮食治疗　控制高脂肪、高糖、高胆固醇饮食，多吃蔬菜、含糖少的水果及高纤维素的低热量食物。

（2）加强体育活动　增加能量消耗，每周体重减少 0.5 ~ 1kg 为宜，如果饮食控制加体育活动，减轻体重的效果会更好。

（3）教育与行为治疗　包括营养教育、体育活动、社会支持、技艺营造、认知战略等。让病人真正认识到肥胖带来的危害，矫正不正常的饮食行为，指导进食要细嚼慢咽，不断地进行自我监督、自我改变、自我控制。

（4）必要时给减肥药物治疗，减肥药有两类：一类是抑制食欲，减少能量摄入。另一类是加强代谢，增加能量消耗。

（5）手术　皮下抽脂也能解决局部脂肪的堆积。

87. 蛋白质－热能营养不良急性期病人如何治疗

（1）纠正水、电解质及酸碱平衡失调　给病人适当的能量和电解质。水分的补充要保证病人有足够的尿量排出，补液速度不宜太快。电解质的补充注意钾、钠、钙和镁平衡失调的纠正。

（2）抗心力衰竭　多见于肥胖型病人，主要由于心脏功能障碍和水肿消退时血容量增加，加重心脏负荷所致。心力衰竭发生时，病人常有体循环系统淤血的表现。可采用利尿剂、吸氧及其他支持方法。

（3）抗感染　蛋白质－热能营养不良症的病人抵抗力下降，易并发各种感染，肺部感染和败血症较常见，应根据致病菌的药敏试验选用合理的抗生素控制感染。

（4）营养治疗　是蛋白质、热能营养不良症的根本治疗。根据病情可给流质半流质等食物或肠外营养，补充能量蛋白质、维生素、无机盐等重要物质。

88. 维生素缺乏的常见原因有哪些

（1）维生素摄入不足　人体所需要的维生素基本上是由食物提供的，当食物提供不足或不良的饮食习惯如挑食、偏食、加工过细的食物、不适当的烹调方法及长时间禁食的病人等，都可引起不同种类维生素的缺乏。

（2）吸收不良　几乎所有的维生素都要经过胃肠道吸收，故胃肠道的疾病或食物中存在影响营养素吸收的因素均可导致维生素吸收不良而发生缺乏。

（3）代谢异常　代谢性疾病如甲状腺疾病、肾上腺疾病、糖尿病均可导致维生素代谢加快或紊乱而发生缺乏。

（4）破坏或丢失过多　如大量出汗、慢性酒精中毒等都可排出大量的维生素。

（5）其他原因　如饮食限制、尿毒症、药物影响及透析中的丢失，也可引起维生素的缺乏。

89. 维生素 B_1 缺乏症的治疗与护理有哪些

（1）注意食物的合理搭配与改善烹调方法。不长期吃加工过于精细的米、面及制品，常吃些粗粮和杂粮。不用碱烹调加工食物。不吃未经加热的生鱼、虾肉及少吃蕨类、槟榔等食物。避免过度饮茶和咖啡等，都可预防维生素 B_1 的缺乏。对一些需要量较高的人群如儿童、妊娠、哺乳妇女、高温作业人员等可每日给予一定量的维生素 B_1 来预防。

（2）如果已经发生维生素 B_1 缺乏可采取以下措施　①一般治疗：有脚气性心脏病的病人，病情一般较危重，应注意卧床休息及对症处理。②饮食治疗：多选动物性肉类食物，每天蛋白质摄入量可达 100～150g，但碳水化合物的量应适当限制，以免增加维生素 B_1 的消耗。低盐饮食有利于水肿的控制及心力衰竭的纠正。③积极治疗原发病：如糖尿病、甲状腺功能亢进症、结核病等，在补充维生素 B_1 的同时彻底治疗原发病。④维生素 B_1 的治疗：是治疗脚气病的惟一药物，有片剂和注射剂 2 种。病情轻者或干性脚气病者口服维生素 B_1 每日 15mg，病情较重者给维生素 B_1 每次 50～100mg 皮下或肌内注射，维生素 E 不能用于静脉注射，病情缓解后改为口服。对于急性心脏型脚气病病人首次给予肌内注射维生素 B_1 20mg，其后每 4 小时肌内注射 10mg 直至心力衰竭消失为止。

随后改为口服维生素 B_1。

90. 脱水临床分几类

脱水是指体内的水、钠代谢失常。正常情况下体内的水与钠保持一定的比例，共同存在，以维持细胞外液的渗透压，当人体失水时必伴有失钠。因此脱水实际上是水和钠的共同丢失，引起体液减少。由于脱水的原因不同，水、钠丢失的比例有差异，临床上将脱水分为：

(1)高渗性脱水　失水大于失钠，造成血钠升高可 >145mmol/L，也称高钠血症。

(2)低渗性脱水　失钠大于失水，造成血钠降低可 <130mmol/L，也称低钠血症。

(3)等渗性脱水　表示体内的水、钠丢失平衡，血钠正常为 130～145mmol/L。

91. 如何判断脱水的程度

脱水根据临床表现和丢失水分的量，把脱水分为：轻度、中度和重度脱水。丢失水分的粗略计算法：病人的实际含水量 = 正常的水分(0.5～0.6)×(正常钠浓度/实际钠浓度)×100%。如果丢失的水量占体重的2%～3%，并有口渴等症状，称为轻度脱水。如果丢失的水量占体重的5%～6%，并有头痛、头晕、软弱无力、心率快、声音嘶哑、烦躁不安等症状。查体面容憔悴、眼球下陷等称为中度脱水。如果丢失的水量占体重的10%左右，并出现血压下降、体温升高、神志不清等称为重度脱水。

92. 脱水病人如何补液

(1)补液量　首先粗略计算出缺水量(L) = (实际血钠的浓度 -142)×体重×0.4。第1日的补液量可根据两方面的情况来估计，即病人已丢失的水量加当日继续丢失的水量。如果病人尚能口服则给予大量饮水，否则给静脉滴注。

(2)补液的种类　根据脱水的种类来决定，原则是：高渗性脱水补低渗液体为主；低渗性脱水补高渗性液体为主；等渗性脱水补等渗液体为主。

(3)输液的速度　要根据病人的具体情况而定，要判断病人的心肺功能，脱水的轻重缓急。一般原则是：先快后慢；先盐后糖；见尿补钾。总之脱水病人在补液时要严密观察病情变化，及时检测血生化，指导合理补充液体。

93. 水过多与水中毒的区别及观察要点有哪些

(1)人体水容量的调节主要靠抗利尿激素和肾脏的排水功能。如果肾脏的排水功能不良或抗利尿激素分泌过多，使肾小管对水的再吸收加强，或饮水过多或输入葡萄糖过多，即可引起体内水潴留，血钠相对降低称水过多。

(2)血钠低于 130mmol/L 时，过多的水从细胞外渗到细胞内，引起细胞肿胀，称为水中毒。

(3)观察要点　主要是以脑细胞肿胀引起神经精神症状，表现为惊厥、昏迷等，一般纠正后即可恢复。如果急性明显渗透压下降，血浆钠在 48 小时内迅速降至 108mmol/L，即可导致永久性神经系统损害或死亡。同样过快地纠正低钠血症也会引起严重的神经系统的损伤。临床上主要观察神经系统的症状，轻者可表现全身不适、恶心、头痛、嗜睡、腱反射减退或消失。严重者可出现惊厥、昏迷或死。

94. 如何观察低钠血症的临床表现

由于失钠必失水，引起循环血容量降低，出现以下症状：①头痛、头晕、疲倦、软弱无力、神志恍惚、严重者出现精神错乱、昏迷等。②血压下降、心率加快、四肢发凉、体温降低等休克表现。③食欲不振、恶心、呕吐、眼窝深陷、消瘦、皮肤失去弹性。④红细胞、血红蛋白、红细胞比积、尿素氮均增高。血浆钠降低可小于 130mmol/L，尿量减少，同时伴有电解质及酸碱平衡失调的一系列表现。

95. 低钠血症如何补液

（1）轻度的缺钠性脱水　只要增加食物中氯化钠及水的摄入或口服氯化钠片，就可以改善病人的情况。对不能口服或中度及重度病人并伴有明显血容量不足者可选用静脉滴入，及时补液。

（2）补液的种类　等渗盐水、复方氯化钠、碳酸氢钠生理盐水溶液，将 1.25% 碳酸氢钠 300ml 加入生理盐水 700ml 配制而成，钠的含量为 152mmol/L、氯的含量为 107mmol/L、碳酸氢根含量为 45mmol/L。临时配制的平衡盐水，用生理盐水 400ml、5% 碳酸氢钠 20ml、10% 氯化钾 1.5ml、5% 葡萄糖 80ml 配制而成，使钠含量 148mmol/L、钾的含量为 4mmol/L、氯的含量为 128mmol/L、碳酸氢根含量为 24mmol/L。血浆和含钠的右旋糖酐等胶体溶液是补充有效血容量的代用品。切记不要使用不含钠的右旋糖酐。

（3）输入量及输入速度　要根据病人的具体情况决定输液的量和速度，如果是中度和重度脱水并有严重的休克表现时要给予血浆或含钠右旋糖酐补充血容量，然后再补充相应的电解质溶液。要先快后慢，可根据血压、心率、尿量、周身情况、颈静脉充盈度、血钠及血气分析来判断，决定输液速度和种类。

96. 如何维持人体内钾离子的平衡

食物是体内钾的主要来源，每日只从食物中摄取钾 2 ~ 3g 足够维持生理需要。肉类、水果、蔬菜等均富含钾，普通膳食每日可供钾 2 ~ 4g。饮食中的钾 90% 由小肠吸收。肾脏是主要排钾器官，通过尿液排出。根据食物的不同，每日可排出 40 ~ 120mmol/L 的钾，其规律是多进多排；少进少排；不进也排。每日从粪便中排出约 5 ~ 10mmol/L 的钾；从汗液中排出约 0 ~ 10mmol/L 的钾。体内的钾主要分布在细胞内，含量为 150mmol/L，细胞外的含量较少为 3.5 ~ 5.5mmol/L。血钾主要是指细胞外血浆内钾的浓度，主要来源于细胞内的钾库，如果不能进食，又无额外的损失，每日可补充尿中排出的钾，即可维持平衡。

97. 如何观察高血钾的临床表现

(1)神经 - 肌肉系统症状　当血钾大于 8mmol/L 时，自下肢、躯干、上肢先后出现肌肉酸痛、疲倦无力、手足感觉异常、肢体肤色苍白、湿冷、动作迟缓、说话费力、声音嘶哑、嗜睡、神志恍惚、腱反射减退。严重者出现呼吸肌麻痹及软瘫。

(2)循环系统症状　脉搏变慢、心律不齐。当血钾大于 7.5mmol/L 时，心脏随时有在舒张期停跳的可能。心电图的改变主要与细胞外液的钾浓度有关，当血钾大于 6mmol/L 时即可出现高耸而基底较窄的 T 波，血钾大于 7mmol/L 时则 QRS 综合波变宽，P 波消失。

(3)其他　表现有尿量减少、恶心、呕吐、腹痛、低血糖等。

98. 代谢性酸中毒常见的病因有哪些

代谢性酸中毒是指体内非挥发性酸性物质产生过多，肾脏酸性物质排出过少，或经胃肠道丢失的碳酸氢盐过多所造成的一种酸碱平衡紊乱。常见的病因有：

（1）乳酸性酸中毒　常因脏器组织和细胞供氧减少及氧耗过多，造成乳酸等非挥发性物质产生过多，排出减少，出现酸中毒。

（2）酮症酸中毒　常见于饥饿、高脂饮食、胰岛素缺乏等，产生大量的酮体，导致酮症酸中毒。

（3）酸性物质排出减少　常见于肾衰竭、腹泻及其他元凶引起循环衰竭时，蛋白质代谢所产生的硫酸、磷酸等可在体内蓄积。

（4）肾脏排 H^+ 障碍，胃肠道丢失 HCO_3^- 过多。

（5）大量应用精氨酸、稀盐酸、氯化铵等含盐酸药物，也可导致代谢性酸中毒。

99. 代谢性酸中毒的观察要点有哪些

代谢性酸中毒的临床表现因原发病不同、疾病严重程度、酸碱平衡代偿与否，是否合并其他水、电解质紊乱等而有不同的表现。轻者可无明显症状或仅感乏力，呼吸加快、加深，纳差，重者可出现酸中毒、深大呼吸、心律失常、烦躁、嗜睡甚至昏迷。pH 及碳酸氢盐下降，二氧化碳结合力降低。同时应观察尿糖、血糖、酮体、尿素氮、肌酐及缺氧、营养不良、肾脏疾病、消化道疾病等。积极治疗原发病，纠正酸中毒。

100. 代谢性碱中毒常见的病因有哪些？临床上如何观察

（1）常见原因　①酸性物质丢失过多，见于严重呕吐、胃肠减压或先天性高氯性腹泻，小肠黏膜腺瘤病也可出现类似的情况。②原发性及继发性醛固酮增多症可促使肾小管分泌 H^+ 及 K^+ 排泄增加，此外，噻嗪类及襻利尿剂使尿 K^+ 排泄增加，HCO_3^- 生成及 Na^+ 重吸收均增多。③不吸收性阴离子进入体内过多，主要见于大量口服及输入碱性药物，碳酸氢钠等。由于代谢性碱中毒抑制呼吸中枢，使脑血流减少，导致缺氧。

(2)临床观察 为烦躁不安，神经性肌肉兴奋性增高，游离钙下降，严重者引起昏迷。有时伴室上性及室性心律失常或低血压。血气分析示电解质紊乱；pH升高，血钾降低等改变。

101. 呼吸性酸中毒常见的病因有哪些？临床上如何观察

(1)呼吸性酸中毒 通常指因肺通气或换气功能障碍，二氧化碳潴留，血中的二氧化碳分压升高和pH降低所致的酸碱平衡失调。常见的原因有两个：一是呼吸中枢受抑制，多见于不恰当地使用镇静、催眠、麻醉药物；中枢神经系统的疾患，如脑出血、脑水肿及脑炎、睡眠呼吸暂停综合征等，直接影响呼吸中枢。二是周围性肺通气或换气障碍，多见于气管梗阻、肺部病变、神经-肌肉病变、胸廓病变、心脏疾病等情况。都可引起不同程度的酸中毒。

(2)临床表现 呼吸深度、节律改变、头痛、烦躁、嗜睡、昏迷等神经系统症状。慢性呼吸性酸中毒可引起心律失常、心排血量降低、心功能不全等。血中的二氧化碳分压升高和pH降低等。

102. 呼吸性酸中毒的治疗、护理措施有哪些

呼吸性酸中毒的治疗原则是保持呼吸道通畅，排出二氧化碳，纠正缺氧。措施有：

(1)持续氧气吸入，氧浓度为30%~40%。

(2)清理呼吸道，保持呼吸道通畅，必要时气管插管或气管切开。

(3)可选用尼可刹米、洛贝林等呼吸兴奋剂，必要时应用呼吸机辅助呼吸。

（4）有脑水肿者可给 20% 甘露醇 250ml 静脉滴注等降颅内压处理。

（5）根据病人的具体情况，适当选用 50% 碳酸氢钠 100~200ml 静脉滴注，严密观察病情变化，及时检测生命体征、血生化及血气分析。

（6）积极治疗原发病，应用抗生素进行抗感染治疗等。

103. 呼吸性碱中毒常见的病因有哪些？临床上如何观察

（1）主要病因　呼吸中枢兴奋可见于癔症、焦虑、严重贫血、低血压、心力衰竭、脑血管意外、脑炎、脑外伤、高热及某些药物使呼吸过度增快而导致呼吸性碱中毒；呼吸性碱中毒亦可由于肺炎、肺栓塞、哮喘、肺水肿、间质纤维化、机械通气、肝衰竭、妊娠、含孕酮的药物、甲状腺功能亢进及严重甲状腺功能低下等引起。

（2）主要表现　口角周围感觉异常、手足发麻、搐搦等低钙血症表现，往往伴自呼吸困难及意识改变，但发绀不明显、低氧血、呼吸加快、二氧化碳分压下降、pH 升高等。

104. 何谓痛风？如何对痛风病人进行饮食指导

（1）痛风是由于嘌呤代谢紊乱或尿酸排泄障碍所致的一组异质性疾病。临床上以高尿酸血症为主要特征，表现为反复发作的关节炎、痛风石形成和关节畸形导致运动障碍。严重者可出现慢性间质性肾炎和尿酸性肾石病。病人常伴有肥胖、2 型糖尿病、高脂血症、高血压、动脉硬化和冠心病，多见于 40 岁以上的老年人，男性多于女性。

（2）饮食指导　痛风病人应保持理想的体重，控制血糖，避免过度饮酒等有助于预防血尿酸水平升高。由于果糖摄入过多可导致体内腺嘌呤核苷酸产生增多，进而促进尿酸生成，故应少食富含果糖的食物，动物内脏、蛤蜊、蟹、蛙及沙丁鱼等均为高嘌呤食物，肉、鱼、虾类、豌豆等也含有一定量的嘌呤。可适量选用蔬菜、水果、牛奶、鸡蛋等不含嘌呤的食物。饮酒是诱发关节炎急性发作的重要因素之一，因此对于任何酒精性饮料均应严格控制。病人应戒烟、避免劳累、受凉，鼓励病人多饮水，以利尿酸排出。

105. 如何防治骨质疏松

（1）要适当增加蛋白质及钙、镁的摄入量，加强户外活动和体育锻炼、防止肥胖、禁止吸烟、控制饮酒，限制咖啡和茶的饮用量，多饮牛奶，吃绿色蔬菜，喝骨头汤可达到补钙效果。

（2）明确病因，判断类型，继发性骨质疏松的治疗在于去除病因，根据病情选择各种治疗，促进骨质病变恢复。原发性骨质疏松的治疗较困难，治疗的目的是阻止骨质继续丢失和缓解已出现的症状。

（3）补充钙剂，不论何种骨质疏松均应补充适量钙剂，补充钙剂对老年性和绝经后骨质疏松尤为重要，睡前服用效果更好。

（4）补充维生素 D，正常人日光照射就可满足生理需要量，但是当骨质疏松时，就需要补充维生素 D，以促进钙的吸收和利用。

（5）根据病因给药物治疗，如雌激素、雄激素、孕激素、降钙素、维生素 K、维生素 C、甲状旁腺素等。

106. 老年糖尿病的特点有哪些

老年糖尿病是老年人内分泌代谢疾病中最常见的

一种病，它包括 60 岁以后发病或 60 岁以前发病而延续到 60 岁以后的老年人。由于人群寿命的延长，老年糖尿病的患病率逐年增加。特点是：

(1)糖尿病前期可有多代谢异常，如肥胖、高血压、冠心病、高甘油三酯血症、糖耐量减低等。

(2)病情隐匿，症状不典型。如"三多一少"的症状通常不明显。

(3)慢性并发症多且较严重。如常伴有大血管、微血管的病变，其中心脑血管并发症是老年糖尿病的主要致死原因。

(4)急性并发症的死亡率高，糖尿病如果治疗不及时，易出现脱水、高渗性昏迷、酮症酸中毒、低血糖等，易诱发心、脑、肾等多器官功能衰竭而导致死亡。

(5)特殊表现 如肩周关节疼痛、活动受限、不对称性肌无力、骨盆肌、下腹肌萎缩、糖尿病足及精神萎靡、抑郁、焦虑、悲观、记忆力下降等。

(6)老年糖尿病治疗特点 关键是控制高血糖，同时也应注意低血糖、高血脂等。老年糖尿病病人容易出现跌倒、心肌梗死、脑梗死甚至昏迷、死亡等。因此对老年糖尿病治疗要更慎重。用药剂量要从小开始，密切观察病情变化，使空腹血糖控制在7.8mmol/L以下，餐后血糖控制在 11mmol/L 以下。具体治疗应包括：饮食治疗、运动治疗、药物治疗、健康教育和血糖检测。运动要掌握好运动时间和经验，注意低血糖反应，保证降糖药物安全、有效地发挥作用。

107. 采集血糖标本时注意事项有哪些

血糖是指血液中的游离葡萄糖含量，正常值为 3.89～6.11mmol/L。血标本来源包括毛细血管血、静脉血或动脉血，由于组织利用葡萄糖和不同血细胞比积的不同，静脉血糖值低于毛细血管的血糖值，后者低于动脉血糖值，全血血糖值低于血浆血糖值。临床上，一般以测定静脉血浆葡萄糖为标本。采血标本后应即刻保存于冰箱内，以免在室温条件下血中葡萄糖分解。分解速度为：室温约每小时降低 70mg/L，在 4℃时每小时降低 20mg/L。故在临床上应立即或在 1 小时内送检。当儿童或取静脉血困难时，可取耳垂或手指的毛细血管血测定，但是在寒冷、水肿、血管痉挛或在过度挤压组织时等情况下，会影响血糖测定结果。

108. 口服葡萄糖耐量试验的临床意义、方法及注意事项有哪些

（1）临床意义　①正常糖耐量，服糖后 0.5～1 小时，耐糖曲线显示峰值 <10mmol/L 但尿糖阴性。2 小时左右恢复至空腹 3.9～6.1mmol/L 水平。②糖尿病性糖耐量，病人空腹血≥8.0mmol/L，服糖后 0.5～1 小时，峰值超过 10mmol/L，出现糖尿，2 小时后血糖仍高于空腹水平。对于早期糖尿病人，可只表现为服糖后 2 小时血糖浓度仍高于 8mmol/L，若空腹血糖正常而 OGTT 后 2 小时血糖 >11mmol/L，以及空腹血糖 > 8mmol/L 而 OGTT 2 小时的血糖水平在 8～10.9mmol/L 者，均应诊断为糖尿病。③糖耐量受损，若是非妊娠的成年人 OGTT 呈现空腹血糖 <8.0mmol/L，服糖后 1 小时和 1.5 小时的血糖≥11mmol/L，而 2 小时血糖值在 8～11mmol/L，则为轻度耐糖能力下降，称为亚临床或无症状的糖尿病，这些病人几年后可能有 1/3 转为糖尿病，并容易发生小血管并发症，如冠心病、脑血管病，而不会发生微血管并发症，如视网膜病、肾病。

（2）方法　禁食空腹 10 小时于早晨 6 点取静脉血

2ml 后，即给葡萄糖 75g + 水 200ml 在 5 分钟内喝完后，待 60 分钟、120 分钟、180 分钟各取 2ml 静脉血，共采血 4 次，分别检测血糖情况。为排除肾脏因素的影响，可在每次取血后留尿测尿糖。

（3）注意事项　①饮食因素，试验的前 3 日要进足够热量的碳水化合物，特别是老年人，营养不良者要延长进碳水化合物的时间。一般为 1~2 周。脂肪的摄入量也要适量，过高过低都会有影响。同时禁饮酒、茶、咖啡，禁吸烟。②试验者注意休息，严禁剧烈活动。③避免精神刺激，保持情绪稳定。④避免病理性应激反应，如发热、感染、大出血、创伤、手术、麻醉、昏迷等。⑤停止降糖药物 3~4 日，在试验过程中，病人如果出现恶心、呕吐、面色苍白等应停止试验。

第八节　结缔组织病及其他疾病护理知识

1. 如何观察原发性皮肤损害及继发性皮肤损害? 尼氏征有哪些检查方法

（1）原发性皮肤损害是皮肤病理变化直接产生的结果。包括斑疹、丘疹、斑块、风团、结节、水疱和大疱、脓疱、囊肿。继发性皮肤损害可由原发性皮肤损害转变而来，或由于治疗及机械性损伤（如搔抓）引起。包括萎缩、鳞屑、浸渍、糜烂、溃疡、裂隙、抓痕、痂、瘢痕、苔藓样变。

（2）有 4 种检查方法　①手指推压水疱一侧，可使水疱沿推压方向移动；②手指轻压疱顶，疱液向四周移动；③在外观正常的皮肤上稍用力推擦，表皮即剥离；④牵扯已破损的水疱壁时，可见水疱以外的外观正常皮肤一同剥离。出现上述任何一种情况即可判定尼氏征阳性。

2. 皮肤病外用药剂型选择原则是什么？有哪些注意事项

（1）根据临床症状及皮损特点选择剂型。①急性炎症性皮损，仅红斑、丘疹而无渗液，可选用粉剂或洗剂；炎症较重、糜烂、渗出较多时，易用溶液湿敷；糜烂、渗出不多时则用糊剂。②亚急性炎症性皮损渗出不多者，宜用糊剂或油剂；如无糜烂，宜用乳剂或糊剂。③慢性炎症性皮损，可选用乳剂、软膏、硬膏、酊剂、涂膜剂等。④单纯瘙痒无皮损者，可选用乳剂、酊剂等。

（2）注意事项　①必须询问病人是否有药物过敏史，并告知病人外用药引起过敏反应或刺激时应立即停用。②向病人或家属详细告知用法，如湿敷需用6～8层纱布，浸湿溶液，以不滴水为度，紧贴于患处，分泌物多者，宜勤换湿敷。大面积湿敷时需浓度低些，以免吸收中毒。③用药应根据病人性别、年龄、病损部位而有所不同。④刺激性强的药物，如高浓度水杨酸不宜用于婴幼儿、面部和皱褶处。⑤外用药物浓度应由低至高；药物用久易产生耐药，故需经常变更药物。

3. 简述带状疱疹的典型表现。引起神经痛的原因是什么

（1）典型表现　①发疹前部分病人可有轻度乏力、低热、食欲缺乏等症状，皮肤自觉灼热感或神经痛，持续1～3日；②好发部位依次为肋间神经、颈神经、三叉神经和腰骶神经支配区域；③患处常先出现潮红斑，继而出现粟粒至黄豆大小丘疹，簇状分布而不融合，再迅速变为水疱，疱壁紧张发亮，外周绕以红晕，

各簇水疱群间皮肤正常，皮损沿某一周围神经呈带状排列，多发生在身体的一侧，一般不超过正中线；④神经痛为特征，老年患者疼痛较为剧烈。

（2）原因　由水痘－带状疱疹病毒长期潜伏于脊髓后根神经节的神经元中，当宿主的细胞免疫功能减退时，如月经期、感冒、恶性肿瘤、外伤、使用皮质类固醇激素和免疫抑制剂等，病毒被激活，使受侵犯的神经节发炎及坏死，产生神经痛。

4. 药物疹常见的临床类型有哪些？易引起药物疹的药物有哪些

（1）药物疹常见下列类型　①固定型药物疹。②荨麻疹型药物疹。③麻疹样或猩红热样药物疹。④湿疹型药物疹。⑤紫癜型药物疹。⑥多形红斑型药物疹。⑦大疱性表皮松解型药物疹。⑧剥脱性皮炎型药物疹。⑨痤疮样药物疹。⑩光感性药物疹。

（2）易引起药物疹的药物　①抗生素以β－内酰胺类的青霉素为多见，包括半合成青霉素［如氨苄西林（氨苄青霉素）和阿莫西林（羟氨苄青霉素）］、磺胺类、呋喃唑酮（痢特灵）引起的药物疹临床上也较常见；此外易引起药物疹的还有链霉素、四环素、氯霉素、土霉素等。②解热镇痛类：有阿司匹林、氨基比林、对乙酰氨基酚（扑热息痛）等。③镇静催眠药及抗癫痫药：如苯巴比妥、苯妥英钠、卡马西平等。④异种血清制剂及疫苗等：如破伤风抗毒素、狂犬病疫苗、蛇毒免疫血清等。⑤中药：某些中药及制剂引起的药物疹也多有报告。

5. 变态反应性药物疹的特点有哪些

（1）只发生于少数过敏体质的服药者，大多数人不发生反应。

（2）皮疹的轻重与药物的药理及毒理作用无关，与用药量无一定的相关性；高敏状态下，甚至极小剂量的药物亦可诱发严重的药物疹。

（3）有一定的潜伏期，初次用药一般需 4～20 日，多数 7～8 日的潜伏期后才出现药物疹。已致敏者，再次用该药后，数分钟至 24 小时之内即可发生。

（4）皮疹形态各异，很少有特异性，一个人对一种药物过敏，在不同时期可发生相同或不同类型的药物疹。

（5）有交叉过敏及多价过敏现象。

（6）停止使用致敏药物后消退，糖皮质激素治疗常有效。

6. 系统性红斑狼疮皮肤、黏膜损害的特点有哪些？可侵犯哪些脏器

（1）系统性红斑狼疮（SLE）约 90% 的病人皮损为：①面部、两颊出现稍高出皮面的鲜红或紫红色水肿性红斑，即蝶形红斑。②甲周红斑及指趾末端出现紫红色斑点和瘀点或弧形斑，伴指尖的点状萎缩。③盘状红斑狼疮皮损。④额部毛发枯萎、变细、易折断，即狼疮发。亦可出现弥漫性脱毛及其他形式的脱发。⑤对光敏感。

（2）系统性红斑狼疮侵犯的脏器　①肾脏损害：75% 的病人有肾脏损害，表现为肾炎和肾病综合征。肾功能早期一般正常，随着病情发展，后期可出现尿毒症。肾脏损害是 SLE 致死的主要原因。②心血管损害：70% 的病人有心脏损害，其中以心包炎最多见，一般为干性纤维性心包炎，也可有少量积液而出现心脏压塞症状。心肌炎也常见。50% 病人可出现动脉炎、静脉炎，部分病人可有周围血管病变。③呼吸系统损害：可发生胸膜炎，多为干性，有时可出现少量或中

等量胸腔积液，也可发生间质性肺炎。④精神、神经症状：常在急性期或终末期出现，可表现为各种精神障碍，如躁动、幻觉、妄想及强迫观念等。也可出现各种神经系统症状，常见的有颅内压增高、脑膜炎、脑炎及癫痫样抽搐等。⑤消化系统症状：可出现口腔溃疡、恶心、呕吐、腹痛、腹泻等症状。⑥血液系统损害：出现溶血性贫血、白细胞减少，血小板减少发生率较贫血及白细胞减少低。

7. 简述皮肌炎病人皮损的特征。其肌肉损害有什么特点

(1)皮损特征　上眼睑为中心的特殊水肿性淡紫红色斑片系皮肌炎的特征性皮损。皮损可扩展至额、颞、颊、耳前后、颈及上胸。指、肘、膝关节侧面对称性散在扁平的紫红色、糠状鳞屑性丘疹称Gotton征，也为皮肌炎特征性皮损，约见于1/3病人。甲周常有毛细血管扩张和瘀点。有时可出现弥漫性红斑、皮肤异色、头皮红斑伴弥漫性脱发等。

(2)肌肉损害特征　任何部位的横纹肌均可受累，一般多对称。四肢近端肌肉先受累，以后再累及其他肌肉。最先侵犯的肌群为肩胛带肌、四肢近端肌群、颈部肌群及咽喉部肌群，出现举手困难、抬头困难、下蹲困难、吞咽困难及声音嘶哑等。咽喉部肌群受累可发生气管异物而致命。呼吸肌和心肌受累时，出现呼吸困难、心悸、心律不齐，甚至心力衰竭等。急性期由于肌肉炎症、变性而引起肌无力、肿胀，受累肌肉有自发痛和压痛。

8. 过敏性紫癜的皮损特点有哪些？对瘙痒性皮肤病应如何进行皮肤护理

(1)血小板减少性紫癜皮肤和黏膜均可出现瘀点，

可稍隆起呈斑丘疹状出血性紫斑，部分有融合倾向。经过 2～3 周，颜色由暗红变为黄褐色而消退，但新疹成批发生，多见于下肢而以小腿伸侧，可伴有关节痛、腹痛和肾脏的改变。

（2）戒掉搔抓习惯，瘙痒难忍时，可适度进行拍打以减轻瘙痒症状；避免热水洗烫；洗澡不用碱性过强的肥皂；保持皮肤清洁，应穿着柔软的纯棉内衣，以减轻对皮肤的刺激。

9. 简述斑贴试验的做法。如何观察斑贴试验？注意事项是什么

（1）根据受试物的性质配制成适当浓度的浸液、溶液、软膏或原物作为试剂，置于 4 层 1cm×1cm 的纱布上，贴于背部或前臂屈侧的健康皮肤，其上用一稍大的透明玻璃纸覆盖，用橡皮膏固定边缘。同时作多个不同试验物时，两个之间距离应大于 4cm。必须有阴性对照试验。目前多用市售的铝制小室斑试验，内装标准筛选变应原进行斑贴试验。

（2）斑贴试验 24～28 小时后观察结果。受试部位无反应为（－），皮肤出现痒或轻度发红为（±），皮肤出现单纯红斑、瘙痒为（＋），皮肤出现水肿性红斑、丘疹为（＋＋），皮肤出现显著红肿伴丘疹或水疱为（＋＋＋）。

（3）注意事项　①应注意区分过敏反应及刺激反应。②阴性反应可能与试剂浓度低、斑试物质与皮肤接触时间太短、全身或局部应用糖皮质激素等有关。③不宜在皮肤病急性发作期试验，也不可用高浓度的原发性刺激物试验。

10. 如何预防药物性皮炎

（1）用药前应询问病人有无药物过敏史，避免使

用已知过敏或构相似的药物。

(2)用药应有的放矢，可用可不用的尽量不用。用药过程中，应注意药物疹的早期反应症状，如突然出现瘙痒、红斑、发热等反应，应立即停药，并确定或排除药物疹的可能性。

(3)应用青霉素、血清、普鲁卡因等药物时应按规定方法做皮肤敏感试验，阳性者不可用该药治疗。

(4)已确诊为药物疹者，应记入病历并嘱病人牢记致敏药物，每次看病时告诉医师勿用该药。

11. 简述抗肿瘤药物外渗引起损伤的机制及预防措施

(1)损伤的机制　①直接毒性作用：抗肿瘤药物渗入皮下，可造成局部组织慢性溃疡；②局部酸碱平衡失调：常用的抗肿瘤药物 pH 偏低，可引外渗刺激局部组织而导致机体局部酸碱平衡失调；③过敏反应：某些抗肿瘤药物可以引起过敏反应，使血管通透性增大，药物外渗造成损伤。

(2)预防措施　①化疗给药必须由经过培训的专业护士执行，护士必须熟悉所用药物的种类、副作用和恰当的给药途径；②做好用药前的宣教，嘱病人随时报告输液部位的感受，以便及时发现外渗，及早处理；③选择适当的静脉通道，可运用长期静脉输入装置；④及时评估和使用外周静脉；⑤严格无菌操作，防止医源性感染。

12. 简述肿瘤病人的饮食要点

(1)宜食用富含热量、易消化吸收的蛋白质食物，如瘦肉、蛋类、鸡鸭类、墨鱼、草鱼、蘑菇、香菇、薏米仁、大豆、白木耳等，以提高机体抗癌能力。

(2)选用富含维生素 A 和维生素 C 的新鲜蔬菜、

水果和动物肝脏。

（3）病人在进行放射治疗或化学药物治疗时，食欲不佳，宜进食清淡、易消化、富含营养的食物。

（4）老年病人由于体质虚弱、食欲差、腹泻，可佐以少量山楂、萝卜等消导性食物。

（5）宜进食海带、海藻、海蜇等海产品，既可软坚散结，又有抗癌作用，也可用药膳以配合治疗、改善症状。

（6）忌食难以消化的油炸食品。

（7）少吃葱、姜、辣椒等刺激性食物。

13. 简述在配制化疗药物时护士的危险性。何谓疼痛三阶梯给药法并列举 1～2 种药物。止痛药物分为哪四类？代表药物是什么

（1）危险性　在配制药物过程中，当打开粉剂时及安瓿瓶装药液抽取后拔针时，均可出现肉眼看不见的溢出，形成含有毒性微粒的气溶胶或气雾经过皮肤或呼吸道进入人体。长期接触可出现恶心、呕吐、口腔溃疡、脱发、头晕甚至白细胞及血小板下降等毒性反应，对于妊娠及哺乳期护士，长期接触可致胎儿死亡、畸形，影响婴儿正常发育。

（2）三阶梯给药法　为 WTO 所推荐的疼痛治疗方法，其原则为：依药效的强、弱顺序递增使用。三阶梯药物包括：①轻度，如阿司匹林、去痛片、布洛芬等；②中度，如可待因、曲马朵、布桂嗪（强痛定）等；③重度，如吗啡、哌替啶、芬太尼等。

（3）分类　①非麻醉镇痛药：阿司匹林、吲哚美辛（消炎痛）栓；②弱麻醉性镇痛药：强痛定；③强麻醉性镇痛药：吗啡、哌替啶；④辅助性镇痛药：地西泮。

14. 化疗药物外渗后处理方法有哪些

（1）紧急处理　　发现渗出，立即停止静脉滴注，吸出药物（如吸不出可静脉滴注盐水稀释）。局部使用解毒剂对抗药物的损伤效应，灭活渗漏药物，加速药物的吸收和排泄。

（2）局部封闭　　激素 + 利多卡因。

（3）冷敷　　冰袋24小时，最长3日，也可用氢化可的松、$MgSO_4$、2% ~4% $NaHCO_3$湿敷。

（4）中药湿敷　　金黄散，六神丸 + 蜂蜜，紫草油、肝素软膏、仙人掌汁。

（5）抬高患肢　　溃疡、坏死皮肤进行清创换药或植皮。

（6）理疗　　渗漏24小时后，可行红外线、超短波等理疗。

（7）功能锻炼　　为预防血尿酸形成，一般嘱咐病人多饮水，遵医嘱静脉滴注碳酸氢钠，以碱化尿液。碳酸氢钠容易和其他药物发生反应，变成浅粉色，注意不要与其他药物共用注射器。

15. 简述护士接触化疗药物的防护措施

（1）偶尔接触的防护措施　　①带聚乙酯手套、口罩、围裙，必要时戴眼镜、穿隔离衣；②配药时将针头埋在无菌纱布中排气；③锯安瓿时在切口垫无菌纱布；④稀释冷冻真空干燥粉末时应小心注入溶解剂，勿使粉末溅出；⑤废安瓿、注射器和输液装置放入专用口袋。

（2）经常接触的防护措施　　①应设固定台面并带防护玻璃；②护士操作时要着防护衣，带防护帽、手套及眼镜；③应有密闭的收集容器，避免安瓿上残留药液蒸发。

(3)频繁接触的防护措施 ①可设中心配药站集中处理各种药品,然后分送至各个病区;②定时监测空气微粒数目;③建立健康档案,定时体检,怀孕期间暂时调离。

16. 何谓肿瘤的二级预防?常见的发生癌瘤的危险信号有哪些

(1)肿瘤的二级预防是指对肿瘤的初筛检查和早期诊断。

(2)常见的发生癌瘤的危险信号有:①体表或浅表有可触及的肿块并逐渐增大。②持续性消化异常或食后上腹部饱胀感。③吞咽食物时胸骨后有不适感和哽噎感。④持续性咳嗽、痰中带血。⑤耳鸣、听力减退,鼻出血、鼻咽分泌物带血。⑥月经期外或绝经后阴道不规则出血、接触性出血。大便潜血、便血、血尿。⑦久治不愈的溃疡。⑧黑痣和疣色泽加深、增大、脱毛、破溃等。⑨原因不明的体重明显减轻以及无明显原因的长期低热。

17. 简述疼痛的管理中病人自控式止痛法。优点有哪些

(1)方法 病人自控式止痛法是一种病人能自行操作的止痛技术。由注射泵、自控装置、管道及无反流的单向活瓣组成。病人利用电子仪控制的注药泵,自己调整注药的剂量和频率。一旦疼痛出现就开启注射泵将药物注入。镇痛效果好,而且可以较早起床活动,减少并发症发生。该系统在开启注射泵后有 3 ~ 10 分钟的不应期,以保证在首次剂量发挥有效作用之前无法再次给药,避免用注射泵过量及呼吸抑制情况,成瘾的危险性也很小。

(2)优点 镇痛药物的使用更及时、迅速;消除

病人对镇痛药物需求的个体差异，提高疼痛缓解程度和病人满意度；减少剂量相关性不良反应的发生；减少医护人员的工作量。

18. 何谓放疗术？放疗反应的表现是什么？化疗期间的健康教育内容是什么

(1)概念　放疗术是一种利用放射线的辐射能治疗疾病，特别是对恶性肿瘤的治疗。各种肿瘤均适合应用放疗技术。

(2)表现　①早反应组织受照射后的表现：皮肤反应和损伤、口腔黏膜反应、腹泻、便秘、恶心、呕吐。②晚反应组织受照射后的表现：放射性肺炎、脑水肿等。③全身性放射反应：消化道、造血系统、皮肤过敏反应、免疫功能抑制。

(3)教育内容　①入院后告知病人注意保暖，预防感冒，加强营养。②进食清淡、易消化富含营养的饮食，补足热量。③告知病人避免接触感冒、发热的人群。④外出时戴口罩注意保暖，避免寒冷空气对气管、支气管的刺激。⑤住院期间不串病房，防止交叉感染。⑥生活要有规律，避免劳累。⑦出院指导以书面形式告知：病人了解引起疾病的诱发因素及本病的有关知识；加强耐寒锻炼，增强体质，提高机体免疫力，根据气候变换增减衣服，少去公共场所，如有不适及时就诊。

19. 化疗期间的护理措施有哪些

(1)保持病室干净、整洁、无异味，减少不良刺激。

(2)疗前讲解化疗药物作用及不良反应。

(3)鼓励多饮水，每日 2000ml 左右，出汗后及时更换内衣，并注意保暖。

(4)有恶心、呕吐等胃肠道反应遵医嘱应用止吐药物，给予清淡饮食，少量多餐。

(5)注意口腔卫生，用软毛牙刷刷牙，动作轻柔，避免口腔黏膜和牙龈机械性损伤。

(6)腹泻便后和睡前清洗肛周，避免感染。便秘者使用缓泻剂，必要时灌肠。

(7)白细胞低于正常时，严密观察体温变化，严格无菌操作，控制探视人员。

(8)血小板低于正常时观察有无皮肤瘀斑或其他部位出血，减少活动。

(9)若病人出现肢体活动或感觉障碍，给予按摩、针灸、被动活动等，加快恢复过程。

(10)体温大于38.5℃时，测体温，每日4次，遵医嘱物理降温或用药处理，并观察物理降温或用药效果。

20. 简述中医精、气、血、津液、神的含义

在中医理论中，精、气、血、津液、神是构成人体并维持人体正常生命活动的最基本物质。

(1)精是构成人体的基本物质，也是人体生长发育、生育繁殖及脏腑组织器官功能活动的物质基础。

(2)气是构成各脏腑、经络和维持其生命活动的基本物质。

(3)血是循行于脉中的富有营养的红色液体物质，是构成人体生命活动的基本物质之一。

(4)津液是人体一切水液的总称，包括各脏腑组织器官内的液体及正常的分泌物，如肺津、胃液、胸液及涕泪等。

(5)神是指机体的生命活动和外在表现，包括意识、思维、情志、感觉、智慧等。

21. 中药的不良反应有哪些

(1)药物本身的毒性　某些有毒的药物因炮制不良或用量过大、久用、滥用，可导致不良反应。

(2)病人体质的差异　体质强弱不同对药物的耐受程度也各异，同样的药物和剂量在不同病人身上会产生不同的反应。

(3)擅自用药　不经医生诊治开方而擅自滥用中药，可发生不良反应甚至中毒。

(4)中药剂型改变　中药新剂型的出现，使给药途径与用量都有了较大改变，若使用不当也可导致不良反应的发生。

(5)处方不当　如临床用药辨证欠妥、处方中配伍失当等均可引起不良反应甚至中毒。

(6)中西药联用不当　不适当的联合用药可引起不良反应。

22. 中药煎煮应怎样进行

煎药前先用冷水适量浸泡药物30~60分钟(解表药5~10分钟)，使水渗进药物深部。煎药时不要频频揭开锅盖，以尽量减少挥发性成分的损失，煎煮时一般是：第一煎于沸后煮30分钟，第二煎于沸后煮25分钟。解表药，第一煎于沸后煮20分钟，第二煎于沸后煮15分钟。煎药容器以砂锅、搪瓷器皿为好。

23. 肝主疏泄是如何促进脾胃消化的

主疏泄对脾胃消化吸收功能的促进作用，主要体现在两个方面：

(1)调节脾胃气机的升降　胃气主降，受纳腐熟水谷下传小肠；脾气主升，运化水谷精微上输心肺，脾升胃降构成了脾胃的消化运动，肝主疏泄是保证脾升胃降的重要条件。

(2)分泌排泄胆汁 胆汁是肝之余气所化生，泄注于小肠，有助于脾胃的消化吸收作用，胆汁的分泌与排泄，是肝的疏泄功能的一个重要方面。

24. 简述介入护理学的概念

介入护理学就是应用多学科的护理手段，从生物、心理、人文社会三个层面，研究接受介入治疗病人全身心的整体护理，帮助病人恢复健康，对各种利用影像介入手段诊治疾病的病人进行全身心的整体护理，并研究和帮助健康人群如何预防疾病，提高生活质量的一门学科。介入护理学是介入医学治疗的一个重要组成部分，是建立在一般护理学基础上一门独立的专科护理学；是帮助人类维护健康，预防疾病，以恢复功能为根本目标。介入护理学更加强调病人术前心理及生理的准备、术中与医师的配合及术后恢复期的护理配合，从而达到治疗疾病、恢复健康的目的。

25. 简述介入护理学的范畴

按其不同的介入放射学分类方法，其护理范畴分类如下。

(1)按照穿刺入路途径不同，可分为血管性介入护理学和非血管性介入护理学。

(2)按照操作方法不同，可分为介入成形术护理、介入栓塞术护理、介入动脉内药物灌注术护理、经皮穿刺引流术护理、经皮穿刺活检术护理、肿瘤消融术护理、血管和非血管支架置入术护理等。

(3)按照治疗的领域不同，可分为神经介入护理学、心脏介入护理学和肿瘤介入护理学。

(4)按照护理程序，可分为术前监护、术中监护、术后监护和健康教育。

26. 介入放射学在临床中如何应用

介入放射学是近十多年来迅速发展起来的一门融医学影像学和临床治疗学于一体、涉及人体多个系统疾病的诊断和治疗的新兴边缘学科。介入放射学的临床应用：

(1)局部止血　通过内镜直视下止血或动脉插管栓塞治疗消化道出血。

(2)解除狭窄　在内镜直视下通过高频电、激光等可解除消化道或胆道的狭窄。在 X 线或内镜直视下做胆道内引流术。

(3)治疗肿瘤　早期胃癌可通过介入下大块组织活检、激光照射等作根除治疗，对中晚期胃癌、肝癌可通过注射药物、栓塞等进行姑息性治疗。

(4)取出异物。

(5)内腔引流　适用于肝脓肿、胆道梗阻、胰腺囊肿等。

27. 简述血管内介入治疗中对比剂过敏反应的观察与护理

尽管目前非离子型对比剂的应用较广泛，但在血管内介入治疗中，造影药物仍是过敏反应最常见的原因，尤其是在注入对比剂后及病人本身存在过敏的高危因素时易发生。如出现面色潮红、恶心、呕吐、头痛、血压下降、呼吸困难、惊厥、休克和昏迷时，应考虑过敏反应。重度过敏反应可危及病人的生命，故应引起护士的高度重视。

28. 简述介入穿刺部位与穿刺侧下肢血液循环的观察护理

(1)穿刺部位的观察护理　介入术后，穿刺点压迫

15～20分钟后加压包扎，用0.5kg沙袋压迫，注意沙袋不能移位。动脉穿刺者压迫6小时，静脉穿刺者压迫2～4小时。避免剧咳、打喷嚏和用力排便。密切观察穿刺部位有无渗血、出血及皮下血肿形成。如有渗出及时更换敷料，保持穿刺部位敷料干燥，防止感染。

(2)监护穿刺侧下肢血液循环的观察护理 观察足背动脉搏动是否减弱或消失，皮肤色泽是否苍白及温度是否下降，毛细血管充盈时间是否延长，穿刺侧下肢有无疼痛和感觉障碍。观察足背动脉，30～60秒/次，双足同时触摸对照。术后24小时要做好观察记录，如果趾端苍白、小腿疼痛剧烈、皮温下降、感觉迟钝，则提示有股动脉血栓形成的可能，多在术后1～3小时内出现，应及时通知医师进行相应的处理。

29. 简述导管室防护的种类

导管室的防护应按照国家《医用诊断X线卫生防护标准》的规定执行，防止X线外漏。介入放射治疗是在X线引导下进行的操作，X线属于可控制的外照射源，可分三种防护。

(1)时间防护 时间防护是要求介入操作者准备充分、技术熟练、操作准确，尽量缩短介入手术时的曝光时间。术中操作的累计曝光时间不应超过30分钟。

(2)距离防护 距离防护是指增大与辐射源的距离，人体受到照射的剂量率随离开辐射源的距离增大而减少，X线机的焦皮距离不能小于35cm，以减少病人受照部位的皮肤剂量，介入师的操作位置要尽量远离病人照射区，以减少散射线剂量。

(3)屏蔽防护 屏蔽防护是介入放射治疗过程中的主要措施。常用的防护材料有铅玻璃、铅板、铅上衣、铅围裙、铅帽、铅颈套、铅眼镜等。

第五章　外科疾病护理知识

第一节　外科基础护理知识

1. 何谓炎症介质? 其分类及炎症的全身反应有哪些

（1）概念　炎症介质是指一组在致炎因子作用下，由局部组织或血浆产生和释放的参与炎症反应并具有致炎作用的化学活性物质。

（2）炎症介质的分类　①细胞释放的炎症介质：组胺和5-羟色胺、过敏性嗜碱性粒细胞趋化因子和血小板活化因子、前列腺素和白细胞三烯、白细胞产物、细胞因子、一氧化氮、神经肽等；②血浆中激活的炎症介质：激肽系统、补体系统、凝血系统、纤溶系统。

（3）炎症的全身反应　①发热；②血白细胞增多；③红细胞沉降率加快；④单核吞噬细胞系统功能亢进和细胞增生，导致肝脾和淋巴结肿大；⑤血清急性期反应物形成。

2. 炎症的液体渗出对机体有何意义

（1）积极意义　①可以稀释毒素，减轻毒素对组织的损害；②液体中所含的抗毒素可中和或灭活毒素；③渗出液体中所含的溶菌素能溶解细菌；④渗出液体中的调理素（包括 IgM、IgG、补体及溶菌酶等）可促进巨噬细胞吞噬细菌；⑤渗出物中的纤维蛋白原形成的纤维蛋白成网状结构，可阻止病原菌的扩散，有利于白细胞的吞噬活动。

(2) 消极意义　①如果液体渗出过多，可加剧局部血循环的障碍而影响器官功能；②纤维蛋白吸收不全时可使浆膜发生纤维性粘连，是对机体的不利因素。

3. 何谓菌群失调？其主要表现有哪些

(1) 概念　菌群失调是指正常菌群和宿主之间在质和量的方面失去了平衡，破坏了制约关系而出现生态的失调，也称为生态失调。

(2) 主要表现　①比例失调：分三度。Ⅰ度为可逆性失调，去除诱因后不需治疗可自行恢复；Ⅱ度为慢性失调，去除诱因后失调状态仍然持续存在，临床表现为慢性过程，如慢性腹泻；Ⅲ度是正常菌群全部或大部消失，其位置被原存在于体内极少量条件致病菌或耐药菌株代替，也可由外袭菌占据，形成二重感染，临床表现为急性失调，多发生在用抗生素治疗后4～7日。②定位转移：即正常菌群由正常的定居部位转移到非正常定居部位，可以产生致病作用。③内源性感染：也称自身感染，是病人自身的正常菌群冲破防御屏障引起感染，也可来自周围人的正常菌群定植于病人体内引起。

4. 简述应用抗生素药物的注意事项。术前预防性用药的原则和应用抗生素的指征是什么

(1) 注意事项　一般应注意严格掌握适应证，以下情况一般不宜使用抗生素：①病毒感染不宜使用；②发热原因不明，除非病情十分严重，高度怀疑为细菌感染，一般不宜使用；③皮肤、黏膜局部应尽量避免用抗生素；④对昏迷、休克、心力衰竭病人不宜应用用生素预防感染，因为不仅无益，有时反而有害；⑤外科手术前后一般不宜用抗生素预防感染。

（2）术前预防性用药的原则 ①清洁无菌手术的术前无须预防性应用抗生素；②可能污染的手术一般也不须预防用药，若事先估计手术时间长、污染可能性大时，可适当应用抗生素进行预防。

（3）术前预防性应用抗生素的指征 ①污染手术，术后有高度发生感染的可能；②一旦发生感染时将引起严重后果；③各种人造物修补、置换或留置手术。

5. 简述术后肺部感染的常见原因和护理措施

（1）常见原因 术后呼吸运动受限、呼吸道分泌物积聚及排出不畅是引起术后肺部感染的主要原因。

（2）护理措施 ①保持病室适宜温度（18～22℃）、湿度（50%～60%），维持每日液体摄入量在2000～3000ml；②术后卧床期间鼓励病人每小时重复做深呼吸5～10次，协助其翻身、叩背，促进气道内分泌物排出；③教会病人保护切口和进行有效的咳嗽、咳痰的方法，即用双手按住季肋部或切口两侧以限制咳嗽时胸部或腹部活动幅度，保护手术切口并减轻因咳嗽震动引起的切口疼痛，在数次短暂的轻微咳嗽后，再深呼吸用力咳痰，并作间断深呼吸；④协助病人取半卧位，病情许可尽早下床活动；⑤痰液黏稠者予雾化吸入；⑥遵医嘱应用抗生素及祛痰药物。

6. 外科感染的特点有哪些？简述其种类。常见的非特异性感染有哪些

（1）外科感染的特点 ①多数病人局部表现更为明显；②多为几种病菌的混合感染；③多数引起局部坏死、脓肿形成，需要手术治疗；④有的愈后留有瘢痕以至影响功能。

（2）外科感染的种类 ①非特异性感染：又称化脓性感染，由一般化脓菌引起；②特异性感染：由特

异的病菌引起。

（3）常见的非特异性感染 ①软组织急性化脓性感染，包括疖、痈、急性蜂窝织炎、丹毒、急性淋巴管炎和急性淋巴结炎、脓肿。②手部急性化脓性感染，包括甲沟炎、脓性指头炎、急性化脓性腱鞘炎和化脓性滑囊炎、手掌深部间隙感染。③全身化脓性感染，如败血症、脓血症等。

7. 何谓挤压综合征？其临床症状及处理原则是什么

（1）概念 凡四肢或躯干肌肉丰富的部位受到重物长时间挤压致肌肉组织缺血性坏死，继而引起肌红蛋白血症、肌红蛋白血尿、高血钾和急性肾衰竭为特点的全身性改变，称为挤压综合征。

（2）症状 当局部压力解除后，出现肢体肿胀、压痛、肢体主动活动及被动牵拉活动引起疼痛、皮温下降、感觉异常、弹性减弱，在24小时内出现茶褐色尿或血尿等改变时，提示可能并发了挤压综合征，应及时报告医师配合处理。

（3）处理原则 ①早期患肢禁止抬高、按摩及热敷；②协助医师切开减压，清除坏死组织；③遵医嘱应用碳酸氢钠及利尿剂，防止肌红蛋白阻塞肾小管；④对行腹膜透析或血液透析治疗的肾衰竭病人做好相应护理。

8. 缝线拆除的时间如何掌握

（1）根据切口部位、局部血液供应情况和病人年龄、营养状况决定，一般头、面、颈部为术后4~5日拆除。

（2）下腹部、会阴部为术后6~7日拆除。

（3）胸部、上腹部、背部和臀部为术后7~9日拆除。

(4)四肢为术后 10~12 日(近关节处可适当延长)拆除。

(5)减张缝线为术后 14 日拆除。

(6)青少年病人拆线时间可以适当缩短，年老、营养不良的病人拆线时间适当延迟。

(7)切口较长者先间隔拆线，1~2 日后再将剩余缝线拆除。

(8)用可吸收缝线行美容缝合者可不拆线。

9. 简述外科常用的缝合方法、外科引流物的种类及外科引流的适应证

(1)外科常用的缝合方法 外科缝合方法很多，常用的有三类：单纯缝合、内翻缝合和外翻缝合。每一类又有间断缝合和连续缝合 2 种。

(2)引流物的种类 乳胶条、纱布条、橡皮管、细胶管、双腔引流管及"烟卷"式引流物等。

(3)外科引流的适应证 ①切口或腹腔内较严重的感染或污染；②皮肤、软组织或腹腔内脓肿；③空腔脏器缝合后有泄漏可能者；④无浆膜的脏器，缝合又不牢靠者；⑤肝、胆、胰和泌尿系统手术后，预防外漏，放置引流物；⑥外伤污染伤口或伤口内疑有异物者；⑦为了减压目的放置引流管。

10. 一般外科手术后对引流管的护理要点有哪些？如何护理 T 形引流管并注意哪些问题

(1)引流管的护理要点 了解引流管位置；妥善固定引流管，保持引流通畅；观察引流液的量、色及性质；引流管勿高出引流口平面，保持引流口清洁、干燥；按要求及时更换引流袋，严格无菌操作；发现异常及时报告医师，协助医师处理。

（2）T形引流管护理要点　①妥善固定引流管：保持引流管的通常，检查引流管有无折叠、扭曲或受压。②观察记录：引流液的颜色、性状和量。③引流袋：位置不可高出切口平面，以防止胆汁倒流；并定时更换。④注意事项：拔管前先行夹管，再做T形管造影，证实胆总管通畅，无残留结石后，方可拔管；拔管后引流管口如有溶液应及时更换敷料。

11. 简述各类引流管的拔管指征

（1）置于皮下浅表部位乳胶片一般术后 1~2 日拔除。

（2）烟卷引流一般术后 3 日拔除。

（3）作为预防性引流渗血的腹腔引流管，若引流液甚少，可于术后 1~2 日拔除；若作为预防性引流渗液用，则需保留至所预防的并发症可能发生的时间后再拔除，一般为术后 5~7 日。

（4）连接胸腔引流管于水封引流瓶，24 小时内引流量不超过 50~60ml，经物理诊断及胸部透视证实肺膨胀良好者，可于 36~48 小时内拔除；如为肺部手术，则需延至 48~96 小时拔除。

（5）胃肠减压在肠功能恢复、肛门排气后拔除。其他引流管视具体情况而定。

12. 简述伤口湿性愈合学说的原理

英国 G. D. Winten 博士通过猪体组织研究发现聚乙烯薄膜覆盖伤口使其愈合较快，上皮的形成速率是暴露伤口的 2 倍，随后提出了伤口湿性愈合学说。其原理是：

（1）湿润环境可加快表皮细胞迁移速度，刺激毛细血管生成，促进成纤维细胞和内皮细胞生长，促进角质细胞的增殖，从而促进创面愈合。

（2）湿润环境能有效预防伤口渗液粘连创面，避免新生肉芽组织再次受到机械性损伤。

（3）保留在创面中的渗液释放并激活多种酶和酶活化因子，促进坏死组织与纤维蛋白的溶解。

（4）渗液能有效地维持细胞的存活，促进多种生长因子释放，刺激细胞增殖。

（5）密闭状态下的微酸环境，能直接抑制细菌生长，并有利于白细胞繁殖及发挥功能，同时防止细菌透过，预防和控制感染。

13. 伤口如何按清洁度进行分类？引起损伤的四大类因素主要有哪些

（1）分类　①清洁伤口：通常指无菌手术切口。意外损伤的伤口经过清创处理后使其污染减少，甚至变为清洁伤口，可获一期愈合。②污染伤口：指被异物或细菌沾染，但未发生感染的伤口，一般指伤后8小时以内处理的伤口。对其处理的主要方法是清创术，使其尽快转化为清洁伤口。③感染伤口：指已发生感染的伤口，这类伤口多需换药处理，以获二期愈合。

（2）损伤因素　①机械性损伤：撞击、挤压、牵拉、切割、战伤等。②物理性损伤：高温、电流、声波等。③化学性损伤：酸、碱、毒气等。④生物性损伤：蛇、虫、兽等。

14. 外科手术切口如何进行分类？切口污染的细菌来源有哪些

（1）分类　①清洁切口：手术未进入感染炎症区，未进入呼吸道、消化道、泌尿生殖道及口咽部位；②清洁－污染切口：手术进入呼吸道、消化道、泌尿生殖道及口咽部位，但不伴有明显污染；③污染切口：

手术进入急性炎症但未化脓区域，开放性创伤手术，胃肠道、尿路、胆道内容物及体液有大量溢出污染，术中有明显污染（如开胸心脏按压）；④感染切口：有失活组织的陈旧创伤手术，已有临床感染或脏器穿孔的手术。

(2) 切口污染的细菌来源　①病人：皮肤表面或深部的细菌、鼻咽腔内的细菌、感染病灶和有腔器官的细菌；②工作人员：术者的手、头发、皮肤、气道的细菌；③医院环境：空气中的微粒、飞沫、尘埃等可能携带的细菌，器械、用品、药物、未消毒的器械、敷料等表面的细菌，或静脉输入受到污染的液体中的细菌，均可造成切口感染。

15. 什么是自身输血？其应用现状如何

(1) 定义　就是采集献血者自身的血液或回收手术中的失血，经处理后，再回输给本人的一种输血方式。

(2) 现状　在相当长的时间里，由于血源紧张，加之人们对自身输血的好处未被充分认识，所以未被广泛采用。20 世纪 80 年代后，人们逐渐认识到自身输血有很多优点，从而激发了对自身输血的研究兴趣。目前澳大利亚择期手术的病人约 60% 输自体血，美英等国自身输血也达 70% ~ 80%。我国对自身输血还存在着盲区，自身输血使用率不高。为此国家卫生部门在医院等级检查验收时规定二甲以上医院自身输血率应 ≥20% 以上。

16. 简述常见的输血反应种类

(1) 溶血性输血反应　发生在输血后数小时内，多在输血后 15 分钟内出现。表现为首先在输血的静脉有发热感，而后腰背部剧痛、胸部紧缩感、呼吸困难，严重者出现黄疸、弥散性血管内凝血、急性肾衰竭、血压下降，出现休克状态。

（2）非溶血性免疫反应　在输血过程中或结束后数小时内出现发热、荨麻疹、皮肤瘙痒，继而出现全身性水肿或呼吸困难。

（3）感染　引起感染的病原体有肝炎病毒、人类免疫缺陷病毒等。多在输血1~2周甚至数年后发病。

（4）输血后移植物抗宿主病　在输入的血液中含有供血者活性淋巴细胞，多发生于某些易感的受血者。可在输血1~2周后发病，开始出现发热，继而出现皮肤弥漫性红斑、丘疹、厌食、腹泻、便血等，严重时出现肝功能障碍、骨髓抑制。

（5）物理化学性输血反应　主要是异物的输入及输血速度过快、空气栓塞等引起，可出现相应的临床表现。

17. 简述急性失血的输血原则。抢救措施有哪些

（1）输血原则　①积极消除失血原因，及时止血；②补充血容量；③根据病情需要决定是否输血；④根据失血量及贫血严重程度决定输血量和输血速度；⑤输全血或输红细胞。

（2）抢救措施　①补充血容量：轻度失血（失血量<500ml）者只需补液即可；中度失血（失血量达800~1000ml）者及时补液，然后视出血情况再考虑输血，如果出血已止，也可以不输血；重度失血（失血量>1500ml）者，应积极进行抢救，给予足量补液，并采取措施（包括手术）止血。②纠正贫血：失血量小于1000ml时，如果应用晶体液及胶体液后，血压能维持正常稳定并保证组织灌流可以不用输血纠正贫血，但失血量大时，由于红细胞丢失过多而使血液携氧功能显著下降，将影响组织代谢，故需适量输血。

18. 外科输血的指征是什么

(1)损伤和出血　由于损伤和其他外科原因引起的出血，当出血量多于1000ml时应输全血。

(2)严重感染或烧伤　此时输血有助于纠正营养缺乏状况。输入的血中含有抗体，可增加病人的抗感染能力，一般采用多次少量输血法。

(3)手术　①术前严重贫血或低蛋白血症者，应少量多次输血，逐渐将血红蛋白提高到90～100g/L以上；②较大手术应当于手术前备血，手术中出血时应等量补充失血量；③术后渗血较多的病人，应适当输血。

(4)凝血异常　应输入新鲜血，以补充凝血因子。

19. 成分输血和自身输血的优点有哪些？两种常用自身输血方法有何不同

(1)优点　①成分输血的优点是提高疗效，减少不良反应，合理应用、经济等。②自身输血的优点是避免疾病传播，避免溶血、发热、过敏反应，杜绝医疗差错，节约血源，刺激骨髓造血功能等。

(2)预存自身输血和血液稀释法自身输血方法比较　①预存自身输血是指对于择期手术病人，条件良好的可在手术前2～3周开始，每隔3～5日采血一次保存起来，可累积400～600ml，以供手术中失血时回输补充血容量，如手术时出血甚少，不需回输，该血源尚可供其他病人使用。②血液稀释法自身输血应用较广泛，适用于择期手术和急症手术病人，在手术开始前于一侧外周静脉采血收集，同时另一侧静脉回输1.5倍容量的晶体液、平衡液，手术中或手术结束时将血输还给病人。

20. 成分输血在临床是如何应用的

(1)浓集红细胞　应用于携氧功能缺陷和血容量正常或接近正常的慢性贫血。

(2)洗涤红细胞　应用于免疫溶血性贫血、阵发性血红蛋白尿等。

(3)红细胞悬液　应用于中、小手术、战地急救等。

(4)冰冻红细胞　应用于对 IgA 缺陷而血浆中存有抗 IgA 抗体病人，因输注冰冻红细胞反应率较低。

(5)白细胞悬液　应用于各种原因引起的粒细胞缺乏伴有严重感染者。

(6)血小板悬液　应用于血小板减少或功能障碍所致的严重自发出血者。

(7)新鲜或冰冻血浆　应用于血浆蛋白及凝血因子减少的病人。

21. 简述成分输血的注意事项

(1)某些成分血，如白细胞、血小板等(红细胞除外)，存活期短，为确保成分输血的效果，以新鲜血为宜，且必须在 24 小时内输入体内(从采血开始计时)。

(2)除血浆和白蛋制剂外，其他各种成分血在输入前均需进行交叉配血试验。

(3)成分输血时，由于一次输入多个供血者的成分血，因此在输血前应根据医嘱给予病人抗过敏药物，以减少过敏反应的发生。

(4)由于一袋成分血只有 25ml，几分钟即可输完，故成分输血时，护士应全程守护在病人身边，进行严密的监护，不能擅自离开病人，以免发生危险。

(5)如病人在输成分血的同时，还需输全血，则应先输成分血，后输全血，以保证成分血能发挥最好的效果。

22. 疼痛的治疗方法有哪几种？常用的治疗疼痛的药物有哪些

（1）分类　疼痛的治疗主要有药物治疗、神经阻滞疗法（如周围神经阻滞、椎管内阻滞）、电刺激治疗、神经外科手术治疗、针灸、理疗、精神疗法等。

（2）常用的治疗疼痛的药物　①解热镇痛药：如阿司匹林、吲哚美辛、芬必得等，通过抑制前列腺素合成起作用，适用于中度慢性疼痛，兼有消炎作用；②麻醉性镇痛药：分为强阿片类药和弱阿片类。前者如吗啡、哌替啶等，有成瘾性，多用于剧痛及癌症晚期病人；后者如喷他佐辛（镇痛新）、可待因等，成瘾性低，为治疗癌痛较好的药物；③安定类和镇静催眠药：本身无镇痛作用，可加强镇痛药的作用，尤其是对夜间疼痛效果较好；④其他类：抗忧虑药（阿米替林）、抗惊厥药（卡马西平）等，可辅助使用。

23. 何谓物理止痛及分类？有哪些方法？哪些病人应禁用和慎用

（1）概念　物理止痛指应用各种人工的物理因子作用于患病机体，引起机体的一系列生物学效应，使疾病得以康复。物理因子大致可以分成两大类，即大自然的物理因子和人工产生的物理因子。大自然的物理因子，如日光、海水、空气、矿泉等；人工产生的物理因子，如电、光、声、磁、热、冷和水等。

（2）方法　①常可应用冷、热疗法，如冰袋、冷湿敷或热湿敷、温水浴、热水袋等；②理疗、按摩及推拿也是常用的物理止痛方法。

（3）禁用和慎用　①高热、有出血倾向和应禁用物理镇痛的病人；②恶性肿瘤病人也应慎用；③妊娠和月经期下腹部要避免使用；④空腹、过度劳累和餐后 30 分钟内，也不适宜应用。

24. 简述一般外科手术后对疼痛的评估和护理措施

(1)评估　①疼痛的部位、性质及程度；②用药效果。

(2)护理　①关心、体贴病人，耐心倾听主诉，必要时通知医生；②加强生活护理，避免因活动而引起疼痛；③协助病人排痰，避免因咳嗽引起切口疼痛；④协助病人取舒适体位，活动肢体、按摩等；⑤为病人创造舒适、安静的休养环境，防止不良刺激；⑥设法分散病人注意力，如听音乐、交谈、放松疗法等。

25. 何谓激光医学？医用激光器在临床上的用途有哪些

(1)概念　激光装置应用在医学研究和临床诊断、治疗方面形成的一门新的医学分支称激光医学。

(2)医用激光器在临床上的用途　①光疗：有止血、杀菌、减少肿瘤播散作用。用在切骨手术中没有振动、没有声响，可以做各种形态的切口。②烧灼：中等能量有烧灼作用，在焦点外一定距离进行照射，可使病变氧化至碳化而去除，一般适用于赘生物或浅表肿瘤的治疗。③凝固：主要为热凝固效应，可使一些小血管封闭而起到止血作用、也可使有颜色的病变如血管瘤吸收更为容易。④消炎、止痛等：用 CO_2 散焦扩束照射局部有消炎、消肿、止痛、止痒、促进组织修复。

26. 新型外科止血带的种类有哪些？常见的止血带并发症及预防措施是什么

(1)种类　有充气式压力止血带、卡式止血带、全自动止血带和血管内止血带等。

(2)常见的并发症及预防措施　①止血带疼痛：掌握适宜的止血带压力和时间；手术中在局部麻醉药利多卡因中加入 $1\mu g/kg$ 的可乐定，或在利多卡因硬膜外麻醉中加入 2mg 可缓解止血带疼痛。②止血带休克：尽量缩短止血带的使用时间，最好每 30~60 分钟放松 1 次。③与止血带有关的肺损伤：手术时间长者可应用预防血小板凝集的药物和低分子肝素钠等。④骨骼肌肉损伤：严格掌握止血带使用的压力和时间，输注异丙酚等有一定的作用。

27. 何谓移植？如何进行分类

(1)概念　将个体的细胞、组织或器官用手术或其他方法，植入到自体或其他个体中为移植，也称为移植术。

(2)分类　①根据移植物的来源分类：自体移植(移植物来自自体)、间质移植(移植物来自于同卵双生的孪生兄弟姊妹)、同种异体移植(移植物来自于同一种属的不同个体)、异种移植(不同种属之间的移植)。②根据移植的方法分类：游离移植(移植物与供体完全脱落后，再植于受体上)、带蒂移植(移植物从供体部位取下时尚有部分组织相连)、吻合移植(将移植物植入受体上，立即建立血液循环，使移植物成活)、输注移植(将具有活力的细胞输注到受体的血管、体腔或组织器官内)。③根据移植部位分类：原位移植(将移植物植入在原来的解剖位置)、原位旁移植(将移植物植入在原器官旁)、异位移植(将移植物移植在非正常解剖位置上)。

28. 何谓创伤的 VIPCO 救治

(1)V(通气)　指保证伤员有畅通的气道及保持正常

的通气和给氧，基本手段为鼻管给氧、放置口咽通气管、气管插管、气管切开和辅助呼吸。

(2)I(输注)　用输血、输液扩充血容量及功能性细胞外液，以防止休克的发生或恶化。

(3)P(搏动)　监护心脏搏动、维护心泵功能。对心泵功能影响的因素有缺氧、贫血、酸碱平衡失调、电解质紊乱、菌血症、内毒素血症、高凝倾向、脂肪栓子、心肌抑制因子等，应给予高度重视，发现异常应及时处理。

(4)C(控制出血)　在抢救过程中，应迅速有效的实施止血以维持血压的正常。

(5)O(手术)　对危及生对危及生命的创伤应争分夺秒进行手术。

29. 何谓多发性创伤？什么样的情况即为多发伤和复合伤

(1)多发性创伤　指机体在致伤因子作用下，发生一个或多个解剖部位或脏器的损害，并因此导致的组织破坏和功能障碍。

(2)多发伤　如果出现下列两种或两种以上的损伤即为多发伤。颅脑外伤；颈部损伤；胸部损伤；腹部损伤；脊柱骨折伴有神经损伤；骨盆骨折伴有休克；上肢长骨干、肩胛骨折；下肢长骨干骨折；四肢广泛撕脱伤；泌尿生殖系损伤等，且至少有一个部位的创伤可能威胁生命。创伤严重程度评分(ISS)≥16分者为严重多发性创伤。

(3)复合伤　是指两个或两个以上原因引起的损伤。

30. 何谓围手术期？护士在围手术期的重要职责是什么？术后早期活动的意义是什么

(1)概念　围手术期是指从病人进入外科病房到

手术后痊愈出院这段时期，分为 3 个阶段：手术前期、手术中期和手术后期。

（2）护士在围手术期的重要职责　①手术前全面评估病人的身心状态，使病人具备耐受手术的条件；②手术中确保病人安全和手术的顺利实施；③手术后帮助病人尽快恢复各种生理功能，防治并发症，促进早日康复，重返家庭和社会。通过围手术期的护理使病人术前以最佳身心状态接受手术治疗；术中能够安全地耐受手术，并确保手术成功；术后尽早顺利恢复健康。

（3）早期活动　①能增加肺活量，减少肺部并发症，改善血液循环，促进伤口愈合；②减少因下肢静脉淤血而发生血栓形成；③有利于膀胱、肠道功能的恢复，从而减少腹胀和尿潴留的发生。

31. 全身麻醉术后一般护理要点包括哪些

（1）体位　常规去枕平卧 6～8 小时。

（2）生命体征　密切监测血压、脉搏、呼吸，防止麻醉后并发症的发生。

（3）保持呼吸道通畅　因全身麻醉后即使病人清醒，残留的药物对机体的影响仍将持续一段时间，因此在药物未完全代谢之前，随时可出现循环、呼吸等方面的异常，特别是苏醒前病人已发生舌后坠、喉痉挛、呼吸道黏液堵塞、呕吐物窒息等，引起呼吸道梗阻。各种呼吸道梗阻均需紧急处理。

（4）防止意外发生　病人苏醒过程中常出现躁动不安和幻觉，应加以保护，必要时加以约束，防止病人不自觉地拔除静脉输液管和各种引流导管，造成意外。

32. 简述术前胃肠道准备的内容及术后胃肠减压的目的，简述 ASA 修订前后术前禁食水的区别

（1）目的　术前胃肠道准备可降低胃肠道内压力，防止术中呕吐和误吸以及肛门括约肌松弛后，手术中粪便污染，增加手术安全。术后胃肠减压的目的是将积聚在胃肠道内的气体和液体吸出，降低胃肠内的压力和张力，改善胃肠壁血液循环，有利于炎症局限促进胃肠功能的恢复。

（2）准备内容　禁食、禁水、灌肠和胃肠减压。

（3）ASA 修订前后术前禁食水的区别　ASA 修订前的术前禁食指南规定：成人术前 12 小时开始禁食，术前 4 小时禁止饮水。针对以往的术前禁食指南中存在的禁食时间长、无选择的禁食等问题，ASA 修订了术前禁食指南。新的禁食指南规定：①任何年龄病人术前 2 小时可以进不含酒精、含少许糖的透明液体，如清水、茶、咖啡、果汁等。②成人和儿童病人术前 6 小时可以进易消化的食物如面包、牛奶等，8 小时可进固体食物。③母乳喂养者禁食 4 小时，非人乳和配方奶的禁食 6 小时。

33. 简述胃肠减压的护理要点

（1）妥善固定　①胃肠减压装置，保持胃管通畅；②保持负压，利于液体和气体的吸出。

（2）观察记录　①胃管插入的深度；②引流物的颜色、性质和量。

（3）做好鼻咽部及口腔护理　随时评估病人口腔黏膜的情况，长期使用胃管应每周更换 1 次。

（4）胃肠减压期间一般禁食禁水，必须经口服给药时，需研碎调水后注入，并用温水冲洗胃管，注入后夹管 30 分钟。

(5)拔管　①通常术后 48 ~ 72 小时肛门有排气，肠鸣音恢复后可拔除胃管；②拔管时，嘱病人屏气，先缓缓往外牵拉，当胃管前端近咽喉部时迅速将胃管拔出。

34. 简述常用导泻方法的分类

(1)高渗性导泻　在肠道内形成高渗环境，使肠道内水分大量增加，从而软化粪便，刺激蠕动，加速排便，达到清肠的目的。主要用于肠道检查、手术前的肠道准备。常用制剂有甘露醇、硫酸镁、磷酸钠盐等。高渗性导泻可能导致肠梗阻的病人出现急性肠穿孔，应注意观察病人是否出现腹痛、腹胀、恶心呕吐等，一旦发生立即停止口服液体，予禁食、胃肠减压、纠正水、电解质及酸碱平衡失调等，必要时做好急诊手术的准备。

(2)等渗性导泻　临床常用复方聚乙二醇电解质溶液、生理盐水等，主要用于中毒和高热。

(3)中药导泻　适用于儿童和老年人，用于解除暂时便秘。如大黄、番泻叶、麻油等。

35. 为什么手术后病人易出现尿潴留？如何预防腹部手术后发生尿潴留

(1)尿潴留的原因　①麻醉原因：全身麻醉、腰部麻醉及静脉麻醉后，排尿反射初级中枢受到抑制。②手术原因：直接刺激或损伤排尿反射的传出神经、盆腔神经；会阴部手术致膀胱括约肌反射性痉挛或尿道炎症水肿，尿排出受阻。③疼痛原因：腹部手术切口疼痛，影响腹壁肌肉和膈肌收缩运动，不能产生较高的腹内压协助排尿。④术前准备不足：未行卧床排尿训练，术后不习惯。⑤膀胱膨胀过度：失去收缩能力。⑥药物原因：某些药物(如氯丙嗪等)抑制膀胱逼尿肌收缩。

(2)腹部手术后预防　①腹部手术后常规包扎腹带，切口疼痛应有效止痛。②术后尽早拔除导尿管，鼓励病人自行排尿，最好在术后 6 小时以内。③密切观察及及时评估尿潴留情况。④发生尿潴留时，可行膀胱区热敷、按摩及各种神经反射诱导，如听流水声等。⑤针刺足三里、关元、阴陵泉等穴位。⑥用上法仍不能解除尿潴留者，可在严格无菌操作下施行导尿。

36. 糖尿病病人的围手术期如何护理

在老年外科手术病人中，约有 10% 以上患有糖尿病，麻醉与手术作为一种外来性应激因素，可恶化糖代谢，加重糖尿病病情。另一方面，糖尿病病人的代谢紊乱也增加了手术的复杂性和危险性。因此，对需要手术的糖尿病病人必须进行围手术期的特别处理。

(1)术前处理　术前要详细了解病人的饮食、药物治疗情况、口服降糖药物和胰岛素用量等。既往需用口服降糖药者，应在手术前 2 日改为胰岛素治疗；既往使用长效或中效胰岛素者，应改用速效胰岛素治疗，要求在术前达到满意的糖尿病控制效果，空腹血糖低于 7.25mmol/L，餐后 1 小时血糖低于 8.9mmol/L，24 小时尿糖少于 5g，无酮症和酸中毒，血渗透压正常。

(2)术中及术后处理措施　定时监测血气、血糖、血渗透压，建立加有及未加有胰岛素的两条输液通道；麻醉选择，尽量避免使用对糖代谢有影响的麻醉药物，如乙醚、氯丙嗪等；手术日的胰岛素应用，根据血糖水平调整胰岛素用量，使随即血糖控制在 8.9～11.1mmol/L；手术后的胰岛素应用，术后每 2～6 小时检测血糖 1 次，直至恢复正常饮食为止。

(3)常见并发症　为术后感染，糖尿病的伤口感染率较高，伤口愈合延迟或难以愈合，尤其在并发感染、休克、营养不良、低蛋白血症、使用糖皮质激素、放疗等时，伤口难以愈合；心力衰竭、心肌梗死和心脏猝死，糖尿病病人绝大多数合并有糖尿病性心脏病，尤其是老年糖尿病病人，由于手术应激可发生无痛性心肌梗死，除术前必须进行相应治疗外，术中和术后必须监测心电图和心脏功能。

第二节　手术室相关的护理知识

1. 何谓洁净手术室？简述洁净手术室的适用范围

(1)洁净手术室是指采用空气净化技术，使手术室内细菌浓度控制在一定范围、空气洁净度达到一定级别，是现代化医院的重要标志。

(2)洁净手术室适用范围　①Ⅰ级(特别洁净手术室)：适用于瓣膜置换手术、关节置换手术、器官移植手术、心脏外科、神经外科、全身烧伤、感染率大等无菌手术。②Ⅱ级(标准洁净手术间)：适用于眼外科、整形外科、非全身烧伤、骨科、普外科中Ⅰ类切口的无菌手术。③Ⅲ级(一般洁净手术间)：适用于胸外科、泌尿外科、妇产科、耳鼻咽喉科、普外科的非Ⅰ类切口的无菌手术。④Ⅳ级(准洁净手术间)：适用于肛肠外科、污染类手术。

2. 手术室物品灭菌的方法有哪些？手术器械的种类有哪几种

(1)灭菌方法　手术过程中使用的所有器械和物品必须严格灭菌处理，以防伤口感染。常用的是：高压蒸汽灭菌法多用于耐高温、耐湿的物品；其他法有环氧乙烷灭菌法、过氧化氢低温等离子灭菌法、低温甲醛蒸气灭菌法、干热灭菌法等。

（2）手术器械的种类　外科手术操作的必备物品，包括基本器械和特殊器械。①基本器械：可分为五类，即切割及解剖器械、夹持与钳制器械、牵拉器械、探查和扩张器、去拿异物钳。②特殊器械：包括内镜类、吻合器类、其他精密仪器（如高频电刀、电钻、激光刀等）。可根据制作材料选用不同的灭菌方法，较好的方法是环氧乙烷灭菌。

3. 局部麻醉药中加入少量肾上腺素的目的及注意事项有哪些？为何麻醉前应用抗胆碱能药物

（1）主要目的　①减少局部麻醉药的毒性反应；②延长局部麻醉药的作用时间；③消除普鲁卡因和利多卡因的扩张血管作用，减少创面渗血。

（2）注意事项　①在末梢部位，如手指、足趾及阴茎等处以及局部组织活力已发生障碍处（带蒂皮瓣整形），则禁忌加肾上腺素，以防引起组织坏死。②对老年甲状腺功能亢进、高血脂和周围血管疾病病人，局部麻醉药内是否加入肾上腺素也应慎重考虑。

（3）麻醉前应用抗胆碱能药的目的　能阻断 M 胆碱能受体抑制腺体分泌，减少呼吸道和口腔分泌物，接触平滑肌痉挛与迷走神经兴奋对心脏的抑制作用。常用药物有阿托品，成人肌内注射剂量为 0.5mg；东莨菪碱，成人肌内注射剂量为 0.3mg。

4. 简述手术体位的安置注意事项及体位安置不当的并发症

（1）注意事项　手术体位是既符合手术操作需要，又不过分妨碍病人生理功能。①操作务必轻柔缓慢，协调一致，注意负重点和支点是否正确；②已安置的体位是否能保持固定不移位；③对呼吸和循环是否产生不良影响；④禁忌将病人任意安置在超过忍受限度的强迫体位上，以免发生意外。

（2）体位安置不当的并发症　①生理并发症：有肺通气不足、上呼吸道阻塞、血压下降、产妇仰卧低血压综合征、肢体动脉搏动消失、头面部充血水肿等；②解剖并发症：有周围神经损伤、肢体坏死、颈髓损伤、眼部损伤、皮肤等浅表组织损伤等，主要是因受压旋转、牵拉等引起。

5. 手术病人一般准备内容有哪些？体位准备有哪些原则

（1）一般准备内容　①护士应将病人提前送入手术室；②照手术安排表严格准确核对病人；③确认手术部位；④点收所带物品及药品；⑤认真做好"三查七对"及"四方核查"；⑥作好麻醉和手术前的准备工作。

（2）体位准备原则　巡回护士根据病人手术部位，调整手术床或利用体位垫、体位夹、固定带等物品安置合适的手术体位。其原则是：①最大限度保证病人的舒适与安全；②充分暴露手术野，不免不必要的裸露；③不影响呼吸、循环功能，不影响麻醉医师观察和监测；④妥善固定，避免血管及神经受压、肌肉扭伤、压疮等并发症。

6. 麻醉的种类有哪些

（1）全身麻醉　①吸入麻醉：通过呼吸道给药和吸收，常用方法为密闭式吸入；②静脉麻醉：通过静脉给药产生麻醉作用；③基础麻醉：通过肌内注射硫喷妥钠或氯胺酮，使病人深睡，再配合局部麻醉进行手术；④复合麻醉：即两种麻醉剂或两种麻醉方法配合使用。

（2）椎管内麻醉　①蛛网膜下隙麻醉；②硬膜外麻醉。

（3）局部麻醉　①表面麻醉：主要麻醉于黏膜的浅表神经末梢；②局部浸润麻醉：由浅入深按层次注入药物，以阻止神经末梢的传导；③区域阻滞麻醉：将局部麻醉药物注入在手术病灶周围及深层，以阻滞该区域神经末梢传导；④神经干阻滞麻醉：将局部麻醉药物注入神经干周围，以阻断神经的传导。

7. 手术区皮肤消毒的方法、范围及原则是什么

病人体位摆好后，需对手术区域皮肤进行消毒，以杀灭手术切口和周围皮肤上的病原菌。消毒前先检查手术区域皮肤清洁程度，有无破损及感染。碘伏（0.2%安尔碘）为常规消毒剂。

（1）消毒方法　①使用浸有碘伏消毒液原液的无菌棉球或其他替代物品局部擦拭 2 遍，作用大 ≥2 分钟；②使用碘酊原液直接涂搽皮肤表面，等稍干后再用 70% ~80% 乙醇(体积分数)脱碘；③使用有效含量 ≥2g/L 氯己定 – 乙醇（70% 体积分数）溶液局部擦拭 2 ~3 遍，作用时间遵循产品使用说明；④其他合法有效的手术切口皮肤消毒产品，按照产品使用说明书操作。

（2）消毒范围　包括手术切口周围 15 ~20cm 的区域，如有延长切口的可能，应扩大消毒范围。

（3）消毒原则　①以手术切口为中心向四周涂搽；②感染伤口或肛门会阴部皮肤消毒，应从外周向感染伤口或会阴肛门处涂搽；③已接触污染部位的药液纱球不能回搽。

8. 简述为手术病人翻身的注意事项

（1）为手术病人翻身前应先检查伤口敷料是否潮

湿或脱落，如已脱落或被分泌物浸湿，应先更换敷料并固定妥当后再行翻身，翻身后注意伤口不可受压。

（2）颈椎或颅骨牵引者，翻身时不可放松牵引，并使头、颈、躯干保持在同一水平位翻动，翻身后注意牵引方向、位置以及牵引力是否正确。

（3）颅脑手术者，头部转动过剧可引起脑疝，导致病人突然死亡，故应卧于健侧或平卧。

（4）石膏固定者，应注意翻身后患处位置及局部肢体的血运情况，防止受压。

9. 呼吸功能障碍的病人如何进行术前准备

（1）术前2周停止吸烟。

（2）伴有阻塞性肺功能不全的病人，遵医嘱行雾化吸入治疗，改善通气功能，增加肺活量。

（3）哮喘病人，可口服地塞米松等药物，减轻支气管黏膜水肿。

（4）痰液黏稠病人，可采用雾化吸入，或服用药物使痰液稀薄，利于咳出。经常咳浓痰的病人，术前3～5日使用抗生素，若病情允许，指导病人行体位引流，促使脓性分泌物排出。

（5）急性呼吸系统感染病人，若为择取手术应推迟至治愈后1～2周再行手术，若为急症手术，需用抗生素并避免吸入麻醉。

（6）重度肺功能不全及并发感染者，必须采取积极措施，改善其肺功能，待感染控制后再施行手术。

10. 引起局部麻醉毒性反应的原因有哪些？针对中毒症状如何处理？主要预防措施是什么

局部麻醉药吸收入血，使血药浓度达到一定的阈值后可出现毒性反应。

（1）原因　①一次用量超限量；②误注入血管；

③用药部位血运丰富，未酌情减量，或未加适量的肾上腺素；④病人体质弱而未减量。

（2）针对中毒症状的处理　①轻度中毒：头晕、目眩、耳鸣、多语、烦躁不安等，立即停药、吸氧即可恢复；②中度中毒：有中枢兴奋症状，抽搐、惊厥，应吸氧并给予地西泮（安定）5～10mg 肌内注射，静脉滴注。咪达唑仑（咪唑安定）1～3mg 或静脉滴注 2.5% 硫喷妥钠 3～5ml 等控制惊厥；③重度中毒：全面的中枢抑制，呼吸减弱甚至停止，血压下降，立即行气管内插管，静脉滴注升压药维持循环，待其自然降解。

（3）预防措施　一次用量不超过限量，注药时勤回抽，年老体弱及血运丰富部位酌情减量，无禁忌证时局部麻醉药中加少量肾上腺素。

11. 简述蛛网膜下隙阻滞麻醉的禁忌证及主要并发症。头痛的处理方法有哪些

（1）蛛网膜下隙阻滞麻醉的禁忌证　①中枢神经系统疾患，如颅内高压、椎管内疾病；②心血管疾病，如较重的高血压、冠心病、心力衰竭者；③休克、严重贫血或危重病人等；④脊柱畸形、穿刺部位有感染；⑤腹内高压、大量腹水；⑥婴幼儿及不合作者。

（2）并发症　①头痛：麻醉后 1～3 日，坐立时加剧，平卧时减轻，多为胀痛、钝痛，以枕部痛最明显；②尿潴留：由于骶神经阻滞后恢复较慢，术后伤口疼痛及不习惯床上排尿所致。

（3）头痛的处理　①保持安静，去枕平卧，鼓励多饮水，输注足够液体；②服用镇静、镇痛药，或针灸治疗；③对顽固性头痛可向硬膜外腔注射生理盐水或中分子右旋糖酐 20～30ml。此并发症可通过采用细的穿刺针、去枕静卧、补充液体等降低其发生率。

12. 麻醉前用药的目的及常用的药物有哪些

（1）麻醉前用药的目的　①促使皮质和皮质下抑制或大脑边缘系统抑制，产生意识松懈，情绪稳定和遗忘，并提高皮质对局部麻醉药的耐受阈；②提高皮质痛阈，阻断疼痛刺激向中枢传导，使疼痛反应减弱和镇痛；③减少随意肌活动，减少耗氧量，降低基础代谢，使麻醉药的需要量减少，不良反应减轻；④抑制自主神经系统应激性，使反射兴奋性减弱，儿茶酚胺释放减少，组胺被拮抗，腺体分泌活动抑制以及呼吸循环系统的稳定。

（2）常用药物　①安定镇静药，主要有苯二氮䓬类、丁酰苯类和酚噻嗪类药物；②催眠药，主要有巴比妥类药物；③镇痛药，常用吗啡、哌替啶或芬太尼等；④抗胆碱药，常用阿托品或东莨菪碱。

13. 在麻醉恢复室内病人拔管的主要条件有哪些

（1）意识及肌力恢复，根据指令可睁眼、开口、舌外伸、握手等，上肢可抬高 10 秒以上。

（2）自主呼吸恢复良好，无呼吸困难表现，潮气量 >5ml/kg；肺活量 15ml/kg；呼吸频率 15 次/分；最大吸气负压：－25cmH$_2$O；PaCO$_2$ < 6kPa（45mmHg）；PaO$_2$ > 8kPa（60mmHg）（吸空气时）；PaO$_2$ > 40kPa（300mmHg）（吸纯氧时）。

（3）咽喉反射恢复。

（4）鼻腔、口腔及气管内无分泌物。

14. 简述麻醉苏醒期的护理要点

（1）保持呼吸道通畅　去枕平卧，头偏向一侧。妥善安置各种导管，保证呼吸机及监护仪正常运转。

（2）掌握手术情况　麻醉方法手术方式、术中情况、术中出血量、尿量、输液输血量及用药等。

(3)密切观察　记录生命体征、意识、肢体运动及感觉、皮肤与口唇色泽、伤口敷料及引流管引流物的性状，保持输液通畅，监测并记录用药。

(4)保证安全　注意保暖，慎防烫伤，严防坠床、外伤、抓脱敷料及管道等。

(5)评估麻醉恢复情况　达以下标准可送回病房：神志清醒，有定向力，呼吸平稳能深呼吸和咳嗽，SaO$_2$ >95%，血压及脉搏平稳30分钟以上，心电图无严重心律失常和ST－T段改变。

15. 洁净手术室空气培养的规范作法是什么

(1)用清洁包布从实验室拿回培养皿，存放在手术间4℃冰箱内保存。

(2)采样7个，2个做对照用，5个常规做空气培养，每月1次。

(3)晨6：30开空气净化机，30分钟后开始，用高1.5m的标准架放培养皿。

(4)方法　操作者洗手，取培养皿，外包装打开，将培养皿顺序放好。

(5)顺序　进手术间从外向里摆培养皿，将培养皿放在固定的架子上，操作者退出手术间时，从最后一个培养皿开盖30分钟后，从进门处边盖盖边取出。按顺序做好标记，用清洁包布包好后送实验室。

(6)结果　百级手术间为5cfu/m^3，万级手术间为50cfu/m^3。

16. 国内外手术部建筑布局的基本类型有几种

(1)单通道型　手术部中间是一条洁净通道，两侧手术室和辅助用房。无菌物品、医护人员和病人都在一个通道通过，术后的污物装入容器或也经过此通道运出。

（2）中心岛型　一条无菌物品供应通道，由护士将无菌物品分配、存放在通道内的各储物柜。储物柜的一侧通手术室，另一侧通无菌物品供应区。中心岛被所有洁净手术室包围。洁净手术区外是环廊。术前、术后的医护人员和病人及术后的污物流线被置于环廊。

（3）洁、污双通道型　手术部中央为一条洁净通道，所有手术室大门朝向洁净通道，手术室小门朝向污染通道，医护人员、病人以及无菌物品都在洁净通道，术后污染物品经污染通道运出。

（4）单元型　每个手术室一般带三个前室，形成一个单元，是一独立控制体。三个前室分别为洗手间、麻醉引导和污物处理间。

17. 特异性感染病人手术的注意事项有哪些

（1）应在手术通知单上注明感染菌种。

（2）应安排在隔离手术间或手术室的顶端手术间，门上悬挂隔离标志，严格隔离并禁止参观手术。

（3）手术人员应作好个人防护，皮肤有伤口者不得参加手术。

（4）手术间内外各设巡回护士 1 名并严格分工，防止交叉感染，室内多余物品应尽量移出。

（5）术毕，手术人员将隔离衣和手术衣、帽、口罩、鞋套等脱至手术间内进行消毒，室内物品、手术用物、室内空气严格消毒。

（6）运送病人的平车应专车专用，用后放至手术间内密封消毒。

（7）切除的组织器官一律装双袋密封焚烧。

18. 手术间按什么分类？各类适用于何种手术

（1）一类手术间（百级为无菌手术间）　适用于关节置换、器官移植、神经外科、心外、眼外等手术。

（2）二类手术间（万级为洁净手术间）　适用于胸外、整形外科、骨科、泌尿外科、肝胆外科、普通外科、妇产科等手术。

（3）三类手术间（30万级为污染手术间）　适用于肛肠外科及污染手术。各类手术严格分室，不得混做。

19. 手术室查对工作要求有哪些

（1）巡回护士手术室到到病区接全身麻醉病人手术时，要查对科别、床号、姓名、性别、年龄、诊断、手术名称、术前用药。做体腔或深部组织手术，术前与缝合刀口前，洗手护士和巡回护士清点纱布、纱垫、纱(棉)球、器械、缝针和线针轴数；术毕，再清点复核一次。

（2）给药与输血按临床科要求进行两人查对后方可使用。

（3）凡术后留取的标本均应及时登记，查对科别、姓名、部位、标本名称，及时送检。

第三节　普外及肝胆外科疾病手术护理知识

1. 简述手术后的常见并发症。发生腹部伤口裂开时的处理原则是什么

（1）并发症　①手术后出血：主要原因有手术时止血不完善，如血管结扎不牢或术中小动脉痉挛而在术后舒张造成出血，渗血未被完全控制，不适当的使用抗凝剂，凝血机制障碍，术中及术后大量输血造成血小板不足；②切口并发症：伤口感染，伤口裂开；③肺部并发症：肺内感染，肺不张，肺水肿，肺栓塞；④急性胃扩张；⑤口腔炎、化脓性腮腺炎；⑥尿路感染；⑦下肢深静脉血栓形成。

(2)发生腹部伤口裂开的处理原则 应检查伤口情况、安慰病人、嘱病人平卧屈膝并立即用无菌盐水纱布覆盖伤口、用腹带包扎，与医生联系后送手术室重缝合。切不可在病床上将脱出的肠袢回纳，以免引起腹腔感染。

2. 腹部损伤的主要征象有哪些

(1)休克 常表示腹腔内有大出血。

(2)腹痛 常呈持续性全腹痛，呼吸或咳嗽时加剧。

(3)恶心和呕吐 约 1/3 病人受伤后有此症状，多在并发腹膜炎以后出现。

(4)腹部压痛与肌痉挛是腹部损伤最主要的体征，常与内脏损伤的部位相一致。

(5)腹胀和腹式呼吸受限 多由腹腔内出血或腹膜炎引起的肠麻痹所致。

(6)肝浊音界消失 由胃肠道穿孔时的气腹引起。

(7)移动性浊音是腹腔内大出血的最可靠指证。

(8)肠蠕动音减弱或消失是闭合性腹部创伤的一个重要体征。

(9)血尿与排尿困难为泌尿系统受伤的突出症状。

(10)可有不同程度的意识障碍。

3. 何谓肝脾破裂? 主要临床表现有哪些

(1)脾破裂 ①脾破裂是指因受钝性打击、剧烈震荡、挤压和术中牵拉等因素而诱发的脾损伤。②表现：脾损伤可分为中央破裂、被膜下破裂和真性破裂三型。前两型脾包膜完整，出血限于脾实质内或包膜下，出血量较小。临床上绝大多数脾损伤为真性脾破裂，伤口穿过脾包膜达脾实质，导致不易自行停止的腹腔内出血。

(2)肝破裂 ①肝破裂是指在外界致伤因素的作用下而诱发的肝损伤。②表现：肝外伤时不但损伤肝内血管导致出血，还常同时损伤肝内胆管，引起胆汁性腹膜炎。肝内血肿和包膜下血肿，可继发性包膜外或肝内穿破，出现活动性大出血，也可向肝内胆管穿破，引起胆道出血。

4. 在观察腹部体征的变化时，何种情况要考虑有肝脾破裂等器官损伤

在观察腹部体征的变化时，尤其注意腹膜内刺激征的程度和范围。有下列情况之一者考虑有肝脾破裂等器官损伤。

(1)受伤后短时间内即出现明显的失血性休克表现。

(2)腹部持续性剧痛且进行性加重伴恶心、呕吐者。

(3)腹部压痛、反跳痛、肌紧张明显且有加重的趋势者。

(4)肝浊音界缩小或消失，有气腹表现者。

(5)腹部出现移动性浊音者。

(6)有便血、呕血或尿血者。

(7)直肠指检盆腔触痛明显、波动感阳性，或指套染血者。

5. 简述急性化脓性腹膜炎的概念和重点监护内容

(1)概念 急性化脓性腹膜炎是指由化脓性细菌包括需氧菌和厌氧菌或两者混合引起的腹膜急性炎症。急性化脓性腹膜炎波及整个腹膜腔称为急性弥漫性腹膜炎，若仅局限于病灶局部称为局限性腹膜炎，并可形成脓肿。

(2)重点监护内容 ①体位：无休克情况下一般

取半卧位，尽量减少搬动和按压腹部，休克病人取平卧位或头胸抬高 10°~20°、下肢抬高 30°。②禁食、胃肠减压；禁食期间，做好口腔护理每日 2 次。长时间禁食时，可考虑经肠外途径补给人体所需的营养素。

6. 肝移植术后病情观察的内容有哪些

(1)出血的观察　肝移植后常伴凝血机制紊乱，加上手术创面大、血管吻合口多，故易渗血和出血。术后第 1 日内，每 15~30 分钟测量血压、脉搏、呼吸及尿量 1 次。

(2)神志的观察　准确记录术后清醒时间。如过长时间不醒应考虑由于术中脑缺氧时间过长、颅内出血及移植肝失活致血氨上升中的哪种情况所致。

(3)移植肝存活的观察　存活的肝移植术后即有胆汁分泌。注意观察 T 形管的胆汁引流情况，术日每小时准确记录胆汁量、颜色和浓度。

(4)排斥反应的观察　同种原位肝移植术后超急性排异较少见，但可有急性和慢性排斥。临床表现各不相同，有的以腹胀、肝区疼痛为主，有的表现为精神萎靡、乏力、烦躁不安等。

7. 何谓胃十二指肠溃疡手术后胃排空障碍？处理措施是什么

(1)胃排空障碍也称胃瘫。常发生在术后 4~10 日，表现为上腹饱胀、钝痛和呕吐，呕吐含胆汁的胃内容物。消化道 X 线造影检查可见残胃扩张、无张力、蠕动波少而弱，且通过胃肠吻合口不畅。

(2)处理措施　包括禁食、胃肠减压、肠外营养支持，纠正低蛋白，维持水、电解质和酸碱平衡，应用胃动力促进剂，也可用 3% 温盐水洗胃。一般均能经非手术治疗治愈。

8. 肠梗阻的概念、分类及主要临床表现有哪些

(1)概念　任何原因引起的肠腔内容物通过障碍称为肠梗阻。

(2)分类　①根据发生机制分为机械性肠梗阻、动力性肠梗阻和血运性肠梗阻；②根据血运有无障碍分为单纯性肠梗阻和绞窄性肠梗阻；③根据发生部位的高低分为高位性肠梗阻和低位性肠梗阻；④根据梗阻程度分为完全性肠梗阻和部分性肠梗阻；⑤根据梗阻病情缓急分为急性肠梗阻和慢性肠梗阻。

(3)临床表现　①腹痛、腹胀、呕吐、肛门停止排气排便。②局部体征：机械性肠梗阻可见肠型和蠕动波；单纯性肠梗阻因肠管膨胀可有轻度压痛，但无腹膜刺激征；绞窄性肠梗阻时可有固定压痛和腹膜刺激征；蛔虫性肠梗阻常在腹中部触及条索状团块；肠套叠时可扪及腊肠样肿块；绞窄性肠梗阻时可叩及腹腔有渗液，移动性浊音可呈阳性；机械性肠梗阻时有肠鸣音亢进、气过水音；麻痹性肠梗阻时则肠鸣音减弱或消失。

9. 绞窄性肠梗阻发生的早期症状有哪些

(1)腹痛发作急骤，发病开始即可表现为持续性剧痛，或持续性疼痛伴阵发性加重；有时出现腰背痛。

(2)呕吐出现早、剧烈而频繁。

(3)腹胀不对称，腹部有局限性隆起或触痛性肿块。

(4)呕吐物、胃肠减压液或肛门排出物为血性，或腹腔穿刺抽出血性液体。

(5)出现腹膜刺激征，肠鸣音可不亢进或由亢进转为消失。

(6)体温升高、脉率增快、白细胞计数升高。

(7)病情进展迅速，早期出现休克，抗休克治疗

无效。

（8）经积极非手术治疗而症状体征未见明显改善。

（9）腹部 X 线检查可见孤立、突出胀大的肠袢，位置固定不变，或有假肿瘤状阴影，或肠间隙增宽，提示腹腔积液。此类病人病情危重，应在抗休克、抗感染的同时，积极做好术前准备。

10. 肠梗阻的护理要点有哪些？手术后的护理措施是什么

（1）术前护理　①纠正水、电解质紊乱和酸中毒，见尿后补钾，弥补呕吐和不能进食所造成的低钾，准确记录 24 小时出入量。②胃肠减压护理：胃肠减压管应及早放置，按胃肠减压护理常规护理，严密观察胃肠减压前后腹痛情况的变化，警惕肠坏死和腹膜炎。③促进排便和排气，可采用温热高渗盐水或肥皂水、中药灌肠，肛管排气。

（2）肠梗阻手术后的护理措施　①体位：血压平稳后给予半卧位。②饮食：术后暂禁食、静脉补液，肠蠕动恢复后可逐步过渡恢复饮食。③术后并发症的观察和护理。

肠梗阻术后早期活动，密切观察有无肠梗阻症状和体征；腹腔内感染及肠瘘术后加强腹腔引流管的护理，观察是否发生感染，感染者给予全身营养支持和抗感染治疗，局部双套管负压引流，必要时再次手术处理。

11. 何谓肝动脉栓塞综合征？其护理措施有哪些

（1）概念　肝动脉栓塞化疗后多数病人可出现发热、肝区疼痛、恶心、呕吐、心悸、白细胞计数下降等临床表现，成为栓塞后综合征。

（2）护理措施　①控制发热：一般为低热，若体温高于 38.5℃，可予物理、药物降温；②镇痛：肝区疼痛多因栓塞部位缺血坏死、肝体积增大、包膜紧张所致，必要时可适当给予止痛剂；③恶心、呕吐：为化疗药物的反应，可给予甲氧氯普胺、氯丙嗪等；④当白细胞计数低于 4×10^9/L 时，应暂停化疗并应用升白细胞药物；⑤介入治疗后嘱病人大量饮水，减轻化疗药物对肾的不良反应，观察排尿情况。

12. 肝外胆管结石的临床症状有哪些？简述胆石症术后的管道护理要点

(1) 肝外胆管结石的临床症状　平时无症状或仅有上腹不适，当结石阻塞胆道并继发感染时，可表现为典型的 Charcot 三联症，即腹痛、寒战、高热及黄疸。腹痛：发生在剑突下或右上腹，呈阵发性绞痛或持续性疼痛阵发性加剧，疼痛可向右肩背部放射，常伴恶心、呕吐。寒战、高热：胆管梗阻并继发感染后引起全身中毒症状，多发生于剧烈腹痛后，体温可高达 39~40℃，呈弛张热。黄疸：胆管梗阻后胆红素逆流入血所致。

(2) 胆石症术后的管道护理要点　①妥善固定 T 形管、腹腔引流管、胆囊造口引流管、胃管、尿管，并保持通畅。②每班挤压引流管至少 2~3 次，准确记录性质、量及颜色，如腹腔引流液≥50ml/2h 或褐色；T 形管引流液≤100ml/8h，及时报告医师。③引流袋每周更换一次。

13. 简述胆总管探查或切开取石术后常规放置 T 形管引流的目的及护理要点

(1) 目的　引流胆汁，引流残余结石，支撑胆道。
(2) 护理要点　①平卧时引流袋低于腋中线，站立活动时低于腹部切口，经常挤捏，保持畅通；②观察颜色、量和性状；③若胆汁突然减少或无胆汁流出，可能有受压、扭曲、折叠、阻塞或脱出应立即处理；④长期置管每周更换引流袋 1～2 次，消毒管周并垫无菌纱布，防止皮肤红肿、糜烂。行 T 形管造影后立即接好引流，造影后常规应用抗生素 2～3 日；⑤病人无腹痛、发热、黄疸消退，血常规、血清黄疸指数正常，引流量减少至 200ml，引流液呈黄色清亮无沉渣，胆管造影或胆道镜证实胆管无狭窄、结石、异物、畅通良好，夹闭管 24～36 小时以上无不适，可考虑拔管。拔管前开放 2～3 日，使造影剂完全排出。拔除后窦道用凡士林纱布填塞，1～2 日内可自行闭合。

14. 简述急性胰腺炎术后通过空肠造瘘管行肠内营养支持治疗的护理措施

（1）妥善固定　将管道固定于腹壁，告知病人翻身、活动、更换衣服时避免牵拉，防止管道脱出。

（2）保持管道通畅　营养液滴注前后使用生理盐水或温开水冲洗管道，持续输注时每 4 小时冲洗管道 1 次，出现滴注不畅或管道阻塞时，可用生理盐水或温水行"压力冲洗"或负压抽吸。

（3）营养液输注注意事项　营养液现配现用，使用时间不超过 24 小时；注意输注速度、浓度和温度；观察有无腹胀、腹泻等并发症。

15. 胰肾联合移植的适应证和术前准备各有哪些？简述其并发症是什么

（1）适应证　有糖尿病肾病晚期和尿毒症合并糖尿病。

（2）术前准备　①作好 ABO 血型鉴定及人类白细胞抗原（HLA）配型、淋巴细胞毒试验等；②进行血液透析及胰岛素治疗。

（3）并发症　①排斥反应：主要表现为肾脏的排斥反应，胰腺的反应慢且轻；②75%的受者可发生代谢性酸中毒，其次易并发脱水；③手术并发症有吻合口瘘，主要为十二指肠瘘、胰瘘、输尿管瘘、膀胱瘘等；④血管并发症主要为出血、血栓形成、动静脉瘘、假性动脉瘤等；⑤感染：常见的有胰腺炎、尿路感染、切口周围脓肿、腹膜炎、全身感染等。

16. 简述深静脉血栓形成后的主要症状

主要表现为血栓静脉远端回流障碍的症状。

（1）患肢肿胀　是下肢静脉血栓形成后最常见的症状。①急性期患肢组织张力高，呈非凹陷性水肿，皮肤泛红，皮温较健侧高。②肿胀严重时，皮肤可出现水疱。③血栓部位不同，肿胀部位也有差异。髂－股静脉血栓形成者，整个患侧下肢肿胀明显；小腿静脉丛血栓形成者，肿胀仅局限在小腿；下腔静脉血栓形成者，双下肢均出肿胀。

（2）疼痛　压痛和发热。

（3）浅静脉曲张。

（4）股青肿。

17. 简述手术后深静脉血栓的形成及特征，如何预防和护理

（1）深静脉血栓形成　常发生于术后长期卧床、活动减少的老年人或肥胖者，以下肢深静脉血栓形成为多见。病人多有小腿或腹股沟疼痛和压痛，体检示患肢凹陷性水肿，腓肠肌挤压试验或足背屈曲试验阳性。

（2）预防　鼓励病人术后早期离床活动；高危病人下肢用弹性绷带或穿弹性袜以促进血液回流；避免久坐；血液高凝状态者可给予抗凝药物。

（3）护理　一旦发生深静脉血栓形成，应采取的措施：①抬高患肢、制动；②禁忌经患肢静脉输液；③严禁按摩患肢，以防血栓脱落；④溶栓治疗和抗凝治疗；同时加强出、凝血时间和凝血原时间的监测。

18. 腹部闭合性损伤出现哪些表现怀疑有内脏损伤

腹部闭合性损伤出现下列表现疑有内脏损伤：早期出现出血性休克；明显的腹膜刺激征，移动性浊音、肝浊音界消失、肠鸣音减弱或消失；持续性剧烈腹痛、恶心、呕吐和腹胀；直肠指诊在直肠前壁有触痛、波动或指套有血迹；呕血、尿血或便血；受伤当时症状不明显，但以后逐渐加重。

19. 外科急腹症腹痛的特点有哪些？护理要点是什么

（1）腹痛的特点　一般先有腹痛，后出现发热等伴随症状；腹痛或压痛部位较固定，程度重；常可出现腹膜刺激征，甚至休克；可伴有腹部肿块或其他外科特征性体征及辅助检查表现。不同类型的外科急腹症，其临床表现各异。①炎症性病变：一般起病缓慢，腹痛由轻至重，呈持续性；有固定的压痛点，可伴有反跳痛和肌紧张；有体温升高，血白细胞及中性粒细胞增高。②穿孔性病变：腹痛突然，呈刀割样持续性剧痛；迅速出现腹膜刺激征，容易波及全腹。

（2）护理要点　①定时观察生命体征，注意观察有无脱水等体液紊乱及休克表现。②观察腹部症状和体征，如腹痛的部位、范围、性质和程度，有无牵涉性疼痛。③观察有无伴随症状，如恶心、腹胀、发热、黄疸、大小便改变，及其他系统相关表现。④体位：一般情况下取半卧位，有大出血休克者取平卧位。⑤禁食、胃肠减压：入院后暂禁食水，并保持胃肠减压有效引流和通畅。⑥输液和输血：建立静脉通道，遵医嘱给予抗生素及补液。⑦未明确诊断前，应严格禁食；禁用镇痛药、泻药；禁止灌肠、热敷。

20. 简述腹痛的类型及特点

（1）内脏性疼痛　其特点为：①痛觉迟钝，对刺、割、灼不敏感，但对较强的张力和压力性刺激如牵拉、膨胀、痉挛、缺血所致疼痛较敏感；②痛感弥散，定位不准确；③疼痛过程缓慢、持续，常伴有焦虑、不安、恐怖等情绪反应。

（2）躯体性疼痛　其特点是能准确反映病变刺激的部位，感觉敏锐。

（3）牵涉性疼痛　指某个内脏病变产生痛觉信号，被定位于远离该内脏的身体其他的部位。如急性胆囊炎出现右上腹或剑突下疼痛，常伴有右肩背部疼痛。

21. 何谓介入治疗？肝癌介入治疗的优点及缺点是什么

（1）介入治疗　指借助某些器具，在超声、X线、内镜等监视下，将导管插入脏器，通过导管注射药物，进行栓塞、扩张或高频电激光、微波及冷冻等达到治疗疾病的目的，其优点是简便安全、快速有效、损伤小、并发症少、费用低等。

（2）肝癌的介入治疗　是指在X线等设备的监视下，经皮肤穿刺动脉将抗肿瘤药物和栓塞剂经动脉管导入，对肿瘤病变进行直接治疗。①优点：操作简便、副作用小，能有效地延长病人的生命期。②缺点：因为介入治疗也是一种创伤性治疗手段，对人体自身还是有一定的损害和影响的，因此特别需要病人的积极主动配合。

22. 门静脉高压的临床表现有哪些

(1)脾大、脾功能亢进　在门静脉高压早期即可有脾大，脾功能亢进。

(2)呕血和黑便　食管下段及胃底曲张静脉突然破裂发生急性大出血，病人会呕吐鲜红色血液或排出柏油样便，甚至导致休克；由于肝功能损害致凝血功能障碍，脾功能亢进致血小板减少，因此出血常不易自止；大出血同时引起肝组织严重缺氧，易发生肝性脑病。

(3)腹水　腹水形成较多时病人表现腹部膨胀，能叩出腹部移动性浊音。

(4)其他　常有消化吸收功能障碍或营养不良的表现，鼻与齿龈出血等全身出血倾向，还可有黄疸、蜘蛛痣、腹壁静脉曲张等。

23. 简述腹腔、盆腔术后或有炎症者半坐卧位的机制

(1)腹腔渗出液流入盆腔→促使感染局限。

(2)盆腔腹膜抗感染性较强，吸收较弱→可防止炎症扩散和毒素吸收，减轻中毒反应。

(3)防止感染向上蔓延引起膈下脓肿。

(4)腹部手术后，取半坐卧位→减轻腹部切口缝合处的张力，缓解疼痛，促进舒适→利于切口愈合。

24. 简述原发性下肢静脉曲张的处理原则及手术适应证

(1)非手术治疗　适用于病变局限、症状较轻、不能耐受手术者。①弹力治疗：穿弹力袜或用弹力绷带外部加压，促进静脉回流。②药物治疗：用缓解酸胀和水肿等药物。③注射硬化剂：使曲张的静脉闭塞。

④处理并发症：血栓性静脉炎，给予抗生素及局部热敷；溃疡者，抬高患肢并创面湿敷；破裂出血者，抬高患肢和局部加压包扎止血。

(2)手术治疗适应证　适用于深静脉通畅、无手术禁忌证者。多采用大隐静脉或小隐静脉高位结扎和曲张静脉剥脱术。

25. 简述原发性肝癌手术后出血的护理要点

(1)严密观察病情变化　术后48小时专人护理，动态观察病人生命体征变化。

(2)减少活动，以防止术后肝断面出血。

(3)引流液的观察　保留引流管的通畅，严密观察引流液量和颜色，一般当日引流量为100～300ml，若血性液体增多警惕腹腔出血。

(4)若明确为凝血机制障碍性出血，可遵医嘱给予凝血酶原复合物、纤维蛋白原、输新鲜血、纠正低蛋白血症。

(5)若短期内或持续引流较大量的血性液，或经输血、输液，病人血压、脉搏仍不稳定时，应做好再次手术止血的准备。

26. 乳腺癌术后患侧上肢肿胀的护理内容有哪些

(1)避免损伤　勿在患侧上肢测血压，抽血、做静脉或皮下注射等。

(2)保护患侧上肢　平卧时患肢下方垫枕抬高10°～15°，肘关节轻度屈曲；半卧位时屈肘90°放于胸腹部；下床时用用吊带托或用健侧手托起，避免患肢下垂过久。

(3)促进肿胀减退　按摩患侧上肢或进行握拳、屈、伸肘运动，以促进淋巴回流。肢体肿胀严重者，可用弹力绷带包扎。局部感染者，及时应用抗生素。

27. 简述直肠癌术后肠造口的观察内容？常见并发症是什么？如何护理

(1)观察内容　①活力：正常为新鲜牛肉红色，表面光滑湿润，1周黏膜水肿消退；暗红色或淡紫色，提示胃肠造口黏膜缺血；局部或全部肠管变黑，提示肠管缺血坏死。②高度：一般突出皮肤表面 1~2cm，利于排泄物排入造口袋内。③形状与大小：一般呈圆形或椭圆形。

(2)并发症　造口出血、造口缺血坏死、皮肤黏膜分离、造口狭窄、造口回缩、造口脱垂、粪水样皮炎、造口旁疝。

(3)护理　保持造口周围皮肤清洁、干燥；避免进食刺激性、胀气性以及引起便秘的食物；密切观察造口的颜色、大小及排泄物的色、味、量有无不正常的情况，预防并发症的发生；帮助病人正视肠造口并积极参与造口护理；向病人介绍造口护理和护理用品的进展；每3个月来院复查1次。

28. 简述急性蜂窝织炎的病因。疖和痈的相同点及不同点

(1)急性蜂窝织炎是皮下、筋膜、肌间隙或深部疏松结缔组织的急性弥漫性化脓性感染。常见致病菌为溶血性链球菌和金黄色葡萄球菌。其病因：①常因皮肤、黏膜或皮下疏松结缔组织受感染引起。由于致病菌释放毒性较强的溶血素、透明质酸酶和链激酶等，加之受侵害组织较疏松，病变发展迅速，不易局限。②与周围正常组织无明显界限，常累及附近淋巴结，可致明显的毒血症。

(2)疖和痈的共同点　①致病菌：多为金黄色葡萄球菌。②常见于：免疫力较低病人、糖尿病病人。

(3)疖和痈的不同点　①疖：是单个毛囊及其周

围组织的化脓性感染，好发于毛囊及皮脂腺丰富的部位，如头面部、颈部、背部、腋窝及腹股沟处。②痈：是相邻近的多个毛囊及周围组织的急性化脓性感染，也可由多个疖融合而成；好发于颈部、背部等皮肤厚韧的部位。

29. 为何面部"危险三角区"的疖不能挤压？可出现哪些后果？疖的处理原则

（1）原因　挤压可使病菌沿内眦静脉和眼静脉向颅内扩散，引起化脓性海绵状静脉窦炎，眼部及其周围出现进行性肿胀。

（2）后果　病人可有寒战、高热、头痛甚至昏迷。病情严重可危及生命。

（3）处理　①早期促使炎症消退：未破溃给予鱼石脂软膏外敷。②排脓：有波动感，及时切开排脓。③抗菌药物治疗：并发急性淋巴结炎，应输入抗生素。

30. 犬咬伤的处理原则是什么

（1）局部处理　咬伤后迅速彻底清洗伤口极为重要。伤口较浅者，用2%碘酊和75%乙醇消毒后包扎即可；伤口较深时需要立即彻底清创，用大量生理盐水、0.1%苯扎溴铵或3%过氧化氢溶液反复冲洗伤口，伤口不予缝合或包扎，以利引流。

（2）全身治疗　①免疫治疗：于伤后当日、3日、7日、14日、28日各注射1次狂犬疫苗。咬伤头、面、颈、上肢等部位时，经彻底清创后，在伤口底部及其四周注射狂犬病免疫球蛋白，同时按上述方法全程免疫接种狂犬病疫苗。可联合使用干扰素，以增强保护效果。②防止感染：常规使用破伤风抗毒素，必要时使用抗菌药物防止伤口感染。

31. 胆结石按部位可分为 3 类，简述各类的典型症状。胆管结石术后放置 T 形管的目的

（1）症状　①胆囊结石：胆绞痛；②肝外胆管结石：腹痛、寒战、高热及黄疸三联征；③肝内胆管结石：寒战、高热、腹痛。

（2）目的　①引流胆汁和减压：防胆汁排出受阻，致胆总管压力增高、胆汁外漏引起腹膜炎；②引流残余结石：使胆道内泥沙样结石通过 T 形管排出体外；③支撑胆道：防止切开处粘连、瘢痕狭窄导致管腔变小。

32. 简述正常成人的胆汁变化。术后 T 形管引流液的正常变化。引流液异常提示了什么

（1）正常人胆汁的变化　每日分泌 800～1200ml，呈黄绿色，清凉、无沉渣、有黏性。

（2）术后 T 形管引流液的正常变化　①术后 24 小时引流量：300～500ml；②恢复饮食后：可增至每日 600～700ml，以后逐渐减少至每日 200ml。

（3）异常提示　①胆汁过多：提示胆道下端有梗阻的可能；②胆汁浑浊：考虑结石残留或胆管炎未被控制。

33. 胆囊结石多为何种结石？出现胆绞痛的原因是什么？疼痛的特点是什么

（1）胆囊结石的种类　主要为胆固醇结石或以胆固醇为主的混合型结石。

（2）胆绞痛的原因　饱餐、进食油腻食物后胆囊收缩，或睡眠中体位改变致结石移位并坎顿于胆囊颈部，导致胆汁排出受阻，胆囊强烈收缩而发生胆绞痛。

（3）疼痛的特点　右上腹或上腹阵发性疼痛，或持续性疼痛阵发性加剧，向右肩胛或背部放射。

34. 进展期胃癌的典型症状是什么？哪些疾病有致癌的危险性？为什么长期食用烟熏和腌制食品能致胃癌

（1）典型表现　①胃壁受累：早饱感；②贲门癌：吞咽困难；③胃窦癌：幽门梗阻时，严重的恶心、呕吐；④溃疡型胃癌：黑便、呕血。

（2）致癌危险性　萎缩性胃炎、胃息肉、残胃炎、胃溃疡。

（3）食用烟熏食品致癌　因为烟熏和腌制食品中含有高浓度的硝酸盐→在胃内形成亚硝酸盐→与胺结合成致癌的亚硝胺。

35. 继发性腹膜炎常见的病因有哪些

（1）阑尾炎穿孔，胃及十二指肠溃疡急性穿孔，急性胆囊炎透壁性感染或穿孔，伤寒肠穿孔以及急性胰腺炎。

（2）女性生殖器官化脓性炎症或产后感染等含有细菌之渗出液进入腹腔引起腹膜炎。

（3）绞窄性肠梗阻和肠系膜血管血栓形成引起肠坏死，细菌通过坏死之肠壁进入腹腔导致腹膜炎。

（4）其他如腹部手术污染腹腔，胃肠道吻合口漏以及腹壁的严重感染，均可导致腹膜炎。

36. 直肠癌的临床表现有哪些？何为直肠刺激症状

（1）临床表现　早期有便血、排便习惯改变。①直肠刺激症状；②黏液性血便：多附于粪便表面；③肠腔狭窄症：初始大便变形、变细，之后可有腹痛、腹胀、排便困难。

（2）直肠刺激征　①肿瘤刺激直肠产生频繁便意，引起排便习惯改变；②便前常有肛门下坠、里急后重和排便不尽感；③晚期出现下腹痛。

37. 简述肠造口开放前的护理。术后如何判断病人发生了吻合口瘘？应如何处置

（1）护理　①肠造口周围用碘仿纱保护，及时擦洗肠管分泌物、渗出等；②更换敷料，避免感染；③观察造瘘口肠黏膜的血液循环。

（2）判断　①突起腹部或腹痛加重、可有明显腹膜炎体征，能触及腹膜包块；②若有吻合口引流管者，可观察到引流出浑浊液体。

（3）处理　①禁食、胃肠减压；②盆腔持续滴入、负压吸引；③给予肠外营养支持。

38. 简述肠瘘的术后护理要点。结肠癌病人术后结肠造口的饮食护理有哪些

（1）肠瘘的术后护理要点　①禁食4～6日。②引流管护理：应妥善固定，严格无菌技术操作，保持各管道引流通畅，及时调整负压吸引压力，观察并记录各引流液的颜色、性状和量。③术后并发症的护理：术后出血要严密观察出血征象，若发生及时采取止血处理；腹腔感染要及早发现感染症状并给予积极处理，有无疼痛、腹胀、恶心呕吐，切口有无红肿发热；有无腹膜刺激征。④早期活动：观察有无肠梗阻症状。

（2）饮食护理　进食易消化的熟食，防止因饮食不洁导致细菌性肠炎等引起腹泻；调节饮食，避免用过多的粗纤维及可产生刺激性气味或胀气的食物；以高热量、高蛋白、丰富维生素的少渣食物为主，以便大便干燥成形；少食辛辣刺激食物，多饮水。

39. 结肠癌健康教育的要点有哪些

（1）社区宣教　①建议定期进行粪便潜血试验等，做到早诊断、早治疗；②警惕家族性腺瘤性息肉及遗传性非息肉性结肠癌；③积极治疗直结肠的各种慢性炎症及癌前病变。

（2）饮食调整　①根据病人情况调节饮食，保肛手术者应多吃新鲜蔬菜、水果，多饮水，避免刺激性食物；②行肠造口者，需控制粗纤维食物及过稀，可致胀气的食物。

（3）活动　参加适量体育，生活规律。

（4）指导病人正确进行结肠造口灌洗。

（5）复查　每3～6个月定期门诊复查。

40. 为何暴饮暴食后会突发急性胰腺炎？病人禁食水、卧床的目的是什么

（1）暴饮暴食　可致胰液分泌增加→刺激Oddi括约肌痉挛→胰液排出受阻→胰管内压力增加。

（2）禁食、禁水、卧床的目的　①为了避免在进食时酸性食糜进入十二指肠，促进胰液分泌，使胰管内压力增高，加重胰腺病变；减少胃酸分泌，进而减少胰液分泌，以减轻腹痛及腹胀。②卧床：减轻胰腺负担，促进组织修复。

41. 腹腔镜（LC）术前为什么要做呼吸道准备？术后的护理要点有哪些

（1）呼吸道准备　①为达到术野清晰、保证腹腔镜手术操作所需空间，术中需将 CO_2 注入腹腔形成气腹。CO_2 弥散入血可致高碳酸血症及呼吸抑制，故术前应进行呼吸功能锻炼。②避免感冒，戒烟，以减少呼吸道分泌物。

（2）术后护理　①饮食指导：禁食6小时。术后24小时内以无脂流质、半流质饮食为主，逐渐过渡至低脂饮食。②促进 CO_2 排出：低流量吸氧，鼓励深呼吸，有效咳嗽。

42. 简述胃大部切除术后活动性出血的临床护理

（1）可能出现小血管断裂和漏扎、术中断面渗血，一旦发现有活动性出血倾向，应立即报告医师。

（2）取平卧位，呕血病人应注意保持呼吸道通畅。

（3）密切观察血压、脉搏、心率、呼吸、神志。

（4）吸氧；建立静脉液路，输血补液，可输全血、血浆以迅速补充血容量。

（5）止血措施　去甲肾上腺素 8mg 加入 100ml 盐水中分次口服或经鼻胃管注入，夹住胃管 30 分钟后再放开胃肠减压管，观察引流液，如有出血可重复注入 2~3 次，根据医嘱用止血药。经上述处理后仍有出血且观察胃肠减压管内吸出新鲜血液每小时超过 100ml 时，应立即进行手术治疗。

43. 胃穿孔的概念、症状及应急措施有哪些

（1）概念　胃穿孔是指溃疡病、癌肿、炎症等所造成的伤口，大部分是溃疡的局部逐渐由内向外侵蚀胃壁所致。穿孔部位多发生于胃幽门部小弯侧。据统计，溃疡病穿孔约占溃疡病住院病人的 20%~50%。

（2）症状　所以对于明确诊断溃疡的病人，如突然出现上腹部疼痛，并伴有恶心、呕吐、冷汗、面色苍白、心悸等症状时要考虑到有胃穿孔的可能。

（3）应急措施　对于诊断为胃穿孔的病人，首先要禁食；病情重且诊断为急性穿孔者，要注意血压、脉搏、呼吸的变化及水、电解质的变化，并采取应急措施。

44. 简述腹部内脏脱出伤员搬运的方法

将伤员双腿屈曲，腹肌放松，防止内脏继续脱出。已脱出的内脏严禁回纳腹腔，以免加重污染。先用大小合适的碗或其他合适的替代物扣住内脏或取腰带做成略大于脱出物的环，围住脱出的内脏，然后用腹部三角巾包扎法包扎。包扎后伤员取仰卧位。下肢屈曲，并注意腹部保暖，以防肠管过度胀气。然后再行担架或徒手搬运。

第四节　骨科和神经外科疾病护理知识

1. 何谓牵引的目的、种类和适应证

(1)目的　①骨折、关节脱位的复位和维持复位后的稳定；②挛缩畸形肢体的矫正治疗；③解除肌肉痉挛、改善静脉回流、消除肢体肿胀，为骨与关节的手法治疗或手术治疗创造条件；④炎症肢体的制动和抬高，便于患肢伤口的观察、冲洗和换药。

(2)种类和适应证　①皮肤牵引：适用于少儿和老年病人。②兜带牵引：一是枕颌带牵引，适用于颈椎骨折和脱位、颈椎间盘突出症和神经根型颈椎病等；二是骨盆带牵引，适用于腰椎间盘突出症及腰神经根刺激症状者等；三是骨盆悬吊牵引，适用于骨盆骨折有明显分离移位或骨盆环骨折有向上移位和分离移位者。③骨牵引：适用于颈椎骨折或脱位、肢体开放性骨折及肌肉丰富处的骨折等。

2. 如何保持牵引的有效性

(1)皮肤牵引时　胶布绷带、海绵有无松脱，扩张位置是否正确，若出现移位，及时调整。

(2)颅骨牵引时　每班检查牵引弓，并拧紧螺母，防止牵引弓脱落。

(3)牵引重锤　保持悬空，不可随意增减或移去牵引重量，不可随意放松牵引绳，以免影响骨折的愈合。

(4)保持对抗牵引力　颅骨牵引时，应抬高床头；下肢牵引时，抬高床尾 15～30cm；若身体移位，抵住了床头或床尾，及时调整，以免失去反牵引作用。

(5)告知病人和家属　牵引期间牵引方向与肢体长轴成直线，以达到有效牵引。

3. 骨折牵引的并发症及护理措施有哪些

(1)足下垂　用足底托板或沙袋将足底托起，保持踝关节于功能位。病情允许者每日进行踝关节主动或被动活动。

(2)肌肉萎缩　指导病人进行肌肉等长收缩、关节活动，给予肌肉按摩。

(3)牵引针眼感染　保持牵引针不移动，每日用酒精或碘伏棉签涂搽针眼 1 次。

(4)皮肤溃疡　多见于皮牵引，一旦发生应及时给予解除皮牵引或更换骨牵引。

4. 骨折如何分类？牵引并发症护理的要点是什么

(1)分类　①按致伤原因分为外伤性骨折、病理性骨折和疲劳性骨折；②按骨折程度分为青枝骨折、裂缝骨折、楔形骨折、穿孔骨折、凹陷骨折和完全骨折；③按骨折线走行方向分为横行骨折、斜行骨折、螺旋形骨折、压缩性骨折和粉碎性骨折；④按骨折稳定程度分为稳定性骨折和不稳定性骨折；⑤按是否与外界交通分为闭合性骨折和开放性骨折。

(2)并发症的护理　①足下垂：用足底托板或沙袋将足底托起，保持踝关节于功能位。病情允许者每日进行踝关节主动或被动活动；②肌肉萎缩：指导病人进行肌肉等长收缩、关节活动，给予肌肉按摩；③牵引针眼感染：保持牵引针不移动，每日用酒精或碘伏棉签涂搽针眼 1 次；④皮肤溃疡：多见于皮牵引，一旦发生应及时给予解除皮牵引或更换骨牵引。

5. 简述人工股骨头置换术后假体脱位的预防要点

（1）在全身麻醉苏醒过程或搬移过程中，特别容易发生脱位，所以在病人尚未完全清醒前应使用三角架将双下肢外展位固定牢固。

（2）术后卧床休息2~3周，卧床休息期间应注意保持良好的肢体位置，人工股骨头置换术后正确的肢体位置是髋关节外展30°、轻度屈曲（10°~15°）、中立位。可给病人穿防旋鞋，切忌患肢过度内旋、外旋和后伸。

（3）病人在床上吃饭、洗漱、排便等会引起术侧肢体活动而导致肢体位置的改变，护士应协助病人进行体位变换，禁止侧卧位。

（4）及时发现脱位的早期症状，例如患侧肢体突然剧痛，双下肢长度不等（患肢缩短）等。

6. 何谓骨筋膜间室综合征？其病因、症状和体征有哪些

（1）概念　骨筋膜间室综合征是四肢骨筋膜间室内的肌肉和神经组织因急性严重缺血而发生的一系列病理改变。

（2）病因　①敷料包扎过紧；②局部严重受压。

（3）症状　①创伤后肢体持续性剧烈疼痛且进行性加剧，是最早期症状。患肢麻木，手指或足趾呈屈曲状，肌力减退，被动牵伸可引起剧痛。②当肌肉广泛坏死时可出现体温升高、脉搏加快、血压下降等，严重者可出现休克、肾衰竭甚至死亡。

（4）体征　①局部皮肤表面有红、肿、热、痛征象。②肢体远端毛细血管充盈时间延长、动脉搏动减弱甚至消失。

7. 颈椎损伤的临床特点和颅骨牵引的护理要点是什么

(1)颈椎损伤的临床特点 ①常伴有椎间盘急性突出；②病人有头颈痛，颈部活动受限，局部有压痛；③臂丛神经根受累，可引起手臂部放射性疼痛；④严重损伤时可立即出现脊髓受压症状，如感觉丧失、大小便障碍、四肢瘫痪、呼吸困难等；⑤如果高位颈段脊髓损伤出血、水肿波及延髓，可出现中枢性呼吸抑制、高热等。

(2)颅骨牵引的护理要点 ①牵引后床头抬高 25～30cm。屈曲型骨折保持颈部过伸位，伸展型骨折保持颈部中立位；②严密观察病人的血压、脉搏、呼吸、体温和意识的变化，必要时给氧、输液和使用呼吸机；③高位截瘫者应卧硬板床并定时翻身，注意在翻身时头颈与躯体要成一条线。

8. 何为马尾综合征？手术的指征、术后常见并发症及护理要点是什么

(1)定义 突出的髓核或脱垂的椎间盘组织压迫马尾神经，出现鞍区感觉迟钝，大小便功能障碍。

(2)手术指征 ①急性发作，有明显的马尾神经症状；②保守治疗无效，或有效但反复发作、疼痛较重，影响生活工作；③椎间盘对神经有严重的压迫；④合并腰椎管狭窄症。

(3)并发症及处理要点 ①神经根粘连：症状为下肢感觉及运动障碍。护理上要观察下肢感觉及运动，与健侧和术前对比；评估病人术后疼痛情况有无缓解。②脑脊液漏：症状为引流出淡黄色液体，病人出现头痛、呕吐等症状。护理上要适当抬高床尾、去枕卧位7～10日。

9. 简述断肢再植血管危象的预防措施

（1）体位　抬高患肢，使之处于略高于心脏水平，以利静脉回流，减轻肢体肿胀。术后病人平卧 10 ~ 14日，勿侧卧，以防患侧血管受压影像患肢血管的血流速度。勿起坐，包括吃饭及大小便时，因起坐可导致患肢的血管压力的改变而可能危及血供。

（2）肢体加温　再植肢体局部用落地灯照射，即利于血液循环观察，也利于局部保温。一般用 60 ~ 100W 侧照灯，照射距离 30 ~ 40cm。但在患肢血液循环较差的情况下则不宜照射，以免增加局部组织代谢。

（3）止痛　应用麻醉性止痛药，既可止痛，亦可保持血管扩张，以防止血管痉挛。

（4）抗凝解痉药使用　适当应用抗凝解痉药物，如低分子右旋糖酐、复方丹参注射液、山莨菪碱等。

（5）禁烟　严禁病人及其他人员在室内吸烟，以防刺激患肢血管发生痉挛。

10. 断肢再植术后并发症的原因及处理办法有哪些

（1）血管痉挛　①原因：体位变动、疼痛、直接或间接吸烟、室温下降、术后早期停用抗痉挛药物等；②处理：查找痉挛原因并立即消除引起的可能因素；除注意补足血容量、全身或局部保暖外，可采用颈交感神经节封闭、臂丛阻滞或静脉注射罂粟碱 30 ~ 60mg。上述方法无效，应及早手术探查。

（2）血管吻合口栓塞　①原因：手术中血管清创不彻底、血管吻合口张力过大、凝血机制障碍、过量使用抗凝血药物等；②处理：一旦确诊应立即手术探查。

（3）血管受压　①原因：术后肢体肿胀或血肿；②处理：可抬高患肢、打开敷料、剪除部分伤口缝线以减张并引流积血、颈交感神经节封闭或静脉注射罂粟碱等。

11. 简述股骨颈骨折和桡骨远端骨折的病因及临床表现

（1）股骨颈骨折　①病因：骨质疏松导致骨质量下降，使病人在遭受轻微扭转暴力时即发生骨折；病人多在走路时滑倒，身体发生扭转倒地，间接暴力传导导致发生骨折。②临床表现：症状是疼痛、功能障碍；体征是内收型骨折者内收、缩短、外旋畸形，患侧大转子突出，局部压痛、纵向叩击痛。

（2）桡骨远端骨折　是指距桡骨远端关节面下3cm以内的骨折，多见于有骨质疏松的中老年女性。①病因：多为间接暴力引起。跌倒时，手部着地，暴力向上传导，发生桡骨远端骨折。②临床表现：症状是疼痛、肿胀、功能障碍；体征是腕部畸形、活动受限。可呈现"银叉""枪刺样"下垂畸形。

12. 骨盆骨折的合并症有哪些？伴随的症状是什么？牵引外固定的护理有哪些

（1）合并症　合并腹腔、盆腔脏器损伤时，伴有相应症状，如失血性休克、创伤性休克、膀胱后尿道损伤、直肠损伤和坐骨神经损伤等。

（2）伴随症状　①合并腹腔脏器损伤：常表现为腹部压痛、反跳痛、腹肌紧张和失血性休克。②合并膀胱或尿道损伤：表现为排尿困难、尿道口有血溢出、会阴及下腹胀痛等。③合并会阴部或直肠损伤：表现为腹痛及里急后重感或肛门出血。

（3）骨盆骨折牵引外固定的护理　①骨盆托带悬吊牵引者，托带要保持平衡，以防压疮。②托带要离床面约5cm，保证吊带宽度、长度适宜。③使用便器时，不要解掉吊带，可用便器放于托带与臀部中间，大小便污染时要及时更换。④下肢牵引者，一般是双下肢同时牵引，要置双下肢外展位，不能仅牵病人一侧，使骨盆倾斜，容易造成下肢内收畸形，影响走路的功能。

13. 骨折的急救措施有哪些

(1)抢救生命　首先判断有无颅脑、胸、腹合并伤及致命伤，并给予相应的急救措施。

(2)防止进一步损伤和污染　临时固定处理，外露骨端一般不做现场复位，对可疑脊柱骨折病人保持中立位，由三人分别扶托病人的头背、腰臀和双下肢部位平稳置于脊柱固定架或硬板上抬运，切忌背、驮、抱、持等。疑有颈椎骨折或脱位，专人双手牵引头部使颈椎维持中立的同时平置于硬板上，颈两侧用沙袋固定限制头部活动。

(3)迅速转运。

(4)开放性骨折　尽早清创使用抗生素和 TAT，预防感染。

14. 骨折病人的健康教育要点是什么？骨科病人功能锻炼的方法有哪些

(1)健康教育要点　①安全指导：指导病人及家属评估家庭环境的安全性，妥善放置可能影响病人活动的障碍物；指导病人安全使用步行辅助器械或轮椅，行走练习需有人陪伴，以防摔倒。②功能锻炼：告知病人出院后坚持功能锻炼的意义和方法，指导家属协助病人完成各种活动。③复查：告知病人若骨折远端肢体肿胀或疼痛明显加重，肢体感觉麻木、肢端发凉，夹板、石膏外固定器松动等，应立即到医院复查，并评估功能恢复情况。

(2)骨科病人功能锻炼的方法　①被动运动：按摩、推拿、针灸、理疗、借助器械和被动活动。②主动运动：依靠病人自身力量进行锻炼。③助力运动：起步时需要帮助，借助外人或自身健侧肢体及运动器。④手法治疗：在麻醉下进行一次性手法撕裂瘢痕组织，术后早期锻炼。

15. 简述骨折愈合的分期。影响骨折愈合的因素有哪些？骨折临床愈合的标准是什么

(1)分期　①骨折愈合过程；②血肿炎症机化期；③原始骨痂形成期；④骨板形成塑形期。

(2)影响因素　①全身因素：年龄、营养和代谢因素、健康状况等。②局部因素：骨折的类型和数量，骨折部位的血液供应，软组织损伤程度等。③治疗方法不当：反复多次的手法复位，骨折固定不牢固，过早和不恰当的功能锻炼等。

(3)骨折临床愈合的标准　①局部无压痛及纵向叩击痛。②局部无反常活动。③X线片显示骨折处有连续性骨痂通过，骨折线已模糊。④拆除外固定后上肢能向前平举1kg重物达1分钟；下肢能不扶拐在平地连续步行3分钟，且不少于30步。⑤连续观察2周骨折处不变形。以上5条都必须达到。

16. 石膏固定术的适应证是什么？石膏绷带固定术的禁忌证是什么

(1)适应证　①骨折、脱位整复后的固定；②关节复位后的固定；③周围神经、血管、肌腱断裂或损伤，关节损伤，皮肤缺损，手术修复后的制动；④骨与关节急慢性炎症的局部制动；⑤矫形手术后的固定；⑥制造肢体模型。

(2)禁忌证　①全身情况差，如心、肺、肾功能

不全，进行性腹水等；②伤口发生或疑有厌氧菌感染；③孕妇禁忌作躯干部大型石膏；④年龄过大者、新生儿、婴幼儿及身体衰弱者不宜做大型石膏。

17. 简述石膏固定病人的护理要点

（1）凡新上石膏的病人应列入交班项目，进行床头交接班。

（2）抬高患肢，促进静脉回流，防止患肢肿胀。严密观察病人指（趾）末端血液循环情况。

（3）预防压疮和石膏切割伤　经常检查石膏边缘部皮肤及骨突部有无切割、摩擦伤及早期受压症状。加强按摩，每日 1~2 次用红花酒精按摩石膏边缘部皮肤及骨突部。

（4）定时经石膏窗检查石膏内伤口有无渗血情况。

（5）胸部、腹部石膏固定后应警惕发生石膏综合征。

18. 骨折的程度和形态如何分类？骨折的临床表现是什么

（1）分类　①不完全性骨折：裂缝骨折、青枝骨折；②完全性骨折：横行骨折、斜行骨折、螺旋形骨折、粉碎性骨折、嵌插骨折、压缩性骨折、凹陷性骨折、骨骺分离。

（2）临床表现　①全身表现：休克、发热；②局部表现：疼痛和压痛、肿胀和瘀斑、功能障碍；③特有体征：畸形、反常活动、骨擦音或骨擦感。

19. 关节脱位的临床表现及处理原则是什么？如何帮助病人进行关节活动度练习

（1）临床表现　①症状：关节疼痛、肿胀、局部压痛、关节功能障碍；②特有体征：畸形、弹性固定、关节盂空虚。

(2)处理原则 ①复位：手法复位(最好在脱位后3周内)；切开复位，合并关节内骨折手法复位失败或手法难以复位；有软组织嵌入；陈旧性脱位经手法复位失败者。②固定：复位后将关节固定2～3周。③功能锻炼：促进关节功能的恢复。

(3)关节活动度练习方法 ①护士运用人体力学原理：帮助病人采取自然放松姿势，面向操作者，并尽量靠近操作者。②根据各关节的活动形式和范围：依次对病人的颈部、肩、肘、腕、手指、髋、踝、趾关节作屈曲、伸展、内收、外展、内旋、外旋等关节活动练习如肩关节、膝关节。

20. 髋关节的活动范围及髋关节脱位的临床表现有哪些

(1)活动范围 屈曲130°～140°；后伸10°；外展30°～45°；内收20°～30°。

(2)脱位表现 ①症状：患侧髋关节疼痛，主动活动功能丧失，被动活动时引起剧烈疼痛；②体征：不同方向的脱位，其体征有所区别。后脱位－患肢呈屈曲、内收、内旋及短缩畸形；前脱位－髋关节呈明显外旋、轻度屈曲和外展畸形，患肢很少短缩。

21. 腰椎疾病包括哪些

(1)腰椎间盘突出 主要指腰椎，尤其是 $L_{4\sim5}$、$L_5\sim S_1$、$L_{3\sim4}$ 的纤维环破裂和髓核组织突出压迫和刺激相应水平的一侧和双侧坐骨神经所引起的一系列症状和体征。

(2)腰椎管狭窄症 指椎管和(或)神经根管的骨与韧带等组织不正常狭窄，引起硬膜囊与(或)神经要受压，出现马尾与神经根受压的症状的疾病。

（3）腰椎滑脱　腰椎双侧椎弓崩裂，发生患椎向前滑移，称为腰椎滑脱或又称真性滑脱。

22. 简述腰椎间盘突出和腰椎滑脱的临床表现

（1）腰椎间盘突出　①腰部持续钝痛，平卧位减轻，站立位加剧；②下肢放射痛，麻木、冷感及间歇性跛行；③马尾神经症状：出现会阴部麻木、刺痛，大小便功能障碍；④严重者出现大小便失禁及双下肢不全性瘫痪。

（2）腰椎滑脱　可有腰骶部疼痛，酸胀感可向大腿后方或整个大腿放散。有时出现间歇性跛行。伴椎间盘突出时，神经牵引征阳性。峡部崩裂性滑脱多见于 50 岁以下可有腰背痛和下肢痛，腰部过伸时可加重或诱发疼痛。合并椎间盘突出时可出现根性痛。

23. 导致腰椎间盘突出的原因有哪些？出现间歇性跛行的病人，护士如何指导他们正确地坐、立、行

（1）原因　①椎间盘退行性变：随年龄增长，纤维环和髓核水分减少，弹性降低，椎间盘变薄，易于脱出。②长期震动：长期处于坐位及颠簸状态，腰椎间盘承受的压力过大，可导致椎间盘退变和脱出。③过度负荷：当腰部过重时，髓核向后移动，引起后方纤维环破裂。④外伤：特别是儿童与青少年。⑤妊娠：体重突然增长，腹压增高，而韧带相对松弛，易致膨出。

（2）出现间歇性跛行的病人护士指导内容　腰椎间盘组织压迫神经根或椎管容积减小，使神经根出现充血、水肿等炎性反应。行走时，椎管内受阻椎神经丛逐渐扩张，加重了对神经根的压迫，导致缺氧而出现症状。①坐位时：高度适宜，有扶手靠背椅，身体靠椅

背，腰部垫软枕。②站立时：使腰部平坦伸直、收腰、提臀。③行走时：抬头、挺胸、收腹，利用腹肌收缩支持腰部。

24. 如何指导腰椎间盘突出术前病人卧床？简述术后常见并发症的表现及处理方法

(1)卧床指导　卧床时椎间盘承受的压力比站立时降低50%，故可减轻负重和体重对椎间盘的压力，缓解疼痛。指导方法为：①卧床时床头抬高20°。②侧卧位：屈髋屈膝，双腿分开，上腿下垫枕。③仰卧位：可在膝、腿下垫枕。④俯卧位：可在腹部及踝部垫枕。

(2)并发症的表现及处理　①神经根粘连：症状为下肢感觉及运动障碍。处理方法为观察下肢感觉及运动，与健侧和术前对比；评估病人术后疼痛情况有无缓解。②脑脊液漏：症状为引流出淡黄色液体，病人出现头痛、呕吐等症状。处理方法为适当抬高床尾、去枕卧位7~10日。

(3)床上肢体功能锻炼开始的时间　①四肢肌肉、关节的功能锻炼：卧床期间开始坚持定时活动四肢，防止关节僵硬。②直腿抬高锻炼：术后第1日开始，防止神经根粘连；③背肌锻炼：一般术后7日开始，增加腰背肌肌力，预防肌萎缩。④行走训练：卧床2周后。

25. 简述脊髓损伤的临床特征。脊髓损伤病人如何正确搬运

(1)临床特征　①感觉障碍：损伤平面以下痛觉、温度觉、触觉和本体觉减弱或消失。②运动障碍：脊髓休克期，表现为迟缓性瘫痪，反射消失。休克期之后，如为脊髓横断伤，则表现为痉挛性瘫痪，肌张力

增高，腱反射亢进，同时有髌阵挛、踝阵挛及病理反射。③括约肌功能障碍：脊髓休克期表现为尿潴留。④消化系统症状：肠蠕动减慢、腹胀、便秘等。

（2）对脊髓损伤病人正确搬运的方法　怀疑病人有脊柱骨折时，应使其脊柱保持正常生理弯曲，避免脊柱过伸、过曲或旋转，三人以上平抬平放至硬板上。疑有颈椎损伤时，应有专人托下颌和枕部，使颈部保持中立位，抬至硬板床上后，应固定病人头部，放置左右转动。

26. 意识障碍伴随的症状及常见的疾病有哪些

（1）意识障碍伴持续高热　先发热后意识障碍者，见于重症感染疾病；先有意识障碍后有发热，见于脑出血、蛛网膜下隙出血等。

（2）意识障碍伴抽搐　见于癫痫持续状态、尿毒症、脑炎。

（3）意识障碍伴高血压　见于高血压脑病、脑出血、子痫。

（4）意识障碍伴心动过缓　见于房室传导阻滞、颅内高压等。

（5）意识障碍伴呼吸缓慢　见于吗啡、巴比妥类药物、有机磷农药中毒。

（6）意识障碍伴瞳孔缩小　见于吗啡类、巴比妥类、有机磷农药中毒。

（7）意识障碍伴瞳孔散大　见于颠茄、酒精、氰化物中毒及癫痫、低血糖状态。

27. 何谓脑立体定向手术？其应用范围是什么

（1）脑立体定向手术　是通过三维坐标定向仪把导向器械送入脑内靶点，实施穿刺、毁损、活检、抽吸等治疗的手术方法。其特点是手术在局部麻醉下进行，病人清醒，易于观察手术效果。对脑组织损伤小，并发症少。

(2)应用范围 ①运动失调，如帕金森病、扭转痉挛、舞蹈症等；②高血压、脑出血；③颅内感染性疾病，如脑脓肿、脑寄生虫病；④颅内异物取出；⑤癫痫；⑥疼痛，如癌性疼痛；⑦精神病；⑧脑肿瘤，如原发或复发的颅内肿瘤、孤立的脑转移瘤；⑨活检，对各种诊断不明确的疾病提供诊断依据。

28. 简述原发性和继发性脑损伤的概念。脑损伤的种类有哪些

(1)概念 原发性脑损伤是指暴力作用于头部的瞬间即造成脑损伤。继发性脑损伤是指头部受伤一定时间后，所产生的一系列脑受损的病变。

(2)脑损伤的种类 ①脑震荡：头部受暴力作用后立即出现短暂的大脑功能障碍，但无明显的脑组织器质性损害。②脑挫裂伤：暴力作用于头部引起大脑皮质的器质性损害。③原发性脑干损伤：是脑干部位严重的甚至是致命的损伤，很少单独发生，常与弥漫性脑挫裂伤并存。④颅内血肿：是颅脑损伤中最常见的而且是最危险的继发性脑损害。⑤硬脑膜外血肿：发生在颅骨内板和硬脑膜之间，较常见，占外伤性颅内血肿的30%。常因颅骨骨折引起的脑膜中动、静脉破裂所致。⑥硬脑膜下血肿：发生在硬脑膜和蛛网膜之间，最常见，占外伤性颅内血肿的50%。

29. 简述脑脓肿手术前后的护理要点

(1)对有颅内高压症状者，应严密观察意识、瞳孔及生命体征的变化。若发现头痛及意识障碍呈进行性加重、呕吐频繁尤其是一侧瞳孔进行性散大、光反射迟钝或消失时，提示有发生脑疝的危险，需进行紧

急处理。

（2）若病情危急，接诊后应立即做好手术或抽脓的准备工作，如备皮、配血、穿刺器械和物品的准备。

（3）早期颅内感染可出现持续性高热，应及时物理降温或行人工冬眠。

（4）耳源性脑脓肿要做好耳部感染的处理。

（5）颞叶及小脑半球脓肿可出现癫痫发作和精神症状，应密切观察，必要时加床挡，以防坠床。

30. 何谓蛛网膜下隙出血？临床表现及护理要点是什么

（1）概念 脑底部或脑表面血管破裂，血液流入蛛网膜下隙称蛛网膜下隙出血。

（2）临床表现 ①突然发生剧烈头痛、恶心呕吐、烦躁不安、短暂意识丧失；②声、光等外界刺激可使症状加重；③最具特征性的体征为脑膜刺激征阳性。

（3）护理要点 ①应绝对卧床休息4～6周；②避免一切可能使病人血压和颅内压增高的因素，包括用力排便、情绪激动等；③对头痛和躁动不安者应用足量的止痛、镇静剂，以保持病人安静休息；④根据需要使用止血药；⑤降低颅内压；⑥应用防止脑血管痉挛的药物；⑦对颅内动脉瘤、颅内动静脉畸形，可采用手术切除、血管内介入治疗。

31. 脑水肿的处理原则是什么

（1）降低脑部和全身温度 低温可降低脑代谢、减少耗氧量，使大脑对缺氧的耐受性增强。复苏时可使用人工冬眠降低脑部和全身的温度。

（2）应用脱水剂 使用脱水剂可降低脑水肿，常用20%的甘露醇或25%的山梨醇。

（3）应用糖皮质激素 糖皮质激素可降低毛细血

管通透性、稳定溶酶体膜，对减轻脑水肿和保护脑细胞功能有肯定疗效，可应用氢化可的松或地塞米松。

（4）镇静止痉　可使用冬眠1号肌内注射。

（5）改善脑细胞代谢　可使用脑活素、能量合剂等药物。

（6）高压氧治疗　将病人置于202.6～303.9kPa（2～3个标准大气压）的高压氧舱内，以提高血氧弥散，有利于脑细胞功能恢复。

32. 何谓亚低温？亚低温治疗脑损伤的机制是什么？治疗中可能出现的并发症有哪些

（1）概念　体温在28～35℃称为亚低温。

（2）亚低温治疗脑损伤的机制　①降低脑组织耗氧量，减少脑组织乳酸堆积；②保护血－脑屏障，减少脑水肿；③抑制乙酰胆碱、儿茶酚胺以及兴奋性氨基酸等内源性毒物对脑细胞的损害作用；④减少钙离子内流，阻断钙对神经元的毒性作用；⑤减少脑细胞结构蛋白的破坏，促进脑细胞结构和功能的恢复。

（3）亚低温治疗中的并发症　①老年病人可能出现心律失常、高血压；②凝血机制障碍和出血倾向；③免疫功能抑制；④电解质紊乱。

33. 简述脑挫裂伤的临床表现

（1）意识障碍　多数病人超过半小时，可长达数小时、数日不等，严重者长期持续昏迷。

（2）生命体征改变　早期都有血压下降、脉搏细弱及呼吸浅快。轻度体温升高，一般约38℃，若持续高热则多伴有丘脑下部损伤。

（3）局灶症状和体征　伤后立即出现相应的神经功能障碍症状或体征。

（4）颅内压增高征　病人出现"两慢一高"（脉搏、

呼吸慢，血压高）。头痛、呕吐、视盘水肿为颅内压增高的"三主征"。如病人出现剧烈头痛、烦躁不安，有脑疝的可能。

（5）脑脊液鼻漏或耳漏。

34. 颅骨骨折的病人如何预防颅内感染

（1）体位　头高位卧位，头偏向患侧，待脑脊液漏停止3~5日后可改平卧位。

（2）保持局部清洁。

（3）预防颅内逆行感染。

（4）禁忌　堵塞、冲洗鼻腔和耳道，耳道滴药、作腰穿。

（5）避免颅内压骤升　勿用力屏气排便、咳嗽、擤鼻涕、打喷嚏。

35. 简述脑室引流管的护理要点

（1）妥善固定引流管于床头，引流管的最高处距侧脑室的距离（一般以发际做参照）为10~20cm。

（2）保持引流通畅，引流管不可受压、扭曲、成角、折叠。

（3）观察引流液性状及引流量，正常脑脊液无色透明，无沉淀，术后1~2日可略带血性，以后转为橙黄色，引流量以不超过500ml/d为宜。

（4）出现下列情况及时通知医师并协助处理：①大量鲜血或血性脑脊液逐渐加深提示有脑室内出血；②脑脊液混浊，呈毛玻璃状或有絮状物，提示颅内感染；③如引流速度过快（其早期 >20ml/h）或引流量过大（ >500ml/24h）时，应及时通知医师。

36. 神经外科的基础监护内容包括什么

（1）意识监护　意识障碍分为嗜睡、意识模糊、昏睡、昏迷(浅昏迷、深昏迷)。

(2)瞳孔监护　正常瞳孔的等大等圆直径约2.5~5mm，为正圆形，直接、间接对光反射灵敏。

(3)呕吐　为与饮食无关的喷射性呕吐。

(4)颅内压监护　颅内压增高的三大主征——头痛、呕吐、视盘水肿。

(5)肢体活动　左侧瞳孔散大，右侧肢体不能动提示脑疝发生的可能。

第五节　心胸及泌尿外科疾病护理知识

1. 何谓体外循环？临床用途是什么？体外循环术后为何易引起低血钾

(1)体外循环是利用人工心肺机械装置，将上下腔静脉的血液引流到体外，经氧合器氧化后变成动脉血液，再由血泵把氧合的血液注入大动脉、输入体循环，以代替心肺功能。这种利用机械装置的循环方式称体外循环。

(2)临床用途　体外循环可使心肺暂无血液流过，亦不引起机体缺氧，以利于外科医生进行有关的手术。

(3)易引起低血钾的原因　在体外循环的转流过程中，病人血液被稀释，细胞内的钾迅速通过细胞膜→组织间液→血液，使血钾升高而术后很快从尿中排出，排钾含量可高达175mmol/L；术后利尿药的应用，也促进了钾的排泄，因此容易引起低血钾。

2. 心脏手术后康复护理的指导原则是什么

(1)运动指导　术后病情平稳后早拔管、早活动、早出院。术后1~2日在床上行上下肢关节的主、被动屈伸运动，鼓励咳嗽，减少呼吸道并发症和静脉血栓的形成。

拔除气管插管和引流管后，鼓励患者坐起，自行饮食，增加活动量，出院后坚持锻炼，自行料理生活起居，但需避免过度劳累、紧张和兴奋，运动以步行、骑自行车及打太极拳为主。

（2）用药指导　需服用强心、利尿药物，服强心药要教会病人数脉搏，注意有无胃肠道不适或黄、绿视现象；记录每日尿量，防止电解质紊乱；瓣膜置换者终身服用抗凝药，出院后每月复查 1 次凝血酶原时间，稳定后 3 ~ 6 个月复查 1 次，注意有无牙龈出血、皮肤紫癜、月经出血增加等异常情况，一旦出现及时停药。

3. 缩窄性心包炎的症状及心包穿刺中的护理要点有哪些

（1）症状　早期为劳累后呼吸困难，随着腹水的出现及增加，或合并胸腔积液时，休息时也可出现呼吸困难，甚至端坐呼吸，还可有上腹胀满或疼痛、食欲不振等。

（2）护理要点　①嘱病人勿咳嗽或深呼吸；②抽液过程中注意随时夹闭胶管，防止空气进入心包腔；③抽液要缓慢，第 1 次抽液量不宜超过 100 ~ 200ml，若抽出鲜血，应立即停止抽吸；④密切观察有无心脏压塞征象，做好抢救准备；⑤注意观察病人的生命体征和反应，发现异常，及时协助医师进行处理。

4. 何谓心脏瓣膜病？临床常见的种类、二尖瓣狭窄的主要并发症有哪些

（1）概念　由于炎症、退行性改变、黏液性变性、先天性畸形、缺血性坏死、创伤等原因引起单个或多个瓣膜结构（包括瓣叶、瓣环、腱索、乳头肌）的功能或结构异常，导致的瓣口狭窄和（或）关闭不全，称为

心脏瓣膜病。

(2)临床常见的心脏瓣膜病 ①二尖瓣狭窄；②二尖瓣关闭不全；③主动脉瓣狭窄；④主动脉瓣关闭不全；⑤二尖瓣狭窄。

(3)主要并发症 ①充血性心力衰竭；②心律失常；③栓塞；④亚急性感染性心内膜炎；⑤肺部感染；⑥急性肺水肿。

5. 简述心脏破裂的原因及临床表现。防治心脏手术后急性心脏压塞的护理措施有哪些

(1)原因 多由锐器、子弹、弹片等穿透胸壁损伤心脏所致，少数是由暴力撞击前胸或因胸骨和肋骨骨折的断端向内移位所致。

(2)临床表现 开放性胸部伤口有鲜血不断涌出，病人面色苍白、呼吸浅快、脉搏细数、血压下降等，很快进入休克甚至死亡；闭合性胸部损伤除出现低血容量征象外，可伴颈静脉怒张和 Beck 三联征(静脉压 >1.47kPa，脉搏微弱、心音遥远，动脉压降低甚至测不出)；心包穿刺可抽得血液。二维超声心动图示心包积血。

(3)护理措施 ①经常挤压引流管，变换体位后防止扭曲或堵塞，可间歇负压吸引，保持引流通畅；②每15~30 分钟测量 1 次生命体征，中心静脉压 >15.6cmH$_2$O、血压下降、脉搏变小、心率增快或减慢提示有心脏受压；③诊断有心脏压塞时立即开胸清除血块，可经原切口先作剑突下心包减压，待症状缓解、血压回升后再行手术；④加强抗低心排治疗，防止心肌进一步受损。

6. 简述胸腔闭式引流置管的位置。胸腔闭式引流的护理要点有哪些

(1)胸腔闭式引流置管位置 根据临床诊断和 X

线检查结果决定置管位置。由于积气多向上聚集，因此气胸引流一般在前胸壁锁骨中线第 2 肋间隙；胸腔积液则在腋中线与腋后线间第 6 或第 7 肋间隙插管引流；脓胸选择脓液积聚最低位置置管。

（2）护理　①准确安装闭式引流及其吸引装置。②病人取半卧位，水封瓶应置于病人胸部水平下 60 ~ 100cm 处。③保持引流，注意水柱波动情况（4 ~ 6cm），定时挤压胸管，如有阻塞，可用少量无菌生理盐水冲洗；如为负压引流袋，要保持负压，防止漏气；水柱波动过大：提示肺不张；水柱无波动：提示引流管不通畅或肺完全扩张；病人出现气促、胸闷、气管向健侧偏等肺受压症状，提示血块阻塞引流管。④预防感染。⑤搬动病人时要双重夹住胸腔闭式引流管，保持密封系统。⑥记录引流量及性状。⑦48 小时后，若肺已复张，8 小时内引流液少于 50ml 即可拔管。⑧拔管后要观察病人是否有呼吸困难、气胸或皮下气肿。

7. 食管癌病人术后饮食护理的要点是什么

（1）术后早期吻合口处于充血水肿期，需禁饮禁食 3 ~ 4 日，禁食期间持续胃肠减压，注意经静脉补充营养。

（2）停止胃肠减压 24 小时后，若无呼吸困难、胸内剧痛、患侧呼吸音减弱及高热等吻合口瘘的症状时，可开始进食。先试饮少量水，术后 5 ~ 6 日可进全清流质饮食，每 2 小时给 100ml，每日 6 次。术后 3 周病人若无特殊不适可进普食，但仍应注意少食多餐，细嚼慢咽，进食不宜多、过快。避免进食生、冷、硬食物，以防后期吻合口瘘。

（3）食管癌、贲门癌切除术后，胃液可反流至食管，致反酸、呕吐等症状，平卧时加重，嘱病人进食后 2 小时内勿平卧，睡眠时将床头抬高。

（4）食管－胃吻合术后病人，可由于胃拉入胸腔、肺受压而出现胸闷、进食后呼吸困难，建议病人少食多餐，1~2 个月后，症状多可缓解。

8. 如何对食管癌病人术后实施进食指导？术后发生吻合口瘘及活动性出血如何判断

（1）术后进食指导　①禁食 3~4 日；②停止胃肠减压 24 小时后，无吻合口瘘，可开始进食，先试饮少量水；③术后 5~6 日可进流质饮食，每 2 小时给 100ml，每日 6 次；④术后 3 周无特殊不适可进普食，应少量多餐，细嚼慢咽，不宜过快、过多；⑤避免进生、冷、硬食物，以防后期吻合口瘘。

（2）吻合口瘘判断　①呼吸道：有无呼吸困难、胸内剧痛、患侧呼吸音减弱；②全身中毒症状：发热、寒战甚至休克。

（3）活动性出血判断　①引流量持续 2 小时都超过 4ml/（kg·h）；②伴血压下降、脉搏增快、躁动、出冷汗等低血容量表现。

9. 简述食管癌病人术后胃肠减压的护理

（1）术后 3~4 日内，持续胃肠减压，保持胃管通畅，妥善固定胃管，防止脱出。

（2）严密观察引流量、性状、气味并准确记录。

（3）术后 6~12 小时，可从胃管内抽出少量血性液或咖啡色液，以后引流液颜色将逐渐变浅。

（4）若引流出大量鲜血或血性液，出现烦躁、血压下降、脉搏增快、尿量减少等，应考虑吻合口出血。

（5）经常挤压胃管　胃管不通畅时，可用少量生理盐水冲洗，并及时回抽，避免胃扩张而并发吻合口瘘。

10. 简述张力性气胸发生的原因及临床症状。紧急处理的方法是什么

(1)张力性气胸的原因　由气管、支气管或损伤裂口与胸膜腔相通，且形成活瓣，气体在吸气时从裂口进入胸膜腔，而呼气时裂口活瓣关闭，气体不能排除，使胸膜腔内积气不断增多，导致胸膜腔压力高于大气压。常见于胸壁穿透伤或较大而深的肺裂伤、支气管或食管破裂。

(2)临床症状　病人伤侧肺萎陷纵隔向健侧移位，导致呼吸困难、低氧血症；胸腔内负压消失，大血管扭曲，回心血量减少，心排血量下降，迅速发生呼吸循环衰竭甚至死亡。胸部创伤病人如出现呼吸困难进行性加重，一侧呼吸音明显减弱或消失，颈静脉怒张，气管向健侧移位，应考虑张力性气胸。

(3)紧急处理方法　立即行胸腔穿刺或胸腔闭式引流。

11. 简述胸外伤的临床症状。何谓胸外伤反常呼吸运动？严重时可出现哪些情况

(1)胸外伤的临床症状　①胸痛：多位于受伤部位且呼吸时加重。②呼吸困难：受伤部位疼痛使胸廓活动受限、分泌物或血液堵塞呼吸道、肺水肿或气胸、血胸导致的肺膨胀不全等均可引起呼吸困难；多根或多处肋骨骨折时可使呼吸困难加重。③咯血：肺或支气管损伤时可引起痰中带血或咯血；严重胸部损伤时可出现休克症状。

(2)胸外伤反常呼吸运动　吸气时软化区胸壁内陷，呼气时外突。

(3)严重时表现　若软化区范围大，可引起呼吸时双侧胸腔内压力不均衡，使纵隔左右扑动，影响换气和静脉回流，导致体内缺氧和二氧化碳潴留，发生

呼吸和循环衰竭。

12. 简述输尿管肿瘤切除术后留置切口引流管的观察护理

(1)腹膜后引流管一般保留 2~3 日，注意保持其通畅。

(2)观察引流液量，如果 24 小时引流液不减少，每小时超过 100ml，达 300~500ml，提示可能有活动性出血，应密切观察血压、脉搏的变化，必要时做再次手术准备。

(3)注意观察切口处有无肿块或剧烈疼痛，切口敷料是否渗血、渗液。若出现上述情况应及时报告医生给予对症处理。

13. 肾移植慢性排斥反应的重要表现有哪些？如何预防和处理

(1)慢性排斥反应多发生于术后半年以后，病人主要表现为缓慢进行性肾功能减退，伴有蛋白尿、进行性贫血、高血压、肾脏体积缩小等一系列表现。

(2)慢性排斥反应的病因错综复杂，无有效治疗方法，以防止和延缓其进行性恶化为目的，给予低蛋白饮食、活血化瘀药物，防治高血脂，调整免疫抑制药物及剂量等措施。

14. 肾移植的适应证和禁忌证有哪些

肾脏移植是救治慢性肾衰竭的最佳方法，也是最早开展的大器官移植手术。

(1)适应证　肾脏功能衰竭终末期病人为肾脏移植的适应证。但是，为了达到良好的治疗效果，应对移植的受者进行认真评估，包括原发病种、年龄、全身状况、是否有心、肺、肝脏、脑部疾患及并发症等。

(2)禁忌证　全身性恶性肿瘤、顽固性心功能衰竭、慢性呼吸衰竭、严重血管病变、严重泌尿系先天畸形、凝血机制紊乱、精神病、艾滋病毒感染者。

15. 肾损伤保守治疗的护理措施有哪些

(1)卧床休息　绝对卧床休息 2～4 周，翻身时动作幅度要小，速度宜缓，取健侧卧位。待病情稳定、镜下血尿消失 1 周后方可允许下床活动，3 个月内禁做任何重体力劳动及剧烈活动，防止再次损伤组织。

(2)尿管护理　观察尿色的变化，如血尿颜色逐渐加重，及时报告医师。遵医嘱准确记录 24 小时尿量及颜色的变化。留置尿管期间会阴护理每日两次(夜班和下午班完成)。

(3)饮食护理　嘱其进食易消化、多食水果和含粗纤维多的食物，保持大便通畅，防止因大便干燥腹部用力而引起再次血尿。

(4)镇静止痛　遵医嘱使用镇静、止痛剂。

16. 肾脏围手术期的健康教育包括哪些内容

(1)入院后告知　科室环境、工作人员，禁烟酒及辛辣刺激食物，预防感冒，增加营养，术前检查，手术准备。

(2)术前准备告知　术野备皮，清洁灌肠；各种过敏试验等。

(3)术后指导　①妥善固定引流管，以防牵拉、折叠、扭曲、受压，保持通畅；②活动时可用别针将尿袋固定在腰部以下适宜高度，活动前排空引流袋，防止反流引起逆行感染；③待肛门排气胃肠功能恢复后嘱饮水 50～100ml，增加舒适感，无腹胀时进流质饮食，以高营养、高维生素、易消化食物为主，逐渐到半流质饮食和普食。

(4)出院指导　由责任护士告知，由于肾癌对放化疗均不敏感，生物素治疗是康复的主要方法，用药期间病人可能有低热、乏力等不良反应，若出现及时就医，遵医嘱用药，出院后注意休息，定期复查，联系方式。

17. 体外冲击波碎石后和气压弹道碎石治疗后的护理措施有哪些

(1)体外冲击波碎石　①碎石术后应指导病人多饮水，每日饮水大于2500ml有利于结石的排出。②遵医嘱给予抗生素和止血药物治疗。③碎石术后遵医嘱2~3日后逐渐增加活动量，根据病人年龄决定锻炼的强度和方式。如在床上做左右转和仰卧起坐，单腿跳跃和跳绳等。

(2)气压弹道碎石　①体位：硬膜外麻醉去枕平卧6小时给予舒适体位，全身麻醉清醒后生命体征平稳，给予舒适体位。②留置尿管：保持尿管引流通畅，观察引流尿液性质及量，留置尿管期间会阴护理每日2次(夜班和下午班完成)。留置内支架管遵医嘱记录24小时尿量。③鼓励病人多饮水3000~4000ml，达到自然冲洗尿路的目的。

18. 简述男性尿道损伤的主要临床表现、并发症及护理要点

(1)临床表现　①骨盆骨折所致后尿道损伤时表现为前列腺周围静脉丛撕裂，盆腔、腹膜外大血肿，多有不同程度休克；②尿道出血和血尿；③骑跨式尿道损伤时，会阴部肿胀、疼痛；④排尿困难与尿潴留；⑤血肿与尿外渗。

(2)并发症　尿道狭窄、尿瘘等。

(3)护理要点　①定时测量血压、脉搏、呼吸。

后尿道损伤伴有骨盆骨折易引起失血性休克，应严密观察；②骨盆骨折者卧硬板床，注意预防压疮和肺炎的发生；③禁止自行排尿；④有尿潴留者应行膀胱穿刺或造瘘，一般不应立即插导尿管，禁止反复试插导尿管；⑤手术后保持引流管通畅。

19. 简述尿道会师复位术的方法。术后如何有效牵引

（1）方法　左下腹部切口，切开膀胱前壁，经尿道外口及膀胱颈各插入一尿道探子，使两探子尖端于尿道损伤部位会师。如会师有困难，亦可用示指从膀胱颈伸入后尿道，将从尿道外口插入的探子引进膀胱。在其尖部套上一根橡皮导尿管，退出探子，将导尿管引出导尿外口。再在此导尿管尾端缝接气囊导尿管，将其带入膀胱内。沿尿道方向牵引气囊导尿管，借牵引力使尿道两端对合。

（2）术后有效牵引　尿道会师后行尿道牵引，有利于促进分离的尿道断面愈合。为避免阴茎囊交界处尿道发生压迫性坏死，需要握牵引的角度和力度。牵引角度以尿管与体轴呈45°为宜，尿管固定于大腿内侧；牵引力度以0.5kg为宜。维持1~2周。

20. 简述肾积水的临床表现及处理原则

（1）临床表现　①腰部疼痛：轻度多无症状，中度可出现腰部隐痛不适。②腹部包块：肾积水至严重程度时时可出现。③发作期症状：患侧腰腹部剧烈绞痛，伴恶心、呕吐，尿量减少，患侧腰部可扪及肿块。④原发病症状：上尿路结石致急性梗阻时，出现肾绞痛、血尿、肾区压痛。下尿路梗阻时，表现排尿困难和膀胱不能排空，甚至出现尿潴留。⑤并发症：肾积水并发感染时，表现寒战、高热、腰痛及膀胱刺

激症状。

（2）处理原则　①病因治疗：先天性肾盂输尿管连接部狭窄者，可行肾盂成形－肾盂输尿管吻合术。输尿管结石者，行碎石或取石术。②肾造瘘术：病情危重、不允许大手术、梗阻暂时不能接触时，可在 B 超引导下作肾盂造瘘术，将尿液直接引流出来，以利于高热的控制和肾功能的恢复。③置双"J"管：因梗阻引起的肾积水，膀胱内放置双"J"管，可长期内肾盂内尿液。④肾切除术：严重肾积水、肾功能丧失时，若对侧肾功能良好，可切除病肾。

21. 泌尿系统结石的病因有哪些

（1）流行病学因素　与年龄、性别、职业、饮食成分和结构、水分摄入量、气候、代谢和遗传等因素影响尿路结石的形成。

（2）尿液因素　形成结石的物质排出过多，尿液中钙、草酸或尿酸排出量增加；尿 pH 改变；尿中抑制晶体形成的物质不足；尿液浓缩。

（3）泌尿系局部因素　尿路梗阻、尿路感染、尿路异物。

22. 简述肾损伤的临床表现及处理原则

（1）临床表现　①休克：严重肾裂伤、肾蒂损伤、合并伤；②血尿：最常见症状（80%～90%）与损伤程度不一致；③疼痛：腹痛、腹膜刺激征、肾绞痛；④腰腹部肿胀：尿外渗；⑤发热：损伤 > 8 小时，继发感染。

（2）处理原则　①紧急处理：密切观察生命体征；输血；复苏等。②非手术治疗：适用于肾挫伤、轻型肾裂伤及无其他脏器合并损伤的病人；主要措施是绝对卧床休息；早期合理应用广谱抗生素；补充血容量，给予输液、输血等支持治疗；合理应用止痛、镇静和止血药物。③手术治疗：适用于严重肾裂伤、肾碎裂、肾蒂损伤、肾开放性损伤及合并腹腔脏器损伤等；手术方式为肾修补术或肾部分切除术。

23. 前列腺增生排尿困难的原因及表现？常见的并发症及原因

(1)原因　增大的腺体压迫尿道使之弯曲、伸长、变窄、尿道阻力增加而引起。

(2)表现　排尿迟缓、断续、尿细而无力、射程短、终末滴沥、排尿时间延长。

(3)并发症　①无痛性肉眼血尿：增生的腺体表面黏膜血管破裂可发生程度不同的无痛性血尿；②严重的肾积水、肾功能损害：长期梗阻可引起；③腹股沟疝、膀胱结石、内痔或脱肛：长期排尿困难者可并发。

24. 前列腺增生术后发生膀胱痉挛的原因及临床表现是什么？手术适应证及手术方式有哪些

(1)原因　①逼尿肌不稳定；②导管刺激；③血块堵塞冲洗管等。

(2)表现　①强烈尿意、肛门坠胀、下腹部痉挛；②膀胱冲洗速度减慢，甚至逆流，冲洗液血色加深；③尿道及膀胱区疼痛难忍。

(3)手术适应证　前列腺增生梗阻严重、残余尿量多、症状明显而药物治疗效果不好，身体能耐受手术者。

(4)手术方式　经尿道前列腺切除术、经尿道前列腺汽化切除术。

25. 简述良性前列腺增生术后持续膀胱冲洗的护理

(1)冲洗液温度　控制在 25～30℃，可有效预防膀胱痉挛的发生。

(2)冲洗速度　根据尿色而定,色深则快、色浅则慢。

(3)确保引流通畅　若血凝块堵塞管道致引流不畅,可采取挤捏尿管、加快冲洗速度、高压冲洗、调整导管位置等方法;如无效可用注射器吸取无菌盐水进行反复抽吸冲洗,直至引流管通畅。

(4)观察引流液的颜色　若术后随冲洗持续时间延长尿液颜色加深,应警惕活动性出血。

(5)准确记录　尿量、冲洗量和排出量,尿量 = 排出量 − 冲洗量。

26. 简述良性前列腺增生的临床特点。如何预防、处理急性尿潴留

(1)临床特点　①尿频、尿急:尿频是最常见的早期症状,夜间更为明显。若合并感染或结石,可有尿频、尿急、尿痛等膀胱刺激症状。②排尿困难:进行性排尿困难是 BPH 最主要症状,典型表现为排尿迟缓、断续、尿细二无力、射程短、终末滴沥、排尿时间延长。③尿潴留、尿失禁:前列腺增生的任何阶段,可因劳累、饮酒、便秘等因素,使前列腺突然充血、水肿导致急性尿潴留。

(2)预防　①避免因受凉、过度劳累、饮酒、便秘引起的急性尿潴留。②鼓励病人多饮水、勤排尿、不憋尿。③多摄入粗纤维食物,忌辛辣食物,以防便秘。

(3)处理　①及时给予留置导尿管引流尿液,恢复膀胱功能。②若普通尿管不易插入,可选择尖端细而稍弯的前列腺导尿管。③若无法插入尿管,可行耻骨上膀胱穿刺或造瘘引流尿液。

27. 简述良性前列腺增生术前及术后护理评估内容

（1）术前评估　①健康史：了解病人年龄和生活习惯，有无烟、酒嗜好；饮水习惯，摄入液体是否足够；有无定时排尿的习惯；既往有无尿潴留等情况。②身体状况：排尿困难的程度、夜尿的次数，有无血尿、膀胱刺激症状；肾功能情况；营养状况；对手术的耐受性。③心理状况：是否有焦虑及生活不便。

（2）术后评估　①评估引流管是否通畅，冲洗液的颜色、血尿程度及持续时间。②切口愈合情况。③有无发生出血、尿失禁。④是否出现膀胱痉挛。

28. 如何预防尿石症

（1）嘱病人大量饮水。

（2）饮食指导　①含钙结石：适当减少牛奶、奶制品、豆制品、巧克力、坚果等含钙量高的食物。②草酸盐结石：限制浓茶、菠菜、番茄、芦笋、花生等食物。③尿酸结石：不宜食用含嘌呤高的食物，如动物内脏、豆制品、啤酒；避免大量摄入动物蛋白、精制糖和动物脂肪。

（3）药物预防　草酸盐结石可口服维生素 B_6。

（4）特殊性预防　伴甲状旁腺功能亢进者，必须摘除腺瘤或增生组织。尽早解除尿路梗阻、感染、异物等因素。

29. 为泌尿生殖系统疾病的病人使用器械操作时应注意哪些问题

（1）心理护理　因为是有创性操作，应做好解释，消除病人的恐惧感。

（2）严格无菌操作　操作前应清洗会阴部，操作中严格遵守无菌操作原则。

（3）膀胱准备　根据检查的目的，嘱病人排空膀胱或憋尿。

（4）确认导管位置　进行导尿时，必须见有尿液流出，才可进行气囊充气或充水。

（5）鼓励饮水　内镜检查和尿道探查后，应鼓励病人多饮水，以增加尿量，起到冲刷作用。

（6）并发症的观察与处理　密切观察生命体征，注意有无发热、血尿及尿潴留情况。

30. 简述膀胱癌的处理原则。原位新膀胱训练方法有哪些

（1）处理原则　①紧急处理：抗休克、抗感染；②非手术治疗：适于膀胱轻度损伤者，留置尿管 7～10 日；③手术治疗：严重膀胱破裂伴有出血、尿外渗，病情严重者，应尽早施行手术。

（2）训练方法　①贮尿功能：开始时 30 分钟放尿 1 次，逐渐延长至 1～2 小时；②控尿功能：收缩会阴及肛门括约肌 10～20 次/日，每次维持 10 秒；③排尿功能：选择特定的时间排尿。

31. 膀胱全切、尿流改道术后留置哪些引流管？发生尿瘘的原因及护理要点是什么

（1）留置的引流管　①输尿管支架管：支撑输尿管，引流尿液。②代膀胱造瘘管：引流尿液，代新膀胱冲洗。③导尿管：引流尿液，代膀胱冲洗、训练新膀胱容量。④盆腔引流管：引流盆腔积液、观察活动性出血与尿瘘的重要途径。

（2）发生尿瘘的原因　①盆腔引流管引出尿液、切口部位渗出尿液、导尿管引流量减少；②腹痛、体温升高等感染，导致代膀胱分泌黏液过多堵塞尿管，贮尿囊压力增大而易发生尿瘘。

（3）护理要点　①半卧位，保持引流管通畅；

②盆腔引流管做低负压吸引。

32. 膀胱癌的临床特点有哪些？行灌注化疗时护理上注意哪些问题

（1）临床特点　①间歇性肉眼血尿：最早最常见出现的症状，可自行减轻或停止。②膀胱刺激征：尿频、尿急、尿痛，多为膀胱癌晚期，因肿瘤坏死、溃疡或并发感染所致。③排尿困难：三角区及膀胱颈部肿瘤梗阻膀胱出口，致排尿困难，甚至尿潴留。④疼痛：骨转移为骨痛；腹膜后转移或肾积水为腰痛。

（2）注意事项　①灌注时间：术后早期，每周1次。②注前：嘱病人灌注前4小时禁水，排空膀胱。③灌注方法：将化疗药溶于生理盐水30~50ml经导尿管注入膀胱，药物需保留1~2小时。④更换体位：每15~30分钟变换1次，分别取俯、仰、左、右侧卧位。⑤灌注后：多饮水，每日2500~3000ml，以减少化疗药物对尿道黏膜的刺激。

33. 膀胱切除术后引流管道的护理要点有哪些

（1）膀胱部分切除　进行间断或持续的膀胱冲洗，保持导尿管引流通畅，防止血块堵塞。

（2）留置尿管期间每日会阴护理2次。

（3）膀胱全切回肠代膀胱　每班观察并记录左右输尿管支架管及代膀胱引流管的尿液颜色、量及性质，每日尿量少于1000ml时通知医师，观察腹膜后引流管引流液的颜色、性质及量，并做好记录。

（4）代膀胱冲洗护理　手术后第3日根据医嘱行低压膀胱冲洗，以低流量(30~40滴/分)、低压(距床平面40~50cm)生理盐水500ml每日2次低压膀胱冲洗。

第六节 烧伤整形外科疾病护理知识

1. 烧伤的应急措施是什么？护理评估要点有哪些

（1）应急措施 轻度烧伤立即用流动清水冲洗不少于 30 分钟，局部涂药；发生休克时迅速建立静脉通道，补充血容量，遵医嘱静脉输入抗生素；密切观察生命体征、意识、尿量；发生窒息时立即人工通气，准备急救物品、药物，协助医生行气管切开术等处理。

（2）护理评估要点 一般评估：生命体征、意识、全身状况。专科情况：①烧伤深度的鉴别：Ⅰ度、Ⅱ度烧伤疼痛剧烈；Ⅲ度烧伤由于损伤了神经，不会感到疼痛，但随着神经的再生，可能会引起疼痛。②评估有无休克症状：口渴是体液不足和血液浓缩的首要敏感标志；少尿；尿量 <30ml/h，提示肾贯注不足。体液不足与烧伤的范围、深度成正比例。③全身情况：心动过速、低血压、肤色苍白、湿冷及躁动。血氧分压低（因肺泡间隙水肿，肺泡氧交换受阻）。④实验室及其他检查：血常规、生化、血凝四项、免疫等常规检验，心电图、胸部 X 线片、必要时 CT 检查。

2. 烧伤创面护理的主要原则有哪些？简述烧伤病人暴露疗法的护理要点

（1）烧伤创面无论采用暴露、半暴露或包扎疗法均需注意：①根据病情及烧伤部位正确选择和使用翻身床或小儿"人"字形床。②一般 2～4 小时翻身 1 次，防止创面受压过久而加深创面。③注意调节室温及相对湿度，室温要求冬天 30～32℃，夏天 8～30℃，相对湿度 40%～50%。④勤换垫，保持床单清洁干燥。⑤做好消毒隔离，大面积烧伤病人实行保护性隔离，尤其是烧伤早期(1周之内)，以防交叉感染。

(2)烧伤病人暴露疗法的护理要点　①控制室温在 26 ~ 28℃，湿度 60% ~ 80%。②随时用无菌吸水敷料或棉签吸净创面渗液。③适当约束肢体，防止抓伤。④焦痂可用 2% ~ 4% 碘酊涂搽，每日 2 ~ 4 次。⑤用翻身床或定时翻身避免创面受压。

3. 简述烧伤病人常见的护理问题。护理措施有哪些

(1)常见的护理问题　①有窒息的危险：与吸入性烧伤有关；②皮肤完整性受损：与烧伤和长期卧床有关；③恐惧和焦虑：与烧伤场面刺激、病情较重、担心治疗和预后等有关；④有感染的危险：与烧伤时皮肤、组织受损、创面污染、免疫力下降有关；⑤疼痛：与组织破坏、局部痛觉敏感以及烧伤后炎症反应有关；⑥体液不足：与烧伤后大量血浆样液体渗出有关；⑦自我形象紊乱：与烧伤后毁容肢残及功能障碍有关。

(2)护理措施　①维持有效呼吸：及时清除呼吸道分泌物、保持呼吸道通畅、给氧。②维持有效循环血量：轻度烧伤：可予口服淡盐水或烧伤饮料；重度烧伤：迅速建立 2 ~ 3 条能快速输液的静脉通道。③输液原则：先晶后胶，先盐后糖，先快后慢；胶体和电解质的比例为 1∶2；大面积深度烧伤与小儿烧伤比例 1∶1。④加强创面护理，促进愈合。⑤心理护理。

4. 烧伤分为哪 4 期? 各期的特点是什么

(1)急性体液渗出期　体液大量渗出，血管活性物质释放，容易发生低血容量性休克，又称休克期。

(2)感染期　因皮肤生理屏障被破坏，致病菌在创面中的坏死组织和渗出液中大量繁殖，并发局部和

全身性感染。

(3)修复期　①浅度烧伤多能自行修复，无瘢痕形成；②深Ⅱ度烧伤约3~4周逐渐修复，留有瘢痕；③Ⅲ度烧伤形成瘢痕挛缩，致肢体畸形和功能障碍。

(4)康复期　①深Ⅱ度和Ⅲ度创面愈合后可形成残余创面；②严重大面积烧伤汗腺被毁，机体热调节能力下降。

5. 我国对烧伤严重程度采用分度法，请叙述如何分度

(1)轻度烧伤　烧伤的总面积在体表面积的10%以下为Ⅱ度烧伤。

(2)中度烧伤　烧伤总面积占体表面积的11%~30%或Ⅲ度烧伤面积在10%以下。

(3)重度烧伤　烧伤总面积占体表面积31%~50%或Ⅲ度烧伤面积在11%~20%，或总面积不足31%，合并有下列情况之一：全身情况严重或有休克；有复合伤或合并伤(如严重创伤、化学中毒等)；中、重度吸入性损伤。

(4)特重烧伤　烧伤总面积占体表面积的51%以上或Ⅲ度烧伤面积在21%以上。

6. 按组织损伤的深度，烧伤可分为哪几度？各度的表现是什么

(1)Ⅰ度烧伤(红斑性)　伤及表皮浅层。皮肤灼红，痛觉过敏，干燥无水泡。

(2)Ⅱ度烧伤(水疱性)　①浅Ⅱ度：伤及真皮浅层，有大小不一的水泡，基底潮红湿润，疼痛剧烈，水肿明显；②深Ⅱ度烧伤：伤及真皮深层，可有水泡，基底苍白与潮红相间，痛觉迟。

(3)Ⅲ度烧伤(焦痂性)　伤及皮肤全层，可达皮

下、肌肉或骨骼。创面无水疱，痛觉消失，无弹性，干燥如皮革样，甚至碳化成焦痂。

7. 烧伤临床病程的演变规律是什么

（1）休克期　大量血浆样液体由血管内外渗，使机体体液丢失，水及电解质紊乱、酸碱平衡失调，血液浓缩、血容量减少。表现为尿少、血压下降、烦躁不安等。一般发生在伤后 48～72 小时内。

（2）感染期　由于创面的坏死组织渗出液有利于细菌生长繁殖，加之机体抵抗力下降，可出现三个高峰的败血症。①早期败血症：在伤后 10 日之内，由于渗液回收、细菌及毒素随之入血而致，以革兰阳性杆菌为主。②中期败血症：在伤后 3～4 周，由于焦痂脱落、创面暴露、细菌侵入而致。③晚期败血症：受伤 1 个月以后，由于创面不愈、病人抵抗力下降而引起。

（3）恢复期　Ⅰ度、浅Ⅱ度烧伤可自行痊愈。深Ⅱ度及Ⅲ度烧伤要经过焦痂溶解、坏死组织脱落、肉芽生长、植皮等过程，遗留不同程度的瘢痕甚至畸形。

8. 严重大面积烧伤后第 1 个 24 小时如何补液

根据烧伤早期体液渗出的规律估计补液总量。国内通常按病人的烧伤面积和体重计算补液量。伤后第 1 个 24 小时：每 1% 烧伤面积（Ⅱ度、Ⅲ度）每千克体重应补充胶体液和电解质液共 1.5ml（儿童为 1.8ml，婴儿为 2ml），另加每日生理需要量 2000ml（儿童为 60～80ml/kg，婴儿为 100ml/kg）。即：第 1 个 24 小时补液量 = 体重（kg）× 烧伤面积 × 1.5ml（儿童为 1.8ml，婴儿为 2ml）+ 2000ml（儿童为 60～80ml/kg，婴儿为 100ml/kg）。补液应遵循先快后慢、先晶后胶交替输入的原则，补液总量的一半应在伤后 8 小时内输入。

9. 何谓吸入性损伤？其致伤机制是什么？如何分类

(1)概念　由于大量的热、蒸汽、火焰、有毒烟雾或化学毒剂等吸入鼻腔、咽喉部、气道和肺而造成的损伤称为吸入性损伤。

(2)致伤机制　①热力直接损伤；②烟尘及毒性化学物质直接或间接损伤。

(3)分类　①根据损伤的解剖部位分为上气道损伤(声门以上，包括鼻、咽部和声门的损伤)和下气道损伤(声门以下，包括气管、支气管和肺泡的损伤)；②根据损伤范围和严重程度分为轻度吸入性损伤、中度吸入性损伤和重度吸入性损伤。

10. 使用烧伤悬浮床的注意事项有哪些

(1)如长时间不用，每周开机半日。

(2)每个病人用毕后把沙子下的滤罩取出滤沙去除血渍、污物等(沙子的 pH 为 9.5，可防止细菌、病毒等生长繁殖)。

(3)每用完一个病人滤单可用消毒液浸泡消毒，禁忌高压蒸汽灭菌，洗后阴干不能晒干。

(4)使用过程中，运用要轻柔，及时清除被单上的污物，以防滤单扎破、刮破等。

(5)每 2 个月清除空气过滤网 1 次，取下过滤网用电吹风机吹干，一般半年至 1 年后过滤网失效，要重新换网。

(6)调节温度时，一般调温时黄灯亮，调至设定温度时蓝灯亮，超过 42℃即报警。

(7)脚架平时不用时可以提起或卸下。

11. 简述烧伤感染期和渗出期的护理？眼部化学烧伤的急救措施有哪些

(1)护理　①感染期护理：早期紫外线消毒病房，

每晚1次；接触病人时戴口罩和无菌手套；保持病室清洁；保持水疱完整以形成自然屏障；遵医嘱用敷料覆盖伤口，保护伤口免受细菌入侵。对供皮区和植皮区进行严密保护。②渗出期护理：抬高患肢减轻肿胀，保持四肢处于功能位防止畸形愈合与挛缩；面部烧伤局部使用软膏外敷，并暴露伤口；不能经口进食者，给予高热量、高蛋白的鼻饲饮食，保证静脉高营养的输入，以满足机体需要，促进伤口愈合。

(2)眼部化学烧伤的急救措施 ①眼部化学伤病人入院后立即给予大量生理盐水冲洗眼部，冲洗时要翻转上下眼睑，并令病人作眼球上下左右转动，充分暴露上下穹窿，彻底冲洗，至少冲洗30分钟，结膜冲洗时，尽快清除存留于结膜囊内的固体化学物质。②酸碱性眼化学伤者可于球结膜下行中和注射，如碱性化学伤者用维生素C注射，用量1~2ml。③严重碱化学伤者可行前房穿刺，放出碱性房水减轻眼内反应，但前房穿刺应在伤后8小时内进行。④结膜下注射肝素可溶解烧伤组织血栓，改善局部血液循环。

12. 简述电击伤救护原则和院内护理要点

(1)救护原则 严格按抢救规程处理，迅速将病人脱离电源，分秒必争，尽快进行有效抢救。

(2)院内护理要点 ①严密观察生命体征：定时测量，尤其注意呼吸频率，判断有无呼吸抑制及因喉部肌肉痉挛引起的窒息发生；②注意病人的神志变化：对清醒病人给予心理安慰，消除恐惧，同时注意电击后精神兴奋症状，应强迫休息；对神志不清者应防止坠床；③保持呼吸道通畅：给予高浓度氧气或含二氧化碳的混合气体吸入；④注意其他合并伤存在，如电击伤害到脊髓应保持脊椎固定，防止再次受伤；⑤准确记录尿量；⑥加强基础护理防止并发症；⑦放置冰袋应包裹好并及时更换，按摩肢体皮肤，避免局部皮肤冻伤。

13. 化学武器伤现场急救原则是什么

（1）迅速撤离毒区后，为伤员进行有效的全身防护、防毒护理，并协助伤员脱离染毒区。

（2）伤口污染各类毒剂后应立即处理，否则毒剂吸收加快，导致伤口坏死、感染等不良预后，甚至危及生命。

（3）尽早有针对性地迅速注射使用解毒剂。神经性毒剂中毒时立即注射神经性毒剂自动注射针 1 支；路易剂中毒时，染毒皮肤立即用 5% 二硫丙醇软膏涂搽染毒部位，5～10 分钟后用水洗去；全身中毒性毒剂中毒时立即吸入亚硝酸异戊酯 1～2 支；失能性毒剂中毒时的抗毒药有催醒宁、复苏平、毒扁豆碱；刺激剂中毒者立即吸入抗烟剂，每次 1ml，连续使用 1～3 次。

（4）对危及生命的创伤应尽早实施外科初步手术处理，注意防止交叉感染。

14. 简述电击伤现场脱离电源的流程

根据触电现场情况，采用最安全、有效的方法使触电者脱离电源。

（1）关闭电闸　如触电现场附近有电闸或电源插座，立即关闭电闸或拔出插头。

（2）挑开电线　当电线搭落在触电者身上，可用干燥的木棒或竹竿等绝缘材料将电线挑开。

（3）切断电线　如在野外或远离电闸以及存在电磁场效应的触电现场，救护者不能接近触电者或便将电线挑开时，可用有绝缘柄的电工钳或有干燥木柄的利器斩断电线。

（4）拉开触电者　如触电者俯卧在电线或漏电的电器上，上述方法不便使用时，可用干木棒将病人拨离触电处，或用干燥绝缘的绳索套在触电者身上，将其拉离电源。

（5）注意事项　未脱离电源前救护者不能用手牵拉触电者。在潮湿环境如浴室中，救护者脚下垫放干燥的小、厚塑料块，或穿上胶鞋等绝缘物，使自己与大地绝缘。如触电者在高处，要防止触电者脱离电源后发生坠落伤。电闸、开关关闭后，要派人看守，以免不知情者打开，造成再次伤害。电源线与触电者分开后，要妥善处理，以免伤及他人。

15. 简述烧伤现场急救术的流程

烧伤现场急救术指因地制宜，采用各种简易的手段使病人尽快脱离危险环境，最大限度地降低因热力（沸液、炽热金属、火焰、蒸汽、高温气体等）、电能、化学物质和放射性物质等因素引起的机体和组织损伤的方法。

（1）迅速脱离致伤源　①热液烫伤：立即脱去被热液浸渍的衣物。最好用冷水冲淋后剪开取下衣物，因用力剥脱容易撕脱水疱皮。②火焰烧伤：迅速脱去燃烧的衣服，或就地卧倒，打滚压灭火焰；或用棉被、毯子或砂土等压灭火焰；也可跳入附近水池、河沟内灭火。

（2）冷疗　适用于中、小面积的Ⅱ度烧伤。Ⅲ度烧伤，尤其大面积Ⅲ度烧伤不必实施。伤后立即用大量自来水或清洁的河、塘水淋浴或浸泡 20~30 分钟，以脱离冷水后不再感到疼痛或仅感到微痛为止。头面部、躯干等部位的烧伤可以用冰水或冷水湿敷，以减轻烧伤创面的损伤深度，同时达到止痛的效果。寒冷环境中注意伤员的全身保暖。

（3）保持呼吸道通畅　火焰、烟雾致吸入性损伤，引起呼吸窘迫，可放置口或鼻咽通气管，保持呼吸道通畅，必要时行气管插管或气管切开。

(4)保护创面　烧伤创面用无菌敷料、清洁被单、衣服覆盖或松弛包扎，防止创面再次污染。

16. 烧伤急救过程中镇静止痛的注意事项有哪些

轻度伤员可口服止痛片或肌内注射哌替啶、吗啡等。大面积烧伤病人由于伤后渗出、组织水肿，肌内注射药物吸收较差，多采用静脉注射，药物多选用哌替啶与异丙嗪合用。

(1)慎用或不用氯丙嗪，因该药应用后使心率加快，影响休克期复苏病情的判断，且有扩张血管的作用，在血容量不足时，易降低血压。

(2)老年病人、小儿、合并有吸入性损伤或颅脑损伤的病人，慎用或不用哌替啶及吗啡，以免抑制呼吸。

17. 简述对烧伤病人补液监测的内容？注意事项有哪些

(1)监测内容　①尿量：成人维持在 30~50ml/h；儿童 15ml/h；婴幼儿 10ml/h。②脉搏：成人 < 120次/分，儿童 <140 次/分。③血压：收缩压 90mmHg 以上，脉压 20mmHg 以上。④病人安静，呼吸平稳，无烦躁及口渴。⑤水、电解质平衡，血生化各项检查数值接近正常。

(2)输液治疗的注意事项　补液量应按实际烧伤面积计算(Ⅰ度烧伤不计算在内)。有额外水分丧失时，应增加补液量。由于烧伤后的 0.5~2 小时渗出速度最快，病人入院后应快速输液，伤后 3~4 小时输入总量的30%，伤后 8 小时输入总量的 60%~65% 更符合实际需要。补液公式仅作参考，临床中补液量必须根据尿量及生命体征随时调整。

第六章 妇产科、儿科、五官科、皮肤科及传染病护理知识

第一节 妇产科疾病护理知识

1. 胎儿附属物包括哪些物质? 简述胎盘的功能

(1)胎儿附属物包括胎盘、胎膜、脐带和羊水。

(2)胎盘的功能 ①气体交换：利用胎血与母血中氧和二氧化碳分压差吸收氧、排出二氧化碳。②供给营养：胎儿生长发育所需营养物质均由母体经胎盘供给。③排泄废物：胎儿代谢产物均经胎盘渗入母血而排出。④防御功能：母体中的免疫抗体能通过胎盘进入胎儿体内。胎盘有屏障作用，但体积微小的病毒及某些药物均可通过胎盘，导致胎儿感染或畸形。⑤合成功能：主要合成激素和酶。⑥免疫功能：胎盘产生免疫抑制物质，使母体不产生排斥反应。

2. 羊水栓塞的概念、临床表现及护理措施

(1)概念 指在分娩过程中羊水进入母体血液循环引起肺栓塞、休克和弥散性血管内凝血(DIC)等一系列严重症状的综合征。是产科少有而凶险的并发症，死亡率高达80%以上。

(2)临床表现 分娩过程有胎膜早破、宫缩过强或缩宫素引产等病史。产妇突然烦躁不安、寒战、胸闷气急，继而出现呼吸困难、发绀、肺底部出现湿啰音、面色苍白及不明原因的休克。少数病人毫无先兆，仅惊叫一声后，呼吸及心搏骤停死亡。

（3）护理措施　①解除肺动脉高压，纠正呼吸困难，可取半卧位或抬高头肩部卧位，加压给氧，维持有效呼吸，防止肺水肿。②严密观察病情。③遵医嘱给药，解除血管与支气管痉挛、治疗心力衰竭、抗过敏等。④维持有效循环量，纠正休克，确保输液通畅。⑤防止凝血功能障碍。⑥产科观察及护理。⑦严格无菌操作，遵医嘱给予抗生素预防感染。

3. 何谓 24 小时母婴同室？母乳喂养的优点是什么

（1）概念　24 小时母婴同室是指母婴治疗、护理分离的时间不超过 1 小时。

（2）母乳喂养的优点　①母乳营养丰富、营养成分比例适度且易于消化吸收、生物利用度高。②母乳含有丰富的抗感染物质，如抗体、溶菌酶等，有助于婴儿抗感染免疫。③母乳喂养可避免奶瓶、奶头污染带来的感染且能预防过敏。④哺乳可增加母子感情。⑤母乳喂养有利于母亲子宫恢复，减少产后出血。⑥母乳喂养可抑制排卵、推迟月经复潮并且可以减少发生卵巢癌、乳腺癌的危险。⑦母乳喂养经济方便，母乳无菌、温度适宜，减少了人力物力。

4. 简述妊娠期高血压疾病的三大主征？其病理生理原因是什么

（1）根据妊娠期高血压疾病三大主征的严重程度临床上妊娠期高血压疾病分为三种类型。①轻度妊娠期高血压疾病：孕前无高血压病史，妊娠 20 周以后血压等于或超过 140mmHg/90mmHg 或较基础血压升高 30mmHg/15mmHg，可伴有轻度蛋白尿和（或）水肿。②中度妊娠期高血压疾病：血压超过轻度妊娠期高血压疾病的范围，但低于 160mmHg/110mmHg，尿蛋白（＋）或 24 小时尿内蛋白量超过 0.5g，可伴有水肿，无自觉症状。③重度妊娠期高血压疾病：血压达到或超过 160mmHg/110mmHg，尿蛋白（＋＋）～（＋＋＋＋）或 24 小时尿内蛋白量达到或超过 5g，可伴有水肿并有一系列自觉症状。此阶段可分为先兆子痫和子痫。

(2)病理生理原因　①高血压：全身小动脉痉挛→周围小血管阻力增加→血压升高。②蛋白尿：全身小动脉痉挛→肾小动脉及毛细血管缺氧→肾小球通透性增加→蛋白尿。③水肿：全身小动脉痉挛→肾小动脉及毛细血管缺氧→肾小球滤过率下降，钠重吸收增多→蛋白尿。

5. 何谓总产程？共分几个产程

(1)总产程即分娩全过程，指从伴有宫颈进行性扩张的规律宫缩开始，至胎儿胎盘完全娩出为止。

(2)总产程不应超过 24 小时。第一产程：又称宫颈扩张期。从出现规律宫缩到宫口开始，初产妇约需 11～12 小时，经产妇约需 6～8 小时。第二产程：又称胎儿娩出期。从宫口开全到胎儿娩出。初产妇约需 1～2 小时，经产妇约需数分钟即可完成，也有长达 1 小时者。第三产程：又称胎盘娩出期。从胎儿娩出到胎盘娩出。约需 5～15 分钟，不应超过 30 分钟。

6. 滴虫性阴道炎、念珠菌性阴道炎护理要点不同之处有哪些

(1)滴虫性阴道炎　①遵医嘱指导病人用药：全身或局部用药常用甲硝唑；局部用药前可先用 0.5% 乙酸或 1% 乳酸阴道灌洗，然后阴道用药。②强调治愈标准及随访：治疗后检查滴虫阴性时，应在每次月经干净后复查白带，连续 3 次为阴性方可称治愈。③性伴侣应检查是否有生殖道滴虫，若为阳性应同时治疗。

（2）念珠菌性阴道炎　①局部用药：常用咪康唑等。局部用药前先用2%～4%碳酸氢钠阴道液冲洗阴道，以改变阴道酸碱度，造成不利于念珠菌生长的条件。②全身用药：若局部用药效果差，可加用伊曲康唑等，用前查肝功能。③性伴侣应进行念珠菌的检查和治疗。

7. 人工流产有哪些并发症及预防措施

（1）子宫穿孔　疑有子宫穿孔立即停止手术，用缩宫素和抗生素，观察病人生命体征，必要时剖腹探查。

（2）人工流产综合征　扩张宫颈应缓慢进行，适当降低吸宫的压力，各种操作轻柔。术前可预防性肌内注射阿托品0.5mg。

（3）吸宫不全或漏吸　操作时对于子宫过度前屈或后倒要注意吸刮完全。

（4）感染　术后病人应卧床休息，禁止性生活1个月，给予支持疗法，及时抗感染治疗。

（5）术中出血　多发生于妊娠月份较大的钳刮术，可术中使用缩宫素，同时尽快钳取或吸取胎盘和胎体。

8. 何谓辅助生育技术？包括哪些技术内容？计划生育的具体内容是什么

（1）狭义的辅助生育技术只是指对卵子的操作技术，广义的包括了各种帮助不孕者受孕的技术。

（2）技术内容　①体外受精和胚胎移植（IVF－ET）。②体外受精和胚胎移植的派生技术：配子输卵管内移植，配子宫腔内移植。③卵细胞胞浆内单精子注射。④种植前遗传学诊断。⑤人工授精。

（3）计划生育的具体内容　①晚婚：按法定年龄推迟3年以上结婚为晚婚。②晚育：按法定年龄推迟

3 年以上生育为晚育。③节育：育龄妇女应采用不同的节育方法，达到短期避孕或长期不生育的目的。④优生优育：避免先天性缺陷代代相传，防止后天因素影响后天发育。

9. 妇科常见的急腹症有哪些？简述慢性盆腔炎的护理措施

（1）妇科常见的急腹症　异位妊娠、卵巢囊肿蒂扭转或破裂、卵巢滤泡或黄体破裂等。

（2）慢性盆腔炎的护理措施　①心理护理：倾听病人诉说思想顾虑并解答疑问，增强病人战胜疾病的信心；②健康教育：指导病人保持良好的个人卫生习惯，增强营养，积极锻炼身体，遵医嘱执行治疗方案；③减轻不适：必要时可遵医嘱给予镇静止痛药以缓解症状；④手术护理：为接受手术治疗的病人提供手术前后的常规护理。

10. 简述子宫内膜异位症的临床表现，不孕病人为什么要测基础体温？如何测量

（1）子宫内膜异位症的临床表现　逐年加剧的痛经和持续性下腹痛；月经失调；性交痛；巨大的卵巢子宫内膜异位囊肿可在腹部扪及肿块，囊肿破裂时可出现腹膜刺激征。

（2）不孕者病人要测基础体温是因为：孕激素可刺激下丘脑体温调节中枢，有升高体温作用。正常妇女排卵后基础体温可升高 0.3~0.5℃，此特点可作为监测有无排卵的重要指标。

（3）测量方法　嘱病人每日清晨醒来，不做任何活动（包括谈话、起身等），取体温表放于舌下，测量 5 分钟，并及时做好记录，连续测 3 个月以上。

11. 简述子宫内膜癌的临床症状。实施放疗的目的是什么？放疗期间应如何护理

(1)临床症状　①阴道流血：绝经后不规则阴道流血，量不多。未绝经者为经量增多，经期延长或紊乱；②阴道排液：为血性和浆液性分泌物，合并感染则有脓性或脓血性排液，有恶臭；③疼痛：癌灶侵犯宫颈，出现下腹胀痛及痉挛性疼痛。最常见：为腺癌占80%～90%。转移途径为淋巴转移。

(2)放疗目的　①术前放疗：可缩小病灶为手术创造条；②术后放疗：是主要辅助治疗方法，可降低局部复发，提高生存率。

(3)护理　①接受盆腔内放疗：事先灌肠并留置导尿管，以保持直肠、膀胱空虚状态，避免放射性损伤；②腔内置入放射源期间：保证病人绝对卧床，可行床上上肢运动；③取出放射源后：鼓励病人渐进性下床活动，自理生活。

12. 妊娠期高血压可能与哪些因素有关？处理原则是什么？终止妊娠的指征有哪些

(1)妊娠期高血压相关因素　①初产妇；年轻孕妇(年龄小于20岁)、高龄孕妇(年龄大于35岁)。②精神过度紧张或受刺激致使中枢神经系统功能紊乱。③寒冷季节或气温变化过大，特别是气温升高。④有慢性高血压、肾炎、糖尿病等病史，家族中有高血压病史。⑤体形矮胖。

(2)处理原则　镇静、解痉、降压、利尿，适时终止妊娠。

(3)终止指征　①中度子痫前期孕妇经积极治疗24～48小时无明显好转者；②中度子痫前期孕妇孕龄小于34周，胎盘功能减退者；③中度子痫前期孕妇孕龄大于34周，经治疗好转者；④子痫控制后2小时。

13. 如何根据临床表现判断子痫前期的程度？子痫发作的紧急处理包括哪些内容

（1）判断程度　①轻度：血压≥140/90mmHg，上腹部不适、头痛、视力模糊；②中度：血压≥160/110mmHg；持续性上腹部不适、持续性头痛，视觉障碍。

（2）紧急处置　①保持气道通畅：齿间放压舌板或口咽通气管，防舌后坠及咬伤；②吸氧、吸痰；③头低侧卧位：防误吸，避免低血压综合征；④控制抽搐：首选硫酸镁。

14. 简述妊娠对心脏病病情的影响，正常妊娠期的时间及如何测定预产期

（1）对心脏的影响　妊娠时由于子宫血管网的扩大及胎盘血液循环的建立，使循环血量增加，心脏负担加重，心跳加速。妊娠32～36周，心脏每搏量可增加30%，以后持续此水平直至分娩。同时因心脏扩大，膈肌上升，心脏被推向上向左移位，所以妊娠往往使心脏病病情加重。

（2）妊娠时间测定　月份以4周为1个月，共10个月，即280天左右。

（3）预产期月份预算为末次月经的月份减3或加9，预产期日期预算为末次月经第1日的日期加上7。

第二节　儿科疾病护理知识

1. 新生儿坏死性小肠结肠炎的发病可能与哪些因素有关

（1）肠道缺血和缺氧　致肠道分泌保护性黏液减少而引起肠黏膜损伤，使肠道内细菌侵入而坏死。

（2）喂养因素　多为人工喂养的早产儿，由于免疫球蛋白A(IgA)主要来自母乳，人工喂养儿肠道黏膜缺乏IgA的保护，利于病菌生长与繁殖。

（3）感染　与肠道感染有关。

2. 肺表面活性物质的生理功能是什么？简述新生儿呼吸窘迫的临床表现及发生的原因

（1）生理功能　①降低肺泡表面张力：保持功能残气量，防止呼气末肺泡萎陷。②稳定肺泡内压力：减少液体自毛细血管向肺泡渗出。③由于肺表面活性物质缺乏→肺灌注量下降→肺组织严重缺氧→毛细血管通透性增高→纤维蛋白渗出沉积→透明膜形成。

（2）临床表现　①鼻翼扇动：增加气道横截面积，减少气道阻力。②呼气性呻吟：呼气时声门不完全开放，使肺内气体潴留产生正压，防止肺泡萎陷。③吸气三凹征：辅助肌参与呼吸，以满足增加肺的扩张压。④发绀：氧合不足，提示还原血红蛋白高于50g/L。⑤呼吸急促：大于60次/分，代偿性潮气量减少。

3. 何谓高危儿新生儿？包括哪几种情况？哪些新生儿需要监护

（1）高危儿　指已发生或有可能发生危重情况而需要密切观察的新生儿。

（2）包括　①母亲异常妊娠史的新生儿：母亲有糖尿病、先兆子痫、妊娠高血压；过去有死产史。②异常分娩的新生儿：各种难产，分娩中使用镇痛药。③出生时有异常新生儿：出生时评分低于7分、早产儿、巨大儿、小于胎龄、先天型畸形。

（3）需要监护的新生儿　①需要进行呼吸管理的新生儿，如急性呼吸衰竭，需氧疗。②病情不稳定、需要急救的新生儿，如中毒窒息、中毒休克。③胎龄小于 30 周，生后 48 小时内；或胎龄小于 28 周、出生体重小于 1500g 的所有新生儿。④大手术后，尤其术后 24 小时内的新生儿，如先天性心脏病、膈疝等。

4. 简述小儿重症肺炎的病原种类及临床表现。病情观察要点有哪些

(1)病原种类　病原种类繁多，包括病毒、细菌、支原体衣原体、真菌及原虫等。

(2)临床表现　除有发热、咳嗽、气促、呼吸困难及肺部闻及细小水泡音等一般肺炎表现外，常出现循环、神经、消化系统受损的临床表现，甚至出现弥散性血管内凝血(DIC)。

(3)观察要点　①出现烦躁不安、面色苍白、气喘加剧、心率加快(＞160～180 次/分)、肝脏短时间内增大等心力衰竭表现，及时报告，给氧吸入并减慢液速，遵医嘱给强心利尿药物。②出现烦躁或嗜睡、惊厥、昏迷、呼吸不规则等，提示颅内压增高，立即报告并抢救。③腹胀明显并伴低钾血症时及时补钾，若有中毒性肠麻痹应禁食、胃肠减压。④病情突然加重，出现剧烈咳嗽、烦躁不安、呼吸困难、胸痛、面色青紫、患侧呼吸运动受限等，提示并发脓胸或脓气胸，应及时配合进行胸部穿刺或胸腔闭式引流。

5. 为何小儿易发生肺部感染？易引起哪些并发症？常见的护理诊断是什么

(1)原因　因儿童肺泡数量较少，肺的弹力纤维发育差，血管丰富，间质发育旺盛，使肺含血量丰富而含气量相对减少，故易发生肺部感染。

(2)并发症　间质性炎症、肺不张、肺气肿。

(3)护理诊断　①体温升高：与肺部感染有关；②气体交换受损：与肺部炎症有关；③清理呼吸道低

效：与呼吸道分泌物增多、黏稠，无力排痰有关；④潜在并发症：心力衰竭、中毒性脑病、中毒性肠麻痹。

6. 对小儿肺炎进行护理评估及护理效果评价的内容有哪些

（1）护理评估　①有无发热、咳嗽、咳痰，体温增高的程度、热型、咳嗽、咳痰的性质；②有无心率、呼吸增快、肺部啰音；③有无气促、端坐呼吸、鼻翼扇动、三凹征、唇周发绀；④有无循环、神经、消化系统受累的表现。

（2）效果评价　①患儿能否有效地咳出痰液，呼吸道是否通畅；②气喘、发绀症状是否逐渐改善以至消失，呼吸平稳；③体温及其他生命体征是否恢复正常；④能否得到充足的营养。

7. 小儿支原体肺炎的临床特点是什么？新生儿吸入性肺炎的病因有哪些

（1）支原体肺炎由肺炎支原体引起，多见于年长儿，婴幼儿发病率也较高。以刺激性咳嗽为突出表现，可咳出黏稠痰，甚至带血丝；常有发热，热程 1~3 周；肺部体征不明显，常仅有呼吸音粗糙，少数闻及干湿啰音。婴幼儿起病急，呼吸困难、喘憋和双肺哮鸣音较突出。部分患儿出现全身多系统的临床表现，如心肌炎、心包炎、溶血性贫血、脑膜炎等。肺部 X 线检查可有 4 种改变：①肺门阴影增浓；②支气管肺炎改变；③间质性肺炎改变；④均一的实变影。

（2）新生儿吸入性肺炎的病因　①羊水吸入性肺炎：是胎儿在宫内或娩出时吸入羊水致肺部发生炎症。②胎粪吸入性肺炎：是胎儿吸入被胎粪污染的羊水所致，病死率最高。③乳汁吸入性肺炎：是出生后因喂养不当、吞咽功能不全、吸吮后呕吐、食管闭锁、腭裂等引起乳汁吸入而致肺炎。

8. 简述小儿川崎病的临床表现

（1）发热表现　体温 38～40℃，呈弛张热或稽留热，持续 1～2 周，抗生素治疗无效。

（2）皮肤表现　皮疹在发热或发热后出现。呈向心性，多形性，常见为斑丘疹，多形斑样或猩红热样。手足硬性水肿，掌跖红斑，恢复期指趾端膜状蜕皮，重者指趾甲也可脱落。肛周皮肤发红，脱皮。

（3）黏膜表现　双眼球结膜充血，口唇红肿，皲裂或出血，舌乳头突起充血呈草莓舌。

（4）淋巴结肿大　质硬有触痛，表面不红无化脓。热退后消散。

（5）心脏表现　于病后 1～6 周可出现心肌炎、心包炎、心内膜炎。管状动脉瘤常在 2～4 周出现。

（6）其他　可有间质性肺炎，无菌性脑膜炎，消化系统症状，关节疼痛和肿胀等。

9. 何谓小儿惊厥及惊厥持续状态? 全身抽搐的临床表现是什么

（1）概念　惊厥是多种原因引起的大脑运动神经元突然大量的异常放电，使大脑神经元暂时性功能紊乱的一种表现。惊厥持续状态是指惊厥持续 30 分钟以上或频繁发作而发作间歇意识不恢复者。

（2）临床表现　可为强直 - 阵挛发作，患儿表现为突然意识丧失，肌肉剧烈强直收缩，全身肌张力增高、四肢伸直、头后仰甚至角弓反张，伴有全身抽搐时，多伴有呼吸暂停和青紫，持续 1～2 分钟转入阵挛期，肢体有节律抽动，数分钟后逐渐减慢至停止或表现为躯干四肢对称性抽动，双眼球上斜固定。局部抽搐时以面部(特别是眼睑、口唇)和拇指抽搐为主，双眼球常有凝视、发直或上翻，瞳孔扩大，不同程度的意识丧失。

10. 高热惊厥的临床特点有哪些

(1)主要发生于6个月至3岁小儿，偶可见于4~5岁，5岁以后较少见。

(2)多由急性病毒性上呼吸道感染引起，惊厥大多发生于体温急速升高后12小时内。

(3)惊厥发作时间短暂，在一次发热性疾病中，很少连续发作多次，发作后意识恢复快，没有神经系统异常体征。

(4)排除其他引起小儿惊厥的各种病因，尤其颅内病变。

(5)热退后1周作脑电图正常。

(6)如果一次发热过程中惊厥发作频繁，发作后昏睡、有锥体束征，38℃以下即可引起惊厥，脑电图持续异常，有癫痫家族史者则日后可能转为癫痫。

11. 小儿惊厥发作时应该取何种体位

惊厥发作时患儿有憋气、呼吸暂停，应让患儿平卧或半卧位，头偏向一侧，以免口腔分泌物或呕吐物流入气管内而引起窒息。并及时吸出口鼻咽部分泌物或痰液，颈部和背部塞上小毛巾使颈部处于伸展位或将患儿下颌托起，防止意识丧失过程中的舌后坠。用消毒纱布1~2块包裹好压舌板，置于口腔一侧上、下磨牙之间，以防舌咬伤，但在牙关紧闭时切勿强行撬开。

12. 早产儿如何维持体温稳定

(1)维持理想的体温　早产儿室温应保持在24~

26℃，相对湿度在 55% ~ 65%。

(2)监测体温变化　根据早产儿的体重、成熟度及病情，给予不同的保暖措施。①一般体重 < 2000g 者，应尽早放入婴儿温箱中保暖，并应根据体重、日龄选择适中温度。②体重 > 2000g 者，在箱外应给予头部戴帽保暖，以降低氧耗量和散热量。必要的操作如腹股沟采血等需解包时，应在远红外辐射床保暖下进行，无条件者应加强保暖，尽量缩短操作时间。

13. 小儿不同年龄阶段的生理体重是多少？如何计算

(1)体重　①小儿出生时平均体重 3kg；②一般生后 3 个月时，体重为出生时的 2 倍(6kg)；③1 岁时体重约为出生时的 3 倍(9kg)；④2 岁时体重约为出生时的 4 倍(12kg)。

(2)计算　①1 ~ 6 个月：体重(kg) = 出生时体重(kg) + 月龄×0.7；②7 ~ 12 个月：体重(kg) = 6 + 月龄×0.25(kg)；③2 ~ 12 岁：体重(kg) = 年龄×2 + 8(kg)。

14. 简述新生儿臀红的原因、分期及护理

(1)原因　由于大便浸湿尿布后未及时更换，尿液中的尿素被粪便中的细菌分解成氨，刺激皮肤使其发炎，所以又称为尿布疹。

(2)分期　①轻度：仅有臀部潮红。②中度：局部表皮潮红并伴有红色小丘疹。③重度：除伴有中度表现外，还伴有皮肤破溃、脱皮及糜烂、溃疡，有时可并发细菌或霉菌感染。

(3)护理　①轻度：温水洗干净后，干 O_2 吹干，涂鞣酸软膏，如此反复几次，一日可治愈。②中度：温水洗干净后，干 O_2 吹干，涂鞣酸软膏与炉甘石洗剂交替使用，并加以短时间按摩，如此反复几次，疗效

较好，1~2日可治愈。③重度：温水洗干净后，干 O_2 吹干，取赛肤润 1~2 滴于患处轻揉 10 分钟，3~5 日可治愈。臀红应加强尿布的更换，保持臀部清洁，以防感染。

15. 住院儿童主要压力来源有哪些

住院儿童主要压力主要来源于：①疾病本身给身体带来的痛苦和创伤。②住院治疗限制儿童的日常活动及对各种治疗存在的恐惧。③对疾病的了解和认识有限而产生的情绪反应。④身体形象改变所造成的情绪影响。⑤陌生环境使其产生不安全感。⑥离开亲人及接触陌生人。⑦学业中断。

16. 简述婴幼儿液体疗法的护理原则

(1) 制定输液方案　包括每天液体总量，液体成分组成，药品及剂量，输入层次，输液速度。

(2) 确定各种输液成分的输入次序　一般先输钠及碱性液，后输葡萄糖液；先输晶体液后输胶体液；输液速度先快后慢。

(3) 密切观察反应　注意患儿神志、心率、呼吸、尿量、肢温、皮肤弹性等，以确定输液速度是否符合要求。

(4) 配制药液时　应严格掌握药物配伍禁忌。

17. 何谓婴儿抚触？其意义和注意事项是什么

(1) 概念　通过抚触者的双手对婴儿皮肤各部位进行有顺序、有手法技巧的抚摸称为婴儿抚触。

(2) 意义　①增加迷走神经的张力，促进胃泌素和胰岛素分泌，使婴儿吸收食物的能力增强，血糖降低，体重增加；②可刺激触觉神经细胞和中枢的联系，促进婴儿神经系统的发育。

(3)注意事项　①抚触前，操作者应清洁、温暖和润滑双手；②抚触应在婴儿饭后1小时左右进行，不宜过饱或饥饿；③抚触时，应确保室内温度在28℃左右；④抚触过程中应注意观察婴儿反应，发现异常反应如哭闹、烦躁、大小便等，应中止抚触；⑤抚触中，要防止润肤油进入眼睛；⑥新生儿脐痂未脱落时，不可抚触脐周，抚触后应消毒脐带断端及脐周。

18. 婴儿测量体温的部位有哪些

婴儿除肛门、腋窝可以作为测量部位外，还可在以下部位测量。

(1)颌下　将体温计置于颌下颈部皮肤皱褶处，10分钟后取出。此法适用于1岁以内较胖的患儿。

(2)背部肩胛间　患儿取去枕仰卧位，将体温计水银端经一侧(左或右)颈下插入脊柱与肩胛骨之间斜方肌部位，插入长度为4.5～6.5cm，测量时间为10分钟，可作为暖箱中新生儿常规测温。

(3)腹股沟　被测试者侧卧，小腿弯曲135°，大腿与大腿与腹壁间≤90°，将体温表水银端放于腹股沟终点处，紧贴皮肤，测量时间10分钟。

(4)臀部、腹部、鼓膜及耳背　均可作为婴幼儿体温测量的部位。

19. 简述小儿预防接种过程中的注意事项

(1)安排适当场所　接种场所应光线明亮、空气流通、冬季室内应温暖。

(2)仔细解释　争取小儿及家长的合作。

(3)生物制品的准备　检查制品标签并做好登记；检查安瓿有无裂痕，药液有无发霉、异物等，按规定方法稀释、溶解、摇匀后使用。

(4)严格无菌操作　接种后剩余药液应废弃，活疫苗应烧毁。

(5)严格查对　仔细核对儿童姓名、年龄及疫苗名称等。

(6)局部消毒　接种活疫苗、菌苗时，只用75%酒精消毒。

(7)及时记录与预约。

(8)交代接种后的注意事项及处理措施。

20. 简述小儿低血钾、小儿脱水的临床表现

(1)低血钾　①主要表现有神经－肌肉兴奋性降低，精神萎靡，腱反射减弱或消失。②腹胀，肠鸣音减弱，甚至肠麻痹。③心音低钝，心律失常等。④心电图T波改变、ST段下降，T波低平，出现U波。

(2)脱水　①主要是口渴、眼窝及前囟凹陷、眼泪及尿量减少；②黏膜及皮肤干燥、皮肤弹性差；③烦躁、嗜睡甚至昏迷、休克等。

21. 简述正常新生儿的护理措施

(1)保持呼吸道通畅　①检查鼻孔是否通畅，清除鼻孔内分泌物；②避免物品阻挡新生儿口鼻腔或压其胸部。

(2)维持体温稳定　①保暖：使新生儿处于"适中温度"；②室内条件：应阳光充足、空气流通，保持室温在22～24℃、相对湿度在55%～65%。

(3)预防感染　①接触新生儿前后勤洗手；②保持脐部清洁干燥；③皮肤护理：做好新生儿沐浴、臀红护理。

(4)合理喂养　①提倡早哺乳，预防低血糖，鼓励按需哺乳；②测量体重：定时、定称测量。

(5)确保安全。

22. 简述小儿安定(地西泮)注射液的用法与用量

抗癫痫、癫痫持续状态和严重频发性癫痫，出生30日至5岁，静脉滴注为宜，每2～5分钟0.2～0.5mg，最大限用量为5mg。5岁以上每2～5分钟1mg，最大限用量10mg。如需要，2～4小时后可重复治疗。重症破伤风解痉时，出生30日到5岁1～2mg，必要时3～4小时后可重复注射，5岁以上注射5～10mg。小儿静脉滴注宜缓慢，3分钟内按体重不超过0.25mg/kg，间隔15～30分钟可重复。新生儿慎用。

23. 简述新生儿窒息的原因及复苏步骤

(1)原因　①孕母因素：孕母患有全身性疾病如糖尿病、心脏病；孕母有妊娠期高血压疾病；孕母年龄大于35岁会小于16岁；②脐带和胎盘的因素：前置胎盘、胎盘早剥、脐带绕颈；③分娩因素：难产、产程中药物使用不当；④胎儿因素：早产儿、巨大儿羊水或胎粪吸入气道。

(2)复苏　按ABCDE程序进行复苏。A：保持呼吸道通畅；B：建立呼吸，增加通气；C：维持正常循环，保证足够的心每搏输出量；D：药物治疗；E：评价。

24. 何谓小儿过敏性紫癜? 皮肤紫癜的特点是什么

(1)定义　是以全身小血管炎为主要病变的血管炎综合征。临床表现为非血小板减少性皮肤紫癜，伴关节肿痛、腹胀、便血和血尿、蛋白尿等。

(2)特点　皮肤紫癜常为首发症状，反复出现为本病特征。①部位：多见于下肢和臀部，对称分布，严重者累及上肢；②颜色：起初为紫红色斑丘疹，高出皮肤，压之不褪色，此后颜色加深呈暗紫色，最终呈棕褐色而消退；③消退：皮肤紫癜一般在 4~6 周后消退。

25. 简述小儿生长发育的规律？影响小儿生长发育的因素有哪些

（1）生长发育规律　①生长发育的连续性和阶段性；②各系统器官的不平衡性；③生长发育的顺序性；④生长发育的个体差异。

（2）影响因素　①遗传：小儿生长发育的特征、潜力、趋向、限度等都受到父母双方遗传因素的影响；②性别；③孕母情况；④营养：合理的营养是小儿生长发育的物质基础；⑤生长环境；⑥疾病与药物。

26. 简述新生儿远红外线辐射抢救台的使用原理及注意事项

（1）原理　新生儿远红外线辐射抢救台是利用热辐射源对患儿进行开放式保温治疗，用于对早产儿、新生儿体格检查、手术后护理及危重抢救等。

（2）注意事项　①不要过分信赖辐射台来防止热量丧失，应尽快将潮湿的新生儿擦干以减少蒸发失热。②避免将辐射台放置在通风处。③用辐射台保暖时，新生儿的不显性失水量较置暖箱者增加 50% 以上，应注意液体补充。④新生儿在辐射台上，通过对流、蒸发散失热量可观，氧耗较高。⑤辐射台在使用后应进行清洁消毒，用含氯消毒剂擦拭各部，处理完毕盖防尘罩。

27. 新生儿黄疸时蓝光照射的护理要点是什么

（1）用黑布遮盖双眼及会阴部。

（2）箱温升至患儿适中温度，相对湿度达 55% ~65%。

（3）患儿全身裸露，放入已预热好的光疗箱中，记录入箱时间。

(4)监测体温和箱温，使体温保持在 36 ~ 37℃，根据体温调节箱温。

(5)光疗过程中，应按医嘱静脉输液，按需喂奶，保证水分及营养供给。

(6)严密观察病情，注意患儿精神、反应、呼吸、黄疸程度的变化、大小便颜色与性状，有无烦躁、嗜睡、呕吐、惊厥等异常情况发生。

(7)一般光照 12 ~ 24 小时才能使血清胆红素下降，光疗总时间按医嘱执行。

28. 简述新生儿暖箱的使用流程

(1)根据患儿病情，在暖箱小槽内加足量的蒸馏水，满足其湿度需求。

(2)接通电源，检查各部位是否正常。

(3)打开控温开关，按日龄、体重调节至适中温度，待温度升高至所需温度时，将早产儿或新生儿放入箱内。

(4)每 4 小时测体温 1 次，根据体温和日龄随时调节箱温。

(5)暖箱不用时应将各控制开关调节"0"位，切断电源。

(6)暖箱使用期间，每日用 0.05% 有效氯擦拭箱内，住院满 7 日，更换暖箱 1 次。患儿出院后暖箱进行终末处理。拆卸暖箱各部件，用 0.05% 有效氯擦拭后，床单位消毒机彻底消毒。

29. 新生儿暖箱使用的注意事项有哪些

(1)使用新生儿暖箱的护理人员必须经过培训，并在熟悉暖箱功能的医护人员指导下使用。

(2)需提前预热，待箱内各参数达到要求时再放入新生儿。

(3)使用期间，严格观察暖箱的运转是否正常，仪器报警要立即查明原因，若有故障立即关机，抱出患儿，请专职人员维修。使用中严禁堵塞出风口和回风口。

(4)每2~4小时监测患儿体温和箱温变化，并记录。或根据患儿体温情况随时调整。

第三节　五官科及皮肤科疾病护理知识

1. 简述电光性眼炎的病因、临床特点、治疗原则和预防措施

电光性眼炎主要是由于紫外线对眼部损伤所致，紫外线对组织有刺激作用，使蛋白质凝固变性，角膜上皮坏死脱落。一般在照射后3~8小时发作，有强烈的异物感，刺痛，畏光，流泪及睑痉挛，结膜混合性充血，角膜上皮点状脱落。24小时后症状减轻或痊愈。治疗也应对症处理，减轻疼痛，可涂抗生素眼膏包扎，应佩带防护面罩或眼睛预防。

2. 简述避免急性闭角型青光眼诱因的方法和滴眼药的注意事项

(1)方法　①保证充足睡眠，避免情绪激动；②避免黑暗环境中停留过久；③避免短时间内饮水过多；④选择清淡易消化的饮食，保持大便通畅；⑤不宜烟酒、浓茶、咖啡和辛辣刺激的食物。

(2)滴眼药注意事项　①动作要轻，对外伤手术后和角膜溃疡的病人尤为注意；②同时用数种药物时，每种、每次需间隔2~3分钟，先滴眼药水，后涂眼药膏；先滴刺激性弱的药物，后滴刺激性强的药物；

③滴毒性强的药物(如阿托品等)，用棉球压迫内囊部2~3分钟，防止药液经内囊至鼻腔吸收引起全身中毒；④滴混悬液时应摇匀再用；⑤勿倒置滴管，以免药物倒流而污染；⑥药物勿直接滴至角膜，避免滴管接触手指、眼睑或睫毛，滴管勿触及瓶口。

3. 视网膜脱离围手术期的护理措施有哪些

(1)术前充分散瞳，每日 0.5% 阿托品滴眼，手术当日术前 1 小时每隔 5 分钟 1 次，共 3 次。

(2)特殊器械准备，如光凝器械、硅油等。

(3)手术前一般不滴表面麻醉剂，以免引起角膜上皮混浊，影响手术时的眼底检查。

(4)术后 1~2 日给予一级护理，病人常出现伤口疼痛、恶性呕吐等，需做好相应的处理。

(5)术后体位根据病情及术式决定，除巨大裂口及应用气体外，一般视网膜脱离病人术日卧床休息，次日即可坐起，术后 2 日自行如厕，但应低头，使头部免受振动。

(6)行环扎及注气术后应密切观察眼压变化。

(7)嘱病人于出院后 1 周、2 周、1 个月直至半年定期到门诊复查，半年内避免做体力劳动及高空作业。

4. 简述老年性白内障的临床特点？皮质性白内障根据病程分几期

(1)临床特点　根据晶状体开始出现浑浊的部位，分皮质性、核性、后囊下白内障 3 种类型。特征为：双眼发病，发病有先后，严重程度不一致；视力呈渐进性无痛性减退。早期病人眼前出现固定不动的黑点，亦可有单眼复视或多视、屈光改变等症状，最后只剩光感。

(2)皮质性白内障根据病程分为四期：①初发期：

早期无视力障碍，晶状体仅有周边部浑浊，瞳孔区透明。②膨胀期(未熟期)：晶状体浑浊继续加重，视力明显减退。此期易诱发闭角型青光眼。③成熟期：晶状体逐渐全部浑浊，视力仅剩眼前手动或光感，眼底不能窥入。④过熟期：如果成熟期持续时间过长，晶状体皮质溶解液化变成乳汁状。核随体位变化而移位，可出现直立时视力提高，低头时，视力又突然减退的情况。

5. 眼外伤分哪几型？其护理要点有哪些

(1)眼外伤类型　一般分为机械性外伤和非机械性外伤。①机械性外伤：主要有眼挫伤、眼球穿孔伤、眼球内异物伤和交感性眼炎；②非机械性伤：分为物理损伤和化学损伤，主要有眼部热烧伤和眼部化学伤。

(2)护理要点　①卧位：安静卧床、平卧或半卧位，头部相对或绝对制动，眼内出血较多时应调整体位以促进血液引流；②眼部用药：认真查对，严格无菌操作，注意间隔用药时间和药物禁忌；③止痛：采用镇痛剂、黏膜表面麻醉剂、散瞳剂以及镇静冬眠疗法、物理疗法等止痛；④包扎固定及伤眼保护：应用眼垫、眼罩、绷带包扎或防护镜等保护伤眼。

6. 简述口腔颌面部损伤发生窒息以及出血的急救要点

(1)口腔颌面部损伤发生窒息的急救　①解除阻塞：吸出口腔、咽喉部的分泌物，纠正舌后坠，固定骨折处。②放入通气管：对神志不清者除以上处理外，可再放入通气管。③环甲膜穿刺或气管切开：以上方法都不能使呼吸道维持畅通时应迅速进行环甲膜穿刺或气管切开。

(2)出血的急救　①压迫止血：对一般性出血，

将移位的组织瓣复位后，包扎稍加压力即可止血。②结扎止血：对较大的出血点，可用钳夹止血。③药物止血：局部使用云南白药、吸收性明胶海绵或止血粉等，全身使用维生素 K_3、酚磺乙胺(止血敏)等。

7. 简述急性牙髓炎的主要症状和保存活髓的治疗护理措施

(1)急性牙髓炎的主要症状　在无任何刺激存在情况下出现自发性、阵发性痛；温度刺激加剧疼痛；夜间痛更明显；疼痛不能明确定位；患牙有明显牙体病损或深达根尖的牙周袋。

(2)保存活髓的治疗护理措施　协助医师备好手术器械、消毒用药、盖髓剂及充填材料；术中应根据需要及时协助医师做好冲洗、吸唾、止血、防湿和窝洞消毒、干燥等；调拌盖髓剂和充填材料；术后按医嘱注意口腔卫生和复诊。

8. 简述牙周炎的临床表现及智齿冠周炎治疗护理中盲袋冲洗的方法

(1)牙周炎的临床表现　牙龈充血红肿，牙周袋形成，牙齿松动，牙周脓肿，影像学显示牙槽骨有不同程度的吸收。

(2)智齿冠周炎盲袋冲洗方法　冲洗前准备好无菌空针(针头无尖并弯成一定角度)，3%过氧化氢液、生理盐水等；协助医师或独立操作，用带有弯钝针头的注射器抽取3%过氧化氢液或生理盐水，将针头插入盲袋内冲洗，操作要轻柔、耐心、细致，远中殆颊侧均应冲洗2次；冲洗后拭干盲袋，上碘甘油于盲袋内。

9. 简述牙齿感觉过敏选择的治疗方法，牙髓活力温度测试的结果如何判定

（1）方法 ①局部隔湿涂搽脱敏药物，蘸药涂搽或摩擦敏感区 1～2 分钟。②按要求使用高分子脱敏剂，约复诊时间。③银化合物如氟化氨银、氨硝酸银使用时先备好丁香油或碘酊小棉球，吹干牙面，隔湿，涂药，用热吹干，再用还原剂处理使牙面变黑。④如果因横刷牙引起牙颈部过敏，须纠正刷牙方法。⑤使用有脱敏作用的牙膏。⑥重度磨损须调整咬合。⑦全口感觉过敏，要同时治疗有关疾病。

（2）结果判断 ①正常：对刺激物反应与对照牙相同。②激发痛：疼痛刺激去除后疼痛即刻消失，推测为可复性牙髓炎。疼痛反应去除刺激源后仍然持续一定时间，为不复性牙髓炎症。③迟钝或迟缓疼痛：患牙对刺激物的反应比对照牙弱或反应慢，可能牙髓有慢性炎症或部分牙髓组织坏死。④无反应：提示牙髓已坏死。

10. 简述超声波洁牙机洁治的流程

（1）开机后先调节功率，功率大小应根据牙石厚薄而定，再调节喷水量。

（2）洁治时以握笔式放稳支点，将工作头的前端部分轻轻以小于 15°角接触牙石的下方来回移动，利用超声振动击碎并震落牙石。超声振动只能震击在牙石或烟斑上，而不宜直接在釉质或牙骨质表面反复操作。工作头轻微接触牙石，不能加压，并应避免损伤牙龈。

（3）在去除大而坚硬的龈上牙石时，可采用分割手法，先用工作头将大块牙石分割成数块而使其碎落，或将工作头置于牙石与牙面结合处边缘振动，使牙石与牙面分离碎裂。用轻力将工作头来回移动，切忌将

工作头停留在一点上震动，这样会造成牙齿表面的损伤。

(4)洁治完成后，用探针检查有无遗漏，对于一些细小的或邻面的牙石应补充刮除。有条件时进行抛光，洁治区牙龈涂1%碘甘油。

11. 如何指导病人掌握自我控制牙齿菌斑的方法？牙周病三级预防所要达到的目的是什么

(1)方法　①机械性措施：牙刷、牙线、牙签、牙间隙刷及橡胶按摩器的使用，预防性清洁术和洁牙术等。②化学方法：使用洗必泰(氯已定)，对革兰阳性、阴性菌和真菌有效。③生物学方法：用抗生素和抗菌斑附着剂，主要抑制致龋菌、抑制细菌吸附及解除吸附作用。

(2)相关局部因素　改善食物嵌塞、去除不良习惯。

(3)牙周病三级预防所要达到的目的　①一级预防：口腔健康教育与指导，以清除菌斑和其他有害刺激为目的，养成定期检查口腔的习惯，纠正不良习惯。②二级预防：早发现、早诊断、早治疗，达到减轻疾病严重程度，达到防止进一步发展的目的。③三级预防：最大限度的治愈牙周组织疾病，达到巩固疗效、防止复发的目的。

12. 简述临床常用耳聋分级的内容

临床上以500～2000Hz的平均听阈为准进行分级：

(1)轻微听力损失　纯音听阈为16～25dBHL。

(2)轻度听力损失　在一般的距离内听不清小声讲话，上述平均听阈为26～40dBHL。

(3)中度听力损失　听一般的讲话感到困难，平均听阈41～55dBHL。

（4）中重度听力损失　听大声亦感困难，平均听阈为 56～70dBHL。

（5）重度听力损失　仅能听到耳边大声喊叫，平均听阈为 71～90dBHL。

（6）极度听力损失　几乎听不到任何声音，连耳边的大声呼喊亦不能听清，平均听阈在 90dBHL 以上。

13. 鼓膜穿孔修复术的禁忌证与适应证是什么

（1）绝对禁忌证　急性上呼吸道感染期或痊愈不足 2 周；真菌性或细菌性外耳道炎；颞骨 CT 示上鼓室、乳突有胆脂瘤或肉芽而鼓膜边缘穿孔且病灶未清除者；严重的全身性疾病；已经证实的咽鼓管完全闭锁。

（2）相对禁忌证　咽鼓管功能不良；过敏性鼻炎鼻窦炎未经系统治疗者；3 岁以下小儿慢性化脓性中耳炎易急性发作；严重的耳蜗性聋及神经性聋术后功能不可能恢复至应用水平；病耳过去多次手术后中耳粘连或咽鼓管功能不良。

（3）手术适应证　鼓膜紧张部中央穿孔，干耳 1 个月以上；鼓室黏膜正常，无广泛鳞状上皮化生；听力测试结果示听骨链完整、活动好；颞骨 CT 示鼓室及乳突正常。

14. 助听器的类型及选配原则是什么

（1）类型　助听器可分为盒式助听器（又称体配式助听器）、眼镜式助听器、耳背式助听器、耳内式助听器、耳道式助听器。

（2）选配单耳助听器的原则　选择言语识别率较好的一耳；气、骨导阈差大的一耳；动态听力范围较大的耳；两耳听力曲线相似时，选听力曲线稍平坦的一耳。

(3)骨导助听器的选配原则　外耳道闭锁或狭窄、长期流脓、不适宜用耳塞者；1000Hz 和 2000Hz 气导和骨导听力级平均值差距大于 40dB 者。

15. 航空性中耳炎发生以后非病理性因素所致者的基本治疗措施有哪些

(1)可先在鼻腔局部喷入血管收缩剂，如麻黄素，然后行咽鼓管吹张法。一旦鼓室内外气压获得平衡，症状就缓解。如咽鼓管通气未能成功，或鼓室积液多，一时不易排出者，作鼓膜穿刺或鼓膜切开，亦可使外界空气进入鼓室，并可起到清除中耳积液和积血的作用。

(2)应特别重视首次发病的治疗，因为症状消退并不表明中耳功能已恢复。损伤后病变吸收和功能恢复的时间比症状消退的时间更长，若急于恢复飞行，将导致复发性损伤，使病情加重。

16. 何为慢性化脓性中耳炎？主要临床特点、分型和治疗原则是什么

(1)定义　多因急性化脓性中耳炎延误治疗或治疗不当，迁延而来。急性化脓性中耳炎病程超过 6～8 周时，病变可侵及中耳黏膜、骨膜或深达骨质，常与慢性乳突炎合并存在。

(2)临床特点及分型　反复耳流脓，鼓膜穿孔，听力下降。①单纯型：间歇性耳流脓，量不等。脓液呈黏液性或脓性，一般不臭。轻度传道性耳聋。②骨疡型：持续性耳流脓，脓液黏稠，常有臭味。严重传道性耳聋。③胆脂瘤型：长期耳流脓，量不等，有恶臭。混合型耳聋或感应神经性耳聋。

(3)治疗原则　消除病因、控制感染、清除病灶、通畅引流、尽可能恢复听力。

17. 何谓慢性鼻窦炎的局部症状？鼻手术后的病人应给予哪些指导

（1）局部症状　①流脓涕：涕多，呈黏脓性或脓性，牙源性上颌窦炎病人的鼻涕常有腐臭味。②鼻塞：由于鼻黏膜肿胀、鼻内分泌物较多或稠厚所致。③头痛：多为钝痛或闷痛，多有时间性或固定部位。④嗅觉减退或消失：多为暂时性。⑤视功能障碍：视力减退或失明，有复视、眶尖综合征。

（2）指导　①取半卧位：以利于鼻腔分泌物引流，减轻头部充血。②24小时内可用冰袋冷敷鼻部。③吐出后鼻孔流下的血液：以便观察，并防止血液进入胃内，刺激胃黏膜引起恶心呕吐。④不要用力咳嗽或打喷嚏：以免鼻腔内纱条松动或脱出而引起出血。⑤教会打喷嚏的方法：可用手指按压人中、做深呼吸或用舌尖抵住硬腭以制止。

18. 喉癌的临床特点是什么？针对"有窒息的危险"应采取哪些措施

（1）临床特点　①声音改变：开始发音易疲倦或声嘶，随着肿瘤增大，声嘶加重，发音粗哑，失声；②呼吸困难：因声带运动受限或固定，或肿瘤阻塞声门所致。

（2）护理措施　①观察呼吸情况，监测血氧饱和度，床旁备气管切开包；②讲解新的呼吸方式，气体不从鼻进出而从颈部气管造瘘口进出，不可遮盖或堵塞颈部造瘘口；③定时湿化吸痰，以防痰液阻塞气道，鼓励深呼吸和咳嗽，以防呼吸道感染；④避免剧烈运动，限制活动范围，以预防窒息。

19. 喉梗阻的护理要点是什么

（1）取半卧位或平卧位，尽量减少病人的活动，以减少耗氧及心脏负担。对烦躁不安者可使用镇静剂。

（2）给予流汁或遵医嘱暂禁食。

（3）给病人服药或注射应取哺乳位，注意不可扭转以免气管受压而增加呼吸困难。

（4）密切注意呼吸、咳嗽及全身情况，遇下列情况应立即进行抢救：急性喉炎病人出现犬吠样呼吸，气管异物病人咳嗽时伴有气管拍击声，发现病人呼吸急促、口唇发绀、三凹征明显。

（5）严重呼吸困难病人给予低流量吸氧，然后根据病情调节氧流量，以免突然高流量给氧而引起的呼吸中枢抑制。

（6）对咽喉部炎症病人，在应用抗生素和类固醇激素治疗的同时可配合使用雾化吸入疗法。

20. 简述阻塞性睡眠呼吸暂停综合征的概念及分度

（1）概念　阻塞性睡眠呼吸暂停综合征一般是指成人于 7 小时的夜间睡眠时间内至少有 30 次呼吸暂停，每次暂停时间至少 10 秒以上。

（2）阻塞性睡眠呼吸暂停综合征可分为三度。①轻度：脉搏氧≥85%，呼吸暂停指数为 5～20 次/小时；②中度：脉搏氧在 65%～84%，呼吸暂停指数为 21～40 次/小时；③重度：脉搏氧<65%，呼吸暂停指数为>40 次/小时。

第四节　传染病护理知识

1. 人感染高致病性禽流感的疾病概念、临床特点是什么

（1）概念　人感染高致病性禽流感简称人禽流感，是由甲型禽流感病毒引起的一种人、禽、畜共患的急

性传染病。本病具有潜伏期短、传染性强、传播迅速的特点，严重者可因并发症导致病人死亡。通常呈散发，以冬春季多见，主要通过呼吸道和消化道传播，人与人之间传播尚无直接证据。

（2）临床特点　本病的潜伏期一般为 1~7 日，通常为 2~4 日。起病急，早期似流感，表现为发热、流涕、咳嗽、咽痛、全身肌肉酸痛等，部分病人可有恶心呕吐、腹痛腹泻等消化道的症状。体征主要是肺部炎性实变及胸腔积液，多数病例预后良好，少数病例肺炎进行性加重，伴有肺间质纤维化的广泛肺泡损伤，导致呼吸窘迫综合征、肺出血。

2. 疟疾的护理措施有哪些

（1）按虫媒传染病进行隔离，做好防蚊、灭蚊措施。

（2）急性发作期及退热后 24 小时内应卧床休息。

（3）寒战时要注意保暖，出汗后及时用毛巾擦干并随时更换内衣裤及床单，以免受凉。

（4）密切观察生命体征的变化，注意有无贫血的征象，有无神志的改变、意识障碍的程度、瞳孔变化、头痛、呕吐、抽搐等情况，观察有无腰痛、排酱油样尿等，发现异常及时报告医师。

（5）指导病人饭后服药，以减少胃肠道的刺激并观察药物的不良反应。

（6）疟疾发作时起病急骤，病情反复，病人易产生焦虑、恐惧，护理人员要多与病人沟通，给以积极的引导，尽量减轻病人的负面心理情绪。

（7）病人出院后要经过彻底的终末消毒，方可收治其他病人。

3. 细菌性痢疾的临床表现有哪些

本病的潜伏期一般为 1~3 日（最多至 7 日）。根据临床特点分为急性菌痢和慢性菌痢。

(1)急性菌痢　起病急，高热畏寒、恶心呕吐，继而出现腹痛、腹泻及里急后重，每日排便 10 余次至数十次，为黏液脓血便。可伴有左下腹压痛和肠鸣音亢进。轻型(非典型)每日腹泻不超过 10 次，大便含少量黏液但无脓血。急性菌痢病人可伴有全身毒血症状，严重者可有感染性休克和(或)中毒性脑病的表现。

(2)慢性菌痢　急性菌痢反复发作或迁延不愈达 2 个月以上，即为慢性菌痢。反复出现腹痛、腹泻，大便带有黏液或脓血，但较急性菌痢轻。左下腹压痛并可扪及增粗的乙状结肠。

4. 病毒性肝炎按临床特点可分为哪几型

(1)急性肝炎　起病急，常有发热、乏力、食欲不振、恶心、呕吐等急性感染症状，部分病人有黄疸。肝大质偏软，有轻压痛或叩痛。病程 6 个月以内。

(2)慢性肝炎　病程超过半年或发病日期不明确而有慢性肝炎症状、体征、实验室检查改变者。除有乏力、食欲不振、厌油、肝区不适等症状外，可有肝病面容、肝掌、蜘蛛痣、肝大质偏硬、脾大等体征。仅见于乙、丙、丁型病毒性肝炎。

(3)重型肝炎　病人极度乏力同时伴有严重消化道症状如频繁呕吐、顽固性呃逆；黄疸迅速加深，出现胆酶分离现象；肝脏进行性缩小、肝臭；出血倾向；出现肝性脑病、肝肾综合征、中毒性鼓肠或腹水等严重并发症。

(4)淤胆型肝炎　起病类似急性黄疸型肝炎，黄疸持续时间长，消化道症状轻，有肝内梗阻的表现如皮肤瘙痒、大便颜色变浅等。

(5)肝炎肝硬化　多有慢性肝炎病史，伴有乏力、肝掌、蜘蛛痣、腹水、脾大、少尿等门静脉高压表现，或影像学检查发现肝脏缩小、脾大、门静脉明显增宽等。

5. 传染性非典型肺炎的护理评估要点有哪些

(1) 一般情况　观察生命体征有无异常，询问病人在发病前 2 周是否到过疫区或接触过 SARS 病人的标本，是否与发病者有密切接触史或属于受传染的群体发病者之一，或有明显传染他人的证据。询问病人的过敏史。

(2) 专科情况　病情经过是否具有较强的传染性，尤其是在医护人员进行抢救危重病人时。评估低氧血症的表现，是否皮肤口唇发绀，动脉血氧饱和度（SpO_2）< 93%。

(3) 实验室及其他检查　动脉血气分析示低氧血症；胸部 X 线的检查：早期多呈斑片状或网状阴影，重症者可见大片阴影。

6. 流行性腮腺炎并发脑膜炎的临床表现、特征有哪些

(1) 流行性腮腺炎病毒对神经系统的损害，以脑膜炎最多见，常发生于发病后的 2～10 日，表现为发热、头痛、恶心、呕吐及脑膜刺激征，如颈项强直、脑脊液中细胞数增高，多以淋巴细胞占优势。临床症状持续 3～5 日，不留后遗症。

(2) 若有脑实质损害、伴有神志改变，同时又有脑膜炎症状，可考虑为脑膜脑炎。有少数脑膜脑炎发生在腮腺炎后 1 个月，这种晚期的神经系统损害不是病毒引起，是属于迟发型自身神经免疫改变所致。此种病例恢复较慢，需 1～2 个月。

7. 出血热发热期和低血容量性休克期临床表现有哪些

(1) 发热期　病程第 1~3 日,除发热外,主要为全身中毒症状、毛细血管损伤和肾损伤的表现。体温 39~40℃,以稽留热多见。热程多在3~7日,较少超过10日。一般体温越高,热程越长,病情越重。全身中毒症状表现为疲乏、全身酸痛、腰痛等,三痛:头痛、腰痛、眼眶痛;三红:面部、颈部、前胸。多数病人可出现恶心、呕吐、食欲减退、腹泻等消化道症状。皮肤、黏膜有出血点。

(2) 低血容量性休克期　一般发生在 4~6 日,短者数小时,长者可达 6 日以上。开始为面色潮红、四肢温暖,之后则转为面色苍白、口唇青紫、四肢厥冷等。若不能得到有效控制,长期组织灌注不良,则可促进弥散性血管内凝血、脑水肿、ARDS、急性肾衰竭等的发生。

8. 麻疹病人高热给予降温时应注意什么? 如何指导麻疹病人家庭病房的护理

(1) 注意事项　①冷敷时:避免长时间在同一部位,以防局部冻伤。②忌用:病人出现脉搏细数、面色苍白、四肢厥冷,禁用冷敷和酒精。全身发疹或有出血倾向的病人忌用酒精擦浴。③温降不可过低:以防体温骤降影响出疹,因大汗致虚脱。④切忌:紧衣厚被"捂汗发疹",对出汗较多者,给予温水擦浴,及时更换潮湿的衣被。

(2) 家庭病房护理指导　①病人的餐具、洗漱用品应专用。②保持室内安静、空气新鲜,每日开窗通风 2~3 次,每次不少于 30 分钟,通风时避免病人受凉。③室温保持在 18~24℃,相对湿度 50%~60%。房内光线柔和,避免强光刺激。④隔离治疗期间限制探视，陪伴人员需戴口罩。

9. 如何根据发疹情况判断为麻疹？与斑丘疹的区别及共同点是什么？简述麻疹病人的皮肤护理

（1）判断　①发疹时间：于发病后第4日；②发疹顺序：首先出现黏膜斑，从颈部、耳后开始自上而下迅速遍布全身；③疹子形态：凸出于皮肤的红色皮疹，压之褪色。

（2）与斑丘疹的区别及共同点　①区别：丘疹为凸出于皮肤的红色皮疹；斑疹为不凸出于皮肤的红色皮疹。麻疹、伤寒、风疹等常见。②共同点：为充血疹，压之褪色。

（3）皮肤护理　①保持皮肤清洁干燥：出疹期间每日用温水清洗皮肤，禁用肥皂水和酒精擦洗。②衣被柔软：穿宽松柔软的棉织衣裤，勤换洗；盖柔软的被子，以免损伤皮肤。③保护皮肤：剪短指甲，避免抓伤；翻身动作轻柔；脱皮不完全，不可用手撕。④皮肤瘙痒：给予止痒局部涂擦。

10. 简述狂犬病的定义、临床特点。采取接触隔离的措施是什么

（1）定义　又名恐水症，是狂犬病毒引起的一种侵犯中枢神经系统为主的急性人兽共患传染病，多见于犬、狼、猫等肉食动物，人多因被病兽咬伤而感染。

（2）临床特点　①前驱期：发热、头痛、乏力、纳差、恶心、周身不适，对痛、声、风、光等刺激开始敏感，并有咽喉紧缩感。约有50%～80%病人伤口部位及其附近有麻木、发痒、刺痛或虫爬、蚁走感。本期持续1～4日。②兴奋期：病人逐渐进入高度兴奋状态，表现为极度恐惧，烦躁，对水声、风等刺激非常敏感，引起发作性咽肌痉挛、呼吸困难、大汗、流

涎、瞳孔散大、对光反射迟钝、心率增快、血压升高。本期持续 1~3 日。③麻痹期：病人由痉挛发作减少或者停止，进入全身弛缓性瘫痪，由安静进入昏迷状态，最后呼吸麻痹、循环衰竭而死亡。本期持续 6~18 小时。本病全程一般不超过 6 日。④潜伏期：1~3 个月（5 日至 19 年或更长）

（3）采取接触隔离措施　病人的唾液及其污染物品须随时消毒；病人应隔离于安静、温暖、用深色窗帘避光的单人房间；避免一切不必要的刺激，如光亮、风吹、音响及触动。

11. 对艾滋病病人的健康教育内容有哪些

（1）经常与病人及家属进行交流，消除恐惧、抑郁、悲观等不良情绪。

（2）告诫病人注意饮食卫生，多食新鲜蔬菜和水果，增加优质蛋白的摄入，食物品种多样化，少量多餐。呕吐严重者，禁食 2 小时后再饮水进食，必要时静脉供给营养，以防水、电解质紊乱。

（3）肺部感染严重时，指导病人采取一些措施改善呼吸，如可抬高床头或让病人坐起，缩唇呼吸并减慢呼吸频率，减少氧消耗。破损的皮肤、黏膜保持干燥，勿受压和暴露于空气中，防止继发感染。

（4）服药必须每天按时、按量、按要求服下，不能自行停药。定期医院复查，坚持治疗，控制疾病的进展。

（5）加强家庭护理和自我保健意识，病人在性生活时须戴安全套。

（6）艾滋病病毒对热、常用消毒剂敏感，56℃ 30 分钟能灭活，但对紫外线、甲醛溶液不敏感。

第七章　急危重症监护技术知识

第一节　院前急救与心肺复苏技术知识

1. 何谓院前急救？简述救护原则和现场处置的步骤

(1)院前救护　也称院外急救，是指在医院外环境中对各种危及生命的急症、创伤、中毒、灾害事故等伤病者进行现场救护、转运及途中监护的统称，即在病人在发病或受伤开始到医院就医之前这一段的救护。

(2)救护原则　先救命后治病，先重伤后轻伤，先排险后施救，以对症治疗和维持生命为主。①立即使病人脱离险区。②先救生命后治疗。③争分夺秒，就地取材。④保留离断的肢体或器官。⑤加强途中监护并详细记录。

(3)现场处置步骤　①对于心跳呼吸骤停者应立即进行 CPR、除颤等急救措施。②建立有效静脉通道、吸氧。③协助病人取合理体位。④对于各种外伤，有针对性地采取包扎止血、包扎、固定等措施。⑤对于肢体离断伤，有条件时应清洗断肢后用无菌纱布或干净包布湿润包裹放入密封袋内，置入冰块盒以最快的速度送达医院，以供再植。⑥对于批量病人的现场急救应迅速检伤，分类处理。

2. 现场初步处置后，尽快将伤病员转至有抢救能力的医院进行进一步救治，其转运的注意事项有哪些

(1)搬运病人时，应防止搬运不当造成新的损伤，注意使病人头在前，脚在后。

(2)通知接诊医院做好接诊准备。

(3)转运过程中严密观察病人生命体征及病情变化，保持呼吸道及静脉通道通畅。

(4)批量病人转运时，按伤情分类标识依次转运：①红色——病情危重，立即转运；②黄色——病情重，尽快转运；③绿色——病情一般，暂缓转运；④黑色——死亡，不必转运。

3. 目前我国医院急救部(急诊科)主要的模式是什么

(1)独立型(自主型)　急诊科医护人员完全固定，负责所有急诊病人的接诊、治疗、留观及抢救工作，有独立完成任务能力，与各专科只有会诊和协作关系。

(2)半独立型(支持型)　急诊科有部分固定医护人员，仅负责抢救室或留观病人的诊疗工作，其他医护人员定期轮换。很多综合医院中的急诊科多为第二种类型。

(3)轮转型(支援型)　急诊科无固定工作人员，各科负责各科急诊。

4. 简述判断病人心搏骤停的方法。现场复苏的步骤、复苏后的处理原则是什么

(1)判断方法　①意识：轻拍病人肩膀，大声呼唤；②呼吸：观察胸廓有无起伏，并将耳部贴近病人口鼻，感觉有无气体逸出；③脉搏：触摸颈动脉或股动

脉有无搏动。

（2）急救步骤　①判断病人心脏骤停，立即进行胸外心脏按压30次；②打开气道；③行口对口人工呼吸2次；④按压：吹气以30：2连续做5个循环。

（3）复苏后　①维持有效循环；②维持有效呼吸；③防止脑损伤；④防治急性肾衰竭；⑤防止继发感染；⑥注意维持酸碱平衡。

5. 简述心肺复苏的基本程序。高质量的心肺复苏指标是指什么

（1）基本程序　C、A、B分别指心脏按压、开放气道、人工呼吸。首先要判断病人有无反应、呼吸和循环体征，如无任何反应，应首先求救和启动急救医疗服务（EMS）系统。如果有2名急救员，可分别实施CPR和求救。有条件时可实施D，即除颤。如果旁观者未经过CPR培训，则应进行单纯心脏按压的CPR，直至除颤仪到达且可供使用，或急救人员及其他相关施救者已接管病人。

（2）复苏指标　①按压速率至少为每分钟100次；②按压幅度成人至少为5～6cm，婴儿约为4cm，儿童约为5cm；③复苏程序：C－A－B（心脏按压－开放气道－人工呼吸）；④保证按压后胸部回弹；⑤尽可能减少按压中断；⑥避免过度通气。

6. 什么是生命链？CPR"生命链"的步骤

（1）生命链　指对突然发生的心搏骤停病人，所采取的一系列规律有序的步骤、规范有效的救护措施，将这些抢救序列以环链X形式连接起来，就构成了一个挽救生命的"生命链"。"四早生存链"是提高CPR成功率的唯一途径。

（2）CPR"生命链"的步骤　①尽早呼救并到达病

人身旁。②尽早进行徒手 CPR。③尽早进行电击除颤。
④尽早进行高级生命支持。

7. 什么是基础生命救护？用海姆立克手法抢救异物卡喉所致窒息的原理及急救方法是什么

（1）基础生命救护　是对发生心搏呼吸骤停病人实施心肺复苏急救中的初始技术，包括开放气道、口对口人工呼吸、胸外心脏按压，其时间性与技术性对能否挽救病人生命和取得良好预后至关重要。当病人突然发生心搏、呼吸停止，在没有或能够实施任何医疗支持与辅助治疗前，必须在 4 分钟内建立基础生命救护。

（2）原理及急救方法　①原理：Heimlich 手法是世界通用的一种简便、有效的抢救食物、异物卡喉所致窒息的抢救方法。通过给膈肌下以突然向上的压力，形成气流冲出异物。②急救方法：抢救者站在病人背后，用两手臂环绕病人的腰部，一手握拳，将拳头的拇指一侧放在病人胸廓下和脐上的腹部。另一手抓住拳头、快速向上重击压迫病人的腹部。重复以上手法直到异物排出。

8. 何谓高级生命支持（ACLS）？简述危重病人的支持性护理是什么

（1）高级生命支持（ACLS）　通过应用辅助设备、特殊技术和药物，进一步提供更有效的呼吸、循环，以恢复自主循环或维持循环和呼吸功能。包括高级 A（人工气道）；B（机械通气）；C（建立静脉通道，使用血管活性药物和抗心律失常药）；D（寻找病因）。

（2）危重病人的支持性护理　包括严密观察病情变化，做好抢救准备；保持呼吸道通畅；加强临床基础护理，包括眼部护理、口腔护理、皮肤护理等；病人肢体被动锻炼；补充营养和水分；维持排泄功能；保持导管通畅；确保病人安全；加强心理护理。

9. 简述胸外心脏按压的程序。复苏有效指征是什么？按压无效的标志有哪些

（1）程序　①判断：病人的意识、呼吸、颈动脉搏动；②胸外心脏按压；③清理呼吸道、开放气道；④口对口人工呼吸。

（2）有效指征　①自主呼吸恢复；②可扪及大动脉搏动；③缺氧情况明显改善：口唇、甲床、皮肤转为红润；④散大的瞳孔回缩，出现对光反射；⑤肱动脉收缩压大于等于60mmHg。

（3）无效的标志　①按压时摸不到大动脉搏动；②已出现的有效指标又消失；③瞳孔始终散大或进行性散大。

10. 何谓成人心肺复苏术？胸外心脏按压的注意事项有哪些

（1）心肺复苏　是针对呼吸和循环骤停采取的抢救措施，即以人工呼吸暂时代替病人的自主呼吸；以心脏按压形成暂时的人工循环，并诱发病人心脏的自主搏动。

（2）注意事项　①必须使病人卧于一个平坦坚硬的平面上。②双手掌根部置于胸骨下端或胸部正中两乳头连线处，十指相扣翘起不接触胸壁，双肘关节伸直，借身体重力有节律地垂直向下按压，按压幅度使胸骨下陷≥5cm，然后迅速放松手掌，使胸廓自然复原。按压频率≥100次/分，按压与放松时间比为1：1，连续按压30次。③按压时定位应准确，按压中避免位置偏移胸骨而引起肋骨骨折。④双手掌根部重叠置于按压部位，双肘关节伸直，双肩部位于双手臂的正上方。

⑤保证每次按压后胸廓回弹，放松时手掌根部不得离开胸壁。⑥尽可能减少按压的中断，需要更换操作者时，动作应尽量迅速，尽可能将中断时间控制在 10 秒以内。

11. 何谓脑死亡？终止心肺复苏的指征有哪些

(1)脑死亡　心肺复苏后，如心跳恢复而呼吸未恢复并有瞳孔散大、四肢无肌张力、无任何反射活动、脑电图无电活动征象者，可判断为脑死亡。

(2)终止心肺复苏的指征　经积极抢救持续 30 分钟以上，而出现下列情形为终止心肺复苏的指征。瞳孔散大或固定；对光反射消失；呼吸仍未恢复；深反射活动消失；心电图成直线。

12. 简述新生儿复苏后的监护要点

新生儿复苏后应视作高危儿监测以下内容至少 3 天。

(1)维持皮肤温度在 36.5 ~ 37℃，观察有无硬肿症发生。

(2)观察呼吸情况，保证有效供氧。

(3)观察循环系统症状　如心率、血压、皮肤颜色等。

(4)观察神经系统症状　有条件者监测颅内压，注意有无颅内压增高症状，如肌张力、原始反射、意识状态、兴奋激惹或抑制等。临床疑似或 CT 确诊缺氧缺血性脑病或颅内出血者应尽早处理。

(5)检测肾功能　记录首次排尿时间及尿量，必要时监测血尿素氮及肌酐等，以确定肾功能的情况。

(6)重度窒息者应连续监测大便潜血试验 3 天，延迟开奶时间，注意有无呕吐、腹泻、腹胀和便血，必要时做 X 线检查，了解有无新生儿坏死性小肠结肠炎。喂养困难者静脉输液，持续 3 日不能喂养者可静脉高营养以保证热量摄入。

（7）疑有感染可能，曾行气管插管者，均应选用抗生素预防感染。

（8）窒息后易发生低血糖、低血钙及低血钠等代谢和电解质紊乱，应予监测并给予相应治疗。

（9）监测血胆红素、血红蛋白、血细胞比容，以早期诊断高胆红素血症、红细胞增多症并及时处理。

13. 简述电除颤正确放置电极板的位置。除颤后的主要并发症有哪些？栓塞发生的原因是什么

（1）正确放置电极板　①前 - 侧位：一个电极板放在胸骨右缘锁骨下或 2 ~ 3 肋间（心底部），另一个电极板放在左乳头外下方或左腋前线内第 5 肋间（心尖部），此法适用于紧急情况；②前 - 后位：一个电极在左侧心前区标准位置，而另一个电极板置于左/右背部肩胛下区。无论何种方式，应能使电极板的最大电流通过心肌，且需用较少电能，以减少潜在并发症。

（2）主要并发症　心律失常、低血压、栓塞、急性肺水肿、心肌损伤、呼吸抑制、皮肤烧伤等。

（3）栓塞发生的原因　常见于慢性心房颤动电复律成功之后，可使心房内附壁血栓脱落，引起动脉栓塞。发生在电复律 2 周以内，24 ~ 48 小时多见。因此，心房颤动复律前后应行抗凝或溶栓治疗。

14. 简述非同步直流电复律术的操作流程及注意事项

（1）打开除颤器电源开关，安放监护电极。

（2）电极板板面涂导电糊。

（3）设置非同步除颤，并选择能量单相波除颤首次应给予 360J，双向波除颤首次电击能量为 150 ~

200J，第 2 次为 200～300J，第 3 次为 360J。

（4）充电并安放电极板　电极板放置于右锁骨中线第 2 肋下方及心尖部。

（5）放电　停止心肺复苏，嘱所有人员暂不接触病人，将电极板紧贴病人皮肤，同时按下两个电极板上的放电按钮。

（6）除颤后立即行心肺复苏。

（7）记录观察心电图示波及病人神志、心律，测血压、呼吸，做好特护记录。

（8）注意事项　电极板放置位置应避开溃烂或损伤部位及内置式起搏器部位。尽量避免在高氧环境下使用。需在 CPR 过程中除颤者，应在病人呼气末时放电。抢救计时应以同一个钟表为准。

15. 简述手法开放气道的种类与操作方法

（1）仰头举颏法　确定无颈椎损伤方可采用此法。病人平卧，救护者一手置于病人前额，手掌用力向后压，使其头部后仰，另一手置于病人的下颌骨下方，向前拗口起。此法解除舌后坠效果最佳。

（2）仰头抬颈法　确定无颈椎损伤方可采用此法。病人平卧，救护者一手抬起病人颈部，另一手置于病人前额，手掌用力向后压，使其头后仰，颈部抬起。

（3）双手抬颌法　适合于疑有颈部受伤的病人。病人平卧，救护者用两手同时将左右下颌角托起，一面使其头后仰，一面将下颌骨前移，使口微张。对于颈部外伤者，以下颌上提为主，不能将病人头部后仰及左右转动。若必须转动，则应保持头、颈、胸在同一轴线上。

第二节　急救技术知识

1. 简述常见的呼吸道异物阻塞的原因及预防方法

（1）原因　①咀嚼、吞咽食物时讲话或大笑，使食物误入呼吸道。②小孩将玻璃珠、扣子等小物品放入口中，误入气道；幼儿吸食黏液状食物不当堵塞气道。③昏迷病人呕吐物误吸入气道。④大量饮酒时，由于血液中酒精浓度升高，使协助吞咽的神经反射迟钝，吞咽功能受限，食物团块极易滑入呼吸道。⑤个别老年人因咳嗽或吞咽功能差，不慎将义齿或牙托误送入呼吸道。⑥口腔颌面部受伤后，脱落的牙齿或血块阻塞气道。

（2）预防方法　①口中含有食物时，应避免大笑、讲话、行走或奔跑。②避免儿童将小玩具或物品放在口中，3 岁以下儿童不宜吸食果冻等黏液状食物。③及时清理昏迷病人的呕吐物。④饮酒后进食时务必充分咀嚼，放慢吞咽速度。⑤戴义齿或牙托的老人要注意检查其固定的牢固程度。

2. 出血评估的内容有哪些

（1）出血量的评估　成人血液约占体重的 8%，失血总量达到总血量的 20% 以上时，病人会出现失血性休克的症状。当出血量达到总血量的 40% 时，就有生命危险。

（2）出血速度的评估　出血量不是判断出血严重程度的唯一依据。快速出血时，身体的代偿机制来不及发挥作用，20%（约 1000ml）的失血就可以出现休克症状；缓慢出血时，由于有组织液的代偿性回流补充血容量，人体甚至可以耐受超过 60% 的失血，易导致评估失误。

(3)出血性质的评估　包括动脉、静脉和毛细血管出血，以动脉出血最为危险，必须及时止血。区别和判断何种血管出血的方法是：①动脉出血：血液呈鲜红色，出血呈喷射状，速度快。②静脉出血：血液呈暗红色，出血呈涌出状或徐徐外流，速度稍缓慢。③毛细血管出血：血液呈鲜红色，出血从伤口向外渗出，出血缓慢。

3. 指压止血法的方法及注意事项有哪些

主要用于能触及动脉搏动且按压部位有受力点的止血。

(1)头颈部出血　注意不能同时按压两侧颈总动，以防脑缺血昏迷；压迫方向不能对准气管，以免影响气管通气；压迫高度不能超过环状软骨，以免颈动脉窦受压引起血压突然下降。①面部：将下颌骨角部的面动脉压向下颌骨。②头颈部：压迫伤侧气管外侧与胸锁乳突肌前缘中段之间，将颈总动脉压向颈椎。

(2)上肢出血　抬高病人伤肢，使其外展外旋，压迫上臂肱二头肌内侧肱动脉，压向肱骨下。

(3)手部出血　抬高患侧手臂，压迫腕部掌面尺动脉和桡动脉，同时压向尺、桡骨下端。

(4)手指出血　抬高患肢手掌，用示指、拇指分别压迫手指掌侧的两侧指动脉止血。

(5)大腿以下出血　①大腿部出血：用双手拇指重叠用力压迫腿上端腹股沟中点稍下方的股动脉(位于髂前上棘与耻骨联合连线中点处)。②小腿出血：压迫腘窝中部的腘动脉，压向深部。

(6)足部出血　同时压迫足背动脉(足背中间近脚腕处)和胫后动脉(足跟内侧与内踝之间)。

4. 止血带止血法的注意事项有哪些

(1)扎止血带前应先用纱布或毛巾等软物衬垫,不宜直接扎在皮肤上。

(2)大腿和上臂扎止血带的部位应在肢体的中上1/3处。

(3)止血带的压力以摸不到远端动脉搏动和伤口出血停止即可。

(4)写明扎止血带时间、部位、上止血带的原因等。一般止血带的使用时间不宜超过 2~3 小时,每隔40~50 分钟松解一次,每次 2~3 分钟。

(5)在输血、输液和采取其他有效的止血方法后方可解除止血带。解除止血带时应缓慢松开,防止肢体突然增加血流,影响全身血液的重新分布,致使血压下降。

(6)若组织已发生明显广泛坏死时,在截肢前宜松解止血带。

(7)严密观察病人伤情及患肢情况,患肢如有剧痛、发紫,说明止血带绑扎过紧,应给予调整。

5. 包扎的注意事项有哪些

(1)包扎时按从肢体远端向近端、从左到右的顺序缠绕伤口。

(2)包扎时要做到"四要""五不"。四要即动作快、动作轻、部位准、包扎牢靠。五不即不摸、不冲、不取、不送、不上药:不用手和赃物触摸伤口;不用水冲洗伤口(化学伤除外);不轻易取出伤口内异物;不送回脱出体腔的内脏;不在伤口上用消毒剂或消炎粉。

(3)包扎范围应超出创面边缘 5~10cm。

(4)包扎的松紧度以能止住出血又不影响肢体血

液循环为宜。打结时须打活结。

6. 特殊伤包扎法的种类有哪些

（1）脑膨出包扎 用清洁碗扣于脑组织膨出部位或用纱布棉圈作支撑，圈住脱出的脑组织，盖上敷料包扎固定。

（2）开放性气胸包扎 用消毒敷料或三角巾包装袋内面密封伤口后，按胸部包扎法包扎。

（3）腹内脏器脱出包扎 用大小合适的清洁器皿或用腰带做成略大于脱出脏器的环，罩住脱出脏器，按腹部包扎法包扎。

7. 何谓固定术？如何进行评估分类

（1）固定术 指在骨折后，采用夹板、简便器材或健肢做支架，以棉垫、布类垫于伤肢与夹板间，再用绷带或布条缠绕、固定的方法，是在止血、包扎基础上使用的急救技术。骨折固定的基本原则是先止血、后包扎、再固定、后搬运。

（2）评估分类 按皮肤是否损伤、骨折端是否与外界相通将骨折分为闭合性骨折和开放性骨折。闭合性骨折是骨折端与外界或体内空腔脏器小相通，未刺破皮肤。开放性骨折是骨折端与外界或体内空腔脏器相通，并刺破皮肤暴露在外。若骨折端已戳出伤口并已污染，但未压迫血管、神经，须待清创术后再行复位。骨折固定时要超关节固定，应根据伤病员骨折部位，选择长短、宽窄适中的固定器材。

8. 简述股骨骨折夹板固定的方法及注意事项

（1）夹板固定的方法 脱掉伤肢鞋袜，取长短不同的木制夹板两块，长夹板置外侧，从脚跟至腋下；

短夹板置内侧，从脚跟至腹股沟部，在骨突出部和空隙处加垫。用绷带或带状三角巾分别在骨折上下端、腋下、腰部、髋部和踝关节等处打结固定。踝关节和足部作"8"字形固定。检查血运情况。

（2）注意事项　固定时肢体应取功能位，固定夹板必须超过骨折处上下关节。骨突出部位必须用棉垫、敷料等软物衬垫。捆绑松紧要适度。固定时应露出指（趾）端，以便观察循环、皮肤感觉及活动状况。当指（趾）尖苍白或青紫时，应立即放松包扎，查找原因。固定完成后应挂标志并记录固定时间。

9. 何谓搬运术？简述双人搬运的方法及注意事项

（1）搬运术　指救护者徒手或利用搬运器材，安全移动和转送伤病员的方法。目的是使伤病员及早脱离危险环境，转移至安全处救护，并尽快送达医疗机构，得到及时的抢救和治疗。适应于不能自行行走的伤病员。

（2）双人搬运的方法　适用于头、胸、腹部重伤但脊柱无损伤者。①双人椅式：救护者面对面蹲在病人两侧，分别将靠近病人一侧的手经病人背后握住对方的手腕，各自将另一只手伸到病人大腿中部（腘窝处），握住对方手腕，同时站起，步调一致行走。②拉车式搬运法：一人站在病人头端，两手从病人腋下穿过，将其头抱在怀中，另一人反身站在病人两腿中间将病人两腿抬起，一前一后行走。

（3）注意事项　①对于呼吸困难、不能平卧的病人，可将其背部垫高，处于半卧位，以利于缓解症状。②用担架搬运伤者时，一般头略高于脚，休克的伤者则脚略高于头。行进时伤者的脚在前，头在后，以便观察伤者情况。③用汽车运送时，病人身体方向要与行驶方向相同，即头向驾驶室，脚向车后门，床位或担架要固定，防止起动、刹车时晃动加重伤情或摔伤病人。

10. 特殊部位伤的搬运方法是什么

（1）颅脑伤病人的搬运　病人取半仰卧或侧卧位于担架上，头偏一侧搬运。对于脑出血的病人，应稍垫高其头部。

（2）开放性气胸病人的搬运　病人取坐位或半卧位，可用座椅式或抱持法搬运。

（3）腹部伤病人的搬运　病人取仰卧屈膝位于担架上，膝下加垫，以减轻腹部张力和疼痛。

（4）脊柱伤病人的搬运　①颈椎损伤病人搬运：3～4人同时搬运，一人固定并牵引头部，其他人协调统一地将病人平直抬"L"担架或"滚"到担架上。颈下垫小枕，颈部两侧用软枕、沙袋或颈托固定。②胸腰椎脊柱损伤病人搬运：3～4人间时搬运，用均衡的力量统一移动，将病人抬到硬质担架上。采用仰卧位运送时，在胸腰部垫约10cm高的小垫。运送过程中禁止扶病人坐起或让病人自行翻身。

（5）骨盆伤病人的搬运　病人仰卧，半屈两腿髋、膝关节，膝下垫衣卷，用2条三角巾折成宽带，一条绕臀部和骨盆一圈，于下腹前部打结，另一条围绕膝关节打结固定。3人平托病人至硬板担架上。

11. 淹溺现场急救倒水的方法有哪几种？注意事项是什么

淹溺是指人浸没于水中或其他液体中，由于液体充塞呼吸道及肺泡，或反射性引起喉痉挛发生窒息和缺氧，处于临床死亡状态。近乎淹溺是指浸没后暂时性窒息，尚有大动脉搏动，经处理后至少存活24小时或浸没后经紧急心肺复苏存活者。

（1）倒水方法　选用下列方法迅速倒出淹溺者呼吸道及胃内的积水。①膝顶法：救护者半蹲，将淹溺者的腹部横放在救护者屈膝的大腿上，使其头部下垂，救护者用手按压其背部，使其呼吸道和胃内的水迅速倒出。②肩顶法：救护者抱住淹溺者的双腿，将其腹部放在救护者的肩部，使淹溺者头胸下垂，救护者快步奔跑，将积水倒出。③抱腹法：救护者从淹溺者背后用双手抱住其腰腹部，使其背部在上，头胸部下垂，摇晃淹溺者，将水倒出。

（2）注意事项　防止病人滑落、摔伤，必要时请他人协助。倒水时不宜过长，以免影响心肺复苏等措施的进行。怀疑有脊髓损伤者不能盲目倒水。因地制宜选择合适的办法。

12. 对中暑病人现场急救评估的内容是什么

中暑是指高温或烈日暴晒等引起体温调节功能紊乱所致体热平衡失调，水、电解质紊乱或脑组织细胞受损而致的一组急性临床综合征，又称急性热致疾病。

（1）评估环境温度、湿度及通风情况。

（2）评估劳动强度、防暑措施、身体状况及个体适应力。

（3）有无诱发中暑的因素　如肥胖、缺乏体育锻炼、过度劳累、睡眠不足、慢性疾病等。

（4）评估中暑程度　①先兆中暑：高温环境下，出现头晕、头痛、口渴、多汗、易疲乏、心悸等症状。体温正常或略高。②轻症中暑：除有先兆中暑症状外，体温升高至 38.5℃ 以上，出现面色潮红、大量出汗、脉搏加快等早期周围循环衰竭的表现。③重症中暑：包括热痉挛、热衰竭和热射病 3 型。

13. 重度中暑多见于哪些病人？急救的程序是什么

（1）重度中暑多见于下列病人 ①热痉挛多见于健康青壮年。大量出汗后出现肌肉痉挛性、对称性和阵发性疼痛。病人体温无明显升高。②热衰竭多见于老年体弱、孕妇等热调节能力差者。主要症状为疲乏、眩晕、恶心、呕吐、头痛、面色苍白、大汗淋漓、血压下降、神志恍惚等循环衰竭的表现。病人体温正常或稍高。③热射病：高热、无汗和意识障碍。病人体温高达41℃以上。

（2）中暑急救的程序 ①改变环境：将病人转移到通风、阴凉、干燥的地方或20～25℃的空调房间内休息，取平卧位。解开或脱去外衣，更换被汗水湿透的衣服。②降温：用冷水反复擦拭病人全身，或用凉湿毛巾冷敷头部、腋下以及腹股沟等大动脉血管部位，帮助病人散热。③补充水和电解质：神志清醒的病人缓慢饮入含盐的冰水或清凉饮料，补充水和电解质。④服用解暑药：服用人丹、十滴水、藿香止气水等中成药，并用风油精、清凉油涂搽太阳穴、合谷、风池等穴位。⑤昏迷不醒的病人，可用大拇指按压病人的人中、合谷等穴位。先兆中暑和轻症中暑病人经过以上处理均可恢复正常，疑为重度中暑病人，应立即转送医院。⑥后续处理：先兆中暑和轻度中暑的病人，经现场救护后症状不能缓解者尽快送到医院治疗。重症中暑病人迅速转送医院继续治疗。

14. 中暑的预防和注意事项有哪些

（1）大量饮水 在高温天气，不论运动量大小都要增加液体摄入。对于某些需要限制液体摄入量的病人，高温时的饮水量应遵医嘱。

（2）注意补充盐分和矿物质 酒精性饮料和高糖分饮料会使人体失去更多水分，在高温时不宜饮用。

同时，要避免饮用过凉的冰冻饮料，以免造成胃部痉挛。

(3)少食高油、高脂食物，减少人体热量摄入。

(4)穿着质地轻薄、宽松和浅色的衣物。

(5)尽量在室内活动 如条件允许，应开启空调。使用电扇能暂时缓解热感，当气温升高到 32.2℃（90华氏度）以上，电扇则无助于减少中暑等高温相关疾病的发生。洗冷水澡或者打开空调对人体降温更加有效。

(6)外出时，应涂搽防晒值 SPF 15 及以上的 UVA/UVB 防晒剂，戴宽檐帽和墨镜，或使用遮阳伞。

(7)出行应尽量避开正午前后时段，户外活动心尽量选择在阴凉处进行。

(8)高温时应减少户外锻炼。如必须进行户外锻炼，则每小时应饮用 2~4 杯非酒精性冷饮料。运动型饮料可以帮助补充因汗液流失的盐分和矿物质。

(9)如高温时驾车出行，离开停车场时切勿将儿童和宠物留在车内。

15. 中暑后体内降温的方法有哪些

(1)静脉输注低温液体 通过快速输注大量冷却液体（晶体或白蛋白，温度 4~10℃）或自身血液来达到降低核心体温的目的。该方法操作简单、方便，但是不能准确控制体温的变化，日输液量受心功能限制，对应用造成一定困难。

(2)冰盐水胃灌洗 将 4~10℃ 的盐水经胃管短时间灌注入胃内进行降温。每次 300~500ml，每 8 小时 1 次或每 6 小时 1 次。该方法操作简便。

(3)冰盐水灌肠法 将 4℃ 的盐水 200ml 保留灌肠进行降温。该方法操作简便。

16. 何谓急性放射性损伤？典型分型、分期及处理原则是什么

（1）定义　急性放射性损伤是由于核放射物泄露、核爆炸时电离辐射作用造成人体组织和功能的损伤，又称为急性放射病。人体进行全身照射或全淋巴照射等放射治疗时，也可能造成医源性急性放射性损伤。

（2）分型　急性放射性损伤根据受照射剂量、临床特点和受损器官病变不同，分为骨髓型(骨髓造血组织损伤为主)、肠型(胃肠道损伤为主)脑型(脑组织损伤为主)。

（3）分期　典型病程呈阶段性发展，可分为初期、假逾期、极期和恢复期。

（4）处理原则　对轻度病人可采取对症处理，加强营养、休息、严密观察。骨髓型中、重度和极重度急性放射病应采取严格的防感染隔离措施，如入住层流洁净病房。

17. 何谓战伤？战伤与创伤两者的区别是什么

（1）战伤　一般是指在战斗中由武器直接或间接造成的损伤及因战斗行动或战争环境而造成的损伤。很多战伤符合创伤的概念，属于创伤。

（2）区别　创伤与战伤两者在概念、分类、诊断、救治护理等多方面是共同或相似的。战伤与创伤两者又有些区别，战伤是在战争特定环境下的创伤，伤员救治的医疗护理原则要受战争客观情况和主观战术的支配，必须服从战时卫生勤务和军事战术原则。

18. 战伤、创伤的分类与分型有哪些

（1）分类　①按致伤因素种类分为枪弹伤、炸伤(弹片伤、地雷伤)、烧伤、冷伤、冲击伤、毒剂伤、挤压伤。②按武器种类分为常规武器伤、特殊武器伤

(通常指核、化学和生物武器伤)、新概念武器伤(如激光武器、微波武器、粒子束武器、次声武器)等。按传统武器具体类别也可分为冷(兵)器伤、火器伤、其他武器伤。③按受伤部位分为颅脑伤、颌面伤、颈部伤、胸背部伤、腹腰部伤、骨盆会阴伤、脊柱伤、上肢伤、下肢伤、内脏伤等十个部位。

(2)分型 ①贯通伤：伤道既有入口又有出口的创伤。②非贯通伤：伤道只有入口没有出口的创伤。③切线伤：弹丸、弹片等投射物沿体表切线方向擦过所致的沟槽状创伤。④闭合伤：体表无开放性伤口的创伤。⑤还有其他分类，如单发伤、多发伤、多处伤、复合伤等。

19. 现代战伤、创伤救护的技术原则是什么

(1)先抢后救 先脱离火线，再行抢救，以免再次受伤。

(2)全面验伤，科学分类，分级救护 先检伤、分类，判明伤情，把握伤类、伤部、伤因、伤势、伤情，及时采取措施，减少漏诊和误诊。遵循分级救治，治送结合的原则，加强抢救力量，救治机构前伸配置，减少救治阶梯，在最短时间内救治。

(3)连续性监护与医疗后送 途中须严密观察，实施不间断治疗。做到前后继承、相互衔接、防止遗漏和重复。

(4)早期清创、延期缝合 必须尽早清创，初次清创后不宜立即缝合。

(5)先重后轻，防治结合 按伤势分为轻、中、重三类，优先对重伤员抢救，同时重视中、轻度伤员的早期有效救治，防治并发症，提高治愈率，减少伤残率。

(6)整体治疗 局部和整体、外科和内科、生理

和心理康复结合综合处理，使伤员早日康复。

20. 简述前线包扎的一般原则和战场伤紧急和优先搬运的是何种伤员

（1）原则　①接触伤口的敷料应尽量选用无菌或相对最干净的材料；②包扎的范围应超出创面边缘 5～10cm；③加压缠绕绷带时应由肢体远端向近端实施加压；④包扎的松紧度以有效加压止住出血又不影响肢体血循环为宜；⑤不主张还纳外露的组织、骨骼。对头颅、腹部外露的组织应用凹形物（如碗、钢盔等）扣住伤口，以绷带、三角巾将其包扎。或以纱布、绷带做成环型扣在外露的组织外圈，起保护作用。

（2）优先搬运的伤员　①大出血或广泛渗血；②开放性胸背部损伤；③颅脑损伤大出血；④危急的上呼吸道损伤或烧伤；⑤合并休克的腹部伤；⑥肢体大面积毁损伤；⑦合并休克的多发伤。

21. 战时伤员夹板固定的方法有哪些

（1）战时可用木制或金属夹板、可塑性钢丝夹板或充气性塑料夹板（一种用塑料制成的圆筒形气囊，于充气情况下可使骨折肢体得到稳定，并对伤肢有加压止血作用）来固定上、下肢骨折。

（2）在前线紧急时可就地取材，使用枪支、雨伞、木棍、树枝等代替夹板，但要尽可能使长短、宽窄适合，夹板要放在伤部的下端或两侧，最好能固定伤口的上下方关节，以达到稳定骨折的目的。

（3）夹板固定后，及时检查松紧度、皮肤温度色泽，要求远端能摸到动脉搏动为宜，过紧易造成肢体缺血、坏死，过松又达不到固定骨折的目的。

22. 组织伤员登机的原则是什么

（1）伤员登机顺序应先重伤员后轻伤员，先担架伤员后步行伤员。

（2）担架在机舱里的安放顺序应先安置在前舱，然后按顺序安置在其他舱。

（3）担架安放的顺序是先上层后中层和下层。

（4）一般轻伤员安放在上层担架，重伤员在中下层担架，伤势重和身体重的伤员最好安置在下层。

（5）四肢打石膏绷带的伤员放置在过道一边，需要引流的伤员应放在上层，需要输液的应放在靠机尾和下层担架。

（6）担架伤员和坐位伤员混合装载时，先搬运担架伤员后安置坐位伤员。

（7）在机上安置伤员时，伤员的头应朝向机头方向。

23. 简述对战场火气伤病人肢端血液循环及移植皮瓣的血运情况的观察要点

（1）对使用止血带、夹板的伤员，应密切观察伤肢末梢血液循环情况，如有伤肢疼痛、肌肉发硬、肢体高度肿胀、冰凉、苍白或发绀，远端动脉搏动减弱等现象，应立即报告医师。

（2）对于带血管蒂的移植皮瓣，不仅要严密观察其血运情况，观察皮瓣的颜色、温度、肿胀程度、毛细血管反应等，还要重视伤肢保暖，防止寒冷刺激引起局部血管收缩，同时警惕皮瓣血肿，以免压迫微血管致皮瓣坏死。

（3）如发现患肢皮温低，张力性水疱，要引起高度重视。

（4）如术后肢体肿胀明显，疼痛剧烈，要仔细查找原因，合理使用镇静、止痛药，并将伤肢抬高，使略高于心脏位置。

24. 何谓冲击伤？主要伤及的部位和特点是什么

（1）冲击伤　炸药爆炸时会产生一个强的压力波，损伤暴露在爆炸环境中的人体，这个波即称为冲击波。机体受冲击波直接或间接作用而发生的损伤，统称为冲击伤。

（2）主要伤及的部位　空腔脏器，如肺、胃肠道和听器，其中肺损伤最为明显。其次可波及心、眼、颅脑等脏器，但冲击伤对实质脏器影响较小。

（3）特点　冲击伤伤情复杂，常合并有弹片伤或其他外伤。单纯超压致伤时，体表多完好无损，但常有不同程度的内脏损伤，具有外轻内重特点，而且冲击伤病情发展迅速，重度以上冲击伤虽在伤后短时间内可出现一个相对稳定的代偿期，但不久就会因代偿失调和伤情加重而使全身情况急剧恶化，如不及时救治，伤员可迅速死亡。

25. 蛇咬伤现场急救评估的内容有哪些

（1）咬伤经过　蛇咬伤的时间、地点和被咬伤部位。

（2）咬伤性质　判断是否为毒蛇咬伤，无毒蛇的头部多呈椭圆形，尾部长而细，色彩单调；有毒蛇的头部多呈三角形，尾部短而斜，身上有艳丽花纹。

（3）评估伤口　被咬部位牙痕的数量、大小、深浅、牙距；伤口局部皮肤的颜色，有无皮疹或出血；伤口周围有无瘀斑、水疱或血疱，有无坏死及肿胀。

（4）中毒症状　观察有无全身中毒症状，如头晕目眩、烦躁不安、四肢乏力、恶心呕吐、眼睑下垂、流涎、吞咽困难、言语障碍、呼吸困难、呼吸肌麻痹或呼吸中枢抑制等。

26. 简述急诊分诊的概念。如何进行急诊分诊的评估

（1）概念　指对病情种类和严重程度进行简单、快速的评估与分类，确定就诊的优先次序，使病人因为恰当的原因在恰当的时间、恰当的治疗区获得恰当的治疗与护理的过程，也称分流。

（2）评估　①初级评估：初级评估的主要目的是快速识别有生命危险需要立即抢救的病人，评估内容包括：气道及颈椎、呼吸功能、循环功能、神志状况和暴露病人，可简单记忆为ABCDE。如果发现其中任何一项不稳定，均应立即送往抢救室进行抢救。②次级评估：如果初级评估后，病人的初步情况稳定，没有生命危险，应该进行次级评估。次级评估的目的是识别疾病与损伤的指征，评估内容包括：问诊、测量生命体征和重点评估。可以同时进行，在3~5分钟内完成分诊级别的确定。③动态评估：是指对急诊待诊病人进行动态观察，一般应每10~15分钟再评估一次，视病情变化进行必要的调整分类与就诊顺序等；另外，对留观急诊监护室、观察室病人需进行入室再评估。

27. 急诊检伤分类的原则有哪些？急诊常用的分诊方法有哪几种

（1）检伤分类原则　①优先救治病情危重但有存活希望的伤病员；②分类时不要在单个伤病员身上停留时间过长；③分类时只做简单可稳定伤情但不过多消耗人力的急救处理；④对没有存活希望的伤病员放弃治疗；⑤有明显感染征象的伤病员要及时隔离；⑥在转运过程中对伤病员动态评估和再次分类。

（2）分诊方法　①交通指挥分诊法：通常由非医务人员负责，凭直觉分诊；②现场检查分诊法：通常

适用于就诊人数少的急诊科，护士进行简单的评估和分流；③综合分诊法：由急诊科护士根据病人综合情况分诊，目前绝大多数医疗机构采取的方法。

28. 急诊护理应急预案常用的内容包括哪些

（1）常见急症的应急预案 内容包括常见急症的病情评估、急救处理措施以及处理流程，如心搏骤停、过敏性休克、急性中毒、严重外伤的应急预案等。

（2）突发事件的应急预案 内容包括请示报告、病人安全处理措施、评价与反馈等，如停水、病人跌倒等。

（3）灾难批量伤(病)员的应急预案 其中内容包括急救组织体系、人员物资增援方案、检伤分流、急救绿色通道实施、各级各类人员的职责，以及应急预案的启动。

29. 伤病员现场救护的具体措施有哪些

（1）对呼吸、心搏骤停的伤病员，立即行初级心肺复苏。

（2）对昏迷伤病员，安置合适体位，保持呼吸道畅通，防窒息。

（3）对张力性气胸伤员，用带有单向引流管的粗针头穿刺排气。

（4）对活动性出血的伤员，采取有效止血措施。

（5）对有伤口的伤员有效包扎，对疑有骨折的伤员进行临时固定，对肠膨出、脑膨出的伤员行保护性包扎，对开放性气胸者做封闭包扎。

（6）对休克或休克先兆的伤病员抗休克治疗。

（7）对有明显疼痛的伤病员，给予止痛药。

（8）对大面积烧伤病员，给予创面保护。

（9）对伤口污染严重者，给予抗生素药物，防治感染。

(10)对中毒的伤病员，及时注射解毒药或给予排毒素处理。

30. 简述灾难现场检伤分类标志的种类及其意义

(1)种类　在灾难现场通常以醒目的卡片或胶带表示伤病员的分类，通常采用红、黄、绿、黑四色系统。

(2)意义　①红色：代表危重伤，第一优先。伤情非常紧急，危及生命，生命体征不稳定，立即给予生命支持，并在1小时内转运到确定性医院进行救治。②黄色：代表中重伤，第二优先。生命体征稳定的严重损伤，有潜在危险。此类伤病员应急救后优先后送，在4~6小时内得到有效治疗。③绿色：代表轻伤，第三优先。不紧急，能行走的伤病员，较小的损伤，可能不需要立即入院治疗。④黑色：代表致命伤。指已死亡、没有生还可能性、治疗为时已晚的伤病员。

分类后将不同颜色的伤情卡挂在或别在伤员左胸的衣服上。

31. 批量病人接诊注意事项有哪些

(1)无论病人能否支付医疗费用，医护人员都应实行人道主义精神，进行积极救治。

(2)遇到涉及法律纠纷、刑事案件、交通事故等急诊病人，需迅速与公安部门或医院保卫科联系，必要时记下运送病人车辆的车牌号、来人体貌特征等。

(3)需紧急抢救或急诊手术，而病人亲属或单位领导未在医院者，或医护人员对其死因有怀疑者应立即通知院总值班及公安部门。

(4)无家属的昏迷病人，其随身财物应有三人共同清点并登记，当家属接受财物时要签字留据。

（5）对自服或误服毒物的病人，接诊时要嘱咐家属将药物空瓶或残留药品带至医院。

（6）接诊时若遇到情绪激动的病人或家属，应语气平和，耐心解释，做好安抚工作。

32. 批量病人的分诊注意事项有哪些

批量病人的分诊指同一致病（伤）因素引起3人以上同时就诊时的分诊。具有突发性强、损伤人员多等特点。分诊时需分清病人救治的先后次序，使危重而有救治希望的病人得到优先处理。

（1）分诊护士最重要的职责是检伤分类，快速准确地分流和安置病人，使抢救工作井然有序。分诊检伤时如发现病人有生命危险，应立即协调相关医护人员进行救治。

（2）分诊时应给每一位病人挂号建档，以便后续救治时区别与记录。紧急时可只登记病人姓名、性别、年龄；无名氏者进行编号。

（3）分诊时要特别注意没有可见体表伤且沉默或反应弱的病人。

（4）对入院的病人要向交接人员提供病历首页和病情记录。

33. 如何对急诊病人进行病情分级

一般可将病情分为5级。

（1）Ⅰ级（急危症）　病人有生命危险，生命体征不稳定需立即进入绿色通道进行急救，如心跳呼吸骤停、重度或极度呼吸困难、严重创伤伴无法控制的动、静脉大出血等。

（2）Ⅱ级（急重症）　病人有潜在生命危险，病情有可能急剧变化，需在15分钟内紧急处理并紧密观察，如心脑血管意外、开放性创伤、儿童高热等。

（3）Ⅲ级（紧急）　病人生命体征尚稳定但有恶化的可能，急性症状持续不缓解，需在30分钟内给予处理，如多发性骨折不伴有神经血管损伤、撕裂伤无大出血等。

（4）Ⅳ级（亚紧急）　病人病情稳定或慢性疾病急性发作，没有严重的并发症，可在90分钟内给予处理，如哮喘、小面积烧伤、扭伤、轻度变态反应等。

（5）Ⅴ级（非紧急）　病人需要检查与治疗，可去门诊诊治或在180分钟内给予处理。如皮疹、慢性头痛、关节炎、感冒等。

34. 如何对急诊病人进行分流？注意事项有哪些

（1）分流　根据评估判断，分配病人到相应治疗区。急危重病人安排入抢救室急救，较轻病人根据所属科室安排相应专科诊室候诊。若病情复杂、难以确定科别的，可按首诊负责制原则，请最初就诊科室处理。通知医师与急诊护士，并交接各类病人的评估情况。遵医嘱实施必要检查与护理措施。

（2）注意事项　急危重症需要抢救者，应该先救治后办手续。对于其他等级的病人，尽量缩短候诊时间，可根据病情先给予必要的检查及处理措施，如腹泻病人检验大小便、头颅外伤者备头皮、休克者立即建立静脉通道等。疑似有传染病的病人应在隔离诊室就诊。

第三节　中毒抢救护理知识

1. 急性中毒急救技术的评估内容有哪些？应注意哪些问题

（1）评估内容　了解毒物的种类和名称；毒物侵

入途径；发病的现场情况，有无残余可疑毒物；接触毒物的持续时间及剂量，是否已采取措施（催吐、冲洗）；观察病人呕吐物性状、气味，评估有无头晕、意识模糊，口腔异味，皮肤、黏膜改变等；了解病人的职业、作业环境及防护措施等；询问其他人员有无发生类似症状，工作地点是否发生过中毒事故。

（2）注意事项　①对疑似服毒者，应了解病人近期精神状态，家中有无可致中毒的药物，并估计服药剂量。②对疑似食物中毒者，应调查同餐进食者有无发生相同症状。③对疑似气体中毒者，应询问中毒时病人位置与毒源距离。

2. 如何判断毒物的种类

（1）特异性体征　①皮肤色泽：樱桃红色提示为CO、氰化物中毒；发绀提示为亚硝酸盐中毒；皮肤潮红提示为酒精、阿托品中毒等。②口腔气味：蒜味一般为有机磷杀虫剂、黄磷中毒；苦杏仁味为氰化物、硝基苯中毒；酚味常为酚、来苏中毒等。③尿液颜色：肉眼血尿见于影响凝血功能的毒物，如溴鼠隆；灰色尿见于酚或甲酚中毒；橘黄色尿见于氨基比林等中毒。

（2）实验室检查　①血液检查：肝功能异常见于重金属、四氯化碳等中毒；肾功能异常见于蛇毒、生鱼胆、重金属等中毒；凝血功能异常见于抗凝血类火鼠药、毒蕈等中毒。②尿液检查：镜下血尿或蛋白尿见于生鱼胆等中毒。③特异性生化指标：美曲膦酯（敌百虫）中毒后尿中可出现二氯乙醇含量增高；一氧化碳中毒血中碳氧血红蛋白含量增高等。④毒物分析：送检时注意标本尽量不加防腐剂。

3. 有机磷杀虫药急性中毒的临床表现有哪些

急性中毒发病时间与毒物种类，剂量和侵入途径密切相关。经皮肤吸收中毒，一般在接触2~6小时后发病，口服中毒一般在10分钟至2小时内出现症状。一旦中毒症状出现后，病情迅速发展，轻度中毒，有头晕、头痛、恶心、呕吐、多汗、胸闷、视力模糊、无力、瞳孔缩小；中度中毒除上述症状外，还有肌纤维颤动、瞳孔明显缩小、轻度呼吸困难、流涎、腹痛、腹泻、步态蹒跚，意识清楚；重度中毒除上述症状外，并出现昏迷、肺水肿、呼吸麻痹、脑水肿。

4. 何谓有机磷中毒反跳现象？简述出现反跳的主要原因

（1）概念　急性有机磷中毒病人经救治症状缓解而停用抗胆碱能药物后，又出现原有的中毒症状，称为有机磷中毒反跳现象。

（2）出现反跳的主要原因　①洗胃时胃管选择不当，使灌洗不畅；②洗胃时未先抽净胃内容物，使毒物入肠腔，在肠内被吸收；③洗胃不彻底；④毒物再吸收：由于未及时冲洗病人头发、皮肤、指甲，或未及时脱去已被毒物污染的衣物、鞋袜、被褥等，或者病人排汗后毒物由汗腺被重吸收，部分毒物及代谢产物由肝细胞分泌入胆汁，再进入肠内，形成肝肠循环，毒物在肠内再吸收；⑤过早减量或停用抗胆碱药物：阿托品静脉滴注后血中浓度迅速达到高峰，但作用时间很短。如果阿托品化药量不足或过早过快减量和停药，均可出现反跳现象。

5. 如何观察毒蕈碱样和烟碱样表现

（1）毒蕈碱样表现　主要是副交感神经末梢神经兴奋所致。表现为平滑肌痉挛和腺体分泌增加。临床有恶心、呕吐、腹痛、多汗、流泪、流涕、流涎、腹泻、尿频、大小便失禁、心跳减慢、瞳孔缩小、支气管痉挛、分泌物增加、咳嗽、气促，严重病人出现肺水肿。此表现类似毒蕈碱作用，故称为毒蕈碱样表现。

（2）烟碱样表现　乙酰胆碱在神经－肌肉接头处过多蓄积和刺激，使面、眼睑、舌、四肢和全身横纹肌发生肌纤维颤动，甚至全身肌肉强直性痉挛。全身紧缩和有压迫感，尔后发生肌力减退和瘫痪。呼吸肌麻痹引起周围性呼吸衰竭。交感神经节受乙酰胆碱刺激，其节后交感神经纤维末梢释放儿茶酚胺使血管收缩，引起血压增高、心跳加快和心律失常。

6. 乐果和马拉硫磷口服中毒的病人临床观察要特别注意什么

乐果和马拉硫磷口服中毒，经急救后临床症状好转，可在数日至1周后突然再次昏迷，甚至发生肺水肿或突然死亡。故临床症状好转后仍要密切观察病人的意识及中毒的症状、体征。症状复发可能是残留在皮肤、毛发和胃肠道的有机磷杀虫药重新吸收或解毒药停用过早所致。

7. 如何观察阿托品化及阿托品中毒？胆碱酯酶复活剂应用后的副作用有哪些

（1）有机磷中毒的病人，应用阿托品治疗时，阿托品化即临床出现瞳孔较前扩大、口干、皮肤干燥和颜面潮红、肺部湿啰音消失及心率加快。此时应减少阿托品剂量或停用。如出现瞳孔扩大、神志模糊、烦躁不安、抽搐、昏迷和尿潴留等，提示阿托品中毒，应停用阿托品。

（2）副作用　有短暂的眩晕、视力模糊、复视、血压升高等。用量过大，可引起癫痫样发作和抑制胆碱酯酶活力。碘解磷定用量较大时，有口苦、咽干、恶心。注射速度过快可导致暂时性呼吸抑制。双复磷副作用较明显，有口周、四肢及全身麻木和灼热感，有恶心、呕吐、颜面潮红。剂量过大可引起室性期前收缩和传导阻滞。个别病人发生中毒性肝病。

8. 急性一氧化碳中毒后迟发脑病的临床表现的特点是什么

急性一氧化碳中毒病人在意识障碍恢复后，经过2～60日的"假愈期"，可出现下列临床表现之一即为一氧化碳中毒迟发脑病：

（1）精神意识障碍　呈现痴呆木僵、谵妄状态或去大脑皮质状态。

（2）锥体外系神经障碍　出现震颤麻痹综合征（表情淡漠、四肢肌张力增强、静止性震颤、前冲步态）。

（3）锥体系神经损害　如偏瘫、病理反射阳性或小便失禁等。

（4）大脑皮质局灶性功能障碍　如失语、失明、不能站立及继发性癫痫。

（5）周围神经炎　如皮肤感觉障碍或缺失、皮肤色素减退和水肿以及球后视神经炎、视神经麻痹。

9. 简述急性一氧化碳中毒急救术的抢救程序

（1）脱离中毒环境　关闭燃气阀门，打开门窗或转移病人至通风良好的地方。

（2）保持气道通畅　解开病人衣扣，及时清除几鼻分泌物。

（3）氧疗　给予高流量氧气吸入，7～8L/min。如果条件允许，且循环和呼吸稳定，应尽快给了高压氧治疗。呼吸停止者应尽早行气管插管或气管切开，人工加压给氧，必要时使用机械通气。

（4）对症治疗　①防治脑水肿、中毒性脑病：必要时遵医嘱快速滴注20%甘露醇100～250ml，每日

2~3次，并加用糖皮质激素，如甲泼尼龙、氢化可的松或地塞米松等。②改善脑细胞代谢：胞磷胆碱400~600mg静脉滴注，每日1次，连用3~5日，同时用辅酶、ATP、细胞色素C等药物。③防治急性肾衰竭：避免使用对肾有损害的药物，合理使用利尿剂。必要时导尿。④防止电解质紊乱、酸碱平衡失调：注意监测电解质及酸碱平衡，及时抽血查生化及血气分析。⑤防治抽搐：病人出现抽搐，应采取头部降温，并给予地西泮10~20mg静脉注射。⑥保暖。

（5）安全防护　烦躁不安、抽搐病人做好防护，如加置床栏、四肢上约束带，防止坠床或自伤；定时翻身，防止压疮的发生等。

（6）记录　记录病人神志、生命体征、病情变化及抢救用药情况。

10. 巴比妥类药物急性中毒后的临床表现有哪些

巴比妥类药物中毒的症状与剂量有关。轻度中毒有嗜睡、注意力不集中、记忆力减退、共济失调、发音含糊不清、步态不稳、眼球震颤。重度中毒会出现进行性中枢神经系统抑制，由嗜睡到深昏迷。呼吸抑制由呼吸浅而慢到呼吸停止。心血管功能由低血压到休克。体温常下降。肌张力降低，腱反射消失。胃肠蠕动减慢。皮肤可起大疱。长期昏迷病人可并发肺炎、肺水肿、脑水肿、肾衰竭而威胁生命。

11. 催眠药中毒的处理原则有哪些

由于催眠药中毒会使多个脏器受抑制，故首先要维持昏迷病人的主要脏器功能，如保持呼吸道通畅，吸入足够的氧和排出二氧化碳；维持血压，做好心电监护，出现心律失常及时给予抗心律失常药；促进意识的恢复，给予葡萄糖、维生素 B_1、纳洛酮。其次是清除毒物，如给予洗胃、利尿、活性炭、透析等措施。选择特效解毒药及对症治疗。

12. 何谓氧中毒？分型及其临床表现是什么？如何预防

（1）概念　吸入气氧分压过高（0.5个大气压以上）对任何细胞都有毒性作用，由此引起的临床综合征，称氧中毒。

（2）分型　①肺型氧中毒：吸入1个大气压左右的氧8小时以后，出现胸骨后疼痛、咳嗽、呼吸困难、肺活量减少、氧分压下降。肺部呈炎性病变，有炎性细胞浸润、充血、水肿、出血和肺不张。表现为继续增加吸氧浓度仍不能使血氧分压保持在理想水平。②脑型氧中毒：吸入2~3个大气压以上的氧，可在短时间内引起（6个大气压的氧数分钟，4个大气压的氧数十分钟），主要出现视觉、听觉障碍、恶心、抽搐、晕厥等神经症状，严重者昏迷死亡。

（3）预防　避免长时间高浓度氧疗，吸氧浓度＞50%，吸氧24小时以上，即可发生氧中毒。吸纯氧最好不要超过4~6小时，氧浓度的最大安全值在40%。

13. 发生氧中毒应如何进行急救与处理

病人在高压氧舱接受治疗的过程中，如出现突然发热、连续咳嗽、深吸气时胸骨后疼痛，咽部不适和呼吸困难等氧中毒的前驱症状时，应立即停止吸氧，改吸空气，安慰病人，避免精神紧张。如果出现抽搐时，立即与控制台联系，暂不能减压。同时注意保护病人，以防跌伤或舌咬伤，给予抗生素静脉滴注，预防感染。根据医嘱给予止痉剂，待节律性呼吸恢复，呼吸道通畅后通知控制台可以减压。

14. 中毒洗胃的方法有哪两种? 注意事项有哪些

（1）注射器洗胃法　用50ml注射器经胃管快速注入洗胃液300~500ml，再回抽，注入污物桶内。如此反复，直至洗出液澄清、无味为止。

（2）漏斗胃管洗胃法　将漏斗置于高于病人头部30~55cm处，倒入洗胃液300~500ml，当漏斗内尚余少量洗胃液时，迅速将漏斗的位置降低至低于胃平面的位置，并倒置于污物桶内，利用虹吸作用排出洗胃液，若引流不畅可挤压橡皮球。如此反复，直至洗胃液澄清、无味为止。

（3）注意事项　一次洗胃液的灌入量不宜超过300ml。灌入量过多可引起急性胃扩张，胃内压上升，促使毒物的吸收。洗胃液的温度应控制在25~38℃，温度过高可使血管扩张，加速毒物的吸收，过低可刺激肠蠕动将毒物推向远端。洗胃液总量一般为2~5L，反复清洗，直至水清、嗅之无味。洗胃原则为：快进快出、先出后入，出入量基本相等。

15. 简述自动洗胃机洗胃术的护理要点? 注意事项是什么

（1）要点　①幽门梗阻的病人洗胃时，需记录胃内潴留量，以了解梗阻情况。如灌入量为1500ml，洗出量为2000ml，表示胃内潴留量为500ml。②洗胃过程中应随时观察生命体征、出入的量是否平衡及腹部情况，若病人主诉腹痛且出现血性灌洗液或休克现象，应立即停止操作，通知医生，配合抢救，并详细记录。③停止洗胃后应及时关掉洗胃机，防止大量空气被灌入胃内导致胃破裂。

（2）注意事项　①洗胃过程中如发生水流缓慢或不流时，应按"手冲"和"手吸"键数次至管路通畅，再按"手吸"键将胃内液体吸出后，最后按"自动"键，恢复洗胃。②洗胃过程中如洗胃机出现故障，应先关闭洗胃机，分离胃管，引流出胃内容物后，接备用洗胃机或用50ml注射器继续洗胃，直至洗出液澄清无味。同时向病人或家属做好解释与安慰工作，并立即拨打维修电话，维修洗胃机。

16. 高压氧治疗的注意事项有哪些

(1)病人不能将火柴、打火机等易燃、易爆物品带入舱内，也不能穿化纤衣物进舱，以免产生静电火花，发生火灾。进仓前排空大小便。此外，病人治疗期间不宜进食产气多的食物，如豆制品、薯类等。

(2)教会病人做咽鼓管开启动作(如张嘴、咀嚼、吞咽、捏鼻闭嘴鼓气动作等)。在加压过程中如有耳朵不适，听声音遥远等情况出现，应不断做咽鼓管开启动作，以防中耳气压伤。

(3)危重病人行高压氧治疗时，加压阶段应关闭一切引流管，如胃管、尿管、腹腔引流管等。减压时放开一切引流管以及气管导管的气囊，如果进仓前，气管导管的气囊内已用水注入则不必开放。昏迷、气管切开病人重点观察呼吸情况。

(4)氧中毒是高压氧治疗的并发症，选择合适的方案，或采用间歇性吸氧的方式就可以有效预防。对氧特别敏感的个体慎用高压氧。

17. 简述毒物皮肤洗消术的抢救程序

毒物洗消术即清除中毒病人体表或者体内尚未吸收入血的毒物的方法。

(1)操作前查对病人的床号、姓名、医嘱。

(2)关闭门窗，调高房间温度至26～28℃。置屏风或拉好隔帘遮挡，保护病人隐私。

(3)病人染毒部位下方垫橡胶单及中单或治疗巾。

（4）用大纱布蘸取2%碳酸氢钠或肥皂液从上到下清洗染毒皮肤，或用大量温水反复冲洗。

（5）为病人擦干皮肤，协助病人穿衣。

（6）更换床单、被罩，协助病人取舒适体位。

（7）记录清洗液的名称以及病人皮肤的颜色、气味、完整情况。

18. 毒物皮肤洗消术的注意事项有哪些

（1）冲洗时水温不宜过高，因热水可使体表血管扩张，促进毒物的吸收。特别注意毛发、甲床、皮肤褶皱等部位的清洗，必要时使用软毛刷清洗，时间以10~15分钟为宜。

（2）如遇水加重损害的毒物，如生石灰，则应先用大纱布擦拭毒物，再用大量清水清洗。

（3）对于腐蚀性毒物要选择相应的中和剂或解毒剂，但要注意中和剂促进毒物的吸收或中和剂本身引起的吸收中毒，若现场有此类药物，对水溶性毒物可用清水反复冲洗。强酸、强碱、有机磷、酚及有机溶剂的冲洗时间为20~30分钟。

（4）清洗过程中观察病人的生命体征、面色，如出现病情变化，立即停止清洗。

19. 百草枯中毒如何根据临床症状判断病情的严重程度

（1）判断　①轻型：仅有口腔黏膜溃疡、呕吐、腹泻。②中、重型：服后立即呕吐，数小时内出现口腔和喉部溃疡、腹痛、腹泻；1~4日内出现心动过速、低血压、肝损害、肾衰竭；1~2周内出现咳嗽、咯血、胸腔积液，肺功能进行性恶化，多数2~3周内死于肺衰竭。③暴发型：数小时到数天内出现胰腺炎、肝肾衰竭、中毒性心肌炎、昏迷至死亡。

（2）呼吸系统的表现　①小剂量中毒：早期无症状，少数有咳嗽、咳痰、胸闷、呼吸困难、发绀。②大剂量中毒：24～48 小时内出现呼吸困难、发绀、肺水肿、肺出血；常在 1～3 日内因 ARDS 死亡。③部分病人：急性中毒控制后，1～2 周内可发生肺间质进行性纤维化，再次出现 ARDS。

第四节　重症监护技术知识

1. 简述《中国 ICU 建设与管理指南》对 ICU 的规模、人员配备的要求

一般以该 ICU 服务病床数或医院病床总数的 2%～8% 为宜，可根据实际需要适当增加。从医疗运作角度考虑，每个 ICU 管理单元以 8 到 12 张床位为宜；床位使用率以 65%～75% 为宜，超过 80% 则表明 ICU 的床位数不能满足医院的临床需要，应该扩大规模。人员配备的要求：ICU 专科医师的固定编制人数与床位数之比为(0.8～1)：1 以上，日常工作中可有部分轮科、进修医师。组成应包括高级、中级和初级医师，每个管理单元必须至少配备一名高级职称的医师全面负责工作。ICU 专科护士的固定编制人数与床位数之比为(2.5～3)：1 以上。ICU 可以根据需要配备适当数量的医疗辅助人员，有条件的医院可配备相关的技术与维修人员。

2. 简述我国的 ICU 模式。ICU 的基本功能有哪些

（1）我国的 ICU 模式　①专科 ICU：一般是临床二级科室所设立的 ICU，如心内科 ICU，呼吸内科 ICU 等。②部分综合 ICU：介于专科 ICU 与综合 ICU 之间，如外科 ICU、内科 ICU、麻醉科 ICU 等。③综合 ICU：

是一个独立的受医院直接管辖的临床业务科室，收治医院各科室的危重病人。

(2) ICU 的基本功能　①心肺复苏功能。②呼吸道管理及氧疗功能。③持续性生命体征监测和有创血流动力学监测的功能。④紧急做心脏临时起搏的功能。⑤对各种检验结果做出快速反应的功能。⑥对各个脏器功能较长时间的支持功能。

3. 简述 ICU 的收治范围

(1) 急性、可逆、已经危及生命的器官功能不全，经过 ICU 的严密监护和加强治疗短期内可能得到康复的病人。

(2) 存在各种高危因素，具有潜在生命危险，经过 ICU 严密的监护和随时有效治疗可能减少死亡风险的病人。

(3) 在慢性器官功能不全的基础上，出现急性加重且危及生命。

(4) 经过 ICU 的严密监护和治疗可能恢复到原来状态的病人。

(5) 慢性消耗性疾病的终末状态、不可逆性疾病和不能从 ICU 的监护治疗中获得益处的病人，一般不是 ICU 的收治范围。

4. 简述《中国 ICU 建设与管理指南》对 ICU 病室及噪声的要求

ICU 应具备良好的通风、采光条件，有条件者最好装配气流方向从上到下的空气净化系统，能独立控制室内的温度和湿度。医疗区域内的温度应维持在 (24 ± 1.5)℃左右。安装足够的感应式洗手设施和手部消毒装置，单间每床 1 套，开放式病床至少每 2 床 1 套。除了病人的呼叫信号、监护仪器的报警声外，电话铃声、打印机等仪器发出的声音等均属于 ICU 的噪声。在不影响正常工作的情况下，这些声音应尽可能减少到最小的水平。根据国际噪声协会的建议，ICU 白天的噪声最好不要超过 45 分贝(A)，傍晚 40 分贝(A)，夜晚 20 分贝(A)。地面覆盖物、墙壁和天花板应该尽量采用高吸音的建筑材料。

5. 疾病系统监护要求有哪些

(1)心血管系统　监护心脏前负荷、后负荷、心脏收缩力和心肌的氧供。

(2)呼吸系统　监护潮气量、呼吸频率、肺活量、吸气压、肺顺应性及血气分析等。

(3)肾功能系统　监护血、尿生化、肌酐、尿素氮的测定，尿比重、酸碱度、蛋白定性及 24 小时尿量等。

(4)水、电解质平衡与代谢　包括监测血生化测定，24 小时水、电解质出入平衡的计算，摄入热量数、氮平衡、血糖、血浆、血清乳酸及胶体渗透压等。

(5)中枢神经系统　包括意识状态、瞳孔、反射及肢体活动等。

(6)血液系统　血红蛋白、血细胞比容、白细胞计数和分类、血小板计数、出凝血机制等。

(7)肝功能　血胆红素、白蛋白、球蛋白、丙氨酸氨基转移酶等。

(8)胃肠系统　胃液 pH 测定及便潜血试验，是否有腹胀、腹水、腹痛、肠鸣音等。

(9)细菌学监测　各种感染的细菌学检查等。

6. 简述 ICU 观察技术的手段与方法及主要的观察内容

(1)观察手段及方法　①听诊：肺泡呼吸音、心率、血压、心脏杂音、肠鸣音是否恢复。②望诊：指、趾甲床颜色、皮肤色泽、引流液、尿量及颜色、面部表情、瞳孔变化。触诊：肝脏大小，足背动脉搏动、肢体温度等。③问诊：询问不适、疼痛部位，了解清醒程度等。了解各种仪器的监测项目：如生命监测仪反映出的 BP、R、HR、CVP、Swan - Ganz 导管测定的各项数值等。

(2)观察内容　观察症状，体征及各项监测指标；观察管道线路，时刻保持正常工作状态；观察仪器运行是否正常；观察病人表情。观察病人床单位是否整洁。

7. 简述 ICU 管道线路监护与管理技术要点

(1)保持管道通畅。

(2)严格气管插管的管理，保证呼吸道通畅，防止脱出。

(3)各种监测设备使用正确，导线连接符合要求，监测波形、数据要准确。

(4)保证各药物准确输注，尤其是血管活性药的管理，避免生命体征和病情波动。

(5)预防感染，各种管道、三通、延长管、引流液容器均一次性处理，严格无菌操作，各种管道与线路在病情允许时要及早拔除。

(6)严密监测预防因管道线路脱开或脱出而发生的各种意外。

(7)管道应理顺，规范化地连接与放置，以使数据准确，各管道标记清楚且醒目，便于操作。

(8)护士必须掌握各种管道的作用、目的、反映出的指标、参数正常范围、临界水平、异常时的表现和采取的措施。

8. 简述 ICU 护士预防、处理并发症的技术要求

(1)护士要有预见性和主动性，在病情变化之前能预料到将可能发生的问题，并采取必要的预防措施。

(2)熟练掌握运用专业知识的技能。

(3)严格按常规进行监护和管理。

(4)定时对病情分析判断。

(5)术后监测及处理积极主动。

(6)禁止盲目、片面、简单的对症处理。

(7)并发症处理要及早而正确。

9. 危重症病人的概念？急危重症病人住院后的初步处理内容有哪些

(1)危重症病人　指那些病情严重，随时可能发生生命危险的病人。这些病人通畅患有多脏器功能不全，病情重而复杂，病情变化快，随时会有生命危险，故而需要严密的、连续的病情观察和全面的监护与治疗。对危重病人的清醒是治疗、护理的重要任务之一，因此必须做好全面、充分的准备工作，而且需要常备不懈，只有这样才能在遇有危急重病人时，全力以赴，及时地抢救，以挽救病人生命。

(2)初步处理内容　准备床单位；准备好急救器材及药品；密切观察病情变化，积极配合医生抢救；意识不清者要留家属陪护，以便询问病史等。

10. 病人转入 ICU 后，接诊护士进行基本的护理查体，其主要内容有哪些

(1)意识状态　判断病人意识；查瞳孔及对光反射、肢体活动及感觉。

(2)循环状态　测量血压及脉搏；查心电图；观察周围循环、皮肤颜色、温度、湿度及完整性。

(3)呼吸状态　观察呼吸节律及频率；氧疗；血气分析结果。

(4)了解血糖及血生化的最后一次检查结果；现有静脉通路输入的液体、滴速及治疗药物。

(5)各种引流管的状态　是否通畅，观察引流液量、颜色及性质；注意单位时间内的变化。

(6)测量体温，询问药物过敏史，了解专科护理要求。

11. 简述 ICU 中低血钙与高血钙的主要监护内容

(1)低血钙监护　血清钙低于 2.25mmol/L 为低血钙。主要临床表现为手指、足趾、口周麻木；肌肉痉挛；肌腱反射亢进；抽搐；心脏方面表现为心室收缩期延长，心肌收缩力下降，并可导致心力衰竭或心搏骤停；对洋地黄敏感性下降；心电图可见 Q－T 间期与 ST 段延长。急性低血钙可经静脉推入 10% 葡萄糖酸钙 10~20ml，10~15 分钟内推完。

(2)高血钙的监护　血钙高于 2.9mmol/L 为高血钙。临床表现为乏力、嗜睡、厌食、恶心、呕吐、记忆力和注意力有所下降、尿多等。骨质疏松可增加洋地黄的毒性作用，心电图可见 Q－T 间期缩短，T 波增宽，QRS 波群与 P－R 间期轻度增宽。临床上应积极治疗引起高血钙的原因，补充液体可稀释和排出血中的钙，应用利尿剂促进钙的排出。同时及时复查 K^+、Na^+、Cl^-、Ca^{2+}。准确掌握出入量，发现异常及时纠正。

12. 特别护理记录单包括哪些内容？特别护理的规定要求有哪些

(1)内容　一般项目包括姓名、科室、床号、住院号、页码、日期、时间、签名；记录内容有意识、颅内病变指征、生命体征、入量、出量、各种管道、皮肤、病情及护理措施实施情况。

（2）特别护理的规定要求　安排专人 24 小时护理，严密观察病情及生命体征；制定护理计划，严格执行各项诊疗及护理措施，及时、准确、逐项填写特别护理记录单；备齐急救药品及用物，以便随时急用；认真细致地做好基础护理，严防并发症，确保病人安全。

13. 简述心电监护的目的，监护电极的安放位置及注意事项

（1）目的　①对危重病人进行动态心电图观察，及时发现和诊断致命的心律失常，指导临床抗心律失常的治疗；②通过仪器的报警装置，将危重病人的心率及时、准确地向医务人员进行报告，提高危重病人的抢救成功率。

（2）位置　将正电极置于左侧锁骨中线第二肋间；负电极置于右侧锁骨中线第二肋间；接地电极可置于左侧第五肋间或两大腿外侧。

（3）注意事项　安放电极应避开手术切口、皮肤损伤处。

14. ICU 中气管切开术后早期常见并发症的观察及处理措施有哪些

气管切开早期并发症（24 小时内）。

（1）伤口局部出血、渗血　及时予以压迫止血，一般可止血。如果持续出血不止，并且伤口敷料被血浸湿较快，应重新打开伤口寻找出血部位，如有血管损伤，予结扎止血。

（2）皮下气肿　是术后最常见的并发症。轻者气肿一般限于颈部。皮下气肿一般均在术后 24 小时停止

发展，术后 3~5 日可自行吸收。严重的皮下气肿可蔓延至胸腹甚至于达腹股沟部，此时应将切口缝线拆除，敞开创口。

（3）气胸及纵隔气肿 为气管切开的严重并发症，多同时发生。少量空气可自行吸收，无明显症状。严重者可引起窒息。如发现病人气管切开后，呼吸困难缓解或消失，而不久再次出现呼吸困难时，则应考虑气胸，酌情行胸腔闭式引流。若病人面色发绀，静脉怒张，尤其以胸部以上的静脉为明显，则考虑纵隔气肿。胸部 X 线片可确诊。其处理是及早引流，用一细导尿管或塑料管从气管前壁在筋膜下插入纵隔，作气体引流。严重者需外科行纵隔切开引流。

15. ICU 中与机械通气病人交流的常用方法有哪几种

（1）写 对于能写字和手有一定肌力的病人是一种较好的交流方式。写字时纸应放在硬板上，也可应用写字板。因病人多处于不方便写字的卧位，再加上体力不足，写出的字常常不清楚。因此，病人写字时医护人员应在一旁边认边读，不需要病人把每个字都写出来，只要能表达意思即可。

（2）手势 这是一种常用、可行的非语言交流方式。通常以较好理解的手势来做象征性表示，如病人指气管切开处表示要吸痰、翻动手掌表示要翻身、指腹部表示要大小便等。这些手势所包含的意义需先与病人约定。

（3）图画板或词组卡片 对于有些听不懂医护人员的话或不会讲中文的病人，用简明易懂的图画纸板，并配合手势来进行交流是有效的。纸板上的图画通常是病人日常需要的东西或经常接触的人，例如便器、药品、亲属、医生或护士等。对于识字的病人可用词组卡片。当然，这些图画板、词组卡上的内容是这些病人经常需要表达或使用频率最高的。

（4）观察病人嘴唇　对于经鼻气管插管或气管切开的病人由于不能发声，交流时可通过观察他的口形来辨别其表达的意思。但此交流方式难度较大，尽量结合画板、手势等交流方式使用。

16. 机械通气病人吸痰时的注意事项有哪些

（1）吸痰前做好解释工作，取得配合。

（2）吸痰前可适当结合翻身、拍背，以利于痰液从周边肺野向中心集中。

（3）吸痰前后，均应适当提高吸氧浓度，给予纯氧2～3分钟，同时消除呼吸机报警声，减轻病人心理压力。

（4）严格无菌操作。

（5）调节适当负压 <200mmHg。

（6）选择适当吸痰管，吸痰管外径 <气管导管或气管内径1/2。

（7）吸痰时间 <15 秒。

（8）吸痰时注意观察病人心率、心律、血压、脉氧及面色、口唇颜色。

（9）加强气道湿化。

（10）评价吸痰效果。

17. 人工气道湿化的方法有哪些

（1）保证充足的液体入量　机械通气时，液体入量保持在每日 2500～3000ml。呼吸道湿化必须以全身小失水为前提，如果机体液体入量不足，即使呼吸道进行湿化，呼吸道的水分会进入失水的组织中，呼吸道仍然处于失水状态，所以，必须补充机体足够的液体入量。

(2)呼吸机的电热加温湿化器 在温湿化器内加入适量(每种温湿化器均有刻度标识)的无菌注射用水,打开电源开关,使吸入气体的温度为37℃,相对湿度100%为最佳。

18. 人工气道湿化的标准有哪些

(1)湿化满意 分泌物稀薄,能顺利通过吸痰管,吸痰管内没有结痂,病人安静,呼吸道通畅。

(2)湿化不足 分泌物黏稠(有结痂或黏液块咳出),吸引困难,可有突然的呼吸困难,发绀加重。此时应加强湿化,加快湿化液滴入速度。

(3)湿化过度 分泌物过分稀薄,咳嗽频繁,需不断吸引,听诊肺部和气管内痰鸣音多,病人烦躁不安,发绀加重。此时湿化液滴入速度应减慢,以免因呼吸道水分过多而影响病人的呼吸功能。

19. 气管插管导管气囊的管理应注意哪些问题

(1)气囊充气量 用气囊测压器可准确测量气囊的压力。高容低压气囊导管其气囊压在 $25 \sim 30 cmH_2O$ 既可有效封闭气道,又不高于气管黏膜毛细血管灌注压,可预防气道黏膜缺血性损伤、气管食管瘘及拔管后气管狭窄等并发症的发生。

(2)气囊充气技术 包括最小漏气技术和最小闭合容量技术。在一定的程度上可将气囊对气管壁的损伤降至最小,且不易发生误吸和影响潮气量,不必定时放松气囊。①最小漏气技术。即在吸气高峰允许有小量气体漏出。方法:由 2 个人同时操作,在机械通气时,一人将听诊器放于病人气管处听取漏气声,另一人用 10ml 注射器向气囊内缓慢注气直到听不到漏气为止,然后换用 1ml 注射器从 0.1ml 开始抽出气体,同时观察病人的通气量，直到在吸气高峰听到有少量气体漏出而病人的通气量无明显改变为止。操作中应防止过量漏气触发低通气量报警。②最小闭合容量技术。方法：一人听诊，一人向气囊缓慢注气，直至听不到漏气为止，然后抽出 0.5ml 气体时又可听到少量漏气声，再从 0.1ml 开始注气，直至吸气时听不到漏气声为止。操作时首选低压高容量气囊气管导管。

20. 简述气管插管意外脱管发生的原因。如何判断脱管

(1) 发生原因　①病人躁动、不合作，有拔管倾向的病人未采取适当有效的肢体约束和镇静，致自行拔管；②气管切开导管或气管插管深度过浅；③气管插管固定方法不当、气囊的充盈度不够、呼吸机管路过于固定或过短，病人轻微移动即可牵拉导管；④医护人员在固定导管、口腔护理、更换体位、调节呼吸机机械臂时不慎将导管拔出；⑤剪除固定导管胶布时不慎剪破导管气囊注气管。

(2) 脱管判断　①气管导管明显脱离气管；②病人指脉氧饱和度监测持续下降(低于 90%)；③呼吸机持续显示气道压力低报警；④气管切开病人，当伤口未形成窦道(即术后 48 小时内)导管脱落后堵在伤口皮下组织时，呼吸机持续显示气道压力高报警；⑤在气囊充气状态时，病人存在呛咳反射或有声音发出。

21. 气管插管意外脱管发生后如何处理？预防措施有哪些

(1) 脱管处理　一旦出现可疑情况，在判断是否脱管的同时，立即通知医师，并做好再插管用物准备。①气管插管：导管脱出距离≤6～8cm 时，吸净病人口鼻及气囊上的滞留物后，抽出气囊内气体，将导管插

回原深度，并确定气管插管位置，有条件时可行床旁X线片确定位置。若导管脱出>6~8cm时，立即抽出气囊内气体并拔除气管导管，改用鼻导管、文丘里面罩吸氧，或用无创呼吸机辅助通气。并观察病人病情变化，同时评价有无重新插管的指征。若呼吸生理指标，血流动力学指标持续恶化，则重新插管。不能正确判断气管导管脱出距离时，不得私自回纳气管插管。②气管切开：伤口未形成窦道（即术后48小时内）前导管脱出时，不可擅自盲目插回；立即给予简易呼吸器辅助呼吸。报告医师处理，使用气管扩张器重新置入气管套管；窦道形成后，若导管脱出，充分吸痰后，抽尽气囊内气体，重新置管固定。确定气管切开导管位置，最好预约床旁胸片。

（2）预防措施　①采取切实有效的固定导管方法，防其脱出。②对烦躁、不合作、意识恍惚的病人予以必要的镇静和肢体约束。③在各种护理、检查、治疗等操作时，严格遵守操作规程，小心谨慎，防止导管滑脱。④呼吸机管道连接气管导管后要有一定的移动度，避免病人头部大幅度活动时将导管拔出。有条件的可应用呼吸机支架固定管道，支架与呼吸机管道的固定衔接处应尽量靠往呼吸机方向，并留有一定的活动空间，方便病人头颈部活动。⑤气囊充气适度。⑥做好心理护理，加强病人及家属的有效沟通，取得病人合作。⑦加强巡视，及时发现和处理脱管的危险因素。

22. ICU 中如何判断监护 CVP 与血压的关系

（1）血压低、CVP < 5cmH_2O 提示有效血容量不足，可快速补液使 CVP 升至 6~12cmH_2O。

（2）血压正常、CVP < 5cmH_2O 提示有效血容量不足，但心脏代偿功能好，根据临床情况决定是否需要

积极补液治疗。

(3)血压低、CVP > 12cmH$_2$O 应考虑有心功能不全的可能，需采用增加心肌收缩力的药物，如毛花苷丙(西)地兰或多巴酚丁胺并严格控制入量。

(4)血压正常、CVP > 12cmH$_2$O，提示血容量过多或血容量正常、血管收缩强烈，可适当选用血管扩张剂。

(5)血压高、CVP > 120cmH$_2$O，应考虑水、钠潴留或血管强烈收缩，应控制输血、输液或选用血管扩张剂。

23. 中心静脉导管留置期监护要点是什么

(1)早期发现气胸 术者在穿刺过程中，由于进针方向、深度或其他原因偶有针头刺破胸膜引起气胸者，表现为穿刺后不久出现胸闷，听诊同侧呼吸音减弱，床边胸片同侧胸腔积气。护士应注意观察有无气胸的发生，穿刺后发现病人有咳嗽、胸闷、气促表现，应立即报告医生。

(2)防治空气栓塞 锁骨下静脉的血流速度是周围静脉的 40 倍且离心脏近，一旦空气进入，很快通过上腔静脉进入右心室，导致空气栓塞，危及生命。空气栓塞一方面是在穿刺置管过程中引起，另一方面是由于液体输空未及时发现造成。护士应保证导管及其压力套装的完整性和密闭性，保持液体输注的连续，无气体进入。如果出现空气栓塞，立即采取左侧卧位和头低足高位，此位置在吸气时可增加胸内压力，以减少空气进入。同时利用右心房进入右心室的血液与空气充分混合，逐渐消散吸收。

(3)防止导管腔阻塞 引起导管阻塞的常见原因有封管方法不当，停止输液时间过长，液体输入速度过慢，采血时间过长等。护士应注意观察导管是否打折、受压、弯曲或位置不当。液体输完后及时用肝素稀释液正压封管(肝素稀释液为每毫升生理盐水含肝素100U)，并接肝素帽。另外，不使用中心静脉导管输入血制品，避免血液凝集，防止血栓形成；抽血标本后立即用生理盐水冲管，再连接所需输注的液体。

(4)预防导管相关性感染　局部感染多因操作时消毒不严格和术后管理不当所引起，导管留置时间长短也与感染发生有密切关系。为了防止感染的发生，除应严格遵循无菌操作外，还应加强手卫生、有效选择穿刺部位、建立最大化的无菌屏障、使用2%葡萄糖酸洗必泰消毒皮肤、穿刺点局部每日评估、科学选择敷料等方法。

(5)防止导管滑脱　主要是因为搬运病人或更换体位时的牵拉以及烦躁不安或意识障碍病人的意外拔管。护士应妥善固定导管，及时更换无菌敷料，各连接处必须牢固。对烦躁不安或意识障碍病人应加强护理，适当约束肢体，防止病人无意识拔出导管。在每次应用导管前应回抽，见血液顺畅回流后方可输液。

24. 简述动脉穿刺置管测压的操作方法？如何防治并发症

(1)方法　持动脉穿刺针向心穿刺进入动脉，拔出针芯同时推进外套管后有血液喷出证明穿刺成功，指压动脉止血液持续流出，连接已经排气及肝素化的测压管道系统，并通过换能器与压力测量仪相连，即可显示出动脉压的波形与数值。注意测压前应对压力测量仪进行校零，换能器的高度应与心脏在同一水平。

(2)并发症的防治　最常见的并发症是血栓形成或栓塞，严重时可引起肢体缺血、坏死。除此之外，还可以能发生出血、感染和动静脉瘘等。预防并发症的措施有：选择的动脉穿刺针不宜太粗，操作时注意严格无菌技术，尽可能减少动脉损伤；穿刺置管时间不宜过长，一般不超过 7 日；定时用肝素稀释液加压冲洗测压管道系统。

25. 动脉置管留置期间监护的注意事项有哪些

（1）预防局部出血和血肿　穿刺损伤、应用抗凝药物、拔管后处理不当均可引起穿刺处出血。在进行穿刺时应尽量减轻对动脉的损伤，提高穿刺的熟练程度及一次成功率，减少穿刺次数；拔除动脉置管后应压迫穿刺点 5～15 分钟；对应用抗凝药的病人，应在停抗凝剂 2 小时后再拔管，增加压迫时间或局部使用弹性绷带加压包扎，30 分钟后再予以解除；并应随时观察穿刺处有无渗血。

（2）防止远端肢体缺血　引起远端肢体缺血的主要原因是血栓形成，其他如血管痉挛及局部长时间包扎过紧等也可引起。因此，桡动脉置管前需做 Alfen 试验，判断尺动脉是否有足够的血液供应；穿刺动作轻柔准确，避免反复穿刺造成血管壁损伤，必要时行直视下桡动脉穿刺置管；选择适当的穿刺针，切勿太粗及反复使用；密切观察术侧远端手指的颜色与温度，当发现有缺血征象如肤色苍白、发凉及有疼痛感等异常变化，应及时拔除导管；另外，固定置管肢体时，切勿环形包扎或包扎过紧。

（3）预防形成血栓　血栓的形成与血管壁损伤、导管太硬太粗及置管时间长等因素有关。因此，穿刺时动作要轻柔，避免损伤动脉内膜；置管成功后要妥善固定套管、延长管及测压肢体，防止导管受压或扭曲；每小时用肝素盐水冲洗导管一次；每次经动脉导管取血后或有回血时，均应立即用肝素盐水进行快速冲洗，以防凝血；冲洗时遇到阻力或怀疑导管内有血块堵塞时应及时予以抽出，切勿将血块推入，以免发生动脉栓塞；病人循环功能稳定后，应及早拔除导管。

（4）预防感染　感染与穿刺污染、压力监测系统的污染有关，可并发局部感染，严重者可引起血行感染，应采取积极的预防措施。需严格无菌操作，测压管道系统应始终保持无菌状态；保持穿刺处皮肤干燥、清洁、无渗血；穿刺部位每24小时用碘剂消毒及更换敷料一次，并用无菌透明贴膜覆盖，防止污染，局部污染或可疑污染时应按上述方法及时处理；由动脉导管采血标本时，导管接头处应用碘剂严密消毒，不得污染；导管留置时间一般为72～96小时，不应超过7日，留置期间严密监测穿刺点局部变化，如局部出现红、肿、热、痛等感染征象应立即拔除导管。

（5）避免空气栓塞　空气进入导管与压力套装各个接头连接不紧密或操作不当有关。护士应及时检查各管道，防止松动、脱出。在采集动脉血气标本及校零时应特别注意，防止空气进入。确保整个连接管道及监测系统的封闭状态，可有效地预防气栓。

26. Swan-Ganz 导管留置期监护要点有哪些

（1）避免导管移位　导管移位与固定不牢、不当牵拉或导管留置时间长等因素有关。导管一般是向后退出，如果退至右心室，则会发生心律失常，必须处理。原则上导管退出后不得再次送入，否则可造成感染，只能将导管拔出，如果使用了导管保护套袖，则可重新送入。另外，导管在体内时间长后，体内的弯曲部分会变直，导管尖端向前进，如果进入直径小于3mm的肺小动脉，再使气囊充气，有发生肺梗死的危险，必须退出导管。因此，每班均应检查导管置入长度，注意观察波形及数值变化，进行各项操作应避免牵拉导管，持续测压时，球囊充气时间不超过30秒；不测压时，导管气囊应处于放气状态，发现导管移位应及时通知医师。

(2)防止管腔堵塞 血栓堵塞导管是常见因素。因此，每小时应用2U/ml肝素生理盐水3～5ml冲洗测压管道1次，以保证管道通畅。若发现压力曲线不好，应快速冲洗，一旦堵塞，不宜加压强行使其再通。应以预防为主，不要用Swan-Ganz导管输入血液等黏性液体，原则上也不要输注药物，采取血标本后应及时用肝素盐水冲洗。

(3)处理气囊破裂 在操作导管和充气时均可发生，充气后不能回抽出气体即可肯定气囊已破，应封闭注气口，取下注射器。千万不要反复注气测试，以免造成气栓。

(4)预防导管感染沿皮肤入口处的逆行感染和管腔内的感染均可发生。因此，Swan-Ganz导管在体内保留时间以4～72小时为宜，留置期应严格无菌操作，每日常规消毒穿刺点并更换敷料，发现可疑感染征象应及时拔除导管。

27. 何谓脉搏血氧饱和度监测术？监测的注意事项有哪些

(1)脉搏血氧饱和度(pulse oxygen saturation, SpO_2)监测能够连续无创观察动脉血氧饱和度，及时评价血氧饱和度和(或)亚饱和度状态，了解机体氧合功能，尽早发现低氧血症，提高麻醉和危重病人的安全性；尽早探知SpO_2下降可有效预防或减少围手术期和急症期的意外死亡。由于使用方便、反应快速、记录准确、耐受性好，在临床上得到广泛应用。

(2)注意事项 ①测量位置尽量选择指端，要求病人指甲清洁，不能过长、不能有任何染色物及污垢，不选择有灰指甲的手指，病情不允许时可测趾端。长时间监测，病人手指会感到不适，应更换测量部位，防止长时间佩戴在固定手指使血液循环障碍引起青紫、红肿,影响测量精确度。②血氧探头放置位置应尽可能避开有动脉导管或静脉注射管以及行血压监测的肢体,防止血流不畅导致测量的误差。③医护人员和病人均应注意保护光电传感器、探头及电缆,不应碰撞及拉扯探头和导线,防止尖锐物体的损坏而影响监测的准确性,使用后可用75%酒精棉球消毒。

28. 如何防治亚低温治疗的并发症

(1)复温休克与反跳性高颅内压 均是复温过快而出现的并发症。复温性休克是指在复温过程中,由于血管扩张,回心血量减少,有效循环血量不足,血压下降而发生的低血容量性休克;反跳性高颅内压是因为复温过快,脑灌注血量增加过快引起的血-脑屏障破坏和脑水肿所致。因此,复温过程一定要缓慢。如果出现血压下降时可以适当的应用儿茶酚胺类升压药物。

(2)肺部感染 为亚低温治疗主要的并发症。因为低体温降低免疫力,加重或增加肺部感染的机会,加之镇静剂和镇痛剂对呼吸中枢的抑制作用,呼吸道分泌物排出受限,所以亚低温治疗期间肺部感染是最常见并发症。因此,加强亚低温治疗病人的气道护理,严格无菌技术操作、每日定时进行口腔护理十分重要。

(3)心脏并发症 是低温临床治疗最大的顾虑。亚低温可引起心率减慢、血压下降,并伴有心电图改变,严重时可出现心律失常、心房颤动、心室颤动等,因而加强心脏功能的监测,特别是心电图的持续监测,对防治心脏严重的并发症有积极意义。

(4)出血倾向 低温状态可使凝血功能障碍、凝血酶原时间和促凝血酶原时间延长,加之重型颅脑损伤易发生应激性溃疡,引起消化道出血。应早期留置胃管，观察胃液颜色、性质及 pH 变化；出血前病人多有呼吸异常、缺氧、呃逆等现象，一旦发现出血征象应立即给予相应处理，并做好配血、输血、止血等准备。此外，只要病情许可应尽早给予肠内营养。

（5）电解质紊乱　低温促使钾离子向细胞内转移引起低钾血症，而在复温过程中可出现反跳性高血钾。因此，应监测电解质的变化，依报告结果及时予以调整。

（6）冻伤和压疮　亚低温期间皮肤血管收缩，血液循环差，抗压力降低，易并发冻伤和压疮。应加强皮肤的观察和护理，必要时使用气垫床。

29. 简述一般病情观察的主要内容。观察瞳孔时的主要病理变化有哪些

（1）一般病情观察的主要内容　包括发育与体型、饮食与营养状态、面容与表情、体位、姿势与步态、皮肤与黏膜等。

（2）瞳孔病理变化观察要点　①缩小：指瞳孔直径小于 2mm，如果小于 1mm 称为针尖样瞳孔，单侧瞳孔缩小常提示同侧小脑幕裂孔疝早期；双侧瞳孔缩小，常见于有机磷农药、氯丙嗪、吗啡等中毒。②变大：瞳孔散大指的是瞳孔直径大于 5mm。一侧瞳孔扩大、固定，常提示同侧颅内病变（如颅内血肿、脑肿瘤等）所致的小脑幕裂孔疝的发生。③双侧瞳孔散大：常见于颅内压增高、颅脑损伤、颠茄类药物中毒及濒死状态。

30. 简述心电监护电极的位置及监测要点

（1）位置　电极的贴附部位应避开手术切口，将正电极置于左侧锁骨中线第二肋间，负电极置于右侧锁骨中线第二肋间，接地电极可置于左侧第五肋间或

两大腿外侧。安放电极时应清洁皮肤，尽可能降低皮肤电阻抗，避免干扰波形。

（2）监测要点　①观察节律：比较数个周期的 P - P 间期和 R - R 间期是否规则；②观察心率：成人正常心率为 60 ~ 100 次/分；③分析 P 波：观察 P 波是否存在，P 波的形态是否正常，是否所有的 P 波大小和形态都一致，P 波和 QRS 波群是否为一比一的关系；④分析 P - R 间期：是否正常，是否固定；⑤分析 QRS 波群：时间、形态是否正常，是否所有的 QRS 波群大小形态一致，有无"漏搏"；⑥分析 ST 段和 T 波是否正常。

31. 何谓 ICU 综合征？护理的重点内容有哪些

（1）ICU 综合征　指病人在 ICU 监护过程中出现的以精神障碍为主，兼具其他表现的一组综合征，临床表现包括谵妄、思维障碍、情感障碍、动作行为障碍、智能障碍、失眠、头痛、腰背痛、便秘、腹泻、皮肤异样感等。

（2）护理重点　及时观察和处理各种病情变化；关心、体贴病人，充分了解病人需求，做好监测、治疗和护理等方面健康教育；指导家属在探视时避免把紧张恐惧的情绪带给病人；及时发现 ICU 综合征相关症状并积极干预；使用药物治疗者应密切观察药物效果和不良反应；谵妄、躁动病人应合理约束，避免外伤。

32. 危重病人监测中根据血气分析可将呼吸衰竭分为几种类型？缺氧的判断标准是什么

（1）根据血气分析可将呼吸衰竭分为两种类型，即Ⅰ型和Ⅱ型。①Ⅰ型呼吸衰竭：PaO_2 降低，$PaCO_2$ 降低，或正常，pH 增高或正常。②Ⅱ型呼吸衰竭：

PaO_2 降低，pH 降低，$PaCO_2$ 升高并大于 50mmHg。

（2）判断标准　PaO_2 正常值为 90～100mmHg；当 PaO_2 60～90mmHg 为轻度缺氧；当 PaO_2 40～60mmHg 为中度缺氧；当 PaO_2 0～40mmHg 为重度缺氧。

33. 何谓 PEEP，其主要作用是什么？呼吸机应用时出现高压或低压报警的常见原因是什么

（1）概念　PEEP 是指在控制呼吸或辅助呼吸时，于呼气末期在呼吸道保持一定的正压。

（2）主要作用　可避免肺泡早期闭合，使肺泡扩张，功能残气量增加，改善通气和氧合，是治疗低氧血症的主要手段之一。

（3）应用时呼吸机出现高压报警的常见原因　呼吸道分泌物过多，气管插管或气管切开导管有痰痂堵塞；病人咳嗽，烦躁不安（人机对抗）；气胸、支气管痉挛、ARDS；呼吸机导管内有积水；气管扭曲受压；高压报警限设定过低。低压报警的常见原因：呼吸机管道脱落；气囊漏气，气囊充气不足，气囊破裂；呼吸机管道破裂、断开或接头连接不紧；湿化罐活塞未关闭。

34. 简述急性呼吸窘迫综合征（ARDS）应用 PEEP 时的注意事项

ARDS 病人轻者可用面罩进行高浓度（>50%）给氧，多数病人需使用机械通气。保护性机械通气是治疗 ARDS 的主要方法，其中最重要的是应用呼气末正压（PEEP）和小潮气量治疗。应用 PEEP 时应注意：①对血容量不足的病人，应补充足够的血容量以代偿回心血量的不足，但又不能过量，以免加重肺水肿；②PEEP 一般从低水平开始应用，逐渐增加至合适水平，使 PaO_2 维持在高于 60mmHg 而 FiO_2 小于 0.6；

③使用 PEEP 时，应注意观察避免气压伤的发生；
④有条件者采用密闭式吸痰方法，尽量避免中断
PEEP。

35. 简述 CAM – ICU 谵妄评估的方法、特点及范围

（1）方法 谵妄是一种意识和注意的障碍，伴有
认知功能的改变或感知障碍，以急性起病和病情反复
波动为特征。CAM – ICU 是对意识模糊评估法（CAM）
进行改良，专门评估 ICU 病人，尤其是气管插管和不
能说话的病人是否存在谵妄而设计的评估工具，具有
快速、方便、正确等特点。

（2）CAM – ICU 所评估的范围如下：①意识状态
的急性改变，或病情反复波动；②注意力不集中或不
注意；③思维紊乱；④意识清晰度（除外意识清晰）。

36. 简述危重症病人感染的原因。医疗和环境因素造成的感染有哪些

（1）原因 机体解剖屏障受损及保护机制减弱或
消失、免疫功能低下、医疗和环境因素造成。

（2）医疗和环境因素造成的感染 ①诊疗操作与
药物使用：置入各种导管，如气管插管、导尿管、血
管内导管、胸腹腔引流管等，或手术等侵入性操作造
成的皮肤、黏膜损伤，以及应用麻醉剂、止痛剂和长
期机械通气的病人气管黏膜——纤毛传递系统抑制，
使分泌物排出障碍。此外，大量应用抗生素可造成菌
群失调与耐药菌株生长与繁殖。②病原体的医源性传
播：主要通过医务人员的手接触性传播，此外，污染
的医疗设备、用品及医院环境也可成为重要的感染源。

37. 何为内植式血管输液港

内植式输液港俗称人工血管，它包含输液腔部分

和导管部分,输液腔部分大小如一元硬币,是一个小型硬的塑胶或金属圆腔,中间有封闭性硅质的橡皮膜,圆腔旁有一条含锁扣的导管,导管使用的皆为硅质材料,质地柔软,不易损伤血管内壁或造成血管穿孔,具有良好的组织共容性,在 X 线照射下也可以显影。导管长约 70cm,一般留在体内约 20cm 左右。内植式输液港可完全植入人体内,用来注射药物、营养物、血液制品或其他液体,亦可经此路径抽血。

38. 简述输液港安放的位置、血管的选择与植入过程

(1)安放位置 静脉内植式输液港一般常置于右锁骨下窝中,而导管则由此经锁骨下静脉而终止于上腔静脉下 1/3 处。输注座固定于胸前锁骨下的胸壁或是两侧手臂的位置。

(2)血管选择 锁骨下静脉、颈内静脉、头静脉、股静脉。

(3)植入过程 在手术室局部麻醉下,由锁骨外侧 1/3 皮下穿刺锁骨下静脉,然后在导丝导引下,将剥离分开的硅质导管置入上腔静脉与右心房交界处,再于同侧前胸壁做一皮下隧道,以连接导管接口,并将此入口置于前胸皮下,然后使用专用蝶翼针穿刺入口处,以确定导管系统已安放在正确位置。当安放完毕,伤口愈合后,所见到是一条长约 4~5cm 线状的小瘢痕,胸壁会有一个像一元硬币大小的圆形凸起,外观无其他改变。

第八章　现代护理管理知识

1. 什么是护理管理? 简述其主要内容

(1) 概念　护理管理是使医院的护理人力、物力、技术、信息和时间等要素有机结合，并行科学的计划、组织、领导、控制和协调，以达到最优运转，提高护理工作质量和效率为主要目标的医院管理工作。

(2) 主要内容　①护理行政管理：护理工作的组织形式、人员、物资、设备、信息等的合理分配和使用。②护理业务管理：包括业务技术管理、护理技术操作常规和制度的管理、护理工作质量标准的质量控制、护理新技术和新业务的开展和推广、护理科研的组织领导 5 个方面的工作。③护理教育管理：包括培养和提高护理人员素质与业务水平、护生教学、新护士见习、在职护理人员的继续教育以及技术更新和提高、护理岗位培训等。

2. 简述护理管理的基本功能

(1) 预测和计划　根据护理工作的规律和实际水平，在调查、总结、掌握信息的基础上预测护理工作的发展趋势，选择效益最好的方案进行决策，以实现护理工作目标。

(2) 组织和指挥　工作划分要职、责、权配合得当并给予指示以保证有效地执行决定。

(3) 监督和控制　①制定护理工作规章制度、常规、规程和程序；②根据质量标准与之对照，进行检查督促和监测；经过统计分析，预测发展趋势；③对偏离目标的协调控制，采取改正措施。

(4)挖潜和创新　不断开发护理系统的潜力，发展护理科学，进行科研，开拓护理新业务、新技术。

3. 护理工作的内容是什么

(1)临床护理　①基础护理：是各专科护理的基础；②专科护理：主要包括专科常规护理和护理措施；③重症护理：是对各个专科重症病人的观察与处理的技能；④诊疗护理技术：指护理技术操作。

(2)社区保健护理　对一定范围的居民和社会团体进行保健护理。

(3)护理教育　贯彻教育方针和卫生工作方针，培养德、智、体全面发展的护理人才。

(4)护理管理　运用管理学的理论和方法，对护理人员、技术、设备、信息等进行计划、组织、指挥、协调和控制等进行系统的管理。

(5)护理科研　研究内容是促进正常人健康，减轻病人痛苦，保护危重者生命的护理规律与方法、技术和设备等。

(6)护理健康教育　在护理工作中对护理对象进行健康教育、健康指导。

4. 现代管理由哪几个要素组成？简述其基本原理

(1)现代管理由八个基本要素组成。在管理手段上有结构、法和人三个要素，在管理内容上有人、财、物、时间和信息五个要素。

(2)基本原理　①系统原理：就是运用思想和系统分析方法来指导管理的实践活动，解决和处理管理的实际问题的有效方法。②人本原理：一切管理均应以调动人的积极性、做好人的工作为本。③整分合原理：现代高效率的管理必须是既在整体规划下有明确分工，又在分工基础上进行有效综合。④反馈原理：管理中实行控制，必须要有有效的反馈机制。⑤动态原理：管理是个过程，具有动态特性，要遵循在动态中做好管理工作的规律。必须有强大的动力，才能使管理活动持续而有效地进行。⑥效益原理：包括社会效益、技术效益、经济效益，有效益才有高质量，衡量医院的标准有两个，即医疗质量和效益。

5. 现代医院管理的相对原则是什么

（1）整分合原则　现代高效率的管理必须是既在整体规划下有明确分工，又在分工基础上进行有效综合，实现系统目标。

（2）相对封闭原则　系统中构成连续封闭回路，是有效管理的基本条件。

（3）能级原则　组织结构、组织成员和规章制度具有不同能级，责权利明确利于有效管理。

（4）动力原则　必须有强大的动力，才能使管理活动持续而有效地进行。包括物质、精神和信息动力，要合理应用。

（5）行为原则　行为由动机决定，管理者要在满足下属需要、合理设置目标、严格奖惩制度三方面激发人的行为。

（6）反馈原则　信息输出，结果返回，起到控制作用。

（7）弹性原则　有效的实施动态调整。

（8）价值原则　包括社会和经济价值。

6. 护理人员质量评价和护理服务质量评价包括哪些内容？质量评价过程包括哪四个方面

（1）全方位的临床护理质量控制与评价　应包括护理人员质量和护理服务质量。其中护理人员质量评价包括素质质量、行为质量和服务效果质量。

(2)护理服务质量评价　包括基础质量、过程质量和终末质量。现代护理的质量评价标准必须产生于现代护理实践活动中，是实际经验的总结，是把先进的护理科学技术用于临床护理实践中的纽带。高质量来源于高技术，高技术来源于标准化，标准化就是从制定标准、贯彻执行标准以至修订标准的整个过程。

(3)护理质量评价过程　应该包括制定目标、阐明目标取得进展的客观标准、测量与说明取得进展的程度、对今后工作提出持续改进的建议等四个方面的内容。在护理管理理论中，根据病人的需求和满意程度评价护理质量是评价护理活动的最终效果，属终末质量评价。

7. 护理服务质量的形成过程由哪几个质量层次构成

(1)护理服务的基础质量　形成护理服务质量的基础是质量要素及其组合的优劣程度。护理服务质量有六个方面质量要素：人员、技术和功能、环境和设施空间、物质和设备、时间的掌握和利用、信息。

(2)环节质量　护理服务的全过程有一系列的工作环节，护理服务质量是在这些工作环节的运作中形成的。医院护理质量至少应由3个"服务质量环"构成全过程的工作环节质量：急诊护理服务质量环、住院护理服务质量环、临床服务支持系统服务质量环。

(3)护理终末质量　是护理服务的最终结局。它是通过某种评价方法形成的质量指标体系。

8. 现代称职的护士应具备的能力有哪些

(1)熟练的护理技术操作能力　包括基础护理、专科护理操作、重症护理及各种有关的诊疗操作。

（2）敏锐的观察力　能运用视、听、嗅、触等感官观察病人的情况，提供信息，配合诊断、治疗依据。

（3）丰富的想象力　根据病人特点预测发展动向而给予相应的护理，同时也能促进并行护理改革。

（4）创造性的思维能力　根据具体情况提出护理工作最佳方案，制定合理的护理和计划。

（5）良好的记忆力　快速、准确的记忆力可以避免差错和事故缺陷发生。

（6）恰当语言的表达能力　的语言可以获得病人发自内心的信任和主动接受治疗及护理。

（7）多方面的组织能力　能将组织人员有效的安排，进行分工合作，完成目标。

9. 整体护理的概念是什么？有哪些实践特点

（1）概念　整体护理是一种以护理对象为中心，视其为生物、心理、社会多因素构成的开放性有机整体，以满足病人身心需要、恢复健康为目标，运用护理程序的理论和方法，实施系统、计划、全面护理的一种护理思想和护理实践活动。

（2）实践特点　①具有明晰的护理观作为指导；始终贯彻以病人为中心、病人的利益高于一切的原则。②以护理程序为核心，运用护理程序的方法进行工作。③在整体护理实践中，护士是主动的思想者和决策者。④整体护理实践是一种主动的计划性护理活动过程。⑤整体护理实践是护患双方互相支持、共同合作的过程。

10. 整体护理的内涵包括哪几个方面

（1）把服务对象看作为一个整体的人，从生理、心理、社会文化等方面考虑健康行为所反映的问题，并运用护理程序，通过护理手段来解决这些问题。

（2）把护理工作看作是一个整体，从护理制度、管理、教育、科研和护理质量等方面考虑护理工作问题，通过科学的方面解决这些问题。

（3）把护理专业与其所处的环境看作是一个整体，从政治、法律、经济、科学、文化、社会环境等考虑问题，并通过手段来处理这些问题。

11. 对整体护理观念的理解和认识是什么

（1）对护理对象的认识　是"整体人"。即把病与病人、把生物学的病人与社会心理学的人、把病人与所处的环境视为一个整体，强调人是由生理、心理、社会、文化各方面组成的整体。

（2）对护理工作的认识　应是"整体护理"。即对病人的护理应是主动的、积极的，按照计划有目的地进行。系统的、连续的，保证病人从入院到出院的护理不间断。全面的、整体的，心身的预防、保健、健康教育等。

（3）对护士角色的认识　应"多元化"。护士要更全面、更系统地了解病人的整体状况，不紧紧是照顾者，同时还是教育者、管理者和研究者。

12. 护理质量管理的特点和护理管理制度的分类有哪些

（1）护理质量管理的特点　①特殊性；②广泛性；③护理服务的群体性；④复杂性。

（2）护理管理制度的分类　①岗位责任制：对各级护理人员的岗位职责和工作任务进行了明确的规定，把职务责任落实到每个岗位和每一个人，是按护理人员行政职务或业务技术职称制订的不同职责范围和行为规范。②一般护理管理制度：指护理行政管理部门与各科室护理人员共同贯彻执行的有关制度。

③各护理业务部门的工作制度：指具体部门的护理人员须共同遵守和执行的有关工作制度。

13. 常用的护理质量标准有哪些

（1）护理技术操作质量标准　准备、过程、终末质量标准。

（2）护理管理质量标准　各级护理人员工作质量标准、病区管理质量标准、各部门管理质量标准。

（3）护理文件书写质量标准。

（4）临床护理质量标准　整体护理质量标准、特护、一级护理质量标准、基础护理质量标准、急救物品管理质量标准、医院感染管理标准、护理缺陷控制率标准等。

14. 护理质量评价的指标有哪些

（1）护理工作效率指标　这类指标主要反映护理工作数量，大部分是医疗护理工作共同完成的。如入、出院病人数，门诊人数，平均住院日，床位使用率，特护、一级护理人次数，抢救病人次数，抢救成功率等。

（2）护理工作质量指标　这类指标主要反映护理工作质量，来自对质量标准的评价。包括：护理技术操作合格率，特护、一级护理合格率，基础护理合格率，护理文件书写合格率、抢救物品完好率、护理差错事故发生数、压疮发生数等。

15. 简述风险管理的概念、护理人员在风险管理中的角色及加强风险管理的综合措施

（1）概念　风险管理是指对病人、工作人员、探视者可能产生伤害的潜在的风险进行识别、评估、采

取正确的行动的过程。

(2)护理人员在风险管理中的角色 ①第一线的报告者;②降低风险的实施者;③参与风险管理的在职教育者;④风险管理成效的评价者。

(3)加强风险管理的综合措施 ①树立质量战略思想,增强各级护士的质量意识;②注重质量教育;③加强质量文化建设;④实行三级质量控制;⑤强化经济杠杆的促进作用。

16. 风险管理过程主要包括哪几个方面

(1)风险的评估 健康照顾中的高危因素、严密的监控系统、意外事件报告。

(2)风险分析 分析各种各样引起病人损伤或负面结果事件、回顾目前组织范围内的监测系统。

(3)风险管理计划 在分析风险因素后,机构全面动员并行动。风险管理计划地制订要从高层开始,并遵照 PDCA 循环。同时还要评估包括感染控制、安全管理、药事管理、医疗质量管理,后勤等部门的工作,以进一步明确责任,采取预防或纠正措施。

17. 简述护理工作中的风险因素增加后护理风险的防范措施

(1)人员的安全意识。

(2)工作的科学性。

(3)新知识、新理论、新技术的学习。

(4)人员素质培训。

(5)人员的自我保护意识。

(6)要注意工作器械与其他环境因素可能导致对工作人员的伤害。

(7)改善工作和住院环境。

(8)重视对实习和进修人员的管理。

(9)落实医院防感染控制措施。

18. 护理质量缺陷的概念及发生护理质量缺陷的原因有哪些

(1)缺陷的概念　一切不符合质量标准的现象都属于质量缺陷。在护理工作中，由于各种原因导致令人不满意的现象与结果发生，或给病人造成损害者统称为护理服务质量缺陷。护理质量缺陷表现为病人对护理的不满意、医疗事故与医疗纠纷。

(2)发生护理质量缺陷的原因　①护理人员的责任心与技术水平；②护理服务的基础条件；③服务对象对护理的期望值；④病人维权意识增强。

19. 作为护理管理者在解决组织中矛盾冲突的步骤是什么

(1)做到公正、平等、民主、信任、坦诚、谦虚、严于律己，及时主动与下级进行有效沟通，避免冲突的产生。

(2)应用心理学方法化解冲突和矛盾，可使用疏导、发泄、升华、转移、自我控制等方法。避免生硬的、简易化的工作方法，否则会使矛盾激化。

(3)成员之间产生冲突时，首先要调查了解冲突产生的原因及双方责任，进行适当的劝导，为双方打开沟通的渠道增加信任感和真挚感，化解冲突。

(4)组织中各部门应注意协调关系，互相协作，主动交流沟通、相互理解、相互支持，避免冲突的发生。

(5)当部门之间发生冲突时，根据具体情况选择协商、仲裁、权威解决的方法。

20. 护理工作中发生疑似输液、输血、注射、药物等引起不良后果时应如何处置

(1)立即报告医师及相关领导，遵医嘱立即采取措施，避免或减轻对病人身体健康的损害，防止损害扩大。

(2)医患双方应当共同对现场实物进行封存和启封，封存的现场实物由医疗机构保管。

(3)需要检验的，应由双方共同指定的、依法具有检验资格的检验机构进行检验。

(4)双方无法共同指定时，由卫生行政部门指定。疑似输血引起不良后果，需对血液进行封存保留的，医疗机构应通知提供该血液的采血机构派员到场。

21. 病人十大安全目标的内容是什么

(1)严格执行查对制度，提高医务人员对病人身份识别的准确性。

(2)提高用药安全目标。

(3)建立与完善在特殊情况下医务人员之间的有效沟通，做到正确执行医嘱。

(4)建立临床实验室"危急值"报告制度。

(5)严格防止手术病人、手术部位及术式发生错误。

(6)严格执行手部卫生，符合医院感染控制的基本要求。

(7)防范与减少病人跌倒事件发生。

(8)防范与减少病人压疮的发生。

(9)鼓励主动报告医疗安全(不良)事件。

(10)鼓励病人参与医疗安全。

22. 护理人员绩效评价标准的内容与评价程序有哪些

(1)绩效评价标准　可以工作说明书和组织目标

为依据，标准的制定以工作岗位的基本要求为依据。绩效评价的标准一般包括两类基本内容：一是明确被评价者应该做什么，这类指标包括工作职责、工作的质和量以及一些相关指标。二是明确被评价者做到什么程度，其相应的指标有具体的工作要求和工作表现标准。由于各项评价指标对工作的影响存在程度上的差异，应给予每项岗位职务的各项评价指标以不同的权重数，以反映各个工作要素的相对重要程度。

（2）评价程序　①确定绩效标准。②考评绩效。③反馈绩效。

23. 护理业务技术管理的特点、范围和措施是什么

（1）特点　技术性、责任性、服务性、社会性和集体性。

（2）范围　护理诊疗操作技术、基础护理技术、专科护理技术、急诊抢救技术、消毒隔离技术、重症监护技术、整体护理技术、新业务新技术的引进和开发、护理情报档案资料管理和护理技术的基础建设等。

（3）措施　建立组织系统；重视技术管理质量；重视人员培训和培养技术骨干，实施管理手段现代化。

24. 《医院感染管理规范》对医院各类人员接受医院感染知识培训时数和要求有哪些

（1）培训时数要求　医院必须对新上岗人员、进修生、实习生进行医院感染知识的岗前培训，时间不得少于3学时，考核合格后方可上岗。医务人员应参加预防、控制医院感染相关知识的继续教育课程和学时交流活动，医院感染管理专职人员每年不少于15学时，其他管理与医务人员每年不少于6学时。

（2）具体要求　①医护人员具有熟练的无菌技术操作技能。②应有在职教育制度与计划。教育方式可

采用授课、知识竞赛、看录像和考试等方式。③应有上岗前教育及各类人员的培训记录。④医务人员应掌握医院感染基本知识，包括感染诊断、消毒隔离、合理应用抗生素等方面的知识。

25. 简述医院感染监测的概念。医院感染监测组织系统是如何组成的？共同任务是什么

(1) 医院感染监测　指长期地、系统地、有计划地、主动地观察监测一定人群中医院感染发生和分布以及影响医院感染的各种因素，对监测资料进行定期的整体分析，确定其分布动态和变动趋势，向有关人员和单位发送、反馈并及时采取防治对策和措施，同时对防治效果和经济效益作出评价和不断改进，以期达到控制和降低医院感染的目的。

(2) 医院感染监测组织系统　由院长领导下的医院感染管理委员会、医院感染科、科室医院感染管理小组三级组成。

(3) 其共同任务是对医院感染的重点科室、重点部位和区域开展定期和经常性地监测工作。

26. 护理管理研究的主要范围及护理资源的内容是什么

(1) 护理管理研究的主要范围　①护理实践；②护理教育；③护理科研；④护理理论。护理资源的主要内容有：人、物、空间、信息等是管理的要素。

(2) 主要的资源　人力资源包括工作人员的数量、智力和类型；物质资源包括仪器、设备、物资和工程应用技术；空间资源包括建筑设计布局和规模；信息资源将提供社会和环境对护理服务的影响及反映等。

27. 护理决策的概念及决策的过程是什么

(1) 概念　决策是人们为达到一定目标，在掌握

充分的信息和对有关情况进行深刻分析的基础上，用科学的方法拟订并评估各种方案，从中选出合理方案的过程。

(2)决策过程分为四个阶段　①找出制定决策的理由；②找到可能的行动方案；③对诸行动方案进行评价和抉择；④对于付诸实施的抉择进行评价。

28. 目标管理的目的是什么？在护理工作中推行目标管理时的注意事项是什么

(1)目标管理的目的　目标是一个计划或方案所要达到的最终的、具体的、可测量的结果。是在组织目的或宗旨的指导下，在一定时期内，组织活动所要达到的具体成果。目标管理是以结果为导向的系统管理方法。目的是：①每位员工清楚地知道自己努力地方向。②提供员工参与组织的机会，发挥个人潜能。③客观的评价，使员工有成就感。④全体员工共同参与，向一个方向努力，使经营成效达到最高。

(2)推行目标管理时的注意事项　①管理者对目标管理的优点和局限性有充分的认识。②对各级主管人员和护理人员实施"目标管理"的在职教育。③选择恰当的组织内目标。④定期开会，保持上下级目标一致，防止偏差，在会议中给予下属支持，确保目标有效实施。⑤保持坦诚相待的气魄。⑥严格执行控制步骤。

29. 医院用品的危险性的种类有哪些？病房药柜存放的高危药品有哪些

(1)种类　①高度危险性物品：是穿过皮肤、黏膜而进入无菌的组织或器官内部的器械或与破损的组织、皮肤、黏膜密切接触的器材和用品，如手术器械、注射器、血液和血液制品、脏器移植物等。②中度危险性物品：仅和皮肤、黏膜相接触，而不进入无菌组织内，如体温表、血压计袖带、压舌板、胃肠道内镜、便器等。③低度危险性物品：仅直接或间接地和健康无损的皮肤接触，如果没有足够数量的病原微生物污染，一般无危害，如口罩等。

（2）病房药柜存放的高危药品有：高浓度电解质制剂（包括氯化钾、磷化钾及超过 0.9% 的氯化钠等）、肌肉松弛剂与细胞毒化等均为高危药品，不得与其他药物混合存放，必须单独存放，有醒目的标志。

30. 何谓临床路径？实施临床路径的目的与优越性是什么

（1）临床路径　是一组医护人员共同针对某一病种的治疗护理，所制定的一个最适合的治疗护理计划。是一种既能减低单病种平均住院日和医疗费用，又可达到预期治疗效果的诊疗标准化模式。

（2）临床路径的目的与优越性　①找出符合成本—效益的最佳治疗护理模式。②将诊疗、护理标准化，确定病种的标准住院天数和标准检查治疗项目。③缩短病人住院日。④提高病人满意度和服务质量。⑤沟通、协调医院各部门，通过临床路径保持一致性，提高工作效率。⑥通过临床路径表的应用，减轻医护人员的工作量。

31. 贯彻 ISO 9000 质量管理体系标准的指导思想是什么

ISO 9000 质量管理体系标准的指导思想和精髓概括起来，可以用五句话来表示：①写你应该做的，就是按照标准要求，编写质量体系文件，也就是说必须应该做的；②做你所写的，就是按照文件规定标准去做，才能使质量体系有效的运作起来；③记你做过的，及时准确记录是质量活动的证据，因此，应该按照文件规定认真做好每一项记录；④检查其效果，只有对质量管理体系的有效性进行不断的检查和监控，质量管理体系才能有活力；⑤纠正其不足，及时发现问题，及时采取纠正措施，并针对不同的问题分析原因，有针对性地进行整改，医院的质量管理体系才能在改进中更趋于完善。

32. ISO 9000 质量管理体系标准的八项基本原则是什么

（1）以服务对象为关注焦点　医院应当理解病人当前和未来的需求，满足病人要求并争取超越期望。

（2）领导作用　领导者确立医院统一的宗旨及方向。应当创造并保持使员工能充分参与实现组织目标的内部环境。

（3）全员参与　只有全员的充分参与，才能为医院带来收益。

（4）过程方法　将活动和相关的资源作为过程进行管理，可以更高效地得到期望的结果。

（5）管理的系统方法　将相互关联的过程系统管理，有助于医院提高实现目标的有效性和效率。

（6）持续改进　是医院的一个永恒目标。

（7）基于事实的决策方法　有效决策是建立在数据和信息分析的基础上。

（8）与供方互利的关系　医院与病人是相互依存的互利关系，可增强双方创造价值的能力。

33. 简述"循证"护理在专科护理中的应用。PDCA 循环管理计划阶段主要包括哪些内容

（1）循证护理是以有价值的、可信的科学研究结果为证据，提出问题，寻找实证，用实证对病人实施

最佳护理。一是可实用的最适宜的护理研究依据；二是护理人员的临床经验和个人技能；三是病人的实际情况、价值观和愿望。循证护理其核心是运用现有最新最好的科学证据；根据护理人员的个人技能、临床经验；病人的实际情况、愿望；将三者结合制定出完整的护理方案并运用护理程序将上述内容完成。

（2）PDCA循环管理计划阶段内容：分析现状，找出问题；分析问题的原因或影响因素；找出影响质量的主要因素；针对影响质量的主要因素，制订措施，改进计划，并预测实际效果。

34. 如何建立特殊情况下医务人员之间的有效沟通，做到正确执行医嘱

（1）在紧急抢救急危重症的特殊情况下，对医师下达的口头临时医嘱，护士应向医师重复背述，在执行时有医护双重检查的要求（尤其是在超常规用药情况下），事后应准确记录。

（2）对接获的口头或电话通知的"危急值"或其他重要的检验（包括医技科室其他检查）结果时，接获者必须规范、完整地记录检验结果和报告者的姓名与电话，进行确认后方可提供医师使用。

35. 建立临床实验室"危急值"报告制度的要求有哪些

（1）临床实验室应根据所在医院就医病人情况，制定出适合本单位的"危急值"报告制度。

（2）"危急值"报告有规定的可靠途径，检验人员能为临床提供咨询服务，重点对象是急诊科、手术室、各类重症监护病房等部门的急危重症病人。

（3）"危急值"项目可根据医院实际情况认定，至少应包括有血钙、血钾、血糖、血气、白细胞计数、

血小板计数、凝血酶原时间、活化部分凝血活酶时间等。

(4)对属"危急值"报告的项目实行严格的质量控制,尤其是分析前质量控制措施,如有标本采集、储存、运送、交接、处理规定,并认真落实。

(5)明确规定病房需要重点观察的药物种类及名称,并人人知晓(重点是心血管系统药物,细胞毒化药物等)。

36. 在医疗质量与病人安全管理中,如何提高医务人员对病人识别的准确性

(1)完善病人识别制度,在为病人操作时,严格执行"三查七对"制度,至少同时使用2种病人识别的方法。

(2)实施任何介入或其他有创高危诊疗活动前,操作者都要采取主动与病人(或家属)沟通的方式,为最后确认的手段,以确保实施正确的操作。

(3)完善关键流程识别措施,在各关键的流程中,均有病人识别准确性的具体措施、交接程序与记录文件。包括:急诊与病房、手术室、ICU之间,手术(麻醉)室与病房、ICU之间,产房与病房之间流程管理的识别具体措施、交接规范与记录文书。建立使用"腕带"标识制度,应在手术、昏迷、神志不清、无自主能力的重症病人中应使用;首先在重症监护病房、手术室、急诊室、新生儿等科室中得到实施。

37. 腕带上包括哪些内容?何种病人需佩戴腕带?佩戴腕带的要求是什么

(1)内容 ①成人:科室、床号、姓名、性别、年龄、ID号、诊断、手术部位、手术名称;②新生儿:床号、姓名、性别、体重、诊断、入院日期、病

案号。

(2)适应证　①手术、意识不清、无自主能力的重症病人、镇静状态、输血时、抢救、不同种语言交流障碍等病人；②新生儿病房、重症监护病房、手术室、急诊抢救室的儿童等。

(3)要求　①病人佩戴腕带标识应准确无误；②佩戴部位的皮肤完整、无擦伤，手部血运良好；③手术病人佩戴粉红色腕带；④其他病人佩戴蓝色腕带；⑤新生儿、儿童佩戴专用腕带(颜色为红粉色、黄色、蓝色)。

38. 病区中对设备器材、药品管理的制度有哪些要求

(1)设备管理　①设备器材：定品种、定数量、定点放置，定期清点、维护、校验；专人管理，做好记录；②急救器材：必须保持完好，每日清点交接。

(2)药品管理　①普通药品：根据品种、规格、效期分类放置，定期检查核对；②贵重和特殊管理药品：专柜存放、专人管理、必须加锁；每班清点、交接并登记；③抢救药品：定人保管、定点放置、定量供应、定时查对、定期补充，标识清楚。

39. 病区的管理制度包括哪些要求

(1)医务人员必须挂牌上岗，着装整洁，衣帽端正，并按照规定做好职业卫生防护工作。

(2)伤病员的衣服、床单、被套、枕套等物品应当及时更换、清点、登记，被污染时立即消毒、更换。

(3)病人用物清洁　①病员床、柜每日湿式清洁，清洁巾实行专床专柜专用；②便器固定使用、保持清洁、定期消毒；③伤病员出院、转科或者死亡，所用物品必须进行床单位或终末消毒。

40. 护士在执行医嘱时有哪些管理要求？护士配合抢救时，执行口头医嘱的要求是什么

（1）护士在执行医嘱时　①护士执行医嘱应当查对无误后方可实施。②执行医嘱应当及时，内服药应当按时、按次发送，待伤病员服药后离去。③交班护士应当向接班护士交代临时医嘱执行情况，并在护士值班记录上注明。④抢救伤病员需要下达口头医嘱时，护士应当确认无误后执行，事后医师必须及时补记医嘱。

（2）护士配合抢救时执行口头医嘱的要求　①医师下达口头临时医嘱，要求用普通话清晰读出药物的名称、剂量、途径与时间等。②护士要清楚地复述2遍以上医嘱，并得到医生的确认方可执行。③如是电话医嘱，应准确记录通话时间、医嘱的内容等有关信息，应有两人接听核实，在急救时应听者复述2遍后再做确认。④超常规用药时，需医护双方核查无误后方可执行。

41. 住院病人基础护理服务项目包括哪些内容

（1）晨间护理　整理床单位、面部清洁和梳头、口腔护理。

（2）晚间护理　整理床单位、面部清洁、口腔护理、会阴护理、足部清洁。

（3）对非禁食病人协助进食/水。

（4）卧床护理　协助病人翻身及有效咳嗽，每2小时1次，必要时协助床上移动、需要时床上使用便器。

（5）排泄护理　需要时失禁护理、留置尿管护理，每日2次。

（6）床上温水擦浴　2～3日1次。

（7）其他护理　需要时协助更衣、床上洗头，每

周 1 次；需要时进行指/趾甲护理。

42. 简述社区护理工作任务有哪些

(1)疾病监测　收集和统计社区内人口统计资料，传染病、多发病、常见病的发生及流行资料，以及有关人群免疫、影响健康的社区环境因素的资料。

(2)传染病防治的管理。

(3)卫生保健工作。

(4)常见病、多发病、职业病的防治。

(5)联合更多的组织，搞好防病保健工作。

(6)负责对基层卫生防病网的业务指导。

(7)业务指导和卫生监督对社区内的饮食行业、托幼单位、宾馆饭店、水源供应等高危传染单位进行业务指导，对职工进行定期体检，如发现急、慢性传染病及病原携带者，必须报当地卫生防疫部门，并采取适当的管理措施，防治传染病的蔓延。

(8)做好健康教育工作。

(9)卫生监督检查。

43. 病人的权利和义务各有哪些

(1)病人的权利　①可免除正常社会职责的权利。②有享受平等医疗待遇的权利。③有要求医护人员保密的权利。④有获得本人疾病信息的权利。⑤有对本人进行试验性治疗知情及接受或拒绝的权利。⑥有要求组织关心、亲友照顾的权利。

(2)病人的义务　①有积极寻求医疗、配合治疗和护理、争取早日恢复社会职责的义务。②有遵守院规，与医务人员全面合作的义务。③有与病友协作互助，向医院提出改进意见的义务。④有承担不服从医务人员所提供的治疗计划的后果的义务。⑤有服从医嘱、按时出院以及维持健康、按时复诊、减少疾病复发的义务。

44. 健康状况的指标是什么

WHO 提出将以下几个内容作为健康状况的评价指标：

(1)营养状况　通过评价一个人摄入营养素的总量及各种不同成分的量来评估健康。

(2)婴儿死亡率　指婴儿未满周岁前死亡数与同年活产婴儿总数之比。

(3)期望寿命　指同时出生的一批人在一定年龄别死亡率条件下活动，一般实足年龄 7 岁后，平均还能继续生存的年数。

(4)发病率　指一定期间内某人群中某种病新发生的病例数和该时期的暴露总人数之和。

(5)孕、产妇死亡率与出生率　指妇女在怀孕期到分娩后 42 天内因妊娠及分娩引起的死亡率。

(6)总死亡率　包括年龄别死亡率和疾病别死亡率。

(7)心理健康指标　主要指人的人格、智力、情感方面的测量。

45. 何谓健康？心理健康的标准是什么

(1)世界卫生组织对健康的定义　健康不但是没有身体的疾病和缺陷，还要有完整的生理、心理状态和社会适应能力。

(2)心理健康的标准　①有充分的安全感。②充分了解自己并能对自己的能力做出恰当的估计。③生活目标和理想切合客观实际。④能与现实环境保持良好的接触。⑤能保持个性的完整与和谐。⑥具有从经验中学习的能力。⑦能保持良好的人际关系以及适度的情绪发泄与控制。⑧在不违背集体意志的前提下有限度地发挥个性。⑨在不违背社会道德规范的情况下适当满足个人的基本需要。

46. 疾病的三级预防指什么

（1）一级预防　又称病因预防，即采取各种措施控制或消除健康危险因素，消除病因，对人群进行卫生宣传教育，采取各种措施增进健康。例如改善生活和生产环境条件、保护自然环境、消除环境污染和食品污染以及防尘、防毒、防噪声等，以保护劳动者的健康。

（2）二级预防　又称临床前预防，即在临床前期做到早发现、早诊断、早治疗，使疾病有可能及早治愈或不致加重。

（3）三级预防　即临床预防，对病人采取及时的、有效的治疗措施，以防止疾病恶化、预防并发症的发生、防止病残、促进健康和延长生命。

47. 医学统计资料的类型有哪些

（1）计数资料　凡是将观察单位按某一属性来分类计数的资料称为计数资料。其在每个个体之间只有质的不同，没有量的差别，如检验结果的阳性与阴性、临床治疗的有效与无效。

（2）计量资料　指以测量所得的每个观察单位的数值大小来表示的资料，如身高、体重等。

（3）等级资料　指将观察单位按某一属性的不同程度分组计数得到的各组观察单位数，如临床常用的治愈、显效、好转、无效等。以上三种资料可以互相转化，如年龄(岁)是计量资料，若将其分为成人与非成人就转化成了计数资料，若再分为婴儿、幼儿、儿童、少年、青年、壮年和老年就转化成了等级资料。

48. 护理科研实验设计的基本原则是什么

（1）对照原则　主要依靠对比方法进行鉴别处理

因素与非处理因素的差异，得出处理因素效应大小的结论。对照可分为并列对照、配对对照、自身对照、实验前后对照、潜在对照等。

（2）随机原则　按照随机原则可以排除实验者的主观性，使每个实验单位都有同等机会被分配到实验组和对照组。

（3）重复原则　按照重复原则把实验的取样例数或实验次数适当的重复，重复的次数越多，实验的精密度越高，越能说明问题。但实验重复例数太多则使实验条件和实验误差难以控制，导致实验结果粗糙，所以重复数量应适当。

49. 医学文献按用途及内容加工层次分哪几种类型

（1）一次文献　是对已创造的知识的第一次加工，由作者根据科学研究、工作实践所取得的成果、数据所撰写的原始论著。例如期刊论文、研究报告、会议材料、学位论文、专利说明书、专著等。

（2）二次文献　即通常所说的"检索工具"，系将大量分散无序不便查找的一次文献进行收集整理，依其内容特征，经主题和(或)分类标引后所编排而成的检索工具。例如目录、索引、文摘等，是对知识的第二次加工所得。

（3）三次文献　常被称为情报研究产物，在二次文献指引下，通过查阅大量某专题的一次文献，进行分析研究，浓缩提炼而成，是对知识的第三次加工。例如综述、述评、进展、手册、指南、年鉴等。

50. 流程管理的评价指标有哪些

（1）质量指标　包括医疗服务流程本身的质量和医疗服务流程所提供的服务质量两个方面。而评价流程管理质量的指标主要是指流程运行中服务的品质。

（2）效率指标　是医院业务流程评价的重要指标，直接表现为时间指标。对于医疗服务流程的效率指标可分为两个方面：一是服务流程运行时间，二是服务流程中等待处理的任务队列长度。

（3）满意度指标　医疗服务流程的顾客包括医院内部的员工和来医院就诊的病人。因而，满意度的测评通常采用以下 3 个指标来进行评价：一是病人对服务流程改造的综合满意度；二是员工对服务流程改造的综合满意度；三是服务流程管理措施前后病人投诉率的变化。

（4）成本指标　对于具备良好的作业成本管理基础的医院来说，可以从流程成本、作业成本和资源成本来综合分析业务过程的运行成本。

51. 临终关怀的宗旨是什么？简述临终关怀的护理措施

（1）临终关怀的宗旨　是指在肿瘤晚期和各种疾病末期，治疗无效、病人生命即将结束时所实施的积极的姑息性治疗、支持疗法和护理。其宗旨是使临终病人能够舒适、安详和有尊严地度过人生最后的旅程。

（2）护理措施　①严密监护：临终病人病情危重、变化迅速，护士必须严密进行各项监测，发生异常情况及时处理。②解除疼痛：一般开始用非麻醉止痛药，无效者使用强效麻醉药。③心理护理：详细观察病人临终所需要的各种信息，给予心理支持与护理。④生活护理：对临终病人的一切生活护理都应认真实施。⑤音乐疗法：音乐疗法可以缓解晚期病人的疼痛。

52. 护理道德的基本原则是什么

（1）自主原则　强调每个病人都有权利根据自己的价值观和所掌握的信息与资料，在不受外界干扰的情况下自由地做出决定并采取行动，其实质是对病人的尊重。

(2)有利原则　强调一切为病人的利益着想，尽量做对病人有益的事情，同时也要尽量避免对病人的伤害。

(3)无害原则　即不要做有害于病人身心健康的事情。

(4)公正原则　要求护士对各种不同种族、肤色、年龄、职业、社会地位、经济状况、文化水平的人，给予公正的护理。

(5)知情同意原则　病人在医院所接受的主要治疗必须在病人或其家属全面了解情况，经过自身的判断，自愿表示同意的条款。

53. 何谓健康促进？其最常用的理论模式是什么

(1)健康促进　是以提高和增进健康为导向的健康服务。

(2)理论模式　①健康信念模式：其中心是以个体信念的强度影响个体的行为。强调每个个体应对自身和疾病有正确充分的认识而实施最科学的健康行为。②健康促进SCOPE模式：该模式用于指导促进健康的实施计划，实施是主体工作部分，也是重点和关键。该模式包括5个环节，即S：制定实施时间表；C：控制实施质量；O：建立实施组织结构；P：配备和培训实施人员；E：配备和购置设备，也因此得名为SCOPE模式。

54. 制定护理常规和规程的原则是什么

(1)明确目的要求　要在基础理论指导下结合临床实践，根据目的要求制定操作方法和步骤，对需要强调的注意点应有说明。

(2)疾病护理常规和技术操作规程的具体步骤必须符合人体生理病理特点，有利于疾病治疗，避免增加病人痛苦，保证病人安全。

(3)各项技术操作必须符合法律法规和行业规定要求，严格贯彻清洁、消毒、灭菌原则。

(4)各项常规和规程应条目简明、扼要，力求达到数量化或易用文字确切表达，便于记忆和执行。

(5)根据新业务、新技术的开展情况及时修订和补充。

55. 护士长日常行政业务计划内容包括哪几方面

(1)人员的计划　包括人员的工作的职责、在职教育及人员考核的计划。

(2)服务的计划　包括提高服务质量、减少病人住院天数、增加入院病人人数、物品与器械的更新、成本效益等的计划。

(3)预算的计划　包括人力预算、资产消费预算、营运预算等。

(4)临床护理计划　自护理诊断实施以后，临床护理计划趋于规格化。病房可以准备护理计划手册，供护理人员使用。

(5)研究发展计划　护理研究与护理专业发展有很大相关性。护士长在做计划时，要考虑迫切需要解决的问题，并请专家指导，然后计划资料的收集、文献的查证，资料的分析、文章撰写及发表等。

56. 病区护士长查房的形式有哪几种

(1)普通查房(一般查房)　①工作制度落实情况；②病房的清洁、安静，病人的安全、卫生处置；③规章制度、护理常规贯彻执行情况；④表格记录书写、消毒隔离质量、无菌技术质量。

(2)重点查房(专业查房)　①危重病人及疑难病人护理情况：指定专人准备，报告情况后讨论，最后由护士长总结，针对危重病人护理执行情况，提出重点存在或要解决的问题，指出护理重点；②整体护理中的重病人护理情况：责任护士报告护理内容及实施情况，护士长可根据病人情况组织讨论、总结、修改、补充护理计划内容；③专题查房：查房前提出存在问题，查房时进行专题讨论，制定可行措施。

57. 管理中护士长应该怎样认识和运用非权力性影响力

应该遵循的原则是激励、知人善任、行为准则等。强调提高总护士长领导的影响力的关键在于提高非权力性影响力，非权力性影响力多属于自然影响力，具有以下几方面的因素：

(1)品格因素　是护理管理者非权力性影响力中的关键，包括道德、品行、人格、作风等。

(2)能力因素　护理管理是实践性很强的工作，有才能的领导，可使人产生敬佩感，自觉服从命令。

(3)知识因素　护理管理者具有熟练的专业知识和专业特长，就敢于在关键时刻做出果断的决策。

(4)感情因素　领导者待人和蔼可亲，能关心体贴下级，与下属建立良好的感情，他的影响力也就相应提高了。

58. 病区护士长的管理监控点有哪些

(1)抓计划的制定与落实　明确任务和要求，明确分工和职责，定期总结讲评。

(2)抓人力、物力、资源的管理　进行资源的调配和护理人员的素质培训。

(3)抓质量的管理与监督　对护理质量管理、病区质量管理和安全制度的落实监督检查并反馈。

(4)抓内部的协调沟通　护士长在科室医护及病人的协调沟通中起着桥梁、纽带的作用。

(5)抓护理科研管理　主动与医疗协作，积极开展护理科学研究，以科研促临床，以科研育人才。

(6)抓护理服务水准　强调优质服务、方便服务，强调责任心，保证病人的安全。

(7)抓经济效益管理　严格按照国家政策规定执行，熟悉医疗成本核算的内容，最大限度利用资源，避免浪费，减少纠纷。

59. 护士长在带领护士工作中如何发挥激励作用

激励是指激发人的行为动机的心理过程，即调动人的积极性，唤起人的内在动力，努力使其朝着组织所期望的目标前进。激励的本质就是激发人的动机，其过程的基本模式为：需要—动机—行为—目标—需要满足。利用各种激励方法使护理人员产生内驱力，充分调动护理人员的积极性。护士长必须在重视个体需要的基础上，把各种激励方法综合运用到不同的管理阶段，激发护理人员的积极性，达到最佳效果。在护士长的权力范围内，可利用的激励资源有工资、奖金、推荐晋升、派出进修(学习)、评选先进等。充分利用这些激励资源，用好这些资源，鼓励每位护士实现自己的理想，提高自己的事业心与责任感；同时还要发现先进思想和事迹，进行宣传和表彰，以激发护士的工作热情。

60. 护士长如何评价对护士的培训效果

评估培训效果有多种方式，常见的是用书面评估课堂培训的效果，对培训人员和培训活动的质量提供反馈意见，但对新技能和新知识在实际工作中的应用程度评估时意义不大，一般在培训 2~3 个月后进行追踪评估。其他评价的方法有：以讨论的形式让护理人员讲述学习收获和对培训的合理化建议；让护理人员自己定出行动计划，用行动证明学习结果；观察受训护理人员的工作情况以及在实际工作中使用新知识和技能的情况；识别培训可带来的一些可测量的变化因素，如差错率、病人满意率、成本消耗等，比较护理人员培训前后的工作表现；给护理人员分配任务，要求使用到培训内容，完成任务后进行总结；学习后测验等。

参考文献

[1] 马继红，廖秀梅. 护士长管理一本通[M]. 北京：中国医药科技出版社，2013.

[2] 王亚丽，马继红. ICU 监护手册一本通[M]. 北京：中国医药科技出版社，2013.

[3] 马继红，余明莲. 护理科研与论文写作实例一本通[M]. 北京：中国医药科技出版社，2013.

[4] 高妍，杜冠华. 全国医学临床三基训练指南[M]. 北京：人民军医出版社，2011.

[5] 胡敏，朱京慈. 急危重症护理技术[M]. 北京：人民军医出版社，2011.

[6] 刘鑫，张宝珠. 护理职业风险防范指南[M]. 北京：人民军医出版社，2009.

[7] 陈小杭. 急救护理学[M]. 北京：北京大学医学出版社，2009.

[8] 丁淑贞. 护士长手册[M]. 北京：人民卫生出版社，2009.

[9] 蒋朱明. 临床诊疗指南—肠外肠内营养学分册[M]. 北京：人民卫生出版社，2008.

[10] 郑一宁，吴欣娟. 实用急诊科护理及技术[M]. 北京：科学出版社，2008.

[11] 中国新生儿复苏项目专家组. 新生儿窒息复苏指南(2007 北京修订)[J]. 中国围产医学杂志，2007.

[12] 马继红，王亚丽，付燕. 实用重症监护手册[M]. 北京：科学普及出版社，2008.

[13] 周立. 危重症急救护理程序[M]. 北京：人民军医出版社，2008.

[14] 席彪. 急诊急救指导手册[M]. 北京：中国协和医科大学出版社，2008.

[15] 王建荣，张黎明，马燕兰. 重症监护工作指南[M]. 北京：人民军医出版社，2007.

[16] 王志红，周兰姝. 危重症护理学[M]. 北京：人民军医出版社，2007.

[17] 林菊英. 医院管理学(护理学分册)[M]. 北京：人民卫生出版社，2007.

[18] 李巍，朱京慈. 现代野战护理学[M]. 西安：第四军医大学出版社，2006.

[19] 刘大为. 危重病医学[M]. 北京：中国协和医科大学出版社，2000.

[20] 刘淑媛. 危重症护理专业规范化培训教程[M]. 北京：人民军医出版社，2006.

[21] 刘玉莹，曹力，陈兴华. 实用急救护理学[M]. 北京：化学工业出版社，2006.

[22] 李文珍，黄正新. 护理风险应急预案与作业指导[M]. 北京：人民卫生出版社，2006.

[23] 马继红，陈欣怡. 护理部在实施ISO 9000质量管理标准中的做法与体会[J]. 护理管理杂志，2005.

[24] 张秀珍，程乐和，解晨. 内科护理观察1400问[M]. 济南：山东科技出版社，2004.

[25] 姜安丽，石琴. 新编护理学基础[M]. 北京：高等教育出版社，2000.

[26] 左月燃. 护理管理学[M]. 北京：人民卫生出版社，1997.